Ernährungspsy

Ernährungs-psychologie

Eine Einführung

von

Volker Pudel und
Joachim Westenhöfer

3., unveränderte Auflage

Hogrefe · Verlag für Psychologie
Göttingen · Bern · Toronto · Seattle

Prof. Dr. Volker Pudel, geb. 1944. 1965-1970 Studium der Psychologie in Göttingen. 1972 Promotion. 1976 Habilitation. 1982 Ernennung zum apl. Professor. Seit 1970 Leiter der Ernährungspsychologischen Forschungsstelle im Zentrum Psychosoziale Medizin in Göttingen. Arbeits- und Forschungsschwerpunkte: Klinische und experimentelle Fragen des menschlichen Ernährungsverhaltens, Grundlagen und Therapiemöglichkeiten der Adipositas, Magersucht und Bulimia nervosa, Konzeption von präventiven Kampagnen (Vierjahreszeiten-Kur, PfundsKur, Slimnet).

Prof. Dr. Joachim Westenhöfer, geb. 1958. 1978-1986 Studium der Psychologie in Göttingen. 1983-1995 wissenschaftlicher Mitarbeiter an der Ernährungspsychologischen Forschungsstelle der Universität Göttingen. 1991 Promotion. Seit 1995 Professor für Ernährungs- und Gesundheitspsychologie am Fachbereich Ökotrophologie der Hochschule für Angewandte Wissenschaften Hamburg. Arbeits- und Forschungsschwerpunkte: Entstehung, Prävention und Therapie von Essstörungen und Adipositas, internet-basierte Trainingsprogramme zur Lebensstil-Veränderung (Lean-and-Healthy), Regulation von Appetit, Sättigung und Körpergewicht, Wirksamkeit von Ernährungsberatung, -therapie und -aufklärung.

Bibliografische Information Der Deutschen Bibliothek
Die Deutsche Bibliothek verzeichnet diese Publikation in der Deutschen Nationalbibliografie; detaillierte bibliografische Daten sind im Internet über http://dnb.ddb.de abrufbar.

Rohnsweg 25, 37085 Göttingen
http://www.hogrefe.de
Aktuelle Informationen • Weitere Titel zum Thema • Ergänzende Materialien

Umschlaggestaltung: NeueForm, Göttingen
Gesamtherstellung: Hubert & Co., Göttingen
Printed in Germany
Auf säurefreiem Papier gedruckt

ISBN 3-8017-0912-4

Inhalt

Vorwort

Liebe Leserin und lieber Leser,

der Appetit kommt beim Essen – oder beim Lesen. Allerdings, Streß *schlägt auf den Magen,* doch die Liebe geht *auch durch den Magen.* Unsere Sprache reflektiert in übertragenem Sinne fortlaufend Erlebnisbereiche des Essens. Da ist die Rede vom *süßen* Leben, das nun wahrlich nicht nach Saccharose schmeckt; vom Menschen, der *sauer* ist, obschon er sich nicht mit Essig parfümiert hat; das *Salz in der Suppe* ist wird häufig bei Rednern vermißt, die gar nicht über Essen reden; die *bittere* Pille des Lebens apostrophieren manche, ohne jeden Geschmackseindruck auf der Zunge.

Essen und Trinken beherrschen unser Leben und unser Denken. Und seit der Erstausgabe dieses Buches 1991 sind die Turbulenzen um Ernährungsfragen noch gewaltiger geworden. Gentechnisch veränderte (oder „*manipulierte*") Pflanzenprodukte schocken die gesamte Nation. Die EU hat zum Schrecken vieler Verbraucher die Bestrahlung mancher Lebensmittel zugelassen. Das Körpergewicht der Deutschen ist noch weiter gestiegen. Andererseits nimmt die Inzidenz von Eßstörungen zu. In der Mode gibt die magersüchtige Kate Moss den Ton an. Die Ernährungsberatung als sinnvolle präventive Leistung der Krankenkassen wurde vom Gesetzgeber von heute auf morgen abgeschafft. Böse Zungen argumentierten: *Sie hatte sowieso keine Wirkung.*

Die Ernährungswissenschaft erforscht die nutritiven Lebensgrundlagen des Menschen und weiß inzwischen sehr genau, wie sich der Mensch ernähren müßte. Doch er ißt anders, als er sich ernähren sollte. Sind die Ratschläge der Ernährungswissenschaft gar nicht so gut, wie oft angenommen? Muß sich der Mensch daran halten? Soll er? Will er? Kann er?

Nichts in der Welt ist einfacher als zu fordern, daß alle Menschen Normalgewicht halten sollen. Doch wie müssen die Lebensbedingungen gestaltet sein, daß Menschen Normalgewicht halten können? Ernährung ist die eine Seite der Nahrungsaufnahme. *Essen* ist die andere, die emotionale Seite der Ernährung. Damit ist das spannende Gebiet der Ernährungspsychologie umrissen.

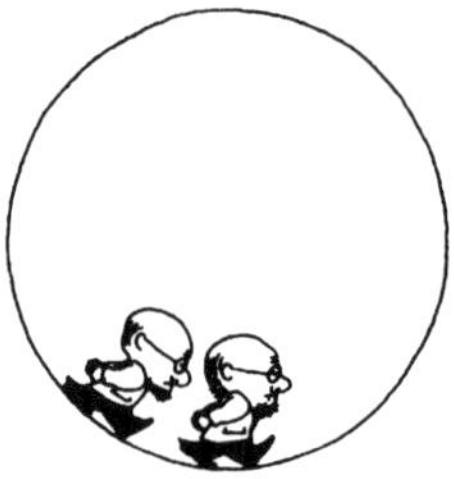

Wir, die Autoren, hoffen, daß wir Ihnen mit der zweiten Auflage eine noch umfangreichere Einführung in die Psychologie des Essens geben können. Wir hoffen auch, daß wir uns seit 1991 nicht im Kreise bewegt, sondern Fortschritte auf der Erkenntnisspirale nach oben gemacht haben. Denn häufig sieht es so aus, als sei die Forschung nach Jahren endlich wieder dort angekommen, von wo aus sie startete.

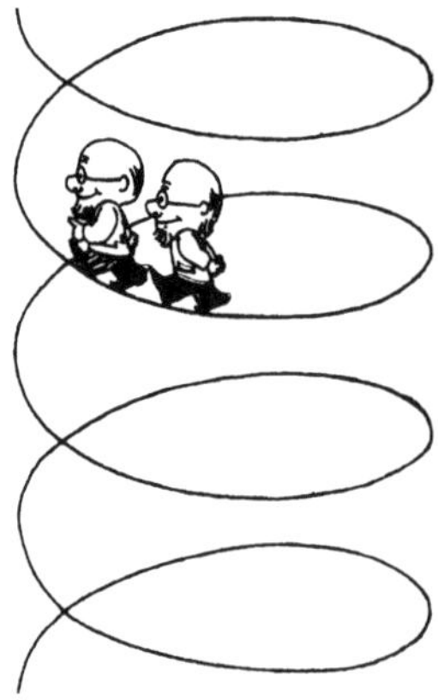

In diesem Sinne, guten Lese-Appetit!

Göttingen und Hamburg, im Juli 1997

Volker Pudel
Joachim Westenhöfer

1

Ernährungspsychologie – Perspektive einer Verhaltenswissenschaft vom Essen und Trinken

Die Psychologie als naturwissenschaftlich orientierte Verhaltenswissenschaft ist – vor allem durch die Überflußsituation in den westlichen Industrienationen – vor eine neue Aufgabe gestellt worden: Sie soll das Ernährungsverhalten der Menschen *erklären* und *verändern*. Obschon Essen und Trinken zu den menschlichen Verhaltensweisen zählen, die immer schon und zudem sehr häufig getätigt wurden, hat sich die Psychologie seit ihren ersten wissenschaftlichen Anfängen im letzten Jahrhundert erstaunlich wenig mit den Verhaltensdeterminanten der menschlichen Nahrungsaufnahme beschäftigt. So wissen wir seit Jahren mehr darüber, unter welchen Voraussetzungen Menschen sinnlose Silben behalten können, als über die Bedingungen, die einen Jugendlichen dazu veranlassen, für Fast food zu schwärmen. Warum essen Menschen das, was sie essen? Diese einfache Frage, die auch heute noch nicht schlüssig zu beantworten ist, wurde der Ernährungspsychologie zur Beantwortung übergeben.

Die klassischen Ernährungswissenschaften im engeren Sinne wie Ernährungsphysiologie und -biochemie, Ernährungs- und Sozialmedizin, aber auch Epidemiologie und klinische Diätetik haben durch ihre grundlegenden Erkenntnisse der letzten Jahrzehnte einen fundierten Anforderungskatalog erstellt, der beschreibt, welchen Bedingungen die menschliche Ernährung genügen müßte, um die biologischen Funktionen des Organismus zu optimieren – soweit dies durch Ernährungsregime und Nährstoffdosierung möglich ist.

Die Ernährungswissenschaft weiß heute besser denn je, wie sich ein Mensch ernähren muß. Die Voraussetzungen in Form eines breiten, vielgestaltigen Lebensmittelangebotes von guter Qualität und hoher Sicherheit sind ebenfalls besser als zu allen anderen Zeiten, in denen Menschen lebten. Und dennoch wird beobachtet:

Der Mensch ißt anders, als er sich ernähren sollte.

1.1 Situationsbeschreibung

An die Ernährungspsychologie wird eine sehr ähnliche Aufgabe herangetragen wie an die übergreifende, sich auch in jüngster Zeit rasch entwickelnde *Gesundheitspsychologie*, deren Gegenstand „*vor allem in der Bestimmung und Veränderung von Verhaltensweisen und Kognitionen (liegt), die mit Krankheitsrisiken verbunden sind oder die der Gesundheitsförderung und Krankheitsbewältigung dienen*“ (Schwarzer 1990 – S. 3).

Die Ernährungspsychologie deckt insofern einen Teil der Gesundheitspsychologie ab, als das Ernährungsverhalten einen wichtigen Bereich gesundheitsbezogenen Verhaltens ausmacht, den der Mensch selbst gestalten kann. Darüber hinausgehend sind aber von der Ernährungspsychologie auch noch andere Fragestellungen zu bearbeiten, die über den Aufgabenbereich der Gesundheitspsychologie hinausreichen, wie im weiteren aufgezeigt wird.

Das breite Nahrungsangebot in den Industrienationen seinerseits bietet durch beachtliche Innovationen in der Lebensmittelproduktion und -technologie sowie durch eine hohe Sicherheit aufgrund gesetzlicher Regelungen theoretisch wie praktisch für den Bürger die Möglichkeit, den Forderungen der Ernährungswissenschaft weitgehend nachzukommen, wie sie z. B. in den *Empfehlungen für die Nährstoffzufuhr* (DGE 1992a) oder den *10 Regeln für eine vollwertige Ernährung* der Deutschen Gesellschaft für Ernährung (*Lexikon*) beschrieben sind. Es sind demnach auf den ersten Blick weder die objektive Versorgungssituation noch die Qualität des Lebensmittelangebots, die unausweichlich zu den Ernährungsproblemen der Industrienationen führen müssen.

LEXIKON

Deutsche Gesellschaft für Ernährung e.V.

Die Deutsche Gesellschaft für Ernährung (DGE) ist ein eingetragener Verein, der sich seit über 40 Jahren mit der Ernährungssituation in der Bundesrepublik Deutschland befaßt. Die DGE verfolgt satzungsgemäß zwei Ziele:

a) die Ernährungswissenschaft zu fördern und deren Erkenntnisse verfügbar zu machen,
b) Ernährungsaufklärung und Beratung zur vollwertigen Ernährung voranzubringen, deren Qualität zu sichern und dadurch die Gesundheit der Bevölkerung zu fördern.

Die DGE ist eine unabhängige Gesellschaft, die sich ausschließlich durch staatliche Mittel oder Eigeneinnahmen finanziert.

Der zunächst auf den großen Fortschritten der Ernährungswissenschaft und Lebensmittelproduktion basierende Optimismus wurde durch einen zunehmend gesteigerten Pessimismus abgelöst: Epidemiologen und Ernährungsmediziner mußten feststellen, wie wenig die wissenschaftlich begründeten Botschaften über eine vollwertige Ernährung das tatsächliche Ernährungsverhalten der Bevölkerung beeinflußten. Die ernährungsabhängigen Erkrankungen nahmen zu, die Todesfälle durch Herz-Kreislauf-Erkrankungen führen bis heute mit 52 % die bundesdeutsche Statistik an. Der Anteil der Übergewichtigen steigt weiterhin an. Die Botschaften der Ernährungsberichte der Deutschen Gesellschaft für Ernährung wiederholen mit inständiger Hartnäckigkeit im Vier-Jahres-Rhythmus: *Die Deutschen essen zuviel, zu fett, zu süß, zu salzig und zu ballaststoffarm.*

Tausende von Ernährungsfachkräften (Diätassistenten und Diplom-Oekotrophologen) wurden ausgebildet und in der Beratungspraxis vornehmlich in Krankenhäusern und bei Krankenkassen eingesetzt. Millionen von Ernährungsbroschüren sind aufgelegt und verteilt worden. Statistisch gesehen besitzt jede deutsche Familie mehr als eine Ernährungsbroschüre allein von der Deutschen Gesellschaft für Ernährung. Intensive Diskussionen über Kohlenhydrate, Fett und Eiweiß, über Vollwertkost, Vollwerternährung und vollwertige Ernährung (*Lexikon*) wurden geführt, in den letzten Jahren dominant ergänzt durch Problematisierung der Schadstoffgehalte und Umweltkontaminanten in den Lebensmitteln sowie über ökologische Konsequenzen der Lebensmittelproduktion. Die 90er Jahre brachten nach der „Schweinepest" den „Rinderwahnsinn" (BSE) in die Schlagzeilen und in die politische Diskussion mit großer Verunsicherung in der Bevölkerung über die möglichen Risiken des Fleischverzehrs. Hunderte von Diäten und Anti-Diäten boten sich als *Helfer* für Gewichtsprobleme an. Das Ernährungs*bewußtsein* und die Sensibilität für Ernährungsfragen stiegen in der deutschen Bevölkerung erheblich an, ohne daß sich jedoch ihr Ernährungs*verhalten* nachhaltig geändert hat.

LEXIKON

Vollwert oder wertvoll?

Nur „Insider" verstehen die Unterschiede zwischen Vollwertkost, Vollwerternährung und vollwertiger Ernährung. Der Begriff Vollwertkost wird seit Jahren von dem Lahnsteiner Arzt Dr. Max Bruker benutzt, um seine Ernährungsphilosophie zu kennzeichnen. Danach sollen nur naturbelassene, frische Lebensmittel verzehrt werden, die im Gegensatz zu bearbeiteten Nahrungsmitteln noch alle Vitalstoffe enthalten. Das Qualitätskriterium für Lebensmittel ist ihr Bear-

beitungsgrad – je weniger, um so wertvoller. „Weißer Industriezucker" und „Weißmehle" werden von der Vollwertkost diskreditiert, Honig und Getreidekörner dagegen empfohlen. Die Vollwerternährung, propagiert von dem Gießener Professor Dr. Claus Leitzmann, erweiterte das Prinzip der Bearbeitung von Lebensmitteln um die Aspekte der Sozial- und Umweltverträglichkeit ihrer Produktion. Die Deutsche Gesellschaft für Ernährung empfiehlt eine vollwertige Ernährung auf der Basis naturwissenschaftlicher Prinzipien. Danach ist eine Ernährung vollwertig, wenn sie dem Menschen alle notwendigen Nährstoffe in ausreichendem Maße zur Verfügung stellt. Dies kann sowohl durch bearbeitete als auch durch nichtbearbeitete Produkte erreicht werden.

1.1.1 Ernährung als Kommunikationsproblem

Inzwischen muß festgestellt werden, daß Ernährung – neben dem wichtigen Aspekt der damit verbundenen gesundheitlichen Konsequenzen – auch zu einem beliebten Kommunikationsgegenstand der Medien und in dessen Folge zu einem *Kommunikationsproblem* für die Bevölkerung geworden ist. Zwei repräsentative Erhebungen mit vergleichbaren Fragen aus 1979 und 1989 belegen, daß die Bevölkerung den Informationszuwachs als Anstieg der *Des-Information* bewertet. Abb. 1/1 zeigt den Zuwachs

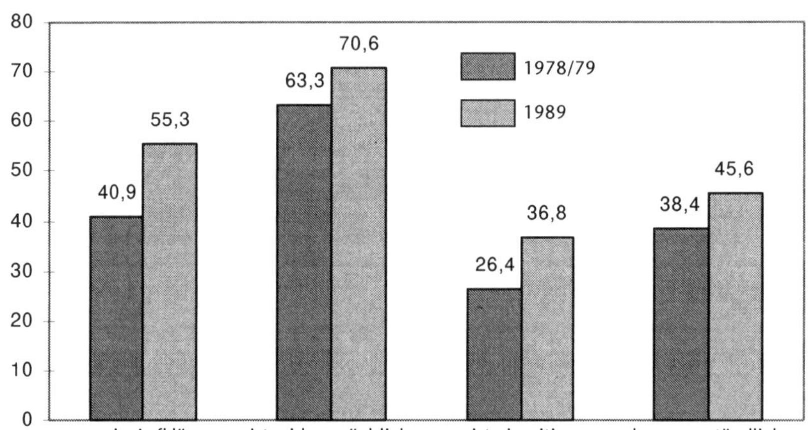

Abb. 1/1: Beurteilung der Ernährungsinformation durch die Bevölkerung der Bundesrepublik Deutschland im Jahre 1978/79 und 1989, festgestellt in zwei methodisch vergleichbaren repräsentativen Erhebungen (nach: Westenhöfer & Pudel 1990a).

der Kritik an der Ernährungsinformation. 1989 sank die Quote derer, die an der Ernährungsinformation *keine* Kritik üben, auf 9,8% ab. Über 90% also sind unzufrieden, wobei eindeutig die *Widersprüchlichkeit* der Gesamtinformation als der wesentliche Kritikpunkt angesehen wird.

In den letzten Jahren erlangten zwei weitere Begriffe in der öffentlichen Diskussion eine stark verunsichernde Aktualität: Lebensmittelbestrahlung und gentechnisch manipulierte Lebensmittel. Es gibt kaum einen anderen Sachverhalt, dessen Bedrohungs- und Gefährdungspotiential von der Bevölkerung so einheitlich und massiv gesehen wird wie diese beiden Aspekte. Eine repräsentative Umfrage (Pudel 1996a) dokumentierte, daß über 80% der haushaltsführenden Personen gegenüber gentechnisch veränderten Lebensmitteln eher Vorbehalte artikulieren, nahezu unabhängig von Alter, Geschlecht, Schulbildung und Bundesländern. Auf eine ähnliche Ablehnungsquote stößt die Akzeptanz für bestrahlte Lebensmittel.

Erschwerend kommt hinzu, daß in den Medien eine gewisse Machtlosigkeit des deutschen Gesetzgebers gegenüber den Beschlüssen der Europäischen Union artikuliert wird. So resultiert aus den politischen und wirtschaftspolitischen Dissensen zwischen den europäischen Partnern bei den Verbrauchern die Anscheinsvermutung, daß die gesundheitlichen Sicherheitsansprüche an Lebensmittel zunehmend aufgeweicht werden. Andererseits konsumieren die Verbraucher bei ihren Urlaubsreisen gerne die attraktiven Speisen im Ausland. Hier wird bereits eine gewisse Eigendynamik zwischen emotionalem Eßerlebnis und kognitiven Ernährungsüberlegungen sichtbar, die in der Ernährungspsychologie häufiger zu beobachten ist.

Aufgrund dieser Situationsbeschreibung unzureichender Informationen ist es auch kaum verwunderlich, daß sich das Ernährungsverhalten kaum positiv verändert hat. Im Gegenteil, seit 1980 wurde auch in der Bundesrepublik bekannt, daß immer mehr Menschen, insbesondere Frauen, an schweren Eßstörungen wie Magersucht und – vor allem – Bulimie leiden. Selbst das Normalgewicht spricht inzwischen nicht mehr dafür, daß die Ernährung ausgewogen und vollwertig ist. Eine kritische Bedarfsdekkung mit Vitaminen und Mineralstoffen sowie eine unzureichende Ballaststoffaufnahme auch in normalgewichtigen Kollektiven werden in den Ernährungsberichten beschrieben (DGE 1984, S. 60 f.; 1992b).

Eine ambivalente Mischung aus Aggression und Resignation machte sich bei den traditionell mit der Ernährungsaufklärung und Ernährungsberatung befaßten Berufsgruppen und Institutionen breit. Warum ist die Bevölkerung, warum sind die Patienten so „*unfolgsam*", gibt man sich doch solche Mühe, ihnen allen ein *vernüftiges* Ernährungsverhalten verständlich zu machen. „Non-Compliance" wurde zum erklärenden Begriff, ohne daß damit tatsächlich die Diskrepanz zwischen den richtigen

Empfehlungen der Aufklärung und dem falschen Ernährungsverhalten der Bevölkerung verstanden wurde. Die „*Schuld*" wurde lediglich verlagert, vom „*unvernünftigen Bürger*" war die Rede, vom „*Selbstmord mit Messer und Gabel*" und davon, daß Ernährungsverhalten eben nicht zu verändern sei.

1.1.2 Das Rationalitätsprinzip

In einer ersten Analyse zur psychosozialen Bewertung der Ernährung in der Bundesrepublik Deutschland konstatierte der Ernährungsbericht 1980 bereits, daß das *Rationalitätsprinzip* in der Ernährungsaufklärung nicht greift: Botschaften werden nicht allein deshalb schon verhaltenswirksam, weil sie an die Vernunft appellieren. „*Die Feststellung, daß Menschen, auch wenn sie selbst überzeugt sind, sich vernunftgesteuert zu verhalten, dennoch in weiten Bereichen durch andere Beweggründe als durch rationale Argumente beeinflußt werden, sollte als psychologische Realität und nicht als kritische Anmerkung zum menschlichen Verhalten schlechthin angesehen werden*" (DGE 1980a, S. 85). Als immer gern zitiertes Beispiel mag eine Gießener Untersuchung dienen, nach der sich Studenten der Ernährungswissenschaft auch nicht wesentlich anders ernährten als ihre Kommilitonen anderer Fakultäten (Leitzmann 1979).

Andererseits zeigen aber Statistiken über den Lebensmittelverzehr in den letzten Jahrzehnten deutliche Veränderungen, die im wesentlichen durch innovative Produktangebote und Übernahme von Speisen aus der *öffentlichen* in die *private Küche* zu charakterisieren sind. Die immer vorgebrachte These, Ernährungsverhalten sei wegen seiner gewohnheitsmäßigen Verankerung kaum änderbar, ist in dieser pauschalen Form nicht haltbar. Auch die bevölkerungsweiten Reaktionen auf die BSE-Problematik beweisen, daß Ernährungsverhalten durchaus zu ändern ist, wenn emotionale Faktoren an Einfluß gewinnen. Gegenüber *kognitiven* Argumenten und Informationen allerdings, die auf Gesundheit abheben, scheint das menschliche Ernährungsverhalten eher resistent zu sein. Eine Erklärung dafür wird von der Ernährungspsychologie erwartet.

1.1.3 Marketing beeinflußt Ernährungsverhalten

Irritiert beobachtete die Ernährungsberatung die Entwicklung auf dem Lebensmittelmarkt: Hier war von der Widerspenstigkeit (Non-Compliance) der Bevölkerung, unter denen die Ernährungsberatung seit Jahrzehnten litt, wenig zu spüren. Die *offizielle* Aufforderung, mehr Fisch zu essen, nahm die Bevölkerung erst dann auf, als sich ihr der Fisch, appetitlich in panierte Stäbchen gepresst, als Tiefkühlprodukt präsentierte. *Mehr Kohlenhydrate*! Aber man aß sie erst, als z. B. die Spaghetti Anfang der 60er Jahre den Weg aus der öffentlichen Küche an den heimischen Familientisch gefunden hatten. Erst die Mineralwasserproduzenten führten die Deutschen an das Wasser heran und gaben ihm neben Sekt, Wein und Bier eine sozial akzeptierte Nische, die sich ständig erweitert. Die Ballaststoffe mußten auf das Bäckerhandwerk warten, das ihnen durch köstliche Brot- und Brötchenvarianten den Weg auf deutsche Tische ebnete. Molkereien erhöhten die Sortimentsstiefe und -breite von Milch- und Milchprodukten, und sie stießen auf Akzeptanz beim Verbraucher. Neidisch verfolgte die Ernährungsberatung diesen Trend, den sie zuvor immer schon fördern wollte, indem sie die *„gesunde Milch“* als den wichtigsten *Kalziumlieferanten* auslobte und mit dem fernen Risiko der *Osteoporose* drohte, ohne daß dadurch jedoch ein relevanter Anstieg im Trinkmilchkonsum erzielt wurde.

Verständlich, daß in dieser Situation, die von aktivem Bemühen der Aufklärung einerseits und einem kaum nachhaltigen Erfolg der Aufklärung andererseits gekennzeichnet ist, nach der Psychologie gerufen wird, denn schließlich wird dieser Wissenschaft zugetraut, die *Unwägbarkeiten* menschlichen Verhaltens erkennen, verstehen und beeinflussen zu können. Doch die *akademische* Psychologie ließ lange auf sich warten. Ernährung war bis in die 80er Jahre nicht ihr Thema, und sie ist es heute bestenfalls in einigen Ansätzen. Es ist kaum zu erklären, warum die Psychologie als Verhaltenswissenschaft genau die Verhaltensweise, die von Menschen überaus regelmäßig und zudem noch mit am häufigsten realisiert wird, so lange aus ihrer Betrachtung ausgeschlossen hat.

Nur einige wenige Psychologen wie STANLEY SCHACHTER, RICHARD NISBETT, SUSAN WOOLEY und JUDY RODIN in den USA, JOHN BLUNDELL und DAVID BOOTH in England oder JÖRG DIEHL, ROMAN FERSTL, UWE KOCH und VOLKER PUDEL in Deutschland interessierten sich bereits für das Eßverhalten in den 60er Jahren. Es gibt auch zu denken, daß die *„Vorläufer“* psychologischer Erforschung des Ernährungsverhaltens Psychiater waren, wie u. a. ALBERT STUNKARD, GERALD RUSSELL, HILDE BRUCH, MARA SELVINI, JOACHIM-ERNST MEYER, die schon Jahre zuvor die Psychopathologie abnormen Eßverhaltens (Anorexia nervosa, Adipositas) studierten. Erst 1986 erschien in den USA von der

Psychologin Alexandra Logue das erste Buch zur Ernährungspsychologie, das seit 1995 auch in deutscher Übersetzung vorliegt (Logue 1995). Nach wie vor ist die Ernährungspsychologie, ganz ähnlich wie die Ernährungsmedizin, an deutschen Universitäten nicht adäquat institutionalisiert. Für Milch, Getreide oder Fleisch gibt es jeweils eigene große Bundesforschungsanstalten. Um den Menschen, der Milch trinkt, Brot und Fleisch ißt, kümmert sich keine Forschungsanstalt. Dabei wäre es doch hilfreich zu wissen, warum Menschen lieber Weißbrot als Vollkornbrot essen.

1.1.4 Start der Ernährungspsychologie

Der Start der Ernährungspsychologie[1] datiert 1975. Im Dezember dieses Jahres veranstalteten die Dahlem-Konferenzen einen internationalen Workshop in Berlin (Silverstone 1975). Drei *„einfache"* Fragen wurden dem interdisziplinären Kreis von 52 Forschern aus aller Welt zur Beantwortung aufgegeben:

- »Why do we start eating?« (Warum beginnen wir zu essen?)
- »Why do we stop eating?« (Warum beenden wir das Essen?)
- »Why do we eat, what we eat?« (Warum essen wir genau das, was wir essen?)

Eine noch heute lesenswerte Bestandsaufnahme des damaligen Wissensstandes erfolgte während jener Tage in Berlin. Diese drei Fragen sind jedoch heute noch so aktuell wie damals. Sicher wurden inzwischen viele neue Erkenntnisse gewonnen, die in den folgenden Kapiteln ausschnittsweise dargestellt werden, ohne daß jedoch gehofft werden kann, eine abschließende Antwort zu erhalten. Nach wie vor beschreiben die drei Kardinalfragen der Dahlem-Konferenz präzise das Aufgabenfeld ernährungspsychologischer Forschung.

Die Beantwortung dieser Fragen ist zudem von keiner Fachdisziplin alleine zu erwarten. Eine umfassende Ernährungspsychologie muß sowohl die Erkenntnisse der Ernährungswissenschaften als auch die der Verhaltensforschung integrieren und dabei auch Theorien und Befunde der biochemisch-endokrinologischen und neurophysiologischen Forschung berücksichtigen.

Von ihrer Aufgabenstellung her besetzt die Ernährungspsychologie verschiedene grundlegende Themen und einige anwendungsorientierte Bereiche, die zunächst in einem kurzen Überblick beschrieben werden sollen.

---

1 Nach wie vor steht in der ernährungspsychologischen Betrachtung das Eßverhalten im Mittelpunkt, ohne gleichzeitig das Trinkverhalten miteinzubeziehen. Dieser Sachverhalt schlägt sich auch in diesem Buch nieder, da kaum Quellen über Forschungsresultate zum normalen Trinkverhalten vorliegen. Der Alkoholismus als eigenständiges Gebiet der Psychiatrie und Suchtforschung wird in dieser Einführung nicht berührt.

1.2 Forschungsfelder der Ernährungspsychologie

1.2.1 Epidemiologische Forschung

Zu den Schwerpunkten zählen: Erhebung des Ernährungsverhaltens durch Feld- und Zielgruppenforschung zur Bestimmung der Zusammensetzung der Nahrungsaufnahme in Abhängigkeit der Motive zur Nahrungswahl; Feststellung von Nahrungspräferenzen, Mahlzeitfrequenz, Essenssituationen und Eßstilen; Erhebung von kognitiven und emotionalen Einstellungen zum Essen; Prävalenzschätzungen von deviantem Ernährungsverhalten und Eßstörungen; Erhebung, Definition und Wirkung von ernährungsbezogenen Erziehungsstilen und gesellschaftlichen Einflüssen; Bedeutung von Kommunikationsinhalten und -techniken auf das Ernährungswissen und -verhalten; Bewertung der Ernährungsinformationen; Einfluß des Warenangebotes im gesamten Marketing-Mix; Wirkungsmessung nach Aufklärungskampagnen.

LEXIKON

Prävalenz und Inzidenz

Unter Prävalenz bzw. Prävalenzrate versteht man den (prozentualen) Anteil von Personen in einer bestimmten Population, die zu einem bestimmten Zeipunkt von einer bestimmten Krankheit oder Störung betroffen sind (z. B. Stichtagsprävalenz: Prävalenz zu einem bestimmten Stichtag). Unter Inzidenz bzw. Inzidenzrate versteht man den Anteil von Personen in einer Population, die in einem bestimmten Zeitraum neu erkranken.

Zusätzlich: Methodenforschung, da gerade beim Forschungsziel „Ernährungsverhalten" die bislang gebräuchlichen Erhebungsmethoden (Interview, Lebensmittellisten, Ernährungstagebücher etc.) das zu messende Merkmal, nämlich das Ernährungsverhalten, in nicht unerheblichem Ausmaß beeinflussen (*reaktive Methoden*) und so zu Artefakten und Fehlinterpretationen führen können.

1.2.2 Experimentelle Forschung

Zu den Schwerpunkten zählen: Bestimmung der Wirkung von Inhaltsstoffen, Nährstoffkomponenten, Nährstoffrelation, Energiedichte, Mahlzeitenfrequenz, sensorischen Faktoren, aber auch situativen und kognitiven Einflüssen auf die Wahrnehmung von Appetit und Hunger sowie auf die Kurz- und Langzeitsättigung, aber auch auf die sensorische und psychische Wahrnehmung. In den letzten Jahren erst beginnt eine

Forschungsrichtung zur speziellen Thematik *Diet and Behavior*, also eine Wirkungsmessung über den Einfluß von bestimmten Nährstoffen auf Befinden, Befindlichkeit und Verhalten (z. B. Tryptophan und Stimmungslage, Phosphate und hyperkinetisches Syndrom).

Ein besonderes Problem stellt sich durch Methodenfragen, die noch nicht hinreichend gelöst sind. So reagierte die englische Öffentlichkeit auf einen Artikel im Lancet von BENTON & ROBERTS (1988) mit dem Aufkauf aller verfügbaren Multivitaminpräparate, da diese Untersuchung angeblich nachgewiesen hat, daß Vitamine den nonverbalen Intelligenzquotienten bei Kindern steigern, obschon die untersuchten Kinder, wenn überhaupt, eine kritische Bedarfsdeckung mit Mineralstoffen hatten. Eine Methodenkritik findet sich bei MAUS & PUDEL (1989). Ursachen von Hyperaktivität, Aggressivität und Kriminalität sind offensichtlich nicht in Komponenten der Ernährung zu suchen (DIEHL 1991), auch wenn dies in verschiedenen Studien „nachgewiesen" wurde. Einen Überblick über die kontroversen Ergebnisse können sich interessierte Leser bei ANDERSON (1990) verschaffen.

Erweitert wird das Feld ernährungspsychologischer Forschung durch die Entwicklung und das Angebot neuer Lebensmitteltechnologien, neuer Substanzen und neuartiger Nährstoffkombinationen (Designer-Food), wie u. a. Süßstoffe, Zuckeraustauschstoffe, „Kunstfette" wie Simplesse® oder Olestra®, fraktionierte und rekombinierte Nährstoffmischungen, Energiereduktion durch Emulgation von Wasser (z. B. Halbfettprodukte) etc., die zwar toxikologisch geprüft werden, ohne daß in aller Regel jedoch empirisch bewiesen wurde, daß ihre – theoretisch zwar plausible – positive Wirkung auf die Appetit- und Sättigungsregulation auch tatsächlich besteht. So muß z. B. die Frage geprüft werden, ob die kurzfristige Einsparung von Kalorien durch solche Produkte auch tatsächlich zu einer langfristigen Verringerung der Gesamtenergieaufnahme beiträgt.

Zusätzlich: Entwicklung von Methoden, die eine effektive Bearbeitung dieser Fragen zulassen (z. B. Settings in Eßlabors). Hier besteht großer Forschungsbedarf, da diese Grundlagenforschung häufig nicht nach den „klassischen" Methoden der experimentalpsychologischen oder pharmakologischen Versuchsplanung arbeiten kann, da die experimentelle Variation von Nährstoffen nicht beliebig möglich ist (z. B. eine experimentelle Variation des Fett- oder Ballaststoffgehaltes eines Menüs verändert auch den sensorischen Eindruck, so daß die übliche „Blind-Bedingung" schwer einzuhalten ist).

1.2.3 Klinische Forschung

Zu den Schwerpunkten zählen: Erkenntnisse, die die Patho- und Psychogenese von Übergewicht, Magersucht und Bulimie besser verstehen lassen, um darauf aufbauend Konzepte für die Therapie entwickeln zu können. Erforschung der Grundlagen für spezifische Verhaltenssymptome wie gesteigertes Verlangen nach Süßigkeiten, Heißhungerattacken, selbst induziertes Erbrechen, Essen in Streßsituationen etc., aber auch Eßmarotten. Studien zur Körperwahrnehmung (Störungen des Body-Image). Schließlich: Entwicklung von diagnostischen Instrumenten zur Klassifikation verschiedener Eßstörungen.

1.3 Angewandte Ernährungspsychologie

LEXIKON

Prävention

Prävention bedeutet Verhütung oder vorbeugende Maßnahme. Auf Caplan (1964) geht die Unterscheidung von primärer, sekundärer und tertiärer Prävention zurück. Unter *primärer Prävention* werden solche Maßnahmen verstanden, die darauf abzielen, das Auftreten von Neuerkrankungen in einer Population zu verringern, also dem Entstehen von Neuerkrankungen vorzubeugen. *Sekundäre Prävention* umfaßt Maßnahmen der Früherkennung und der wirksamen Frühbehandlung von Störungen, mit dem Ziel, die Erkrankungsdauer oder -schwere zu verringern und letztlich die Anzahl erkrankter Individuen in einer Population zu verringern. *Tertiäre Prävention* hat schließlich zum Ziel, mögliche Folgeschäden einer Störung oder Erkrankung für die Betroffenen, ihre Angehörigen und die Gesellschaft möglichst gering zu halten (Becker, 1984).

Die *angewandte* Ernährungspsychologie muß sich in gewisser Weise immer auch auf die besonderen, nationalen Verhältnisse der Bundesrepublik Deutschland beziehen. Lebensmittelgesetzgebung, Agrar- und Subventionspolitik, Lebensmittel-Kennzeichnungsverordnung, regionale Eß- und Kochgewohnheiten, Organisation von Gemeinschaftsverpflegung und Gastronomie, Strukturen der Werbe- und Public-Relations-Maßnahmen, Medienlandschaft, Organisation des Lebensmittelhandels, Preispolitik und Familieneinkommen, Steuerpolitik sowie staatliche Forschungs- und Aufklärungsstrategien im Bereich *Ernährung* haben ihre Auswirkungen auf das *Eßverhalten.*

1.3.1 Primäre Prävention

Umsetzung der Ergebnisse der Grundlagenforschung in Strategien zur Modifikation des Ernährungsverhaltens des Gesunden (und zur Etablierung einer vollwertigen Ernährung bei Kindern) nach den Zielkriterien der Ernährungswissenschaft unter Anwendung verhaltenstheoretischer Konzepte. Entwicklung von Kommunikationsmethoden mit besserer Wirksamkeit auf der Verhaltensebene. Optimierung der Information für bestimmte Zielgruppen entsprechend deren Bedürfnisprofil. Ein wesentliches Ziel besteht in der Prävention ernährungsabhängiger Risikofaktoren, zu denen insbesondere Übergewicht, Bluthochdruck, Hyperlipidämien, Hyperurikämie und Diabetes (*Lexikon*) zählen.

LEXIKON

Risikofaktoren

Herz-Kreislauf-Krankheiten (z. B. Arteriosklerose, Schlaganfall, Herzinfarkt) können durch ernährungsabhängige Risikofaktoren begünstigt werden. Dazu zählen im wesentlichen: der hohe Blutdruck (Hypertonie); Fettstoffwechselstörungen (Hyperlipidämien) wie erhöhter Cholesterinspiegel (Hypercholesterinämie) und erhöhte Neutralfette (Hypertriglyzeridämie) sowie das metabolische Syndrom; weitere ernährungsabhängige Risikofaktoren sind die erhöhte Harnsäure (Hyperurikämie), die zur Gicht führen kann; schließlich das Übergewicht und die Zuckerkrankheit im Erwachsenenalter (Diabetes Typ II), die häufig vergesellschaftet sind. Daneben sind angeborene Stoffwechselstörungen bekannt, die diätetisch gut behandelt werden können, z. B. die Sprue (Zöliakie), eine durch Getreideeiweiß ausgelöste Dünndarmerkrankung. Grundsätzlich muß der Patient genau definierte Diätregeln in seinem Ernährungsverhalten umsetzen – daher muß die klinische Diätetik auf eine Verhaltensmodifikation abzielen.

Diese Aufgabenstellung (bislang umrissen mit dem Begriff *Ernährungsaufklärung*) setzt im Grunde voraus, daß die Bestimmungsgründe des Ernährungsverhaltens weitgehend erforscht sind. Doch bislang liegt keine endgültige Theorie des menschlichen Ernährungsverhaltens vor. Daher können die Ansätze im Bereich primärer Prävention nur als Umsetzung des „State of the Art" gewertet werden, deren sorgfältige *Schwachstellenanalyse* allerdings dann weitere Erkenntnisse erbringen kann.

1.3.2 Sekundäre, tertiäre Prävention

Dieser Anwendungsbereich der Ernährungspsychologie bezieht sich auf Zielgruppen, die an Risikofaktoren oder manifesten Stoffwechselkrankheiten leiden, die nach begründeten Erkenntnissen der Ernährungsmedizin durch diätetische Maßnahmen gebessert, kompensiert und mitunter sogar „geheilt" werden können. Dies betrifft u. a. die bekannten kardiovaskulären Risikofaktoren, aber auch Stoffwechselerkrankungen wie *Diabetes* oder *Zöliakie* (*Lexikon*). Für diese Patientengruppen bestehen zumeist sehr präzise und detaillierte Zielbeschreibungen für eine adäquate Ernährungsweise von seiten der klinischen Diätetik. Die rationale Begründung ist in aller Regel jedoch nicht ausreichend, um nachhaltig verhaltensändernd zu wirken. Das bislang oft ungelöste Praxisproblem als Anforderung an die Psychologie liegt in der Übertragung dieser Zielvorstellungen in das Patientenverhalten. Die geforderte Umstellung des Ernährungsverhaltens bei diesen Patienten kann als Aufgabe der Verhaltenstherapie und Verhaltensmodifikation im Rahmen der klinischen Diätetik angesehen werden.

1.3.3 Therapie von Eßstörungen

Die Ernährungspsychologie wird mit der Therapie von den verschiedenen Varianten der Eßstörungen konfrontiert, vor allem unter dem Aspekt, daß Behandlungskonzepte und Therapieelemente nachgefragt werden, die über den üblichen Rahmen psychotherapeutischer Verfahren hinaus für eßgestörte Patienten spezifisch sind und darum als notwendige Ergänzungen in das psychotherapeutische Angebot aufgenommen werden müssen. Gerade das krankhafte Eßverhalten der bulimischen und anorektischen Patienten ist ein paradigmatisches Beispiel dafür, daß die Verhaltensstörung über das erheblich abweichende Eßverhalten zu einer insuffizienten Nährstoffaufnahme führt, die ihrerseits somatische und psychische Rückwirkungen haben kann.

1.4 Ernährungspsychologie als Dienstleistung

1.4.1 Beratungsmethodik

Die zunächst weitgehend fachspezifisch orientierte Ernährungsberatung verlangt aufgrund ihrer Praxiserfahrung mehr und mehr nach helfenden Konzepten, die den Beratungsprozeß wirksamer gestalten lassen. Ernährungsberatung als Dialogkommunikation zwischen Experten und Laien ist mehr als nur der Transfer einer Information vom Experten auf den uninformierten Laien. Hier wird von der Ernährungspsychologie eine Service-Leistung gefordert, mit deren Hilfe sich Ernährungsfachkräfte, die zunächst ernährungswissenschaftlich im engeren Sinne ausgebildet sind, die spezifische Beratungskompetenz zusätzlich vermitteln können, die die Praxis verlangt.

1.4.2 Soziales Marketing

Die modernen Industrienationen sind auch dadurch gekennzeichnet, daß zwar die Informationsdichte exponentiell angeschwollen ist, der Einfluß an nüchterner Sachinformation aber abgenommen hat. Konsequenterweise leitet sich für die gesundheitsbezogene Information der Bevölkerung daraus ab, daß rein rationale Information wenig wirksam ist, kaum Aufmerksamkeit bewirkt und im gesamten Informationskonzert *„untergeht"*. In Anlehnung an Strategien des kommerziellen Marketings werden Konzepte zum sozialen Marketing entwickelt, die versuchen, die ethischen *„Produkte"* wie Gesundheit, umweltgerechtes Verhalten sowie Lebensqualität zu *„vermarkten"*, das heißt: den Bürger dafür zu interessieren und für ein angepaßtes Verhalten zu motivieren. Da in diesem Bereich die Ernährung eine hervorgehobene Stellung hat, ist hier ernährungspsychologisches *Know-How* gefragt.

1.4.3 Nutritional Marketing

Eine optimale Sicherstellung der Ernährungsversorgung der breiten Bevölkerung ist ohne die Strukturen der Lebensmittelwirtschaft und des -handels nicht möglich. Das Angebot (aber auch das Nicht-Angebot) bestimmter Lebensmittel, ihre Preisgestaltung, Haltbarkeit, Verpackung und sensorische Qualität, aber auch Distributionswege, Werbung und Public Relations wirken sich auf das Ernährungsverhalten der Bevölkerung aus. Die Veränderungen des bundesdeutschen Ernährungsverhaltens gingen zeitlich parallel mit dem veränderten Angebot des Lebensmittelmarktes. Es bleibt zu prüfen, ob das reale Angebot möglicherweise einen stärker verhaltensbestimmenden Faktor darstellt als die Ernährungsaufklärung.

Das Nutritional Marketing berücksichtigt neben ernährungsphysiologischen, lebensmitteltechnologischen und ökonomischen Überlegungen natürlich auch Erkenntnisse der Kommunikations- und Sozialwissenschaften sowie der Ernährungspsychologie. Gerade die Aspekte der Ernährungspsychologie fließen gegenwärtig noch wenig systematisch in die Konzeption neuer Produkte und in die Marketingstrategien ein. Hier ist ein Arbeitsfeld der Zukunft für die Ernährungspsychologie, das allerdings zwingend darauf angewiesen ist, daß die ernährungspsychologische Grundlagenforschung weitere Fortschritte erzielt.

1.5 In eigener Sache

Nach dieser kurzen Bestandsaufnahme wollen die Autoren eine Definition formulieren, wie *Ernährungspsychologie* zu charakterisieren ist.
Ernährungspsychologie ist ein wissenschaftlicher Beitrag der Psychologie
1. zum Verständnis der Bestimmungsgründe des menschlichen Eßverhaltens,
2. seiner Verbreitung und seiner möglichen Gesundheitsrisiken,
3. um durch bedarfsgerechtere Ernährung die psychophysische Gesundheit zu fördern oder ernährungsabhängige Krankheiten zu bessern.
4. Hierzu sind motivationale, kommunikative und ggf. auch therapeutische Strategien zu begründen, die verhaltenswirksam werden und
5. die auch die Wirkungen der Lebensmittelinhaltsstoffe auf psychophysiologischer Ebene einbeziehen.

Damit soll explizit darauf hingewiesen werden, daß die wissenschaftliche Ernährungspsychologie als ein Teilgebiet der *Gesundheitspsychologie* im Rahmen ihrer Aufgaben zum *Nutritional Marketing* nie dazu legitimiert sein kann, aufgrund ihrer Kenntnisse ausschließlich absatzorientierte, kommerzielle Ziele zu unterstützen, die bei ihrer Realisierung eher zu einer gesundheitlichen Beeinträchtigung des Konsumenten führen könnten.

Eine Psychologie des Essens (und Trinkens) muß insbesondere die *physiologischen Effekte der Nahrungsaufnahme* und die *psychologischen Wirkungen des Essens* betrachten. So ist der Verzehr einer Tafel Schokolade sowohl als *„Aufnahme von 530 kcal mit hohem Fett- und Disaccharidanteil"* zu beschreiben und gleichzeitig auch als *„lustvolles Erlebnis, sich den vollen, süßen Geschmack ausgiebig zu gönnen."* So formuliert sind es jedoch nur zwei unterschiedliche Beschreibungen des gleichen Vorganges. Die Ernährungspsychologie wird sich um eine integrative Sichtweise beider Standpunkte bemühen müssen, um ihrer Aufgabe gerecht zu werden. Die Kurzgeschichte (auf der nächsten Seite) reflektiert diesen Aspekt anschaulich in zwei Kommentaren.

Noch hat sich nicht durchgesetzt, an Motivationstheorien und Aminosäurenstrukturen, an Streßmanagement und Blutzuckerspiegel sowie an Eßlust und Nährstoffbedarf simultan zu denken. Insofern haben die Autoren dieser Einführung in die Ernährungspsychologie ein unlösbares Problem, denn sie wissen nicht, ob *Sie* als Leserin oder Leser dieses Buches von *Ihrer* Ausbildung her eher zur Ernährungs- oder eher zur Verhaltenswissenschaft tendieren und daher bei dem Begriff Nahrungsaufnahme eher an *Essen* oder an *Ernährung* denken.

Gleich wie wir den Schwerpunkt legen, wir werden es für einen Teil unserer LeserInnen falsch machen. Doch im Bewußtsein dessen möge man/frau uns nachsehen, wenn einmal ernährungswissenschaftliche, dann wiederum psychologische Fragen zu undifferenziert abgehandelt werden. Eine kurze Definition von wichtigen Grundbegriffen wird im Text in speziellen Blöcken unter dem Stichwort „*Lexikon*" abgesetzt.

Kurzgeschichte

Elmar K., 37 Jahre, stochert in seinem Frühstücksmüsli. Er trinkt einen großen Schluck Milch und verzieht sein Gesicht. „Wo ist denn mein Ei?" fragt er seine Frau, die gerade eine Süßstofftablette in den Tee fallen läßt, um dann in ihr Knäckebrot mit Magerquark zu beißen: „Fällt heute aus, denk' an dein Cholesterin". Schweigend schlingt er sein Müsli hinunter, schaut auf die Uhr: „Ich komme zu spät. Tschüß, bis heute abend. Was gibt es zu essen?" „Ich werd' die Kinder fragen, wahrscheinlich Spaghetti, denn sonst essen die gar nichts." Kaum fällt die Tür ins Schloß, läßt sich Helga K. einen schön gehäuften Löffel Erdbeerkonfitüre auf ihr Quarkbrot fallen. Sie genießt diesen „Luxus". Wenn sie mit Staubsaugen fertig ist, das verspricht sie sich schon jetzt, darf sie sich einen Schokoriegel gönnen. Die gab es ganz preiswert 10-stückweise im Sonderangebot. Unterdessen begrüßt Elmar K. seine Arbeitskollegen, die ihn in der Pause zum Geburtstagsumtrunk einladen: ein Glas Sekt, selbstgemachte Quiche Lorraine mit herrlichem Schmand. „Darf ich eigentlich nicht essen", denkt er und nimmt dankbar das zweite Stück. „Warum Helga mit ihren 56 Kilo nur jede Kalorie zählt", fällt ihm plötzlich ein, und er freut sich bereits auf das Mittagessen in der Kantine: Schnitzel mit Pommes sind heute angekündigt. Zu Hause steht Frau K. auf der Waage und ergeht sich in Selbstvorwürfen, weil sie gleich zwei Schokoriegel vernascht hat.

Kommentar 1

Die Ernährungssituation zum Frühstück erscheint beim Ehemann ausgewogen, da Kohlenhydrate dominieren und auf regelmäßigen Konsum von Eiern verzichtet wird. Die Kalziumzufuhr durch Milch ist positiv. Die 1. Zwischenmahlzeit im Betrieb sollte durch weniger fett- und cholesterinreiche Nahrung ersetzt werden, z. B. Vollkornbrot oder Obst. Ein zu häufiger Verzehr von paniertem Schnitzel und Pommes frites ist wegen des hohen Anteils an gesättigten Fetten ungünstig. Hier müßten deutlich kohlenhydrathaltige Lebensmittel bevorzugt werden, zumal offenkundig ein Herz-Kreislauf-Risikofaktor durch Hypercholesterinämie besteht. Bei der Ehefrau, die idealgewichtig ist, sind günstige Ansätze erkennbar (fettarme Kost), die allerdings durch die erhöhte Zufuhr von zuckerhaltigen Speisen deutlich relativiert werden.

Kommentar 2

Die Schilderung belegt, wie gesellschaftliche und familiäre Normen auf Essen und Trinken einwirken können. Die Ehefrau unterwirft sich dem vorherrschenden Schlankheitsdruck und reagiert trotz schlanker Figur übersensibel auf „Kalorien". Das verstärkt die Tendenz zu einem gesteigerten Süßhunger, der seinerseits Schuldgefühle wachruft. Der soziale Druck auf den Ehemann aus Besorgnis um seine Gesundheit erzeugt Reaktanz und fördert bei ihm ein „alternatives" Essen, wenn dies in einem anderen sozialen Umfeld toleriert oder gar verlangt wird. Sichtbar werden mögliche Konflikte zwischen Geschmackspräferenzen bei Kindern und Eltern, die in die Erziehung hineinspielen. Überdies wird deutlich, daß auch ökonomische Bedingungen im Handel (Sonderangebote), aber auch in der Kantine (absatzorientierte Menügestaltung für Tischgäste) auf das Eßverhalten Einfluß nehmen.

1.6 Empfohlene Literatur

Deutsche Gesellschaft für Ernährung: Ernährungsbericht 1980, Kapitel 2: Psychosoziale Bewertung der Ernährung (85–118). Henrich, Frankfurt 1980

Deutsche Gesellschaft für Ernährung: Ernährungsbericht 1992, Kapitel 3: Ausgewählte sozio-kulturelle Einflüsse auf das Ernährungsverhalten (117–222). Henrich, Frankfurt 1992

Logue, A.: Die Psychologie des Essens und Trinkens. Spektrum, Heidelberg, Berlin, Oxford 1995

Schwarzer, R. (Hrsg): Gesundheitspsychologie. 2. überarbeitete und erweiterte Auflage. Hogrefe, Göttingen, Bern, Toronto, Seattle, 1997

Silverstone, T. (ed) Appetite and Food Intake. Report of the Dahlem Workshop on Appetite and Food Intake. Abakon, Berlin 1975

2

Ernährungs- und Eßverhalten – psychologische Betrachtungen zur Einführung

2.1 Essen und Ernährung – synonyme Begriffe?

Die Begriffe *„essen"* oder *„sich ernähren"* bezeichnen zunächst in gleicher Weise den Vorgang der Nahrungsaufnahme, darüber hinaus sprechen sie implizit jedoch unterschiedliche und über die reine Handlung der Nahrungsaufnahme hinausgehende Aspekte an. Dennoch wird zumeist in der Fachsprache von *Ernährung* gesprochen (so z. B. auch in der praktischen Tätigkeit der Ernährungsberatung), während zur umgangssprachlich üblichen Bezeichnung der Nahrungsaufnahme eher der Begriff *essen* verwendet wird.

Eine repräsentative Erhebung in der Bundesrepublik Deutschland im Jahre 1989 an 1962 Personen hat jeweils die Spontanassoziation bei 50 % der Stichprobe auf den Begriff ESSEN und ERNÄHRUNG erfaßt. Tab. 2/1 (siehe nächste Seite) listet die Ergebnisse auf, die deutlich zeigen, daß ESSEN mit weitgehend positiven Emotionen bezogen auf den *Vorgang der Nahrungsaufnahme* verbunden wird, während mit ERNÄHRUNG mehr die kognitiv-rationalen, gesundheitsbezogenen *Wirkungen der Nahrungsaufnahme* aktiviert werden.

Diese Reflektion der Begriffsverwendung in der deutschen Bevölkerung der 90er Jahre läßt bereits erkennen, daß *„Essen"* nicht zureichend verstanden werden kann, wenn man sich ausschließlich mit den physiologischen Wirkungen der Nahrungsaufnahme beschäftigt. Die Begriffsdifferenzierung zwischen *Essen* und *Ernährung* wird in diesem Buch – analog der Verwendung in der deutschen Umgangssprache – beibehalten.

Mit dem Begriff *Essen* wird also die gesamte Erlebnissphäre der Nahrungsaufnahme erfaßt, einschließlich sozialer Bezüge, des Ambiente, sämtlicher Wahrnehmungen während und nach der Mahlzeit. Der Begriff *Ernährung* bezieht sich dagegen eher einschränkend auf die tatsächlichen und/oder vom Esser antizipierten physiologischen Wirkungen der Nahrung. So gesehen ist vom wissenschaftlichen Gegenstand der Psychologie ausgehend der Begriff *„Ernährungspsychologie"* genau falsch, es müßte vielmehr *„Eßpsychologie"* heißen. Doch dies wird sich kaum nachhaltig durchsetzen, da sowohl *Ernährungspsychologie* als auch *Nutritional Psychology* die inzwischen üblichen Bezeichnungen sind.

Tab. 2/1: Häufigkeit der verschiedenen Assoziationen zu den Begriffen „Essen" und „Ernährung" (nach: WESTENHÖFER & PUDEL 1990a)

Assoziation	**Häufigkeit beim Begriff**	
	„Essen"	**„Ernährung"**
Lust, Genuß	44,5 %	25,9 %
Gesundheit	6,9 %	24,1 %
Diätaspekt	15,5 %	10,8 %
Hunger	10,7 %	8,4 %
Chemie	0,9 %	4,2 %
Vollwertkost	0,1 %	4,4 %
Sonstiges	21,3 %	22,1 %

2.2 Kurze historische Rückschau

Es bedarf keiner wissenschaftlichen Forschungsergebnisse, um zu argumentieren, daß sowohl das Eß- als auch das Ernährungsverhalten der Menschen in ganz drastischer Weise vom Nahrungsangebot abhängt. Die Menschheitsentwicklung war (und ist den meisten Teilen der Welt noch heute) von Lebensmittelarmut, Hungerkrisen und elementaren Hungersnöten gekennzeichnet, auch wenn diese Zeiten schwerer Entbehrung nicht durch einen grundsätzlichen Mangel an Lebensmitteln gekennzeichnet sind. *„Verhungern bedeutet, daß einige oder viele Menschen nicht genug zu essen bekommen. Es bedeutet nicht etwa, daß nicht genug zu essen vorhanden ist."* (A. SEN: *Poverty and Famines*; Oxford 1982, zitiert nach MEDICK 1985, S. 98)

2.2.1 Eingeschränkte Spielräume

Unter solchen Umständen besitzen weder Eß- noch Ernährungsverhalten größere Spielräume. Die Variationsmöglichkeiten des Eßverhaltens werden vom Mangel diktiert, wenngleich gesehen werden sollte, daß die Menschen auch unter ärgsten Mangelsituationen immer versucht haben, die Spielräume für ihr *„Essen"* zu erweitern, auch wenn die Ernährungssituation dies kaum hergab. Historiker sprechen hier vom *„Notwendigkeitsgeschmack"*: *„'Essen' geht für die Betroffenen, für Esser wie Hungernde, nicht in Kalorien und Produkten auf. Essen buchstabiert sich nicht nur für die, die es haben, sondern auch für die, die es entbehren und ersehnen, als 'Geschmack'"* (LÜDTKE 1985, S. 122). Der Notwendigkeitsgeschmack (im Gegensatz zum Luxusgeschmack) sei der *„Geschmack der unteren Klasse für gleichermaßen nährende wie sparsame Nahrung"*.

Die noch heute unschwer in jedem Rezeptbuch zu beobachtende Vielfalt an Rezepturen gerade für einfache Grundnahrungsmittel (z. B. Kartoffeln, Hülsenfrüchte, Getreide im Gegensatz zu Rezeptangeboten für Spargel, Kaviar oder Austern) reflektiert dieses durch Mangel aktivierte menschliche Bedürfnis, zumindest einen Hauch von Geschmacksabwechslung bei der Zubereitung immer wiederkehrender, einfacher Rohwaren erleben zu können. Ganz zweifellos ist der Wunsch nach einem angenehmen Geschmack (hedonistisches Bedürfnis) ein stabiles Motiv für das *Essen*, die Beseitigung des unangenehmen Hungergefühls eine ebenso motivierende Kraft für die *Ernährung*. Zur Spekulation reizt der Gedanke, wie sich Menschen ernähren würden, wenn sie keinen Geschmackssinn hätten und daher nicht über das hedonistische Motiv an die Ernährung herangeführt würden.[2]

2.2.2 Hungerdefinition anno 1735

„Hunger ist eine Empfindung, welche uns zu dem Genusse der Speisen antreibet... Bey dem Gegenstand des Hungers fället folgendes zu mercken vor. Dasjenige, was bey dem Hunger verlanget wird, sind Speisen, welche nicht nur vermögend sind, den Hunger zu stillen, sondern auch den Leib zu nähren... Den Hunger hat man nicht nur deswegen, um sich satt zu essen, sondern damit die genossenen Speisen zu des Leibes Erhaltung und

---

2 Einer der Autoren hatte Gelegenheit, mit drei Menschen zu sprechen, die ihren Geschmacks- und Geruchssinn aus verschiedenen Ursachen verloren hatten. Es war eindrucksvoll zu hören, wie „man sich direkt zum Essen zwingen müsse", daß „Essen etwas Unangenehmes sei", „daß es sei, als würde man Sand essen, vor allem die Geräusche dabei, und keine andere Empfindung".

Nahrung gelangen mögen. In sittlichem Verstande heißet Hunger Mangel nöthiger Lebensmittel, es sey wegen Mißwachs, Kriegsverheerung, verhinderter Zufuhr oder durch andere Zufälle. Was vor eine empfindliche Plage dies sey, ist daher zu schlüßen, daß die, so in dergleichen betrüblichen Umständen befinden, auch derer abschaulichsten und der Natur wiederlichsten Dinge nicht schonen, dieselben zu ihrer Nahrung anzuwenden... Ob nun bey solchen Begebenheiten ein Mensch den anderen umbringen, und mit dessen Fleische sein Leben erhalten möge, wird unter denen Sitten-Lehrern gefraget... Die Rechtsgelehrten aber erkennen doch eine gelindere Straffe wieder einen, der in solchem Falle sich an eines anderen Leben vergrieffen." Zedlers Großes Universallexikon, Band 13, Spalte 1228, 1735 (zitiert nach Medick 1985, S. 95)

Die verhaltensbestimmende Kraft des Hungers hat in entscheidender Weise die Weltgeschichte geprägt, wie an Beispielen aus dem 18. und 19. Jahrhundert von Historikern eindrucksvoll belegt wird (Hufnagel, Lüdtke et al. 1985). „*'Hungerkrank' machte... vor allem die Entbehrung von Brot und von warm zubereiteten Brei-, Mus- und Mehlspeisen, die Notwendigkeit, seine Zuflucht vom selbst erarbeiteten 'Gekochten', eben von der 'Speise', zum 'Rohen' und 'Unreinen' (Nahrungsmittel) nehmen zu müssen, d. h. zu Kräutern, Wurzeln, Wildgemüsen, Pferde-, Hunde-, Katzenfleisch. Angesichts der Notwendigkeit des Wurzelgrabens nahm man, wie es in einer Hungerchronik heißt, einen Kleienbrei für ein Festessen'. Doch auch noch mit den unreinen Nahrungsmitteln versuchte man nach den Regeln tradierter Speisezubereitung zu verfahren, worauf die vielen Rezepte für Hungerbrote, Hungersuppen und andere Hungergerichte verweisen. Nicht allein die Kalorien wurden also in dieser 'Hungerkrankheit' entbehrt. Die Hungererfahrung in der Notsituation wurde vielmehr vor allem durch den Verlust traditionell zubereiteter 'Speisen' und Nahrungsmittel geprägt*" (Medick 1985, S. 101).

Hier wird bereits deutlich, daß Motive, die in der Überflußgesellschaft so offensichtlich das Eßverhalten prägen, wie z. B. Lebensmittelauswahl nach dem Sozialprestige des Lebensmittels, selbst in akuten Hungerkrisen in Ansätzen bereits vorhanden waren. Zu einem besseren Verständnis mancher „*Eßprobleme*" in der Überflußgesellschaft tragen auch Situationsschilderungen aus der Zeit zu Beginn dieses Jahrhunderts bei.

2.2.3 Drei authentische Quellen

Quelle 1: „Frugale Zichorienlake"

Franz Rehbein, Landarbeiter, 1867 – 1909, schildert das Essen in seinem Elternhaus: *„Knapp, sehr knapp haben wir beißen müssen". Morgens gab es Kaffee, eine „frugale Zichorienlake" mit stark verdünnter Milch, und als „Zubiß erhielt dann jeder nach Alter und Größe eine halbe oder ganze Pamel alias Schrippe". Mittags wechselten „in lieblicher Reihenfolge miteinander ab: Kartoffelsuppe, Buttermilch und Kartoffeln, Mohrrüben und Kartoffeln, Kartoffelpulver in Talg, Kartoffelklöße usw., alles in schönster Kartoffelharmonie. Fleisch gab's nur ein- bis zweimal in der Woche, und dann auch nur ein 'Häppchen'. Am Fleischtage schielte einer nach dem anderen, ob dieser vielleicht auch 'zuviel' erhalten habe, und jeder fischte mit geschäftiger Emsigkeit nach den etwaigen Fettaugen in der Schüssel. Des Abends war das Menü noch einfacher. Im Sommer das hinterpommersche Leibgericht 'Klieben und Klarmörkens' – ein Gemengsel von Wasser, Mehl und alten Brotkrusten mit etwas Milch angeweißt. Im Winter: einen Abend Kartoffeln und Hering, den anderen – Hering und Kartoffeln. Höchstens zwei Heringe auf die Familie. Das zog. Freilich, Athlet konnte man bei dieser Kost nicht werden... Nun darf man jedoch nicht annehmen, daß gerade in unserer Familie eine Ausnahmearmut geherrscht hätte. Durchaus nicht. Nein, hundert anderen Familien ging es genau ebenso, ja vielfach noch kümmerlicher"* (Bollenbeck 1985, S. 114).

Quelle 2: „Fleisch konnte man sich dazudenken"

Heinrich Georg Dickreiter, Tischler und Fabrikarbeiter, 1865 – 1947, über einen Handwerksbetrieb 1914: *„Hatte man sich 'gewaschen', dann konnte es noch eine Stunde dauern bis 'Zum Kaffee' gerufen wurde. Da gab es nur Brot. Eine Tasse Kaffee ohne Zucker – den gab es nur an den allerhöchsten Festtagen, und auch da war es nicht immer sicher –, mit einem nicht allzu großen Stück oder Stückchen Brot daneben, stand fertig auf dem Tisch. Man war so der Mühe des Einschenkens enthoben und gleichzeitig war so der frevlen Milchvergeudung vorgebeugt. Ebenso knapp bemessen wie das Frühstück war das Vesperbrot. Um 12 Uhr wurde 'Zum Essen' gerufen. In der Regel gab es Suppenfleisch und Gemüse. Die Fleischportion fiel klein aus, die Gemüseportion dagegen sehr groß. Um 4 Uhr gab es, gleich wie um 9 Uhr, Most und Brot, und nach 7 Uhr ging man zum Nachtessen, womit das Tagwerk seinen Abschluß fand. Das Nachtessen bestand fast* *regelmäßig aus einer Tasse Kaffee mit Brot und Bratkartoffeln, oder es gab noch, je nach der Gemüsezeit, mächtige Schüsseln voll Salat, Bohnen, gelbe Rüben und ähnliches Grünfutter. Fleisch und Wurst konnte man sich dazudenken"* (Bollenbeck 1985, S. 114).

Quelle 3: „Herrlichkeiten dieser Welt"

„Heute war Zahltag, und morgen ist Sonntag. Da sollte man sich ausnahmsweise doch etwas Besseres gönnen. 'Geh ins Schlachthaus und schaue, ob du noch ein Gekröse oder eine Lunge bekommst' sagte der Vater gewöhnlich zur Mutter: 'Das ist das Billigste und besser als die wenigen Kartoffeln und das Kaffeegeschlünder oder Mehlgeteige'. Wie oft zögerte die Mutter! Das letztemal sei alles fortgewesen! Die Herrenleute schnappen einem gerade das als Hundefutter weg! Zudem sei eine Lunge doch nur Schwamm und Biesluft! Und vor dem langen Gedärme habe sie immer ein heimliches Grausen! Und als alles Ausreden nichts half, verwies sie mit weinerlicher Stimme auf die großen Metzgerhunde im finsteren Schlachthof, die jedesmal wie wahnsinnig auf sie losstürzten, wenn sie zu so ungewohnter Nachtstunde kommen müsse. Je mehr sie sich aber stäubte, um so eifriger in seinem Begehren, um so fleisch- und blutgieriger wurde dann der Vater, bis er ihr schließlich das Armkörchen an den Arm hängte, so daß die Mutter keinen anderen Ausweg mehr sah und eiligst ging... 'Immer und immer frisch muß man drauf sein', sagte der Vater triumphierend, 'und sich nicht abschrecken lassen, wenn man von den Herrlichkeiten dieser Welt auch etwas erhaschen will!'" (Die Korberchronik. Aus dem Wanderbuch eines Heimatlosen. Zitiert nach Bollenbeck 1985, S. 112)

Nachwirkung bis heute

In diesen Beschreibung finden sich eine Reihe von Elementen des Eßverhaltens, die bis in die Gegenwart nachwirken:

- Regelmäßigkeit des Mahlzeitenrhythmus,
- sparsamer und sorgsamer Umgang mit Lebensmitteln,
- saisonale Einflüsse auf das Ernährungsverhalten,
- Reservierung besonderer Speisen für Festtage,
- Abhängigkeit der Nahrungswahl von der sozialen Schicht,
- die besondere Wertigkeit von Fleischspeisen,
- Zuteilung der Nahrungsmengen nach Familienhierarchie,

- die dominante Berücksichtigung des Speisenwunsches des Vaters,
- Abhängigkeit der Speisengestaltung vom Haushaltsbudget.

2.2.4 Multifaktorielle Motivation

Dieser kurze, an wenigen authentischen Quellen belegte historische Rückblick mag zum Verständnis einer modernen Ernährungspsychologie ausreichen, um strukturell zu erkennen, daß das menschliche Eßverhalten grundsätzlich durch eine Fülle von sekundären Motiven gesteuert wird, die weitaus zahlreicher sind, als wenn nur auf die primären Motive des Geschmackserlebnisses und der Vermeidung des Hungers abgehoben wird. Wenn gelegentlich argumentiert wird, die Menschen früherer Jahrzehnte hätten sich *gesünder* ernährt und der hohe Anteil an Kohlenhydraten entspreche den heutigen Empfehlungen der Deutschen Gesellschaft für Ernährung, so sollte aber bedacht werden, daß dies nicht im wissenden Vorgriff auf die Erkenntnisse der Ernährungswissenschaft des 20. Jahrhunderts geschah und auch nicht aus „*Vernunft*", sondern allein, weil das Nahrungsangebot dieses Verhalten aufgezwungen hat. Innerhalb des Möglichen wurde die Küche immer schon in den Dienst hedonistischer Bedürfnisse gestellt, so gut dies mit den Rohwaren der Zeit gelingen konnte (dazu auch im Überblick: Teuteberg & Wiegelmann 1972).

Nach wie vor also reflektiert das Eßverhalten menschliche Bedürfnisstrukturen, lediglich die Chancen der Realisierung waren unterschiedlich. Das Eßverhalten unterliegt zudem sozialen und ökonomischen Rahmenbedingungen und ist unter Aspekten der Verfügbarkeit und Präferenzbildungen in gewisser Weise auch ein Spiegel der Gesellschaftsstruktur.

2.3 Zur Entwicklung des Eßverhaltens

Es stellt sich die Frage, wie sich das Eßverhalten entwickelt und sich in seine komplexen Strukturen ausdifferenziert. Festzustellen ist, mit Blick auf die historischen Zeitdokumente, daß die Ernährungsrealität den äußeren Rahmen absteckt, innerhalb dessen sich das Eßverhalten entwickeln kann. Die Bedingungen des Lebensmittelüberflusses bieten einer komplexen Entwicklung des Eßverhaltens sicher mehr Möglichkeiten, als es die Mangelsituation unseren Vorfahren gestattete.

2.3.1 Primär- und Sekundärbedürfnisse

Die Verhaltenswissenschaft geht davon aus, daß die ursprüngliche Motivation (Primärbedürfnisse) zur Nahrungsaufnahme beim Neugeborenen durch die intensiven Körpergefühle des Hungers und der Sättigung reguliert wird. So gilt die grundsätzliche Kompetenz zur günstigen bedarfsgerechten Steuerung der Nahrungsaufnahme als angeboren, nicht aber die Ausdifferenzierung in Form von Sekundärbedürfnissen, die spätestens nach dem Abstillen einsetzt. Damit beginnt ein sozio-kultureller Lernprozeß, der im Grunde dem Erlernen der Muttersprache sehr ähnlich ist (Pudel 1986). Auch bei der Sprachentwicklung ist die Kompetenz zum Spracherwerb angeboren, nicht aber die Spezialisierung auf eine konkrete Sprache hin. Der *kulturelle Geschmack* wird dem Baby also gleichsam in die Wiege gelegt, aber er ist nicht von vornherein präformiert, sondern er bildet sich durch das Hineinwachsen in die Kultur aus.

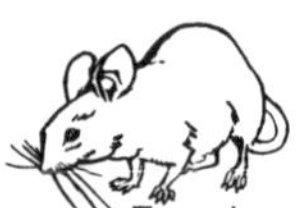
Experiment

Am 27. Januar 1926 begann für Earl H., den neun Monate alten Sohn einer schlanken, unterernährten Mutter, im Mt. Sinai Hospital in Cleveland ein sechsmonatiges, sicher einmaliges Experiment. Dr. Clara Davis beobachtete, wie sich Earl und noch zwei weitere Babies, Donald R. und Abraham G., ihr Essen zusammenstellten, wenn sie freie Auswahl *hatten. Abraham G. mußte sich sogar 12 Monate lang seine Speisen selbst aussuchen. Angeboten wurde ihnen eine große Auswahl an tierischen und pflanzlichen Produkten, die frisch zubereitet waren, wie z. B. Milch, Äpfel, Bananen, Orangensaft, Ananasstückchen, Salat, Karotten, Erbsen, Getreide, gegartes Rindfleisch und Lamm, Hühnchen, Fisch und Eier. Der Verzehr wurde exakt protokolliert, die enthaltenen Nährstoffe berechnet und zur Entwicklung der Kinder (Gewichtszunahme, biochemische Parameter etc.) in Verbindung gesetzt. Das Resultat dieser Studie war eindeutig: Die gewählte Diät war optimal, um Wachstum, Gewicht, Knochenentwicklung, Muskulatur und Gesundheit sowie Wohlfühlen zu fördern. Die Kinder wurden in ihrer Nahrungswahl nicht nur vom Energiebedarf geleitet, sondern sie entwickelten auch Präferenzen, die sich von Zeit zu Zeit in nicht vorhersagbarer Weise änderten (Davis 1928). Das Experiment belegt somit, daß eine von Lernerfahrungen unabhängige biologische Disposition angenommen werden kann, die zu einer bedarfsgerechten Nahrungsaufnahme beiträgt.*

Bereits in der frühen Mutter-Kind-Interaktion werden dann grundlegende emotionale Erfahrungen mit der Nahrungsaufnahme verfestigt. Auf die besondere Rolle der Mutter-Kind-Interaktion bei der Entwicklung solcher nahrungsbezogener Bedürfnisse haben Bruch (1973) und Selvini-Palazzoli (1982) immer wieder hingewiesen. Unzureichend differenzierte Zuwendungsreaktionen der Mutter können dazu beitragen, daß Kleinkinder ebensowenig zwischen Hungergefühlen und anderen Emotionen zu unterscheiden lernen, so daß dann generalisiert alle negativ besetzten Gefühlszustände als Hunger mißinterpretiert werden. Die Folgen des – wie Bruch es nennt – *Abspeisens* im wahrsten Sinne des Wortes werden für die Entwicklung des streßbedingten Essens im Sinne *oraler Kompensation* („*Kummerspeck*") in Verbindung gebracht (Jung & Pudel 1977). Einschränkend muß allerdings angemerkt werden, daß es zumindest mit der Methode der Repräsentativerhebung nicht gelungen ist, bestimmte Erziehungsstile von Müttern (z. B. Einsatz von Nahrungsmittel als Belohnung, Zwang, den Teller leer zu essen, etc.) mit einem abweichenden Körpergewicht ihrer Kinder in Beziehung zu setzen.

Im täglichen Training in den Familien, aber auch in Kindergarten und Schule, entwickelt sich ein dann in die Gewohnheit übergehendes, hochspezialisiertes Ernährungsverhalten, das im Erwachsenenalter ganz selbstverständlich als das *normale Ernährungsverhalten* erlebt wird, ohne zu reflektieren, daß es das z. B. hochgradig deutsch-bayerische Eßverhalten ist, das neben seiner regionalen Kulturprägung ebenfalls eine mehr oder weniger feste traditionell-familiäre Bindung aufweist.

Selbstverständlich: morgens keinen Bienenstich

Die Frühstücksbrötchen mit Konfitüre und Kaffee, aber auch die warme „Drei-Komponenten-Mittagsmahlzeit" *mit Kartoffeln, Gemüse und Fleisch sowie der* „Kaffee mit Kuchen" *am Nachmittag sind kulturell geprägte Ernährungselemente. Es sind – im sozialpsychologischen Sinne –* Selbstverständlichkeiten. *Solche* Selbstverständlichkeiten *sind in das Verhaltensrepertoire einer Gesellschaft integriert und werden ohne bewußte Reflexion realisiert. Erkannt werden diese* Selbstverständlichkeiten *jedoch zuverlässig, wenn jemand gegen sie verstößt. Der Eßwunsch eines Jugendlichen, zum Frühstück einen Grillspieß, zum Mittagessen Bienenstich und zum Abendessen ein weichgekochtes Ei mit Toast verspeisen wollen, würde an deutschen Familientischen mindestens Erstaunen hervorrufen, wenn man nicht gleich an Eßmarotten oder gar an eine Eßstörung denken würde.*

2.3.2 Geschmackspräferenzen

Dieser sozio-kulturelle Lernprozeß schließt auch die Bildung von Geschmackspräferenzen ein. Nach einem sehr dezidierten Überblick von Cowart (1981) ist davon auszugehen, daß bereits beim Neugeborenen eine hoch differenzierte Sensibilisierung auf verschiedenste Geschmacksstoffe besteht. Studien zur Geschmackspräferenz, die zumeist die Wirkung unterschiedlicher Süßkonzentration untersucht haben, lassen den Schluß zu, daß bereits beim Neugeborenen eine von Lernerfahrungen unabhängige Präferenz für den Süßgeschmack und eine Aversion gegen *salzig*, *sauer* und *bitter* besteht (Desor, Maller & Turner 1973; Nisbett & Gurwitz 1970; Steiner 1979; Ziegler 1984).

Salzpräferenz entwickelt sich später

Erst im Kleinkind- und Grundschulalter werden positive Reaktionen auf salzig und bitter gefunden, die auf erfahrungsbedingtes Lernen zurückgeführt werden (Cowart 1981). Allerdings diskutieren Beauchamp und Cowart (1985), ob nicht auch die sich später entwickelnde Präferenz für *salzig* (nach ihrer Studie bereits im vierten Lebensmonat) auf eine *„ontogenetische Komponente"* wie bei der Süßpräferenz zurückgeführt werden müßte. Im Laufe der Entwicklung – so zeigen andere Studien (Garb & Stankard 1974) – scheint sich die Akzeptanzschwelle für *süß* insofern zu verändern, als daß sich die Süßkonzentrationen erniedrigen, die maximal präferiert werden. Ziegler (1984) berichtet von einer Cross-over-Studie an 16 Säuglingen, die vom 8. bis 111. Tag in Intervallen mit saccharose- bzw. nicht süß schmeckender polycosehaltiger Nahrung gefüttert wurden. Die Ergebnisse (Tab. 2/2) deuten an, daß die Süßpräferenz der Säuglinge zu einer signifikanten Steigerung der Nahrungsaufnahme führt. Diese und noch weitere Studien belegen, daß die subjektive Präferenz als eine wichtige verhaltenswirksame Motivation für die tatsächliche Nahrungsaufnahme gelten kann. Eine interessante Interpretation der angeborenen Süßpräferenz gibt Rozin, der sich auf die Evolution bezieht und in der Süßpräferenz und Bitteraversion einen *„offensichtlichen Überlebensmechanismus"* erkennt: *„Eine sichere und schnelle Energiequelle ist bei süßen Nahrungsmitteln gegeben, während der Bittergeschmack mit riskanten Nahrungsmitteln verbunden ist"* (Rozin 1976). Einen aktuellen Überblick über biologische Determinanten der Nahrungspräferenzen geben Schmidt und Beauchamp (1990).

Tab. 2/2: Mengenaufnahme von süßer und nicht süßer Nahrung bei Säuglingen im Alter von 8 bis 111 Tagen (nach ZIEGLER 1984)

Alter der Säuglinge (Tage)	Saccharose („süß") Energieaufnahme kcal/kg/d Mittelwert	Polycose („blande") Energieaufnahme kcal/kg/d Mittelwert
8 - 27	117	111
28 - 55	118	108
56 - 83	106	101
84 - 111	106	96

GARB und STUNKARD (1974) sehen vornehmlich in der späteren Kindheit, im Übergang zur Frühadoleszenz, die entscheidende Entwicklungsphase für eine Ausdifferenzierung der Geschmackspräferenzen. Ihre Befragungsergebnisse an Personen zwischen 6 und 60 Jahren zeigten, daß sich deren Geschmacksaversionen in einem Lebensalter zwischen 6 und 12 Jahren herausgebildet haben. Eine hereditäre Komponente für die Präferenzneigung zu *süß* bzw. *salzig* kann nach einer Untersuchung an 622 ein- und zweieiigen Zwillingen im Alter zwischen 9 und 15 Jahren nicht angenommen werden (GREENE, DESOR & MALLER 1975).

Solche Präferenzstudien leiden zumeist unter einem methodischen Problem: Sie untersuchen die Geschmacksqualitäten isoliert in den Dimensionen süß, sauer, salzig und bitter, während die sensorischen Qualitäten von Lebensmitteln mehrdimensional sind und sich als Interaktion verschiedener Geschmacksstoffe und Geschmacksmediatoren (z. B. Fette), aber auch anderer Faktoren wie Textur, Farbgebung, Temperatur, Geruch etc. ergeben. So schmecken Honig, Nußnougatcreme und Konfitüre zwar süß, die Präferenz von Kindern für die süßen Brotaufstriche ist jedoch unterschiedlich. So mögen zum Frühstück gerne 58 % deutscher Kinder eine Konfitüre essen, 47 % präferieren Nußnougatcreme, und 43 % wählen Honig (DGE 1984, S. 120).

Ohne weiter in Ergebnisdetails von empirischen Studien zu gehen, bleibt festzustellen, daß die Geschmackspräferenzen auf Lernerfahrungen beruhen, wobei als Ausnahme nochmals auf die offenbar angeborene Spontanpräferenz für den Süßgeschmack hinzuweisen wäre, deren Akzeptanzschwelle jedoch auch einer Entwicklung unterliegt.

Liking by tasting

Diehl (1991) betont, daß sich die Formung von Nahrungspräferenzen und -gewohnheiten auch in einem nicht unerheblichen Umfang allein durch Kontakt und Erfahrung mit bestimmten Speisen und Geschmacksrichtungen ergeben. Dieser *mere exposure effect* bezeichnet den Mechanismus, daß ein zunächst durch äußere Faktoren veranlaßter Konsum (Kindern wird diese Speise vorgesetzt) anschließend zu einer mehr oder minder starken Präferenz für dieses Nahrungsmittel führt. Über diesen *mere exposure effect* ist auch zu verstehen, daß Kinder, die in die verschiedenen Kulturen dieser Erde hineingeboren werden, die regional geprägte Geschmackspräferenz durch *liking by tasting* erlernen.

Die von Kindern spontan abgelehnten Geschmacksqualitäten eines Hummers, aber auch die von Kaviar und Spargel formen sich also erst unter sozialer Anleitung (Beobachtungslernen), durch wiederholte Geschmackserfahrung und durch Erlernen des Bedürfnisses nach sozialer Anerkennung zu angenehmen Erlebnissen um. Abgesehen von den Geschmackspräferenzen und -aversionen unterliegt das gesamte Verhaltensmuster der Nahrungsaufnahme diesen erfahrungsbedingten Lernprozessen.

Ein Vergleich der Nahrungsmittelpräferenzen zwischen Müttern und ihren Kindern (DGE 1984, S. 125) zeigte, daß sich, bis auf eine Ausnahme, viel stärkere Ähnlichkeiten für die *Ablehnung* bestimmter Lebensmittel finden lassen. So läßt eine Präferenz für Äpfel bei den Müttern nur mit einer Wahrscheinlichkeit von 10 % auf eine Präferenz bei ihren Kindern schließen. Lehnen Mütter das Essen von Äpfeln jedoch ab, so besteht eine Wahrscheinlichkeit von 60 %, daß ihre Kinder ebenfalls Äpfel nicht mögen. Zu einem Teil kann diese große Übereinstimmung in der Ablehnung sicher dadurch erklärt werden, daß solche Lebensmitteln von den Müttern nicht eingekauft werden und damit im Haushalt nicht zur Verfügung stehen, so daß der *mere exposure effect* bei den Kindern nicht stattfindet. Die Ausnahme bezieht sich auf die Gruppe von Süßigkeiten: Hier finden sich jeweils höhere Präferenzübereinstimmungen zwischen Müttern und Kindern, während die Übereinstimmung in der Ablehnung geringer ist. Diese unterschiedliche Übereinstimmung in Präferenz bzw. Ablehnung mag dazu führen, daß in manchen Studien keine sehr große Übereinstimmung von Präferenzen zwischen Eltern und Kindern gefunden wurde (Diehl 1991).

Diese hier angesprochenen Lernprozesse bilden ein permanentes Erfahrungstraining über Jahre mit einer sehr großen Wiederholungsquote (d. h. lerntheoretisch: mit einer hohen Verstärkerfrequenz), die zu einer Habitualisierung (Gewohnheitsbildung) führt. Darin ist auch der wichtigste Grund zu sehen, daß Eßverhalten ein sehr stabiles Verhalten ist, das sich nicht in kurzer Zeit grundlegend verändern läßt. Dieser

Lernprozeß sorgt für die *Verhaltenskontinuität* über die Generationen, da das Ziel des Trainings gerade darin besteht, die Muster des Eßverhaltens der Eltern auf das Eßverhalten der Kinder zu übertragen (Diehl 1991, Pudel 1986).

Grenzen rationaler Ernährungserziehung

Diesen vielschichtigen, oft nicht planvoll gesteuerten Trainingsprozessen im alltäglichen Leben werden aus pädagogischer Sicht gezielte Konzepte gegenübergestellt, die versuchen, kindliches Ernährungsverhalten durch Vermittlung vernünftiger Fakten in eine gewünschte Richtung zu lenken. Die Aufklärungsmaßnahmen im Umfeld von Karies und Süßigkeitenkonsum sind Beispiele dafür, durch Schriften, Wettbewerbe, Spiel und Rätsel die Vernunft des Kindes anzusprechen, um vernunftgelenktes Verhalten zu fördern.

Aus der kindlichen Denkperspektive aber erscheint es vor dem aufgezeigten Hintergrund der Präferenzentwicklung eher *unvernünftig*, wenn ein Kind freiwillig auf Süßes verzichtet. Ein solcher Verzicht wäre im psychologischen Sinn doch nur dann vernünftig, wenn ein Vorteil erlebt werden kann, der durch Verzicht gewonnen wird (psycho-ökonomisches Verhalten). Zweifel aber sind angebracht, ob die kindliche Denkstruktur bis zum 10. Lebensjahr soweit differenziert ist, um solche Argumente überhaupt zu begreifen. Nach einer repräsentativen Erhebung bei 518 Grundschulkindern zeigte sich, daß Kinder verschiedene Nahrungsmittel nach den Kriterien „macht dick", „macht stark" und „ist gesund" außerordentlich einheitlich und im Grunde zutreffend klassifizieren können. Es bestehen somit offensichtlich – bedingt durch Lehrer- und Elterninformation – festgefügte *Nahrungsmittelstereotype* mit gelernter Funktionszuweisung (Tab. 2/3).

Tab. 2/3 zeigt die Sortierung von Lebensmitteln durch Grundschulkinder. Gruppe 1 beinhaltet Lebensmittel mit folgendem Stereotyp „wenig dickmachend, macht sehr stark, ist gesund, nicht beliebt"; Gruppe 2 „nicht dickmachend, macht sehr stark, sehr gesund, beliebt"; Gruppe 3 „weniger dickmachend, macht stark, gesund, sehr beliebt"; Gruppe 4 „sehr dickmachend, macht nicht stark, nicht gesund, außerordentlich beliebt" (aus DGE 1984, S. 130).

In einer ergänzenden Untersuchung an 89 Kindern (Seidenschwanz & Zeller 1983) wurde festgestellt, daß diese nicht anschaulichen und nicht erlebbaren Funktionszuschreibungen für bestimmte Lebensmittel von den Kindern im eigentlichen Sinne nicht *begriffen* werden. Insbesondere der Zukunftsbezug wird nicht verstanden, der vorausgesetzt wird, wenn die kariogene Wirkung von Zucker dargelegt wird (ein Kind:

„Süßes schadet den Zähnen, aber ich habe schon viele Bonbons gegessen, und meine Zähne haben keine Löcher").

Tab. 2/3: Die Sortierung von Lebensmitteln durch Grundschulkinder

Gruppe 1	**Gruppe 2**	**Gruppe 3**	**Gruppe 4**
Vollkornbrot	Kakao	Nußnougatcreme	Pudding
Nudelsuppe	Vollmilch	Currywurst	Bonbons
Kartoffeln	Möhren	Fischstäbchen	Hamburger
Graubrot	Erbsen	Hähnchen	Cola
Wurst	Banane	Spaghetti	Schokoriegel
Tomate	Ei	Brötchen	Konfitüre
Käse	Salat		Salzgebäck
Kotelett	Orange		Schokolade
	Birne		
	Apfel		

Energiedichte ist kein Kinderbegriff

Es fehlt an anschauungsgebundenen Konzepten, um Kindern in ihrer Denkwelt die Ernährungsfragen kindgemäß zu erklären. Dies belegte auch eine andere Untersuchung an 451 Kindern zwischen 6 und 13 Jahren (CHOMÉ 1984). In einem Videofilm wurde den Kindern ein Fabelwesen „*Wusch*" vorgestellt, das täglich nur von einer Sorte Lebensmitteln ißt. Es war aber dabei wichtig, daß dieses Wesen immer *gleich satt* wird. Auf diese Weise wurde ermittelt, welche vergleichbaren Mengen an Bratwürsten, Pommes frites, Sahneeis, Brötchen, Schokoriegeln und Äpfeln sich jeweils hinsichtlich ihrer Sättigungswirkung in der Meinung der Kinder entsprechen.

Das Ergebnis war eindeutig: Über alle Altersstufen hinweg ähnelte die Einstufung nach Sättigung der Einstufung nach dem Nahrungsvolumen bzw. Gewicht. Der Energiegehalt ist für Kinder dieser Altersstufen auch erfahrungsmäßig kein verfügbares Kriterium. Kinder können daher den anschaulich gebundenen Begriff des „Zuviel" nur auf die Größe *sichtbares Volumen* bzw. *spürbares Gewicht* beziehen. Es ist damit verständlich, daß Kinder behaupten, sie essen wenig Süßigkeiten, aber viel Kartoffeln, auch wenn sie tatsächlich wesentlich mehr Kalorien durch Süßigkeiten konsumieren.

Dieser kleine Exkurs in die Entwicklungspsychologie des Ernährungsverhaltens soll zeigen, wie schwer es ist, mit rational begründbaren Strategien auf das Ernährungsverhalten der Kinder einzuwirken. Als wesentliche Quelle zur Prägung ihres Eßverhaltens sind daher immer noch das Imitationslernen (auch Beobachtungslernen) und das kulturelle Training in den verschiedenen Bezugsgruppen zu sehen, die allerdings eher unsystematisch erfolgen.

2.3.3 Kontinuitätstraining über Generationen

Das (kulturelle, aber auch familiäre) *Kontinuitätstraining* hat unter gleichbleibenden Umweltbedingungen nicht nur seine Berechtigung, sondern es hilft geradezu, die erfahrungserprobten Ernährungsstrategien direkt weiterzugeben, um das Überleben der nachfolgenden Generation zu sichern. Noch zu Beginn dieses Jahrhunderts war es lebenswichtig zu wissen, mit welchen Pflanzen, Wurzeln und anderen Angeboten der Natur der Hunger zu stillen war, ohne Gesundheitsrisiken einzugehen. Es war wichtig, die Rezepturen für den *Notwendigkeitsgeschmack* zu lernen. Es war von Bedeutung, mit dem Essen richtig umzugehen, um trotz der Knappheit *„auf seinen Geschmack zu kommen"*.

Die Verhaltenskontinuität, für die das familiäre Eßtraining sorgt, wird jedoch problematisch, wenn sich drastische Veränderungen der Ernährungsrealität einstellen. Dann setzt das erlernte Training zur Bewältigung der Ernährung möglicherweise ungünstige oder gar falsche Handlungsleitlinien.

Das „*Leeressenkönnen*" des Tellers trotz aufkommender Kurzzeitsättigung ist unter chronischer Nahrungsverknappung und bei fehlenden Konservierungsmöglichkeiten sinnvoll. Daher ist es auch zweckmäßig, Kinder gezielt darauf zu trainieren, den Teller immer dann auch leer zu essen, wenn gerade Nahrung verfügbar ist. Dies gilt aber nur so lange, wie die Realität knapper Ressourcen dies verlangt. Ein so trainiertes Kind hat demnach im Schlaraffenland eine ungünstige Verhaltensstrategie. Ähnlich verhält es sich mit dem sinnvollen Training, bei verknappter Nahrung zu lernen, das zu essen, was auf den Tisch kommt (ein Einstellen auf den *Notwendigkeitsgeschmack*!).

Ähnliches gilt für feierliche und üppige Festmahlzeiten, die nur selten zelebriert werden konnten und zudem den Festtagen überhaupt erst durch das ungewöhnliche Auftischen schmackhafter Speisen ihren Festcharakter verliehen. Auch die soziale

Übung, besonders schmackhafte, seltene oder teuere Nahrungsmittel als persönliche Geschenke seinen Freunden anzubieten, ihnen somit einen *Luxusgeschmack* zu schenken, hat ihren Ursprung in Mangelsituationen. Die „*Abwicklung*" sozialer Beziehungen und Zuwendungen zu anderen über Lebensmittel kann jedoch problematisch werden, wenn sich die Ernährungsrealität grundlegend geändert hat.

2.4 Das Drei-Komponenten-Modell

2.4.1 Außen- und Innensteuerung

Das Ergebnis des kulturell-familiären Verhaltenstrainings wird als Außenlenkung oder Außensteuerung des Eßverhaltens definiert. Man kann auch von einer kulturellen Normierung sprechen. Zugrunde liegt diesem Prozeß eine Ausprägung mehrerer sekundärer Motive, die das Eßverhalten motivational bzw. gewohnheitsmäßig steuern. Diese Außensteuerung ist – so gesehen – die konservative Komponente im Eßverhalten über Generationen hin. Die biologische Regulation – im Gegensatz dazu auch als Innensteuerung bezeichnet – steht zur Außensteuerung in Konkurrenz und kann, je nach Strenge des familiären Verhaltenstrainings und des sozio-kulturellen Normendrucks, mit zunehmendem Lebensalter immer weniger regulierenden Einfluß besitzen.

2.4.2 Kognitive Steuerung

Zu erörtern ist noch der dritte Einflußbereich, der in das Ernährungsverhalten (weniger in das Eßverhalten) eingreift: die kognitive Kontrolle. Darunter sind alle bewußt vorgenommenen Maßnahmen zur Steuerung des eigenen Ernährungsverhaltens zu sehen, beginnend bei der gezielten Auswahl ernährungsphysiologisch günstiger Lebensmittel bis hin zur Durchführung von Blitz- und Crash-Diäten über die bewußte Entscheidung für Rumkugeln oder für Frischkornbrei, um einige Beispiele zu geben. Die Wechselwirkung dieser drei Komponenten über das Lebensalter wird in Abbildung 2/1 schematisiert dargestellt.

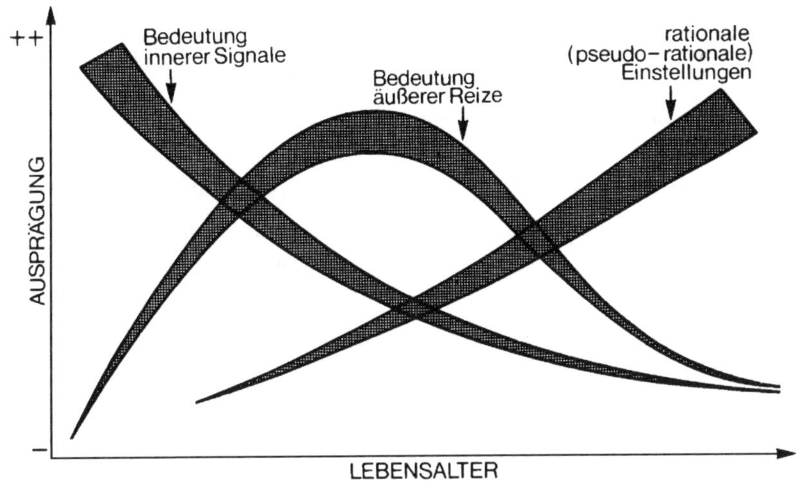

Abb. 2/1 erläutert schematisiert die Veränderung in der Wechselwirkung innerer Signale (biologische Ebene), äußerer Reize (kulturelle Normierung) und rationaler Einstellungen (Kognitionen) im Verlauf des Lebens (nach PUDEL 1986)

Die kognitive Komponente unterliegt ihrerseits äußeren Einflüssen wie individuellem Ernährungswissen, gesellschaftlichen Normen, Einstellungen etc. Im Gegensatz zu den Sekundärbedürfnissen, die im Trainingsprozeß des Eßverhaltens gebildet und vom Menschen nicht auf der Bewußtseinsebene reflektiert werden, ist die kognitive Komponente dem Menschen mehr bewußt. Sie dient als Zielvorstellung für eine beabsichtigte Verhaltensmaßnahme, die mit dem Essen realisiert werden soll. Über die kognitive Komponente ist daher noch am leichtesten eine Chance vorhanden, auf das Ernährungsverhalten des Erwachsenen einzuwirken. Dies allerdings kann nur insoweit gelingen, als diese kognitiven Aspekte im Einzelfall für die Ernährungsentscheidung eine Rolle spielen.

Diese dritte, kognitive Komponente, die in Überflußgesellschaften eine bedeutende Rolle im gesundheitsbezogenen Ernährungsverhalten haben kann, spielt daher die wesentliche Rolle in dem *„Belief Model"* (Einstellungsmodell) von AJZEN und FISHBEIN (1980). Danach wird ein bestimmtes Eßverhalten durch zwei Faktoren bestimmt: a) durch die Einstellung der Person selbst zu diesem Verhalten und b) durch die subjektiv wahrgenommene Norm, mit der *eine wichtige Bezugsgruppe der Gesellschaft* dieses

Verhalten belegt hat. Gottschalk (1987) hat dieses in den USA im Feld der *Nutrition Education* weit akzeptierte Modell aufgrund von Datensätzen deutscher Untersuchungen erprobt, evaluiert und die umfangreichen Ergebnisse in einer Monografie beschrieben.

Die kognitive Steuerung des Eßverhaltens kann durchaus aber auch in den Dienst solcher Bedürfnisse gestellt werden, die einer bedarfsgerechten Ernährung sogar inadäquat sind. Das ist immer dann der Fall, wenn essensferne Motive (z. B. Wunsch nach attraktiver Figur) über eine kognitive Einflußnahme auf das Ernährungsverhalten realisiert werden sollen. Dies wird bei bestimmten Eßstörungen sehr deutlich. Die gerade im Jugendalter, insbesondere bei Mädchen und jüngeren Frauen, häufiger zu diagnostizierende *Bulimia nervosa* (dazu mehr in Kap. 7) ist ein Beispiel, wie das Motiv nach attraktiver Figur die Ernährung bewußt zum Werkzeug degradiert, um einem gesellschaftlich definierten Schlankheitsbedürfnis nachzukommen.

2.5 Bewältigungsstrategien

2.5.1 Analyse der Defizite

Die Situation des Schlaraffenlandes, die zudem seit 1950 vergleichsweise kurzfristig erst existiert und überaus plötzlich ohne eine längerfristige Umstellungszeit geschaffen wurde, erfordert bei genauerer Betrachtung ein erhebliches Potential an Bewältigungsstrategien – und dies in dreifacher Hinsicht.

1.
Es sind keine erprobten Verhaltensmuster im kulturellen Repertoire verfügbar, die ein Eßverhalten prägen können, das die biologischen Funktionsaufgaben der Ernährung sicherstellt, obschon das aktuelle, reichhaltige Lebensmittelangebot diese Aufgabe theoretisch viel leichter erfüllt als das der Jahrzehnte vorher.

2.
Im Sinne der Verhaltenskontinuität müssen Menschen mit der Schlaraffenland-Situation interagieren, deren Verhaltensrepertoire auf zweckmäßige Bewältigung des Mangels eingestellt ist. So gesehen fehlen nicht nur adäquate Bewältigungsstrategien, sondern es existieren durch Kontinuitätstraining gerade solche Verhaltensdispositionen, die eher unzweckmäßig sind und damit ein adäquates Eß- und Ernährungsverhalten behindern.

3.
Die Optimierung des Lebensmittelangebots in jeglicher Hinsicht (Geschmack, Preis, Verpackung, Konservierung, Verfügbarkeit, Image, technologische Raffinessen der Lebensmittelvarianten etc.) stimulieren eine Fülle unterschiedlichster Eßbedürfnisse, die sich vom biologischen Zweck der Nahrungsaufnahme im Sinne der Nährstoffversorgung weit entfernen können.

Die Problemlösungsaufgabe für das Ernährungsverhalten war früher primär eine Aufgabe des

SUCHENS und FINDENS.

Im Schlaraffenland besteht die wesentliche Aufgabe in der

ENTSCHEIDUNG

für oder gegen bestimmte Lebensmittel. Es ist riskant, sich nicht zu entscheiden, denn dann würde man im Schlaraffenland konsequenterweise genauso verhungern wie jener sprichwörtliche Esel zwischen zwei Heuhaufen.

Das Resultat der Ernährungsentscheidung determiniert das Eßverhalten. Die Entscheidung jedoch basiert auf Kriterien, deren Abwägung gegeneinander zu einer Lebensmittelwahl führt, die dann letztendlich ihren Weg zum Mund findet. So betrachtet gilt auch ein großer Teil ernährungspsychologischer Forschung der Aufklärung dieser Entscheidungskriterien.

2.5.2 Analyse der Veränderung

Die Lebensmittelwelt der Supermärkte in den westlichen Industrienationen – als eine dominante Komponente des Schlaraffenlandes – hat zu einer grundlegenden Veränderung in der Beziehung zum Lebensmittel geführt. Zudem haben sich gesellschaftliche und soziodemografische Strukturen verändert. Es ist ein Wandel von *„der hierarchischen Familienstruktur hin zu einer individuellen Knabbergesellschaft"*, wie H. Haenel vom Zentralinstitut für Ernährung in Potsdam-Rehbrücke im Mai 1991 treffend beschrieb.

Seit Jahren lassen sich insbesondere mit Blick auf das Lebensmittelangebot und die Einstellung der Bevölkerung dazu vier Tendenzen charakterisieren (Pudel 1989):

1. Tendenz: Verlust der Wertschätzung

Den Generationen ab Jahrgang 1950 fehlt die existentielle Erfahrung der Nahrungsmitteleinschränkung und -verknappung und das daraus resultierende emotionale und existentielle Grunderlebnis, wie unmittelbar Nahrungsaufnahme und Leben zusammenhängen. Eine durch Hochachtung gekennzeichnete Wertschätzung des Lebensmittels ist damit emotional nicht verankert.

2. Tendenz: Verlust der Lebensmittelidentität

Konsumenten in modernen Supermärkten erleben den Erwerb von Lebensmitteln nicht mehr anders als den Einkauf beliebiger Non-Food-Konsumartikel auch. In Abpackung, Preisauszeichnung, Angebotsform, Sortimentstiefe und -breite unterscheiden sich Drogeriemarkt, Lebensmittelmarkt oder Elektronikdiscounter nicht. Was also unterscheidet das Paket Mehl vom Paket Waschmittel, den Tiefkühlspinat von der Hautcreme oder das Schnittbrot vom Beutel Holzkohle? Alles ist vorhanden, sogar im gleichen Geschäft; alles wird verbraucht, und alles kann ständig neu gekauft werden.

3. Tendenz: Verlust der originären Beziehung zur Herkunft

Der originäre Bezug zur Quelle des Lebensmittels ist weitgehend verlorengegangen. Die im Quader verpackte Milch erzeugt kaum Assoziationen an die Kuh, das Fischstäbchen läßt kaum an Kabeljau denken, und der Hamburger zwischen dem Sesambrötchen weckt keinen Gedanken an einen Bullen. Diese heute fehlenden, früher erfahrungsmäßig aber nachvollziehbaren Verbindungen zur originären Quelle der Lebensmittel werden durch Convenience-Food noch weiter verdeckt und geben dem Lebensmittel einen emotional eher neutralen Stellenwert. Unterstrichen wird dadurch der Konsumartikelcharakter ähnlich anderer Non-Food-Artikel, über die beliebig disponiert werden kann.

4. Tendenz: Verlust der emotionalen Beziehung

Die situative Erlebniszuweisung von Mahlzeiten oder bestimmten „privaten" Rezepturen schwindet durch Zunahme des Außer-Hausverzehrs und erhöhter Mobilität und die damit verbundene Auflösung der häuslichen Tischgemeinschaft. Die überlieferten Familienrezepte, das familientypische Gericht an einem Tag der Woche, das „Leibgericht" des Vaters, das gemeinsame Vorbereiten von z. B. Plätzchen und Stollen in der Weihnachtszeit waren ernährungspsychologische Faktoren, die bestimmten Speisen einen zusätzlichen emotionalen „Überbau" verschafften. Dieser emotionale „Überbau" wird heute noch bei Urlaubsreisenden sichtbar, denen durch deutsche Hausmannskost in Tunesien oder Thailand ein „Stück Heimat" serviert wird.

Diese Erfahrungen werden bei den heutigen „Konsumenten" seltener, da Marketingstrategien umgesetzt werden, um bestimmte Rezepturen (z. B. Cola-Getränke, Ketchup, Hamburger) weltweit geschmacklich zu standardisieren und auch situative Angebotsformen (wie in Kettenrestaurants, Schnellbuffets) international zu normieren. Damit ist die intime Funktion der familiär geprägten Speise zur Erfüllung psychischer Bedürfnisse aber nicht mehr gegeben.

Diese vier Tendenzen zusammengefaßt sprechen insgesamt für eine Neutralisierung und psychische Entfremdung[3] sowohl für das Lebensmittel als auch für den Verhaltensbereich „essen". Es ist unschwer vorzustellen, daß ein Umgang mit Lebensmitteln in einem solchen Setting andere Beziehungen fördert als z. B. die Zubereitung und das Verspeisen von Nahrung aus dem eigenen Garten.

Da aber das Eßverhalten einen Erlebnisbereich abdeckt, der primär emotional verankert und nicht kognitiv-rational zugänglich ist, sollte angenommen werden, daß diese Standardisierungs- und Entfremdungstendenzen auch durch gegenläufige Entwicklungen kompensiert, zumindest aber ergänzt werden. Die zunehmend bedeutendere Funktion des Markenartikels (Emotionalisierung des Produkts durch Vertrauen) im Lebensmittelhandel und das fast vollständige Verschwinden der No-Name-Products sprechen dafür. Ebenso auch die Ergänzung der anonymen „Versorgungsmärkte" durch kleinere Spezialitäten- und Feinkostgeschäfte mit Bedienungspersonal. Aber auch der erhöhte Stellenwert der regionalen Küche in der Gastronomie kann so gedeutet werden.

2.6 Entscheidungskriterien im Mosaik der Motive

Konkreter sollen mögliche Motive betrachtet werden, die das Eßverhalten in unterschiedlichem Ausmaß beeinflussen können. Nachfolgend sind einige Beispiele zusammengestellt.

3 Können Parallelen zur Sexualität gezogen werden? Sexualität als Konsumartikel auf Videos konserviert zur beliebigen Disposition; weltweite Standardisierung der Inhalte bei Neutralisierung und Entfremdung des originären Handlungsbezuges. Eine Zunahme von Verhaltensstörungen wird in beiden Verhaltensbereichen konstatiert.

Motive für die Lebensmittelwahl

- ***Geschmacksanspruch***
  (Erdbeeren mit Schlagsahne sind der höchste Genuß)
- ***Hungergefühl***
  (ich habe einfach Hunger/ich muß das jetzt essen)
- ***ökonomische Bedingungen***
  (das ist im Sonderangebot, das kaufe ich)
- ***kulturelle Einflüsse***
  (morgens Brötchen mit Kaffee)
- ***traditionelle Einflüsse***
  (Omas Plätzchen zu Weihnachten)
- ***habituelle Bedingungen***
  (ich esse immer eine Suppe vor der Mahlzeit)
- ***emotionale Wirkung***
  (ein Stück Kuchen in der Streßsituation)
- ***soziale Gründe***
  (bei Fondue läßt es sich sich gut unterhalten)
- ***soziale Statusbedingung***
  (die Schulzes laden wir zu Hummer ein)
- ***Angebotslage***
  (man ißt das Mensaessen, weil es dies gerade gibt)
- ***Gesundheitsüberlegungen***
  (soll gesund sein, also esse ich das)
- ***Fitnessüberlegungen***
  (soll gut für's Joggen sein)
- ***Schönheitsansprüche***
  (halte Diät, um schlank zu bleiben)
- ***Verträglichkeit***
  (Grünkohl esse ich nicht, vertrage ich nicht)
- ***Neugier***
  (mal sehen, wie das schmeckt)
- ***Angst vor Schaden***
  (Rindfleisch esse ich nicht mehr, wegen BSE)
- ***pädagogische Gründe***
  (wenn du Schularbeiten machst, bekommst du ein Bonbon)
- ***Krankheitserfordernisse***
  (Zucker darf ich nicht essen, wegen meines Diabetes)
- ***magische Zuweisungen***
  (Sellerie esse ich für die Potenz)
- ***pseudowissenschaftlich***
  (10 harte Eier zum Abnehmen)

Diese Auflistung, deren inhaltliche Bedeutsamkeit beim Durchlesen unmittelbar einleuchtet, belegt bereits, wie unrealistisch der Anspruch wäre, daß alle Menschen ihre Lebensmittelwahl ausschließlich nach gesundheitlichen Kriterien vornehmen sollten. Dieses Postulat, das durchaus als Zielvorstellung mancher Ernährungsaufklärung fungiert, wird alle Maßnahmen in der Primärprävention zu einem Mißerfolg führen, denn dieses Ziel kann nicht erreicht werden (mehr dazu in Kap. 10).

Die Motivation für eine bestimmte Ernährungsentscheidung ist also in ein Bündel höchst unterschiedlicher Motive eingebunden, die mehr *oder weniger* mit dem biologischen Sinn der Nährstoffversorgung zu tun haben. Nahrungsaufnahme ist ebensowenig auf den Aspekt des „Einverleibens von Stoffwechselmaterial" zurückzuführen wie Sexualität auf den Aspekt der Arterhaltung.

2.6.1 Subjektiv optimierte Entscheidung

Die ernährungspsychologische Betrachtung beschreibt die individuelle Ernährungsentscheidung als jeweils subjektiv *optimierte Entscheidung* unter Abwägung von Vor- und Nachteilen, wobei entsprechend der subjektiven Situation die einzelnen Motive allerdings unterschiedlich gewichtet werden können.

Diese Betrachtungsweise akzeptiert also, daß jede konkrete Lebensmittelwahl (und damit das Eßverhalten) eine multifunktionale Optimierungsentscheidung ist, in die unterschiedlichste Aspekte eingehen, die vom Individuum selbst bewertet, d. h. gewichtet werden. Damit also ist jedes Ernährungsverhalten insbesondere unter den Überflußbedingungen kein *„Fehlverhalten"*, sondern subjektiv optimiertes Verhalten.

Der Begriff des *Fehlverhaltens* ist in der Laiendeutung, aber auch in vielen „Experten"-Deutungen der Ernährungsprobleme üblich. Er soll das Eßverhalten als einen „Fehler" klassifizieren, weil es sich nicht an die normativen Vorgaben wissenschaftlicher Erkenntnis zur Optimierung der Gesundheitsfunktionen hält. Damit wird allerdings nur ein argumentatives Potential freigesetzt, das den Menschen zwingen soll, die vernünftigen Normen einzuhalten. Eine Klärung oder gar ein Verständnis, warum Menschen sich diesen normativen Zielen nicht unterordnen wollen, wird dabei vernachlässigt.

Zunächst sollte es *„zugelassen"* sein, daß Menschen auch andere als gesundheitliche Erwägungen für ihre Lebensmittelentscheidung heranziehen, was allerdings unter gesundheitspolitischen Erwägungen nicht gerne zugestanden wird. Hier finden sich detaillierte Ausführungen im Ernährungsbericht 1988 (DGE 1988, Kap. 5, 6).

Eine psychologische Behandlung dieses Themas kann also nicht von der Diagnose eines Fehlverhaltens ausgehen, die nur in die Sackgasse einer aggressiven Gegenargumentation führt, sondern sie muß einen erkennenden Weg beschreiten: Warum ißt der Mensch das, was er ist? Eine spannende Frage seit der DAHLEM-KONFERENZ, bis heute nahezu unbeantwortet.

2.6.2 Theoretisches Modell der Entscheidung

Es ist in den theoretischen Vorüberlegungen davon auszugehen, daß die Ernährungsentscheidung (EE) von verschiedenen Motiven (Faktoren) abhängig ist:

$$EE = f(F_1, F_2, F_3, F_4,...,F_n).$$

Jeder dieser Faktoren hat zudem individuell eine bestimmte Gewichtung, mit der er in die Entscheidungsoptimierung einfließt. So ist der Faktor „Krankheit" für Gesunde sehr gering gewichtet und prägt kaum die Entscheidungsfindung. Der Feinschmekker gewichtet den sensorischen Genuß und das Ambiente höher, der Student wägt mehr den Preis ab. Die Gleichung wäre demnach mit individuellen Gewichtungsfaktoren zu vervollständigen:

$$EE = f(g_1F_1, g_2F_2, g_3F_3, g_4F_4,...g_nF_n)$$

Durch einfache Selbstbeobachtung kann bereits festgestellt werden, daß das Eßverhalten in der Realität keiner stabilen Wiederholung folgt, sondern außerordentlich stark situationsgebunden ist. Es wird nicht jede beliebige Speise in jeder beliebigen Weise in jeder beliebigen Situation verzehrt.
Veränderungen der Situation ergeben Möglichkeiten, das Ernährungsverhalten zu verändern. Nicht zuletzt erfährt das deutsche Ernährungsverhalten auch im Urlaub unter stark veränderten Situationen die relativ größten Variationen. Zu Hause allerdings tritt häufig die alterfahrene Situationsgebundenheit wieder ein. Daher gelangen auch Speisen und Rezepturen der *öffentlichen Küche*, dargestellt als Angebot der Gastronomie und Gemeinschaftsverpflegung, nur sehr schwer in die *private Küche*. Benutzer der *öffentlichen Küche* mögen jahrelang in der Pizzeria *„um die Ecke"* zu Mittag essen, ohne daß sie jemals zu Hause auch nur den Versuch unternommen hätten, eine Pizza

zuzubereiten. Zu Hause besteht eine Situationsgebundenheit, und daraus resultiert ein bestimmtes Ernährungsverhalten. Im Restaurant ist die Konstellation anders, da zeigt sich das Ernährungsverhalten mehr von seiner flexiblen, variablen Seite.

Sauerbraten zum Frühstück?

Es wird kaum Menschen geben, die spontan den Lachs vom kalten Büffett mit den Fingern nehmen. Aber auch nicht sehr viele werden an der Imbißstube zum Verzehr der Bratwurst Messer und Gabel fordern. Viele essen im Urlaub an der Adria spontan Tintenfisch, den sie zu Hause am eigenen Familientisch weder bereits gegessen haben noch jemals essen werden. Kaum jemand kommt auf den Gedanken, Suppe als Nachtisch zu verspeisen, kaum jemand würde zum Frühstück Sauerbraten essen. Es ist unvorstellbar, zu Weihnachten hartgekochte, farbige Eier und zu Ostern Stollen zu essen. Als Mittagessen am Familientisch wird nicht eine Tafel Schokolade ausgeteilt, wenngleich dies zur Mittagszeit während einer Autoreise geschieht. Zur Kaffeezeit essen die wenigsten Knäckebrot mit Quark, wenngleich kaum jemand zum Frühstück einen Windbeutel verzehrt. Darüber hinaus gibt es für jeden einzelnen Menschen eine Fülle von individuellen Festlegungen zwischen Essen und Situationen. Für den einen mag es unvorstellbar sein, auf der Straße zu essen. Der andere ißt gerade „so spontan aus dem Papier". Die schon sprichwörtliche Vorliebe für die untere bzw. obere Hälfte des Brötchens, die individuell genau festgelegte Menge Kondensmilch im Kaffee oder die Zuckermenge im Tee, die Anordnung von Gemüse, Fleisch und Kartoffeln auf dem Teller und die Reihenfolge, in der diese drei Komponenten verzehrt werden, sind Beispiele für eine individuelle Situationsgebundenheit.

Auf die Wichtigkeit, diese Situationsgebundenheit des Eßverhaltens im Einzelfall zu analysieren, wird auch in Kap. 8 unter dem Thema der *Ernährungsberatung* ausführlich eingegangen. Da also offensichtlich situative Einflüsse eine entscheidende Rolle spielen, ist für das Verständnis des Eßverhaltens auch der situative Gewichtungsfaktor in die Gleichung einzubringen, um der Realität noch etwas näher zu kommen.

$$EE_{(s1)} = f(s_1g_1F_1, s_1g_2F_2, s_1g_3F_3, s_1g_4F_4, ..., s_1g_nF_n)$$

$$EE_{(s2)} = f(s_2g_1F_1, s_2g_2F_2, s_2g_3F_3, s_2g_4F_4, ..., s_2g_nF_n)$$

$$EE_{(s3)} = f(s_3g_1F_1, s_3g_2F_2, s_3g_3F_3, s_3g_4F_4, ..., s_3g_nF_n)$$

$$...$$

$$EE_{(si)} = f(s_ig_1F_1, s_ig_2F_2, s_ig_3F_3, s_ig_4F_4, ..., s_ig_nF_n)$$

Diese Gleichungen zeigen jetzt, daß ein Mensch in der Situation s_1 zu anderen Ernährungsentscheidung kommen kann als in der Situation s_2 oder s_3. Dieses Modell macht deutlich, daß jede subjektive Entscheidung von den Gewichtungen und der entsprechenden Situation abhängt, damit also keine *Fehlentscheidung*, sondern eine *subjektiv* abgewogene, situationsoptimierte Entscheidung ist.

Anhand von empirischen Daten wird dieses kognitive Modell der Ernährungsentscheidung in Kap. 3 validiert und zur Simulation verschiedener Bedingungen genutzt.

2.6.3 Ausblick

Die folgende kleine Eßgeschichte soll die nüchternen Gleichungen lebendig werden lassen, bevor in Kap. 3 mit abstrakten Modellrechnungen fortgefahren wird. Die Eßgeschichte zeigt, wie unterschiedliche Motive je nach Situation bei einem Menschen das Eßverhalten beeinflussen.

Damit sind die kurzen einleitenden *Betrachtungen* beendet. Sie waren gedacht als kursorische Einführung in eine ernährungspsychologische Betrachtungsweise, um in den folgenden Kapiteln mit Daten, Fakten, wissenschaftlichen Theorien und Ergebnissen zu den inhaltlichen Aufgaben und Erkenntnissen der Ernährungspsychologie zu kommen.

Eine moderne Eßgeschichte

*Marcus M., 35 Jahre, ißt zum Frühstück einen Teller Müsli mit Orangensaft und trinkt ein großes Glas Milch („*Ich will was für meine Gesundheit tun*"; Motiv: gesund). Seine Sekretärin überrascht ihn mit einem Zuckerkuchen, den er dankbar aufißt („*Da kann ich mich nicht entziehen*"; Motiv: sozial). Das Mittagessen in der Werkskantine läßt er ausfallen („*Ich muß etwas für meine Figur tun*"; Motiv: ästhetisch). Gegen 15 Uhr zieht er mit Geschäftspartnern um's Eck. Man genehmigt sich Champagner und einen Shrimpscocktail („*Geht ja auf die Firmenrechnung*"; Motiv: ökonomisch). Am Abend verspeist er genüßlich mit seinen Kindern zusammen eine Riesenportion Spaghetti Napoli („*Ich habe so selten was von den Kindern*"; Motiv: familiär-sozial). Am nächsten Morgen genießt er in der Sonne auf der Terrasse ein tolles Frühstück mit Ei, frischen Konfitüre-Brötchen und heißem Kaffee („*Das ist ein echter Genuß*"; Motiv: hedonistisch). Vielleicht geht Marcus M. an diesem Tag noch Tennisspielen. Dann wird er schnell noch einen Eiweißdrink zu sich nehmen („*Schließlich will ich fit sein*"; Motiv: leistungsfähig). Und so geht es weiter.*

2.7 Weiterführende Literatur

Deutsche Gesellschaft für Ernährung: Ernährungsbericht 1984, Kap. 3. Henrich, Frankfurt 1984

Deutsche Gesellschaft für Ernährung: Ernährungsbericht 1988, Kap. 6. Henrich, Frankfurt 1988

Diehl, J.M. (1991): Ernährungspsychologie. In: Th. Kutsch (Hrsg): Ernährungsforschung. Wiss. Buchgesellschaft, Darmstadt 1991

Hufnagel, G., Lüdtke, A. (Hrsg): Hunger, Ernährung und Politik. Sozialwissenschaftliche Informationen für Unterricht und Studium 14, 2, Siegen 1985

Gottschalk, I.: Gesundheitsinformation für Verbraucher. Asgard, St. Augustin 1987

Teuteberg, H.J., Wiegelmann, G.: Der Wandel der Nahrungsgewohnheiten unter dem Einfluß der Industrialisierung. Vandenhoeck & Ruprecht, Göttingen 1972

3

Ernährungsverhalten und -einstellung – Bestandsaufnahme für die Bundesrepublik Deutschland

Die Ernährungssituation der deutschen Bevölkerung wird seit 1972 im Vier-Jahres-Rhythmus in den Ernährungsberichten dokumentiert, die die DEUTSCHE GESELLSCHAFT FÜR ERNÄHRUNG im Auftrag der Bundesregierung herausgibt. Es werden im Sinne von Fortschreibungskapiteln die Verzehrssituation und die Nährstoffaufnahme der Bevölkerung beschrieben und bewertet sowie die toxikologischen und mikrobiologischen Aspekte der Ernährung beurteilt. Darüber hinaus werden jeweils aktuelle Themen in gesonderten Kapiteln behandelt.

Seit 1980 ist ein Kapitel des Ernährungsberichtes auch speziell dem Ernährungsverhalten vorbehalten, in dem unterschiedliche Verhaltensaspekte, zumeist aufgrund repräsentativer empirischer Erhebungen, abgehandelt werden. Die bisher bearbeiteten Themen: Ernährungsverhalten in der Bundesrepublik Deutschland (1980a); Psychosoziale Bewertung der Ernährung in Familien mit Kindern (1984); Beeinflussung des Ernährungsverhaltens durch staatliche Maßnahmen (1988); Einflüsse auf die Nahrungsaufnahme des Menschen (1988); Ausgewählte sozio-kulturelle Einflüsse auf das Ernährungsverhalten (1992b); Informationsnutzen der Lebensmitteldeklaration (1996).

Im Folgenden wird aufgrund dieser Berichte und anderer Untersuchungen eine kurze Zusammenfassung zum Aspekt des Ernährungs- und Eßverhaltens in der Bundesrepublik Deutschland gegeben.

3.1 Trends in der Lebensmittelwahl

Trendkurven über den Verbrauch bestimmter Lebensmittel bzw. Lebensmittelgruppen in diesem Jahrhundert belegen, daß sich das Ernährungsverhalten vor allem zu Beginn der 50er Jahre bis in die Gegenwart verändert hat. Somit reflektieren diese Trends eine Reaktion im Ernährungsverhalten auf die radikal veränderte Ernährungsumwelt, die sich nach der Währungsreform in der Bundesrepublik Deutschland als „*Überflußsituation*“ in Kontrast zur „*Mangelsituation*“ etablierte.

Psychologisch gut erklärbar folgt denn auch die Trendwende bei den verschiedenen Lebensmittelgruppen einem einheitlichen Muster, das von der sensorisch spezifischen Sättigung geprägt ist: bislang knappe Lebensmittel werden jetzt zunehmend bevorzugt verbraucht, während bislang relativ reichlich vorhandene Lebensmittel im Konsum kontinuierlich herabgeschraubt werden. Dies erklärt sich aus der subjektiven Einstellung zum *Wert* des Lebensmittels, der um so höher geschätzt wird, je begrenzter seine Verfügbarkeit ist. Umgekehrt ist die Wertschätzung um so geringer, je leichter der Zugang und der Konsum dieses Lebensmittels sind. Dieses Phänomen der Wertschätzung von Lebensmitteln in Abhängigkeit ihrer Verfügbarkeit kann heute bei Austern, Kaviar, Spargel, Pasteten und anderen Feinkostangeboten beobachtet werden. Die Wertschätzung sinkt unmittelbar, wenn die Verfügbarkeit (auch im Sinne von Preisverfall) steigt, wie dies bei Dosenspargel, Champignons, Bananen, Räucherlachs zu beobachten war.[4]

Die heute aus ernährungsphysiologischer Sicht als ungünstig dargestellten Tendenzen im Ernährungsverhalten sind somit zum Teil noch als Reaktionen auf die Mangelsituation zu verstehen. Fette, in Form von Butter, Fleisch und Wurst, waren knapp; Proteine, in Form von Käse und Eiern, waren Mangelware; Kohlenhydrate, in Form von verarbeitetem Zucker in Süß- und Backwaren, waren selten; Kohlenhydrate, in Form von stärkehaltigem Gemüse, Kartoffeln, Teigwaren etc. standen relativ reichlich zur Verfügung. Dies belegt auch eine nachträgliche Nährstoffberechnung für die Zeit der Zuteilung nach Lebensmittelkarten im Juni 1946.[5]

Tab. 3/1 veranschaulicht, daß bestimmte Lebensmittelzuteilungen, die im Juni 1946 pro Person für einen Monat zur Verfügung standen, gegenwärtig durchaus von manchen Personen an einem einzigen Tag verzehrt werden, wie 450 Gramm Fleisch oder 200 Gramm Fett.

Daher kann es nicht überraschen, daß die Aufnahme an Fett und Eiweiß zugenommen, der Verzehr an stärkehaltigen Kohlenhydraten aber abgenommen hat. Die nachfolgenden Trendkurven in den Abb. 3/1 bis 3/4 für einige *Kohlenhydrat*-Lebensmittel, einige *Protein*-Lebensmittel und für *Fleisch*- und *Wurstwaren* sowie über die *durchschnittliche Nährstoffrelation* sind mit freundlicher Genehmigung der Deutschen Gesellschaft für Ernährung dem Ernährungsbericht 1988 entnommen.

4 Es wird vermutet, daß die Bürger in den neuen Bundesländern nicht die bekannten Trends der 50er Jahre in der Bundesrepublik Deutschland "nachholen", sondern aufgrund ihrer Ausgangslage z.B. den Schweinefleischkonsum reduzieren und den Gemüseverzehr steigern, da dieses Fleisch reichlich, qualitativ gutes Gemüse nur selten vorhanden war.

5 Wir danken Prof. Dr. H. Rottka für diese Daten.

Tab. 3/1: Lebensmittel- und Nährstoffverzehr 1946 und 1990 in Relation zu den Empfehlungen der DGE

Lebensmittelration für Juni 1946		Juni 1946 Zuteilung	Empfehlungen der DGE	Verzehr 1990 nach NVS/DGE
Fleisch	450 g	Kalorien:	Kalorien:	Kalorien:
Butter	125 g	1350	2100	ca. 3000
Margarine	75 g			
Weißbrot	2.000 g	Kohlen-	Kohlen-	Kohlen-
Roggenbrot	5.000 g	hydrate:	hydrate:	hydrate:
Nährmittel	1.000 g	76 %	58 %	42 %
Magermilch	3.500 g			
Kaffee	62 g	Fett:	Fett:	Fett:
Quark	125 g	9 %	30 %	40 %
Fisch	600 g			
Zucker	250 g	Protein:	Protein:	Protein:
Marmelade	450 g	15 %	12 %	14 %
Kartoffeln	8.000 g			
Gemüse	2.000 g	Alkohol:	Alkohol:	Alkohol:
		0 %	0 %	4 %

Die Abbildung 3/4 mit der Darstellung von der Veränderung der durchschnittlichen *Nährstoffrelation* in diesem Jahrhundert läßt keine gravierende Trendwende erkennen, wie dies im Gegensatz dazu die Verbrauchskurven einzelner Lebensmittelgruppen zeigen. Selbst die insgesamt aufgenommene Energiezufuhr ist seit der Jahrhundertwende relativ unverändert, wobei allerdings in Betracht gezogen werden muß, daß sich der Energieverbrauch durch Abnahme körperlicher Aktivität deutlich verringert hat. Lediglich für 1850–1853 und für 1948/1949 weist die Statistik einen Einbruch in der Energiezufuhr aus. Für die immer wieder – auch von der Fachwelt – apostrophierte „*Freßwelle*“ der 50er Jahre gibt diese Darstellung in keiner Weise einen Beleg ab. Auf diesen wichtigen Aspekt wird in Kap. 5 zum Thema *Übergewicht* eingegangen.

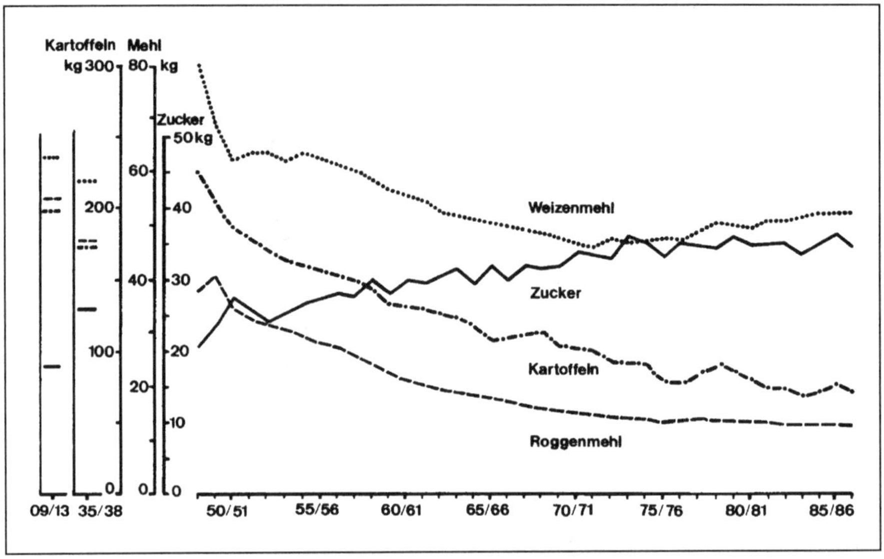

Abb. 3/1 zeigt die Verbrauchstrends für Kartoffeln, Roggen- und Weizenmehl sowie Zucker für die Zeitperioden Deutsches Reich 1909-1913 und die Bundesrepublik Deutschland 1948/49 bis 1986/87. Die Maßstäbe für das Produktgewicht sind entsprechend dem Kohlenhydratgehalt geändert.

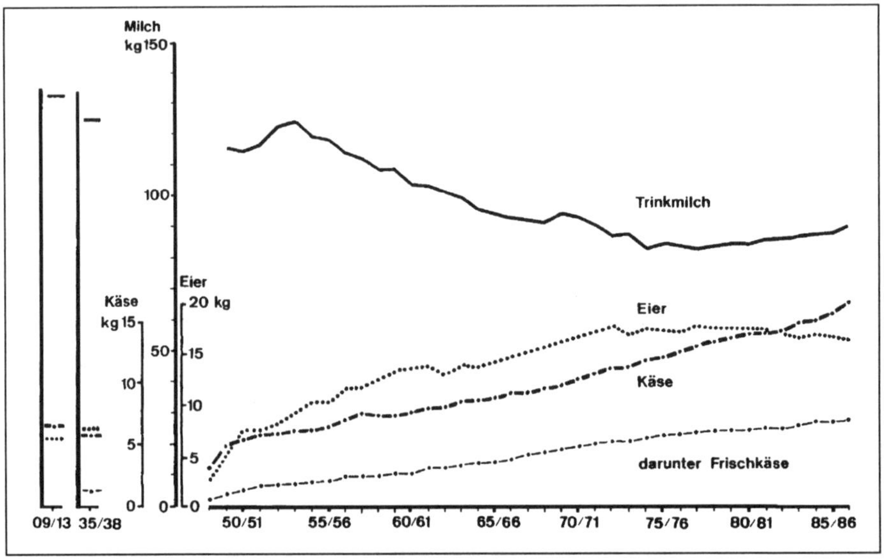

Abb. 3/2 zeigt die Verbrauchstrends für Trinkmilch, Käse und Eier für die Zeitperioden Deutsches Reich 1909-1913 und die Bundesrepublik Deutschland 1948/49 bis 1986/87. Die Maßstäbe für das Produktgewicht sind entsprechend dem Proteingehalt geändert.

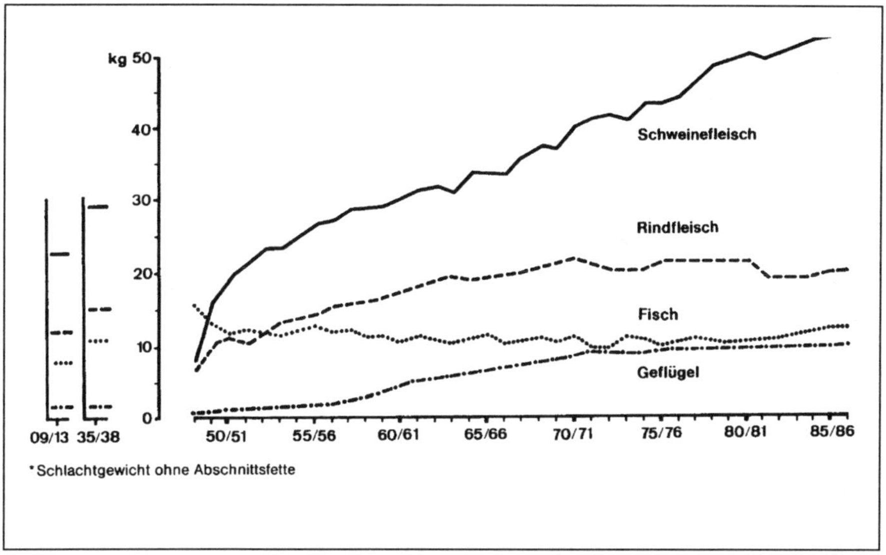

Abb. 3/3 zeigt die Verbrauchstrends für Schweine- und Rindfleisch, Geflügel und Fisch für die Zeitperioden Deutsches Reich 1909-1913 und die Bundesrepublik Deutschland 1948/ 49 bis 1986/87.

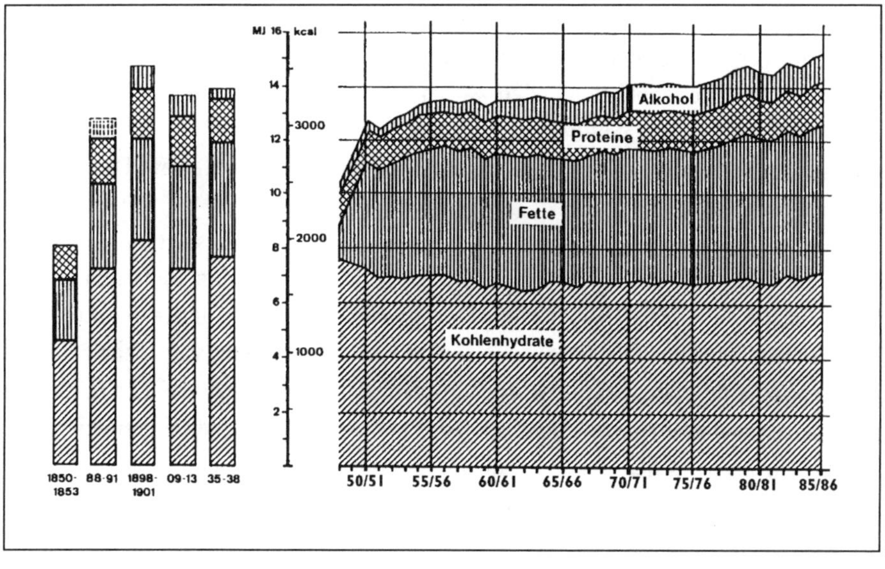

Abb. 3/4 dokumentiert die Trends im Verbrauch an Nahrungsenergie pro Person und Tag, aufgeschlüsselt in Protein, Fett, Kohlenhydrate und Alkohol.

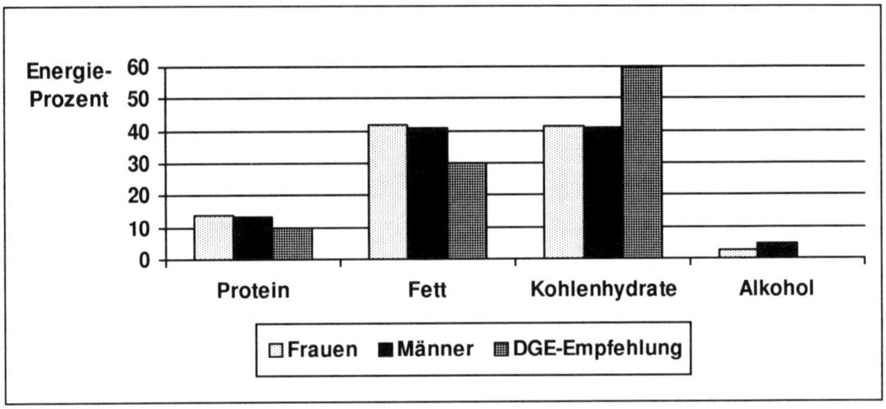

Abb. 3/5 vergleicht die aktuelle Makronährstoffaufnahme mit den Empfehlungen der Deutschen Gesellschaft für Ernährung (DGE 1994).

Die Bewertung der Ergebnisse aus Abbildung 3/4 läßt den Schluß zu, daß sich die Lebensmittelpräferenzen der Bevölkerung insofern verändert haben, daß es zu gegenseitiger Kompensation innerhalb der Nährstoffgruppen gekommen ist. So wird in der Kohlenhydrataufnahme der reduzierte Stärkeverzehr durch Mono- und Disaccharide ersetzt; fallendem Milchkonsum steht z. B. ein gesteigerter Konsum von Käse gegenüber; pflanzliche Fette werden durch tierische Fette ersetzt. Die reale Nährstoffaufnahme im Vergleich zu den DGE-Empfehlungen zeigt Abb. 3/5.

Insgesamt sind jedoch unter dem Strich eine Abnahme der Kohlenhydrate und eine Zunahme von Fett deutlich zu erkennen, wie eine Statistik aus England zeigt. Andeutungsweise wird sichtbar, daß sich in den 90er Jahren eine leichte Trendwende einstellen könnte.

Aus ernährungspsychologischer Sicht stehen die Entscheidungskriterien der Menschen für konkrete *Lebensmittel* im Blickpunkt des Interesses, denn Menschen wählen keine Nährstoffe oder Nährstoffgruppen aus, sondern wählen und essen konkrete Lebensmittel bzw. Speisen. Wenn also in den Jahren des Überflusses mehr Fett und weniger Kohlenhydrate verzehrt wurden, so muß gefragt werden, welche Lebensmittel und Speisen zu diesem Resultat geführt haben und warum Menschen begonnen haben, ihre Ernährungsentscheidungen gerade auf diese Produkte zu richten. Abb. 3/7 zeigt die wichtigsten Lebensmittelgruppen, die zum Fettkonsum beitragen.

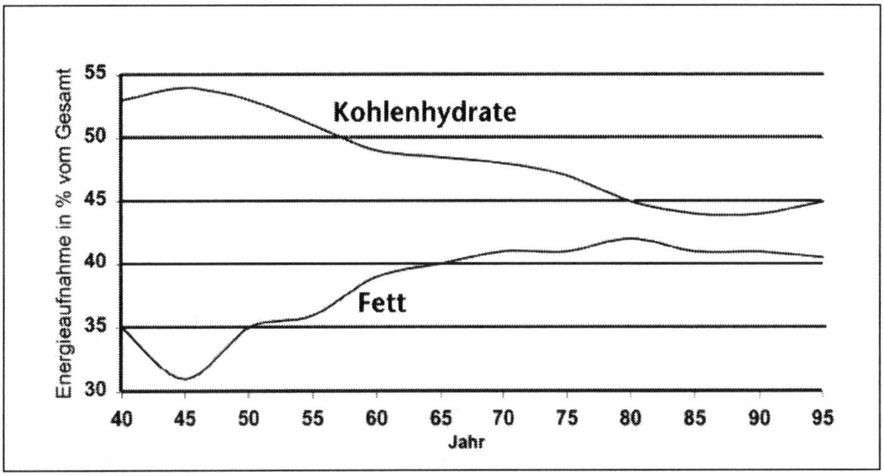

Abb. 3/6 zeigt die Trendkurven zum Kohlenhydrat- und Fettverzehr seit 1945 in England (nach: Ministry of Agriculture, Fisheries and Food, 1994)

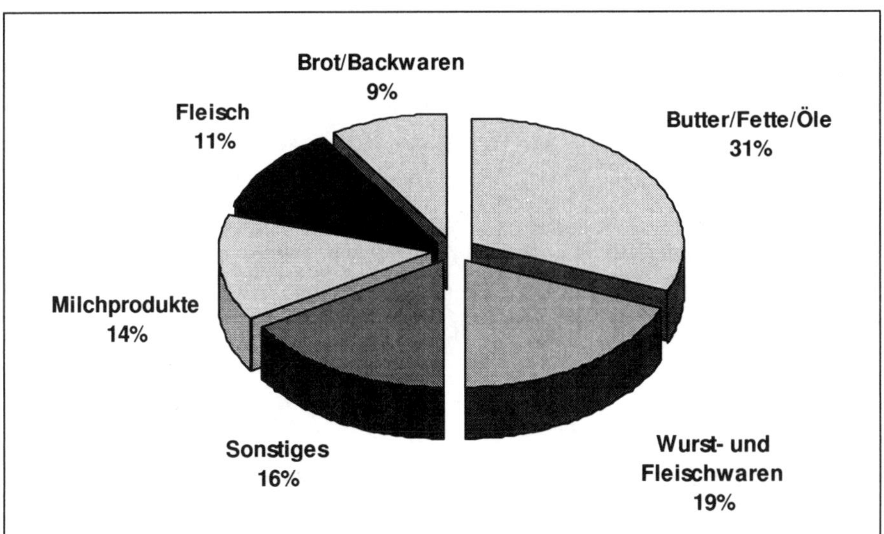

Abb. 3/7: Fetteintragsquellen in Deutschland, nach der Nationalen Verzehrsstudie (Nationale Verzehrsstudie 1991)

Eine naheliegende Hypothese an dieser Stelle würde darauf abzielen, daß Veränderungen in der Lebensmittelwahl und damit Veränderungen im Eßverhalten durch eine gezielte Imageveränderung (*Lexikon*) bei der Wertigkeit der Lebensmittel erreicht werden. Praktische Beispiele dafür sind zur Hand, z. B. der Imagewandel des Mineralwassers in den 70er Jahren. Aus einem uninteressanten Lebensmittel (Wasser) wurde ein interessantes Mineralwasser, dessen Wahl von Kenner- und Könnerschaft zeugt (*„Man trinkt nicht jedes Wasser!“*).

LEXIKON

Image

Unter einem *Image* (lat. Bild) von einem Lebensmittel wird das Insgesamt an bewertenden Zuschreibungen verstanden, die ein Mensch vornimmt, unabhängig davon, ob diese Eigenschaften bei diesem Lebensmittel tatsächlich zutreffen. Das Image eines Lebensmittels ist also ein subjektives Bild, das u. a. auch durch Werbung geformt werden kann. Das Image hat eine psychologische Realität, denn es beeinflußt in direktem Ausmaß das Verhalten.

Die Präferenzenbildung für bestimmte Lebensmittel gründet sich, so könnte eingewendet werden, doch neben dem Image eines Lebensmittels mindestens ebenso nachhaltig auf das Geschmackserlebnis, das dieses Lebensmittel auslöst. Doch diese sensorische Bewertung basiert – wie in Kap. 2 ausgeführt wurde – ihrerseits aber auch wiederum zum größten Teil auf Gewohnheitsbildungen (mere exposure effect), kultureller Normierung und damit auf Lernerfahrungen. Insofern bleibt die Hypothese interessant, die dem Image des Lebensmittels einen primären Stellenwert für die Konsumwahl zumißt, weil wegen der Wechselbeziehung teuere und daher knappe Lebensmittel auch deshalb bereits besser schmecken. Der Geschmack ist – so gesehen – auch Teil des Images, das ein Lebensmittel besitzt. So artikuliert die Werbung diesen Sachverhalt ausdrücklich: *„Es war schon immer etwas teurer, einen guten Geschmack zu haben“*.

3.2 Subjektiver Stellenwert des Essens

Essen und Trinken sind zu den menschlichen Verhaltensweisen zu rechnen, die mit größter Regelmäßigkeit und gleichzeitig hoher Wiederholungsfrequenz ausgeführt werden. Eine repräsentative Erhebung, die im November 1990 in der gesamten Bundesrepublik Deutschland (1.936 Befragte in West; 978 Befragte in Ost) durchgeführt wurde, versuchte, den subjektiven Stellenwert des Essens bei der Bevölkerung abzuklären.

Zunächst wurde eine Selbsteinstufung auf einer 6-stufigen Ratingsskala vorgenommen, die fragte, in welchem Ausmaß sich die Zielperson als *„Genießer"* empfindet. (IGLO-FORUM 1991). Wie Tabelle 3/2 ausweist, sieht sich die große Mehrheit der Bevölkerung sowohl in den alten wie auch den neuen Ländern als Genießer.

Tab. 3/2: Prozentuale Nennungen für die sechs Skalenstufen auf die Frage *„Ich bin... ein Genießer"*

Ich bin ...	Alte Bundesländer	Neue Bundesländer
... ein großer Genießer	10,4 %	9,2 %
... ein Genießer	34,2 %	39,0 %
... wohl eher ein Genießer	34,5 %	30,2 %
... eher kein Genießer	34,5 %	30,2 %
... kaum ein Genießer	3,7 %	4,7 %
... wirklich kein Genießer	2,2 %	1,7 %

Unterschiede zwischen Ost und West sind nicht erkennbar, auch findet sich kein *geschlechtsspezifischer* Unterschied hinsichtlich der Selbsteinstufung als Genießer. Mit steigendem Einkommen, aber auch mit längerer Schulbildung nimmt die Selbsteinstufung als Genießer zu. Eine Detailauswertung zeigt, daß der *„Genießer-Mensch"* seinen Eßgenuß in besonderem Maße auf den Faktor des *Ambiente* zurückführt. Der *große Genießer* hält neben dem Ambiente eine Fülle von emotionalen Faktoren des Essens für wichtiger als jene Menschen, die sich nicht so deutlich als Genießer einstufen. Essen als Entspannung, die Geselligkeit, aber auch die hübsche Tischdekoration, die stimmungsvolle Beleuchtung sind wichtige Bedingungen für den Genießer. Eßgenuß ist offenbar in Deutschland mehr das *„Wie"* als das *„Was"*, mehr die *Situation des Essens* als das, was gegessen wird. Kurz: Wichtig für Eßgenuß ist, *wo der Teller steht*, nicht aber so sehr, *was auf dem Teller liegt*.

Daher wurde versucht, mit einer weiteren Frage inhaltlich zu klären, welche *Elemente* des Essens die Genußkomponenten ausmachen. Die Antworten auf die offene Frage *„Was bereitet Ihnen beim Essen den meisten Genuß?"* wurde anschließend kategorisiert (Tab. 3/3).

Tab. 3/3: Prozentuale Nennungen auf die Frage
„Was bereitet Ihnen beim Essen den meisten Genuß?"

Kategorie	Alte Bundesländer	Neue Bundesländer
der überragende Geschmack, der gute Geschmack	18,2 %	11,5 %
die angenehme Stimmung, schöne, angenehme Atmosphäre	10,4 %	13,7 %
keine Hetze, viel Zeit, Abschalten	10,4 %	18,2 %
viele Freunde, gute Gesellschaft, Geselligkeit	9,5 %	6,4 %
daß die Familie dabei ist	7,2 %	4,9 %
die hübsche Tischdekoration	6,6 %	14,0 %
gutes Restaurant, Lokal	3,7 %	4,1 %
die gute Qualität der Zutaten, die Frische	2,9 %	0,7 %
das tolle Aussehen, gut hergerichtetes Essen	2,6 %	4,6 %
guter Wein	1,7 %	2,9 %

Die Angaben in Tab. 3/3 relativieren deutlich den Stellenwert, den das Geschmackserlebnis als Genußkomponente bietet. Lediglich knapp 20 % der Menschen in den alten und etwa 10 % der Menschen in den neuen Ländern sprechen den Geschmack an, wenn sie beschreiben sollen, was ihnen beim Essen den meisten Genuß bereitet. Die Umgebungsfaktoren, das *Ambiente* des Essens, spielen offensichtlich eine viel entscheidendere Rolle für das Erleben von Eßgenuß.

Die Geschmackskomponente, wenngleich nicht sehr stark für das Genußerleben positioniert, ist offenbar auch von der Qualität des Lebensmittelangebotes abhängig. So bewerten etwa doppelt so viele Menschen der alten Länder den *„guten Geschmack"* als Genußkomponente, während mehr als doppelt so viele Menschen der neuen Bundesländer die *„hübsche Tischdekoration"* als Genußelement des Essens hervorheben.

Mit einer weiteren, deutlich anders formulierten Frage wurde nochmals geprüft, worauf die Zielpersonen *„besonderen Wert"* legen. In Kap. 2.1 wurde bereits angedeutet, daß die Begriffe Essen und Ernährung in der Umgangssprache nicht als Synonyme verwendet werden. Daher wurde diese spezielle Frage der gesplitteten Stichprobe in zwei unterschiedlichen Versionen jeweils 50 % der Befragten gestellt. Version A: „*Worauf legen Sie beim* Essen *besonderen Wert?* Version B: „*Worauf legen Sie bei Ihrer* Ernährung *besonderen Wert?*".

Tab. 3/4: Prozentuale Verteilung freier Antworten auf die Frage „Worauf legen Sie /Version A:/ *beim Essen* / Version B:/ *bei Ihrer Ernährung* besonderen Wert?"

Antwortkategorie Version A (Essen)	West	Ost
daß es gut schmeckt	46,4 %	48,0 %
gesundes, bekömmliches Essen	11,6 %	6,3 %
gemütliche, angenehme Atmosphäre	10,2 %	14,8 %
schön gedeckter Tisch, gutes Aussehen	9,3 %	19,8 %
auf Deftigkeit, daß ich satt werde	8,3 %	7,0 %
Antwortkategorie Version B (Ernährung)	West	Ost
daß es gut schmeckt	24,9 %	22,4 %
fettarm	13,7 %	16,6 %
vitaminreich	12,8 %	28,2 %
abwechslungsreich	11,1 %	12,7 %
daß ich nicht zu dick werde	9,6 %	12,5 %

Die freien Antworten wurde nachträglich kategorisiert. Die Antworten auf Version A (Essen) bestätigen wiederum den hohen Stellenwert, den Ambiente-Faktoren für das Essen haben. Allerdings rückt bei dieser Frage, die mehr direkt auf das Essen abzielt, das Geschmackserlebnis deutlich in den Vordergrund.

Version B (Ernährung) liefert erstaunlich andere Antworttendenzen, die insgesamt mehr auf die ernährungsphysiologische Wirkung der Nahrungsaufnahme abheben, die bei Verwendung von Version A (Essen) nicht aufkamen. So bestätigt auch diese Untersuchung eine gewisse Zwei-Komponenten-Semantik, die auf den Begriffen ESSEN und ERNÄHRUNG basiert. Beim Vergleich verschiedener Erhebungen muß daher sorgfältig geprüft werden, welche Begriffe im Befragungsinstrument verwendet wurden. Der Begriff „Ernährung" aktiviert offenbar mehr Denkinhalte, läßt Wissen und Einstellungen abrufen, während der Begriff „Essen" in der Bevölkerung eher mit dem Erlebnis des Essens selbst verbunden ist und mehr emotionale Reaktionen assoziieren läßt. Genuß als Erlebnis wird daher bereits sprachlich nur mit Essen, nicht aber mit Ernährung in Verbindung gebracht, da sich kaum nach einem *Ernährungsgenuß*, wohl aber nach *Eßgenuß* fragen läßt.

Folgerichtig wurde versucht, durch einen weiteren Fragenkomplex den *Eßgenuß* in Relation zu 16 anderen Verhaltensweisen zu positionieren (Abb. 3/8). Dazu war von den Zielpersonen zunächst anzugeben, welche der 16 nicht essensrelevanten Verhaltensweisen sie regelmäßig ausüben. Nach dieser Vorauswahl waren alle regelmäßig ausgeübten Verhaltensweisen und die zusätzlichen sechs Eß- und Trinkpositionen auf einer 6-stufigen Genußskala zu bewerten.

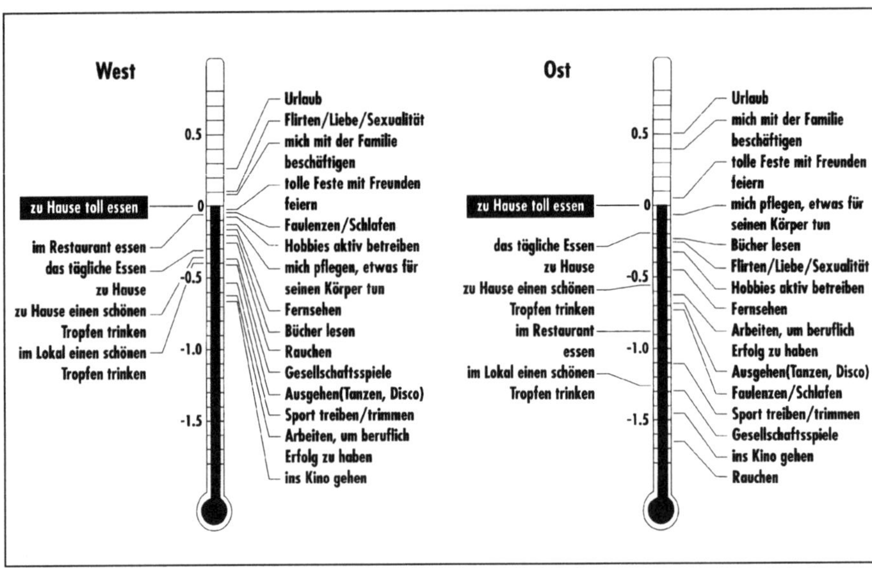

Abb. 3/8 stellt zwei „Genußbarometer" gegenüber, die die Genußbewertung verschiedener Verhaltensweisen in Relation zum Essen zeigen (aus: IGLO-FORUM 1991).

Da in der Ost- und West-Stichprobe das Item *„zu Hause toll essen"* auf dem Genußrating eine identische Bewertung erreichte, wurde dieses als *„Ankerreiz"* definiert und die Genußbewertung für alle anderen Items dazu in Relation berechnet. Diese Genußhierarchien weisen dem *Essen* unabhängig vom Gesellschafts- und Wirtschaftssystem einen beachtenswert hohen Genußwert in der Bevölkerung zu. Interessant, aber schwer zu erklären, ist die wesentlich stärkere Spreizung und Differenzierung des Genußwertes bei den verschiedenen Verhaltensweisen in den neuen Ländern.

In Ost wie West ist jedoch das „*tolle Essen zu Hause*“ auf dem vierten Rang der Genußhierarchie, übertroffen nur noch von *Urlaub*, *Familie und Freundeskreis* und zusätzlich von „*Flirten, Liebe, Sexualität*“ im Westen.

Werden die Genußhierarchien von jüngeren und älteren Zielpersonen miteinander verglichen, so bleibt die hochrangige Skalierung des Genußwertes für das „*tolle Essen zu Hause*“ altersunabhängig bestehen. Verschiebungen finden sich nur bei anderen, nicht essens-relevanten Items wie z. B. „*Flirten, Liebe, Sexualität*“ (2. Rangplatz bei Jüngeren; 15. Rangplatz bei Älteren).

Zusammengefaßt läßt sich feststellen, daß „*toll essen*“ für die Bevölkerung einen hohen Stellenwert für Lebensgenuß besitzt, insbesondere, wenn es um das *tolle Essen zu Hause* geht. Dieses besetzt die ersten Plätze der Genußhierarchie. Die Gastronomie schneidet verhältnismäßig schlechter ab, da hier der Genußwert des Essens (in Ost: deutlich) gemindert eingestuft wird. Der Genußwert des Essens ist stark abhängig vom Ambiente der Essenssituation. Der Aspekt des Trinkens (ob zu Hause oder im Lokal) stellt für Deutsche insgesamt eine eher unbedeutendere Genußquelle dar.

Diese Untersuchung belegt, daß *Essen* ein wichtiger, hochrangiger Lebensgenuß ist, der andere Freizeitaktivitäten weit überragt. Daraus leitet sich seine Wichtigkeit als Erlebnisgrundlage ab und erklärt den gewissen Widerstand gegen Aufklärungs- und Änderungsbotschaften, da durch sie eine Einschränkung des Genußwertes befürchtet werden kann. Verhaltensweisen mit hohem Genußwert sind änderungsresistenter als solche mit geringerem Genußwert.

3.3 Einstellungen zum Thema Ernährung

In der Bevölkerung ist ein vergleichsweise hohes Interesse für Ernährungsfragen festzustellen, wenngleich die öffentliche Kritik an der Ernährungsinformation zwischen 1980 und 1990 deutlich zugenommen hat (Kap. 1.1). Welche Auswirkungen dieser Sachverhalt auf das Ernährungsinteresse hat, konnte durch drei vergleichbare repräsentative Erhebungen festgestellt werden.

Die Antworten auf die Frage „*Wie stark sind Sie an Fragen der Ernährung interessiert? Sagen Sie es anhand dieser Skala. 1 bedeutet: Sie sind stark interessiert; 5 bedeutet, Sie sind überhaupt nicht interessiert.*“ sind in Tab. 3/5 für die Jahre 1978/79, 1989 und 1995 dargestellt.

Tab. 3/5: Ausmaß des Ernährungsinteresses zwischen 1978 und 1995 (nach Pudel & Ellrott 1995)

Kategorie	1978/79	1989	*Frauen 1989*	*Männer 1989*	1995
sehr interessiert	14,2 %	13,6 %	*18,9 %*	*7,5 %*	21%
interessiert	23,5 %	27,3 %	*31,9 %*	*22,0 %*	25%
unentschieden	36,7 %	23,1 %	*22,9 %*	*23,3 %*	42%
eher uninteressiert	13,5 %	23,6 %	*19,0 %*	*28,9 %*	9%
nicht interessiert	11,4 %	12,4 %	*7,3 %*	*18,3 %*	4%

Der Anteil der Personen mit starkem Interesse bzw. betontem Desinteresse an Ernährungsfragen ist bis 1990 mit 10 % bis maximal 15 % relativ stabil geblieben. In den letzten Jahren hat sich das Ernährungsinteresse jedoch stark erhöht, insbesondere der Anteil jener, die angeben, sich nicht für Ernährungsthemen zu interessieren, hat stark abgenommen.

Diese Feststellung ist im Hinblick auf die starke Aktualisierung von Ernährungsfragen in der *veröffentlichten Meinung* (Medien) nachdenkenswert. Offensichtlich hat die Art der Kommunikation, die auch von einem Großteil der Bevölkerung kritisiert wird, dennoch bei knapp 50 % der Bevölkerung Aufmerksamkeit erregt. Allerdings muß auch gesehen werden, daß über 50 % der Bevölkerung nach wie vor eher ein geringeres Interesse an Ernährungsfragen bekunden.

Thema Schadstoffe

Eine gewisse Diskrepanz zwischen der Aktualität von bestimmten Themen in den Medien und den spontanen Angaben in der Bevölkerung (ohne Antwortvorgaben) wird auch ersichtlich, wenn jene Zielpersonen, die Ernährungsinteresse bekundeten, gefragt werden, für welche Themen ein besonderes Interesse besteht. Genannt werden *gesunde Ernährung* mit 34 %, *vollwertige Ernährung* mit 13 %, *vitaminreiche Ernährung* mit 6 %, *kalorienarme Ernährung* mit 8 %; *Ernährung ohne Fett* mit 3 %, *Schlankheit* 4 % und *Schadstoffe* mit 11 %. Nur jede 10. Person spricht von sich aus das in der Öffentlichkeit viel stärker im Vordergrund diskutierte Thema der *Schadstoffe* an.

In diesem Zusammenhang erscheint es zunächst unverständlich, wenn im Rahmen der Befragung zur NATIONALEN VERZEHRSSTUDIE (1991, S. 57) von 10 vorgegebenen Themen der Aspekt *„Schadstoffe“* die Einstufung für das *größte Interesse* erzielt. Zu beachten ist, daß hier das Stichwort *„Schadstoffe“* an vierter Stelle der Liste vorgegeben war und zudem explizit gefragt wurde, welche *Ernährungsthemen* interessieren. Die ersten drei Listenplätze erhielten im übrigen ebenfalls hohe Interessenratings, so daß auch Positionseffekte nicht auszuschließen sind.

Vorgegebene Formulierung

In einem weiteren Ansatz wurde versucht, diese Diskrepanz noch besser zu verstehen. Nach der Splitmethode wurden je 50 % einer bevölkerungsrepräsentativen Stichprobe ein Statement mit jeweils entgegengesetzter inhaltlicher Formulierung vorgelegt. So z. B.: Version A: *„Die Lebensmittelskandale der letzten Zeit weisen darauf hin, daß einige Lebensmittel ein großes Gesundheitsrisiko für die Bevölkerung darstellen“* und entsprechend dazu Version B: *„Trotz der Lebensmittelskandale der letzten Zeit besteht eigentlich kein Gesundheitsrisiko für die Bevölkerung“*. Auf einer 6-stufigen Ratingskala war zu beurteilen, in welchem Ausmaß die Zielperson mit dieser Aussage übereinstimmt.

Die Ergebnisse überraschen auf den ersten Blick, denn bei beiden Vorgaben ergibt sich eine Zustimmung von 90,1 % (Version A) und 63,3 % (Version B). Offenbar hat ein großer Anteil in der Bevölkerung zu diesem Thema keine feste Meinung, da die Frageformulierung einen größeren Einfluß auf die Antworttendenz besitzt als das Thema selber. Je fester und überzeugter ein eigener Standpunkt besteht, um so weniger Einfluß hat die Formulierung des vorgegebenen Statements.

Daraus ist abzuleiten, daß 37 % der Bevölkerung (Anteil der Nicht-Zustimmer bei Version B) eher Gesundheitsrisiken durch Lebensmittelskandale sehen, während 10 % der Bevölkerung (Anteil Nicht-Zustimmer bei Version A) meinen, daß dadurch kein Risiko gegeben sei. Der verbleibende Anteil von ca. 50 % hat keine feste Meinung und läßt sich durch das Statement zur Zustimmung verleiten. Trotz der Medienpräsenz dieses Themas hat jede zweite Person keinen festen eigenen Standpunkt. Ein gleiches Resultat wurde erzielt, wenn vorgegeben wurde, daß *die vielen Umweltbelastungen der Gesundheit mehr schaden als falsche Ernährung*, bzw. *falsche Ernährung der Gesundheit mehr schadet als die vielen Umweltbelastungen.*

Eine dritte Befragung mit gleicher Methodik wurde zum Thema „Bio-Kost“ vorgenommen. Version A: *„Biokost und Vollwerternährung sind die einzigen gesunden Lebensmittel“*; Version B: *„Biokost und Vollwerternährung sind auch nicht gesünder als die anderen Lebensmittel“*. Bei Version A ergibt sich eine Zustimmung von 73 % (27 % Ablehnung), und bei Version B stimmen 61 % zu, d. h. 39 % stimmen nicht zu. Werden die Nicht-Zustimmer betrachtet, dann hat dieses Thema eine etwas höhere Aktualität, denn insgesamt 66 % antworten entgegen der nahegelegten Formulierung.

Zur weiteren Klärung wurde noch ein Thema abgeprüft, das lange nicht in der Weise in den Medien eine Aktualität hat wie die drei zuvor genannten Aspekte. Die beiden Versionen: A *„Tiefgekühlte Gerichte werden sich in Zukunft als moderne Ernährungsform durchsetzen“* und B *„Tiefgefrorene Gerichte haben keine Zukunft, weil sie industriell hergestellt werden“*. Hier überraschte das konsistente Antwortverhalten. Version A erhält 70,9 % Zustimmung (29,1 % Ablehnung), während Version B 26,9 % Zustimmung und 73,1 % Ablehnung erfährt. Offenbar existiert zu diesem Thema eine eindeutige Meinung in der Bevölkerung, die auch durch die Richtung der Vorformulierung nicht beeinflußt werden kann. Knapp 30 % der Bevölkerung sehen bei der Tiefkühlkost keine Zukunft, 70 % sehen eine Zukunft. Es ist existiert kaum ein meßbarer Prozentsatz mit geringer Einstellungsüberzeugung. Nahezu gleiche Ergebnisresultate wurden für das Thema *„Mikrowelle und ihre gesundheitliche Bedeutung“* festgestellt.

Die Einstellungen zur Ernährung sind offenbar auch davon abhängig, wie weit die Themenbereiche in den eigenen *Erfahrungshorizont* hineinreichen. Der Entscheidungsdruck, sich mit Mikrowelle und Tiefkühlkost auseinanderzusetzen, ist ungleich größer als bei der zwar wichtigen, aber unmittelbar aus der Selbsterfahrung nicht zugänglichen Thematik wie Umweltkontamination und Lebensmittelskandale. Natürlich wird in diesem Zusammenhang auch zu bedenken sein, daß die Begriffe Ernährung und Essen unterschiedliche Assoziationen auslösen.

Fazit

Die Befragung mit gegenteiligen Statements hat gezeigt, wie unterschiedlich die Antwortreaktionen sein können. Bei der Interpretation von Befragungsergebnissen ist daher unbedingt zu berücksichtigen, ob

- feste Antwortvorgaben verwendet wurden, die höhere Nennung bei Inhalten finden, die in der veröffentlichten Meinung aktuell sind, während freie Nennungen mehr einen Rückschluß auf die öffentliche Meinung zulassen;

- Statements vorgeben wurden, die einseitig eine Tendenz formulieren, die dann höhere Zustimmungsquoten erzielen, wenn dazu keine feste Meinungsbildung besteht;
- der Themenbereich ESSEN oder ERNÄHRUNG angesprochen wurde, wobei Essen mehr emotional verankerte, Ernährung mehr kognitive Einstellung aktiviert.

3.4 Geschmack und Gesundheit

Im Ernährungsbericht 1980 (DGE 1980a) konnte durch verschiedene Lebensmittelbeurteilungen nach Geschmack, Preis und Gesundheitswert, die in der Bevölkerung erhoben wurden, festgestellt werden, daß die größte Diskrepanz zwischen *Geschmack* und *Gesundheit* besteht. Diese Erhebung reflektierte die Überzeugung, daß *gesundes Essen nicht schmeckt* und umgekehrt *schmackhaftes Essen nicht gesund sein kann.* In dieser Hinsicht ist ein Einstellungswandel in der Bevölkerung zu verzeichnen.

1990 wurde in der gesamten Bundesrepublik Deutschland zu diesem Thema nachgefragt. Die Statements wurden in alternativen Fassungen formuliert.

Tab. 3/6 gibt die prozentualen Nennungen auf die unterschiedlichen Formulierungen zu Geschmack und Gesundheit wieder.

Tab. 3/6: Prozentuale Nennungen auf unterschiedliche Formulierungen zu Geschmack und Gesundheit

Statement	Zustimmung / Ablehnung			
	West	Ost	West	Ost
Gesundes Essen schmeckt eher nicht	13,7 %	12,3 %	86,3 %	87,7 %
Gesundes Essen kann auch gut schmecken	91,7 %	96,2 %	8,3 %	3,8 %
Schmackhaftes Essen ist eher nicht gesund	21,4 %	23,2 %	78,6 %	76,8 %

Hier wurde bewußt nach *„Essen“* gefragt, da *„Ernährung“* vom Begriff her näher mit gesundheitlich relevanten Aspekten assoziiert wird. Das Ergebnis ist eindeutig: Für etwa 80 % schließen sich Gesundheit und Geschmack grundsätzlich nicht aus. Für nur knapp 10 % besteht die früher weit verbreitete Unvereinbarkeit von gutem Geschmack und gesundheitlichem Wert.

Konkret: Was ist gesund?

Das Ernährungsverhalten entscheidet sich bei der Auswahl von Lebensmitteln oder Speisen. Werden gesundheitlich relevante Kriterien bei dieser Entscheidung berücksichtigt, so müssen diese konkreten Lebensmitteln zugeordnet werden können. Repräsentative Erhebungsdaten (Iglo-Forum 1989) lassen erkennen, daß vergleichsweise wenige Lebensmittel mit positivem Gesundheitswert verbunden sind (Abb. 3/9), während ein negativer Gesundheitswert in wesentlich differenzierterer Weise den Lebensmitteln zugeordnet wird.

Zu grundsätzlich vergleichbaren Ergebnissen kommt die Nationale Verzehrsstudie (1991, S. 54): Über 77 % der Befragten stufen frisches Gemüse, frisches Obst und Salat für eine ausgewogene Ernährung als sehr wichtig ein. Danach folgen Milch, Quark/Joghurt, Brot sowie Kartoffeln (Lebensmittel waren vorgegeben, ihre gesundheitliche Wichtigkeit war zu skalieren).

Selbst der Kaloriengehalt von Lebensmitteln, sicher die in der Bevölkerung bekannteste *ernährungsphysiologische Bewertungseinheit*, wird im überwiegenden Ausmaß völlig unzutreffend eingeschätzt. So können 62 % bzw. 52 % der Bevölkerung überhaupt nicht angeben, wieviele Kalorien ein *Teelöffel Zucker* bzw. *ein Apfel* hat. Jene, die sich eine Angabe zutrauen, überschätzen den Kaloriengehalt von Zucker im Schnitt um 340 %, den vom Apfel unterschätzen sie, wie auch der Energiegehalt der meisten Lebensmittel unterschätzt wird. Zu ähnlichen Resultaten führte die Frage nach dem täglichen Kalorienbedarf von Männern oder Frauen. Ca. 50 % unterschätzen den Bedarf. Die Autoren der Nationalen Verzehrsstudie (1991) kommentieren ihre Befunde: *„Kalorienrechnungen stellen in den bundesdeutschen Haushalten ganz offensichtlich nur in seltenen Fällen eine funktionierende Grundlage für ernährungsbewußtes Verzehrsverhalten dar“* (S. 67).

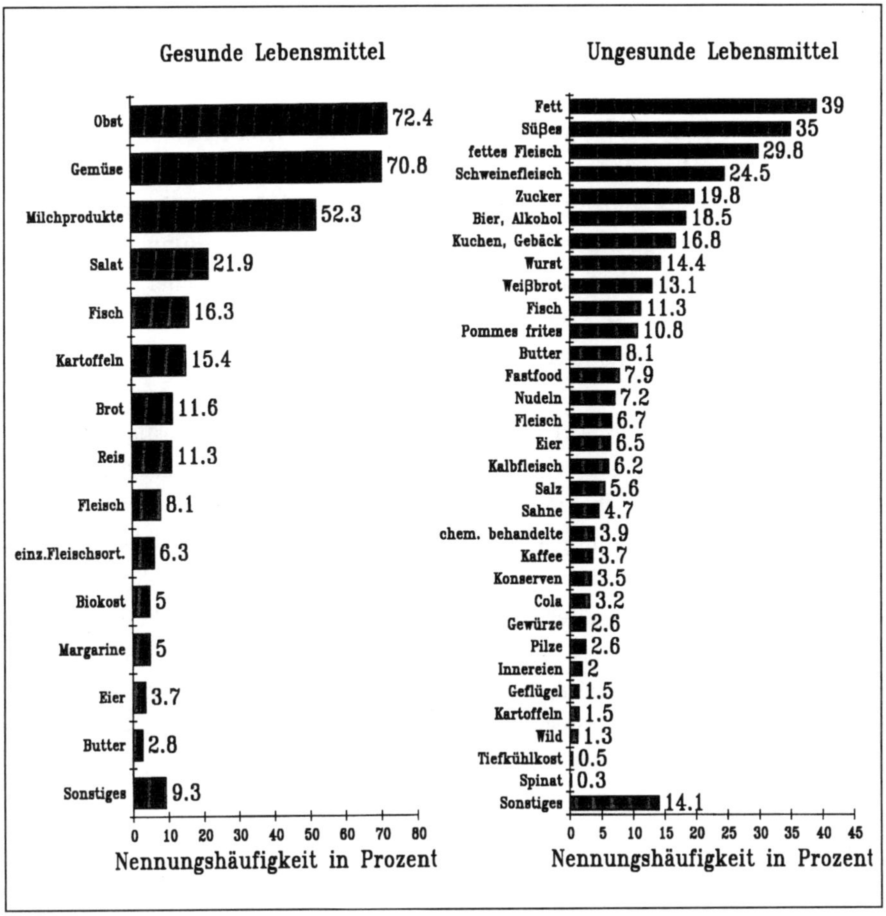

Abb. 3/9 zeigt die prozentualen Angaben von freien Nennungen auf die Fragen „Nennen Sie 5 Lebensmittel, die Ihrer Meinung nach gesund sind" bzw. „... die Ihrer Meinung nach ungesund sind."

Für die Ernährungsaufklärung und -beratung ergeben sich durch diese Untersuchungsergebnisse Hinweise, daß noch viel eindeutigere und klarere Verbindungen zwischen einer ernährungsphysiologisch günstigen Ernährung und konkreten Speisen erfolgen müssen, damit eine zutreffende Auswahl nach gesundheitsrelevanten Kriterien beim Lebensmitteleinkauf überhaupt realisiert werden kann, wenn dies gewünscht wird. Die pauschalen Warnungen vor einem zu hohen Zucker- bzw. Süßigkeitenkonsum haben offensichtlich auch zu Desinformation, d. h. einer Tendenz zur drastischen Überschätzung des Energiegehaltes von Zucker, beigetragen.

Bedarfsgerechte Ernährung zielt auf Kombination und Dosierung

In der Sache erscheint die kategoriale Einteilung von Lebensmitteln in „gesunde“ und „ungesunde“ überdies sehr problematisch, auch wenn die Bevölkerung diese Einteilung seit Jahren übernommen hat und inzwischen sehr einfach diese Einteilung treffen kann (s. Abb. 3/9). Das ausschlaggebende Kriterium für eine gesundheitsgerechte, ausgewogene Ernährung liegt in der adäquaten Bedarfsdeckung an Energie und Nährstoffen. Dieses umfassende Kriterium kann kein isoliertes Lebensmittel (Ausnahme: Muttermilch für Säuglinge) leisten. Schon aus diesem Grunde macht es wenig Sinn, das Adjektiv „gesund“ (oder „vollwert“) auf Lebensmittel zu projizieren. Menschen können gesund sein, nicht aber Lebensmittel. Erst die Kombination und Dosierung von verschiedenen Lebensmittel kann zu einer bedarfsgerechten Ernährung führen. Drei Liter „gesunde“ Milch pro Tag sind sicher „ungesünder“ als drei Stückchen „ungesunde“ Schokolade. Die Schwarz-Weiß-Einteilung in „gesund“ und „ungesund“ ist eine rigide Kontrollvorgabe, die – wie in Kap. 6 ausgeführt wird, eine Stabilisierung eines ausgewogenen Eßverhaltens erschwert. Die Antworten der Bevölkerung in Abb. 3/9 lassen erkennen, daß ein Großteil dessen, was gegessen wird, von den Menschen als „ungesund“ eingestuft wird. Dabei ist es auch im Sinne einer bedarfsgerechten Ernährung, die langfristig beibehalten werden soll, sinnvoll, Wurst, Fleisch, Zucker, Kuchen oder Eier zu essen. Wer sich selbst beim Essen beobachtet und fortlaufend konstatieren muß, etwas „Ungesundes“ zu essen, wird sein Verhalten nicht ändern, da ein ausschließlicher Verzehr dessen, was in der Bevölkerung als „gesund“ angesehen wird, nicht zu realisieren ist (und zudem auch ernährungsphysiologisch nicht einmal empfehlenswert ist). Das Thema wird in Kap. 8 fortgesetzt.

3.5 Kognitives Modell der Ernährungsentscheidung

In Kap. 2 wurde bereits erörtert, daß die gegenwärtige Situation des Lebensmittelüberflusses fortwährende Entscheidungsprozesse für oder gegen bestimmte Lebensmittel und Speisen erfordert. Die Aufgabe des Suchens und Findens unter verknapptem Nahrungsangebot ist durch die Aufgabe des Entscheidens im Überfluß abgelöst worden. Mögliche Motive, die als Entscheidungskriterium dienen können, wurden bereits vorgestellt.

In einer für die Bundesrepublik Deutschland im Jahre 1989 repräsentativen Studie (WESTENHÖFER & PUDEL 1990a) wurden u. a. 12 verschiedene *„Bestimmungsgründe für die Lebensmittelwahl“* in eine Rangreihe nach subjektiver Wichtigkeit der Zielperson gebracht, indem 12 Karten vorgelegt wurden, von denen das jeweils subjektiv wichtigste Kriterium herauszunehmen war.

Tab. 3/8 nennt die 12 Kriterien für die Lebensmittelwahl und den durchschnittlich sowie den am häufigsten vergebenen Rangplatz und weist die prozentuale Nennung dieses Rangplatzes aus.

Tab. 3/8: Kriterien für die Lebensmittelauswahl

	vergebener Rangplatz		
	durchschnittlich	**am häufigsten**	
der insgesamt gute Geschmack	5,1	1	19 %
der gesundheitliche Wert	4,7	1	17 %
die frische Natürlichkeit	5,6	2	11 %
der hohe Vitamingehalt	4,4	2	17 %
der niedrige Fettgehalt	5,2	3	14 %
das appetitliche Aussehen	5,8	6	12 %
die gute Haltbarkeit	7,6	7	12 %
der niedrige Kaloriengehalt	6,2	7	10 %
der angemessene Preis	6,9	9	13 %
der süße Geschmack	9,2	12	27 %
die einfache Zubereitung	8,1	10	16 %
die richtige Verpackung	9,4	12	28 %

Es zeigt sich, daß der *„gute Geschmack“* und der *„gesundheitliche Wert“* gleichermaßen von den meisten Befragten mit einem sehr hohen Stellenwert genannt werden. Hingegen spielen der *„süße Geschmack“* und die *„Verpackung der Lebensmittel“* keine nennenswerte Rolle.

Diese Erhebungsdaten wurden im zweiten Schritt einer Clusteranalyse (*Lexikon*) unterzogen. Die Auswertung zeigte, daß ein sinnvoller Abbruch der Sortierung bei einer 4-Clusterlösung gegeben ist. In Tab. 3/9 sind die durchschnittlichen Rangplätze für die vier Cluster für jeden der zwölf Bestimmungsgründe dargestellt.

Clusteranalyse

Die Clusteranalyse ist ein rechnerisches Verfahren, das die Datensätze von Personen in Untergruppen nach einem Algorithmus gruppiert, der anstrebt, größtmögliche *Unähnlichkeit* zwischen den Gruppen und größtmögliche *Ähnlichkeit* innerhalb einer Gruppe zu erreichen. Im schrittweisen Vorgehen werden hierbei zunächst diejenigen Datensätze vereinigt, die die größtmögliche Ähnlichkeit haben. Dieses Vorgehen wird solange wiederholt, bis alle Datensätze schließlich in einer einzigen Gruppe vereinigt sind. Aufgrund der Zwischenergebnisse läßt sich beurteilen, bei welcher Konfiguration und Verschmelzung von Datensätzen eine brauchbare Lösung zur Abgrenzung von Gruppen gefunden wurde.

Tab. 3/9: Durchschnittliche Rangplätze der Entscheidungsgründe für die Vier-Cluster-Lösung

Cluster	1	2	3	4
der insgesamt gute Geschmack	1	4	1	9
der hohe Vitamingehalt	7	3	2	1
der niedrige Fettgehalt	12	5	3	3,5
das appetitliche Aussehen	3	7,5	4	7
der süße Geschmack	10	12	11	10
die gute Haltbarkeit	4	10	8	6
der gesundheitliche Wert	8	1	6	2
der angemessene Preis	2	7,5	5	11
der niedrige Kaloriengehalt	11	6	7	3,5
die einfache Zubereitung	5	9	9,5	8
die richtige Verpackung	9	11	12	12
die frische Natürlichkeit	6	2	9,5	5

Typ 1 kann als der *„preisbewußte Eßpraktiker"* bezeichnet werden. Er repräsentiert 20 % der Befragten. Er ist nicht sehr differenziert in der Abstufung seiner Beweggründe für die Lebensmittelauswahl, alles ist ihm mittelwichtig. Doch wenn er etwas hervorhebt, dann kommt es ihm eher auf den Geschmack, den Preis, die Haltbarkeit und das Aussehen der Lebensmittel an. Uninteressant findet er Aspekte wie Fettgehalt und Kalorien. Kurzgefaßt ist seine Motivation: erstens schmackhaft, zweitens preiswert.

Der Typ 2, der als *„Natur-Fan"* definiert werden kann, repräsentiert etwa 30 % der Befragten. Er hat seine dezidierten und sorgsam gewichteten Gründe, wobei der Gesundheitswert dominiert, rasch gefolgt von der frischen Natürlichkeit, die hier im Sinne von naturbelassen verstanden wird. Schmecken muß es natürlich auch, und der Vitamingehalt ist wichtig. Dafür achtet er kaum auf so profane Dinge wie den Süßgeschmack, die Haltbarkeit, den Zubereitungsaufwand und die Verpackung. Kurzgefaßt ist seine Motivation: erstens gesund und zweitens naturbelassen natürlich.

Der 3. Typ, als *„moderner Gourmet"* bezeichnet, repräsentiert etwa 25 % der Befragten. Er stellt den Geschmack und das appetitliche Aussehen über alles. Allerdings achtet er im Sinn moderner Ernährung auch darauf, daß der Vitamin- und Fettgehalt stimmen. Der Zubereitungsaufwand, Verpackung und die frische Natürlichkeit spielen für ihn kaum eine Rolle. Kurzgefaßt ist seine Motivation: erstens lecker und zweitens gesund.

Typ 4 kann schließlich als der *„Diätbewußte"* definiert werden, der 25 % der Bevölkerung repräsentiert. Gesundheit und Kalorien, niedriger Fettgehalt und viele Vitamine sind sein wichtigster Maßstab für die Lebensmittelauswahl. Der Geschmack ist ihm ebenso unwichtig wie der Preis und die Verpackung. Kurzgefaßt reflektiert seine Motivation: erstens Kalorien, zweitens Kalorien.

Im Anschluß an diese Typologie wurden einige andere in dieser Erhebung gestellten Fragen daraufhin überprüft, in welcher Weise sich die Typologie dort als trennscharfe Klassifikation repräsentiert.

Tab. 3/10: Prozentuale Nennungen bei bestimmten Fragekomplexen gesondert für jedes Motivationscluster

Frageninhalt in Prozent	Typ 1 Praktiker	Typ 2 Natur-Fan	Typ 3 Gourmet	Typ 4 Diätler
Wählen besonders gesunde Mahlzeiten	18,9 %	39,4 %	24,5 %	44,9 %
Wählen besonders schmackhafte Mahlzeiten	48,8 %	24,3 %	37,2 %	23,8 %
Sagen, über Ernährung wird zuviel geredet	60,2 %	33,6 %	48,0 %	38,2 %
Sagen, Information ist schwer verständlich	54,9 %	39,5 %	45,3 %	38,8 %
Sagen, Aufklärung ist zu einseitig	42,5 %	34,5 %	37,6 %	31,6 %
Interesse an Ernährung sehr stark	3,8 %	13,2 %	7,3 %	18,7 %
stark	13,2 %	29,6 %	22,3 %	24,6 %
mittelmäßig	20,5 %	28,9 %	22,0 %	28,8 %
eher wenig/nicht	62,4 %	28,2 %	48,3 %	27,9 %

Es zeigte sich, daß insbesondere beim Typ 1 „*Praktiker*", aber auch bei Typ 3 „*Gourmet*" Männer überproportional vertreten sind, beim Typ 4 „*Diät*" hingegen unterproportional. Unter den „*Natur-Fans*" finden sich eher Personen mit weiterführender Schulbildung. Vom „*preisbewußten Eßpraktiker*" wird Gemüse relativ selten, aber Fleisch sehr häufig als gesundes Lebensmittel genannt. Beim „*Natur-Fan*" finden sich Präferenzen für Milch und Milchprodukte sowie „*Biokost*" am häufigsten. Der „*moderne Gourmet*" assoziiert „Biokost" am seltensten mit gesunden Lebensmitteln. Beim „*Diätbewußten*" schließlich steht insbesondere Gemüse als gesundes Lebensmittel hoch im Kurs.

Eine grobe Marktsegmentierung verrät unmittelbar, daß sich der Lebensmittelhandel sehr treffsicher um diese vier Motivationscluster bemüht: Sonderangebote, Discountpolitik und Werbung mit Niedrigpreisen bei Betonung des Eßgenusses; die „*Bio-Welle*" mit ihren vielen „*Bio-Produkten*", die auf Assoziationen mit „*Natur*", „*natürlich*" und „*biologisch*" abhebt; die Premiumangebote und andere hochpreisige

Eßgenüsse bestimmter Markenartikler und schließlich die breite Palette der *Light-Produkte* in nahezu allen Produktlinien.

Dies sehr einfache Modell zeigt bereits, daß die unterschiedlichen Motive, die zur Lebensmittelentscheidung führen, in unterschiedlichen Bevölkerungssegmenten verschieden stark gewichtet sind. Ein nachhaltigeres Verständnis der Bestimmungsgründe, die zur Lebensmittelwahl führen, wird durch weitere Kenntnisse über diese Motivationsstrukturen gefördert. Darum wird in Kap. 10 „Nutritional Marketing" versucht, dieses kognitive Modell der Lebensmittelentscheidung zu ergänzen, wobei insbesondere der *situationsspezifische* Aspekt Berücksichtigung finden sollte.

3.6 Weiterführende Literatur

Deutsche Gesellschaft für Ernährung: Ernährungsbericht 1988. Henrich, Frankfurt 1988

Iglo-Forum: Iglo-Forum-Studie '89: „Die Deutschen und ihre Einstellung zu Ernährungsfragen", Hamburg 1989

Iglo-Forum: Iglo-Forum-Studie '91: „Genußvoll essen – bewußt ernähren", Hamburg 1991

Nationale Verzehrsstudie 1991 – Ergebnisse der Basisauswertung. Schriftenreihe zum Programm der Bundesregierung, Forschung und Entwicklung im Dienste der Gesundheit. Band 18, Bonn 1991

4

Hunger, Appetit und Sättigung – zum Stand der Regulationstheorien

4.1 Definition Hunger, Appetit und Sättigung

Die Regulation der Nahrungsaufnahme ist ein komplexer psychophysiologischer Prozeß. Eine Theorie dieser Regulation müßte erklären können, wodurch Essen ausgelöst, aufrecht erhalten und beendet wird und welche Bedingungen die Auswahl der Speisen steuern. Für diese Steuerung der Nahrungsaufnahme sind Begriffe wie *Appetit*, *Hunger* und *Sättigung* von zentraler Bedeutung. Mit diesen Begriffen wird jeweils eine Wahrnehmung von Körpergefühlen (*Interozeption*) bezeichnet, die das Eßverhalten steuern.

Mit *Hunger* und *Appetit* sind solche Wahrnehmungssignale gemeint, die im Sinn eines *Startsignals* zum Beginn der Nahrungsaufnahme führen, mit *Sättigung* wird das *Stopsignal* umschrieben, das zur Beendigung der Nahrungsaufnahme beiträgt. Allerdings steuern beim Menschen solche Wahrnehmungen und Signale das Eßverhalten nicht absolut, da Menschen in der Lage sind zu essen, ohne Hunger oder Appetit zu haben. Ebenso kann der Mensch die Nahrungsaufnahme beenden, ohne satt zu sein, was durch Hungerstreiks, Fastenkuren oder das Fasten der Anorexie-Patientinnen eindrucksvoll belegt wird.

Obwohl in der Umgangs- und leider auch oft in der Fachsprache die Begriffe *Hunger* und *Appetit* gleichbedeutend gebraucht werden, können beide Wahrnehmungen deutlich unterschieden werden. So bezeichnet Appetit eher eine lustvolle Motivation zu essen, die häufig auch auf bestimmte Nahrungsmittel ausgerichtet ist. Hunger stellt hingegen eher ein unbehagliches, oft auch schmerzhaftes Verlangen dar, etwas zu essen, wobei dieses Verlangen zumeist nicht auf ein spezifisches Lebensmittel abzielt (DGE 1988; Blundell & Hill 1985).

Im Gegensatz zu dieser Unterscheidung für verschiedene Startsignale gibt es in der Umgangssprache keine Begriffe für verschiedene Sättigungsqualitäten. Sättigung wird definiert als der „*Prozeß der Beendigung einer Mahlzeit, der direkt durch die Aufnahme von Nahrung ausgelöst wird*“ (DGE 1988, S. 204). Der Prozeß der Sättigung (engl. *satiation*) führt jedoch nicht nur zur Beendigung einer Mahlzeit, sondern das Resultat dieser Sättigung, das *Sattsein* (engl. *satiety*) bewirkt, daß bis zum Beginn der nächsten

Nahrungsaufnahme eine gewisse Zeit vergeht, in der nichts gegessen wird. Diese beiden unterschiedlichen Sachverhalte, die Signale und Prozesse, die zum Beendigen einer Mahlzeit führen bzw. die den Beginn einer neuen Mahlzeit verhindern, werden häufig als *intra-meal satiety* bzw. *inter-meal satiety* bezeichnet (van Itallie & Vanderweele 1981).

4.2 Sättigungs-Kaskade

Es gibt eine Vielzahl von verschiedenen Mechanismen, die zum Sättigungsprozeß beitragen. Ein Ansatz, diese verschiedenen Sättigungsmechanismen in ein integratives Modell einzubinden, wurde von Blundell (1990a) mit dem Modell der *Sättigungs-Kaskade* vorgeschlagen (Abb. 4/1). In diesem Modell werden die verschiedenen Sättigungsmechanismen mit verschiedenen Phasen des Sättigungsprozesses in Verbindung gebracht.

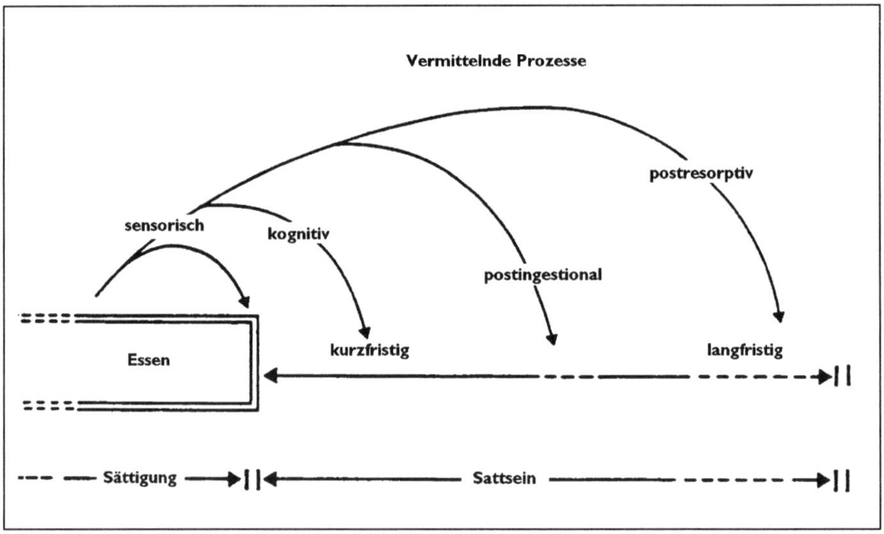

Abb. 4/1 zeigt die Sättigungs-Kaskade. In dieser Sättigungskaskade sind sensorische, kognitive, postingestionale und postresorptive Prozesse integriert und bestimmten Phasen der Sättigung zugeordnet (nach Blundell 1990a).

In den sensorischen Prozessen kommen die spezifischen Eigenschaften der gegessenen Nahrung wie Aussehen, Geruch, Geschmack, Konsistenz usw. zum Tragen. Ganz offensichtlich essen die meisten Menschen und viele Tierarten von einem leckeren und schmackhaften Essen mehr als von einem faden und eintönigen Essen. Die Bedeutung des Aussehens wird in der Redewendung „das Auge ißt mit" geradezu sprichwörtlich betont. Die positive Ausprägung verschiedener sensorischer Qualitäten kann somit zu einer höheren Nahrungsaufnahme führen. Diese höhere Nahrungszufuhr beruht offenbar darauf, daß die Stopsignale für die Nahrungsaufnahme, also die Sättigungswirkung der Nahrung, nur abgeschwächt oder verzögert wirksam werden. Diese Prozesse können im Zusammenhang mit der *sensory specific satiety* gesehen werden, die zuerst von LeMagnen (1960) beschrieben wurde und mit der das Phänomen bezeichnet wird, daß nach dem Essen von Nahrung mit einer bestimmten sensorischen Qualität Sättigung einsetzt, d. h. das Essen dieser Nahrung beendet wird. Werden jedoch Nahrungsmittel mit einer anderen sensorischen Qualität angeboten, dann wird weitergegessen. Diesem Phänomen kann auch die alltägliche Erfahrung zugeordnet werden, daß man nach einer umfangreichen Hauptmahlzeit zwar satt ist, aber ein Nachtisch häufig trotzdem noch gegessen werden kann. Die konsquente Anwendung dieses Prinzips findet sich in opulenten Mehrgänge-Menüs. Erst die Abwechslung der Geschmacksrichtungen durch die verschiedenen Gänge schafft die Möglichkeit und Voraussetzung dafür, daß die angebotene Nahrungsmenge und -vielfalt gegessen werden kann. Dieselbe Menge mit nur einem Gang könnten die meisten Menschen aufgrund der sensory satiety kaum bewältigen. Auch im Tierversuch zeigt sich, daß beispielsweise Versuchsratten von einer aus verschiedenen Komponenten bestehenden *„supermarket diet"* oder *„cafeteria diet"* deutlich mehr Nahrung aufnehmen als von eintönigem Laborfutter.

Mit den kognitiven Prozessen werden die Effekte beschrieben, die auf der Meinung oder Einstellung gegenüber bestimmten Lebensmitteln beruhen. So konnte beispielsweise gezeigt werden, daß der *vermutete* (nicht der tatsächliche) Kaloriengehalt der gegessenen Nahrung bei bestimmten Personen, nämlich gezügelten Essern (siehe Kap. 6), einen deutlichen Einfluß auf die gegessene Menge hat.

Die postingestionalen Effekte, also die Effekte, die nach der Nahrungsaufnahme einsetzen, umfassen eine ganze Reihe verschiedener Elemente. Hier wären die Magendehnung und die Entleerungsrate des Magens ebenso zu nennen wie die Ausschüttung von gastrointestinalen Hormonen wie Cholecystokinin (CCK) und die Stimulation von bestimmten Chemorezeptoren im Magen und oberen Dünndarmabschnitt (vgl. auch Birbaumer & Schmidt 1996).

Unter den postresorptiven Prozessen werden schließlich jene Mechanismen der Sättigung zusammengefaßt, die durch die Aufnahme der Nährstoffe bzw. durch ihre verschiedenen Stoffwechselprodukte ausgelöst werden. Hierzu gehören beispielsweise auch die Wirkungen von Glucose und verschiedenen Aminosäuren (z. B. Tryptophan und Tyrosin), die direkt in der zentralen Steuerung des Gehirns eine Rolle spielen, nachdem sie die Blut-Hirn-Schranke überwunden haben (Blundell 1990a).

In den Zusammenhang der postresorptiven Mechanismen können auch diejenigen Modellvorstellungen zur Regulation der Nahrungsaufnahme eingeordnet werden, die als *glucostatische Hypothese* (Mayer 1953), *thermostatische Hypothese* (Brobeck 1948) und *lipostatische Hypothese* (LeMagnen 1976) bekannt geworden sind (vgl. Birbaumer & Schmidt 1996).

Die glucostatische Hypothese geht davon aus, daß die abnehmende Verfügbarkeit von Glukose zu Hunger (der zu Sattsein reziproken Interozeption) führt und so die Nahrungsaufnahme motiviert. Der Abfall der Blutglucosekonzentration bzw. die arterio-venöse Glucosedifferenz ist danach unter normalen physiologischen Bedingungen ein Signal für Hunger. Dieses Signal wird durch Glucosesensoren erfaßt, die im Hypothalamus, im Hirnstamm und in der Leber liegen. Wenn die Blutglucose durch die Nahrungsaufnahme wieder auf das Normalniveau angestiegen ist, wird die Nahrungsaufnahme beendet (postresorptive Sättigung).

Die thermostatische Hypothese geht von der Beobachtung aus, daß bei Warmblütern um so mehr Nahrung aufgenommen wird, je kälter die Umgebungstemperatur ist. Es wird postuliert, daß die Wärmeregulation, die durch innere Thermosensoren gemessen wird, für die Nahrungsaufnahme von Bedeutung ist. Ein Rückgang der Wärmeproduktion würde hiernach zu Hunger führen.

Die lipostatische Theorie vermutet schließlich die Existenz von Liposensoren, durch die die Stoffwechselprodukte des Fettstoffwechsels registriert werden können. Hierdurch könnten dann der Abbau von Fettdepots bei Nahrungsmangel oder die Anlage von Fettdepots bei Nahrungsüberfluß als Hunger- bzw. Sättigungssignal verwertet werden. Diese Theorie hat durch die Entdeckung des *obesitas*-Gens (*ob*-Gen) neuen Auftrieb erhalten (siehe auch Kapitel 5.5.7).

Die verschiedenen Prozesse und Mechanismen der Sättigungskaskade überschneiden sich in ihrer zeitlichen Wirkung und führen insgesamt zu einem kombinierten Sättigungsprozeß, bei dem die verschiedenen Komponenten durch Lernprozesse integriert werden.

4.3 Appetit und Sättigung als erlernte Reaktion

Eine wesentliche, wenn nicht gar die entscheidende integrative Komponente in der Regulation des Eßverhaltens kann in Lernprozessen gesehen werden. So wartet der Mensch mit dem Beginn des Essens im allgemeinen nicht, bis ein physiologisch definierbarer Mangelzustand oder ein intensiv erlebtes Hungergefühl eintritt. Vielmehr werden das Essen und damit die Energie- und Nährstoffzufuhr bereits antizipatorisch begonnen, sofern dies aufgrund situativer (aber auch kognitiver) Faktoren möglich ist (TUSCHL et al. 1988). Gleichfalls wird die Nahrungsaufnahme nicht erst bei einem intensiven Völlegefühl oder gar Übelkeit beendet. Appetit und Sättigung (im Sinn der *intra-meal satiety*) können als erlernte Reaktionen nach dem Schema der klassischen Konditionierung verstanden werden (BOOTH 1977; STUNKARD 1975b).

Das Modell der Sättigung als konditionierter Reaktion geht davon aus, daß bestimmte Signale wie sensorische Eindrücke oder Magenfüllung als *konditionierte Stimuli (CS)* mit den *„nutritiven Konsequenzen"* (BOOTH 1988) der Nahrung als *unkonditionierte Stimuli (US)* gekoppelt werden (BOOTH 1977, 1988, 1989; STUNKARD 1975b). Die nutritiven Konsequenzen, die als unkonditionierte Stimuli die konditionierten Stimuli verstärken, bestehen zum einen darin, daß die aufgenommen Nährstoffe bzw. ihre Stoffwechselprodukte nach einer gewissen Zeit über die Blutbahn die Sättigungszentren des Gehirn erreichen und dort als unkonditionierter Stimulus fungieren (*postresorptive Sättigung*), wobei die Stärke dieses unkonditionierten Stimulus (US) zum Energie- oder Nährstoffgehalt der aufgenommenen Nahrung in Beziehung steht (STUNKARD 1975b). Zum anderen kann auch die Veränderung der Absorptionsrate für bestimmte Nährstoffe im gastrointestinalen Trakt, die bereits kurz nach der Nahrungsaufnahme einsetzt, als unkonditionierter Reiz dienen (BOOTH 1977). Insbesondere die Wirksamkeit von Kohlenhydraten, von schnell oxidierbaren Substanzen wie Alkohol, von Fetten und von essentiellen Aminosäuren als unkonditionierter Reiz ist bereits gezeigt worden (BOOTH 1988).

Als konditionierte Stimuli (CS) können nahezu alle körpereigenen Signale oder Reize aus der Umwelt sowie soziale, kognitive oder emotionale Umstände dienen (BOOTH 1988, 1989). Besonders sind hier die besonderen Eigenschaften der Nahrungsmittel wie Geschmack, Geruch, Aussehen und Textur hervorzuheben (BOOTH 1988). So kann davon ausgegangen werden, daß die Kurzzeit-Sättigung, als Folge der Nahrungsaufnahme, zum einen auf Geschmacksreize (BOOTH, LEE & MCALEAVEY 1976), zum anderen auf die Signale von intragastralen Chemorezeptoren (DEUTSCH & TABUENA 1986) konditioniert ist.

Solche CS treten normalerweise nicht isoliert, sondern in einem komplexen Zusammenwirken auf, wenn sich beispielsweise bestimmte körperliche Zustände (z. B. Mangel an einem Nährstoff oder Nahrungsmittel) vorzugsweise in einem bestimmten Kontext (z. B. Tageszeit, soziale Situation) finden. Solche Konfigurationen werden von Booth (1988, 1989) als „*Appetit-Gestalt*" bezeichnet. Die identischen Lernprinzipien lassen sich auch auf spezifischen Appetit, also temporäre Nahrungspräferenzen in Abhängigkeit vom Zustand des Organismus, übertragen. Zusammenfassend können somit Appetit und Sättigung als konditionierte Präferenzen oder Aversionen verstanden werden, die vom nutritiven Status des Organismus abhängen (Booth 1977).

4.4 Zentrale Mechanismen zur Steuerung der Nahrungsaufnahme

Einer der Orte, denen für die Steuerung der Nahrungsaufnahme eine wesentliche Bedeutung zukommt, ist offenbar der Hypothalamus. In einer umfangreichen Übersicht der verschiedenen, vor allem tierexperientellen Studien entwerfen Leibowitz und Shor-Posner (1986) das folgende Bild.

Im medialen Hypothalamus, genauer im Paraventrikulären Kern (Paraventricular Nucleus PVN), kann eine Art *Sättigungszentrum* gesehen werden. Wird dieses Zentrum stimuliert, sei es durch elektrische Reizung oder durch den Neurotransmitter Serotonin (5-Hydroxy-Tryptamin 5-HT), dann sinkt die gegessene Menge, indem zum einen die Mahlzeitenlänge verkürzt wird und die Eßgeschwindigkeit (Eßrate) verlangsamt wird (*intra-meal satiety*). Auch wird hierdurch die Aufnahme von bestimmten Nährstoffen gesteuert, indem von dieser Sättigungswirkung insbesondere die Aufnahme von Kohlenhydraten bzw. das Verhältnis von Kohlenhydraten zu Protein betroffen ist.

Wird der PVN hingegen gehemmt, so können die umgekehrten Effekte beobachtet werden: Die Eßrate steigt, die Mahlzeitendauer nimmt zu, und es findet eine bevorzugte Kohlenhydrataufnahme statt. Für diese Hemmung ist offenbar als Neurotransmitter Noradrenalin (Norepinephrin) durch seine Wirkung auf alpha-2-Rezeptoren zuständig. Diese Überlegungen werden auch dadurch gestützt, daß bei Nahrungsdeprivation ein Anstieg des Noradrenalin-Umsatzes im Hypothalamus beobachtet wird. Ebenso kann bei einer gezielten Zerstörung dieser Hirnregion eine entsprechend gesteigerte Nahrungsaufnahme beobachtet werden.

Der laterale Hypothalamus, insbesondere die Perfornicalregion, stellt hingegen eine Art *Hungerzentrum* dar. Wird dieses Hungerzentrum durch den Neurotransmitter Dopamin gehemmt, so verringert sich die Nahrungsaufnahme, insbesondere dadurch, daß sich der Beginn einer erneuten Nahrungsaufnahme verzögert, während die Mahlzeitenlänge unbeeinflußt bleibt. Damit scheint die Perfornicalregion an der *inter-meal satiety* beteiligt zu sein. Weiter scheint der laterale Hypothalamus besonders die Proteinaufnahme zu regulieren, d. h. ein Protein-Hungerzentrum zu sein, bei dessen Hemmung durch Dopamin die Proteinzufuhr sinkt. Wird diese Hirnregion gezielt zerstört, so kann eine Verringerung der Nahrungsaufnahme, eine sog. hypothalamische Anorexie beobachtet werden.

Es konnte weiter festgestellt werden, daß die Nahrungsaufnahme einen direkten Einfluß auf diese zentrale Steuerung hat. Eine kohlenhydratreiche Mahlzeit führt zu einer deutlichen Insulinausschüttung. Hierdurch erhöht sich der Anteil der Aminosäure Tryptophan im Blutplasma im Vergleich zu den neutralen Aminosäuren. Dies hat einen vermehrten Einstrom von Tryptophan ins Gehirn zur Folge. Da Tryptophan ein Stoffwechselvorläufer des Neurotransmitters Serotonin ist, kann die Serotoninsynthese gesteigert werden, was nach dem oben dargestellten Prozeß zu einer Sättigung für Kohlenhydrate führt. Nach einer solchen Modellvorstellung würde also die Kohlenhydrataufnahme als Konsequenz zu einer spezifischen Sättigung für Kohlenhydrate führen. Die Proteinzufuhr verringert hingegen den Einstrom von Tryptophan ins Gehirn und führt so zu einer geringeren Serotoninsynthese.

Es gibt Hinweise darauf, daß sowohl durch Kohlenhydrat- wie Proteinzufuhr die Verfügbarkeit der Aminosäure Tyrosin im Gehirn erhöht wird, wobei der Effekt einer proteinreichen Mahlzeit größer ist als der einer Kohlenhydratmahlzeit. Da Tyrosin ein Stoffwechselvorläufer der Neurotransmitter Dopamin und Noradrenalin ist, könnten somit auch hier analoge Steuerungs- und Rückkopplungsprozesse stattfinden.

4.5 Die Setpoint-Theorie der Regulation des Körpergewichts

Die Beobachtung, daß das Körpergewicht von Menschen, aber auch von Tieren über lange Zeiträume bemerkenswert stabil ist, hat zu der Hypothese geführt, daß das Körpergewicht, ähnlich wie Blutdruck oder Körpertemperatur, eine regulierte Größe ist (Keesey & Powley 1986). Wäre dies nicht so, dann müßten bereits kleinere „*Fehler*“ bei der Nahrungaufnahme zu einer Gewichtszu- oder -abnahme führen. Mit solchen

Gewichtsveränderungen sind (zumeist) allerdings nicht Veränderungen der Muskelgewebsmasse (wie bei sportlichem Training), sondern Veränderungen der Menge des Fettgewebes gemeint. Unterstellt man, daß ein Kilogramm Fettgewebe einen durchschnittlichen Brennwert von 7000 kcal hat, so müßte bereits ein „*Irrtum*" von 50 kcal pro Tag, das sind ein mittelgroßer Apfel, eine Praline oder auch ein kleines Glas Milch, zu einer Gewichtsveränderung von 2,5 Kilogramm pro Jahr führen. Im Lauf von zehn Jahren würde sich auf diese Weise eine Gewichtsveränderung von 25 Kilogramm aufsummieren, eine Schwankung, wie sie wohl die wenigsten Menschen in ihrem Leben erleben dürften.

Bereits ein Glas Cognac, ein halbes Brötchen oder ein Eßlöffel Crème fraîche, also weitere 50 kcal pro Tag mehr, müßten nach dieser Logik die Rate der Gewichtsveränderung verdoppeln. Nun ist es sehr unwahrscheinlich, daß selbst gut ausgebildete Ernährungsfachkräfte ihre Nahrungsaufnahme tagein, tagaus und das über Jahre hinweg so genau kontrollieren können, daß ihre Kalorienaufnahme um nicht mehr als 100 kcal variiert. Dennoch nehmen die meisten Menschen nicht so viel zu, und noch weniger dürften über Jahre hinweg so viel abnehmen. Der langfristige Mißerfolg der meisten Diätmaßnahmen belegt dies auf frappierende Weise.

In der Tat ist die Energiezufuhr nur eine Seite der Medaille, die andere Seite ist der Energieverbrauch. Wenn eine erhöhte Energiezufuhr durch einen erhöhten Energieverbrauch ausgeglichen würde oder eine erniedrigte Energiezufuhr durch einen erniedrigten Energieverbrauch, wäre das gesamte System im Gleichgewicht, eine Gewichtsveränderung, oder genauer eine Veränderung der Fettgewebsmasse würde nicht erfolgen (FAUST 1984). KEESEY und POWLEY (1986) vermuten, daß nicht das Körpergewicht direkt reguliert wird, sondern vielmehr die Energiezufuhr und der Energieverbrauch. Das Körpergewicht oder genauer die Fettgewebsmasse als Energiespeicher erscheinen dann als Folge dieser zugrundeliegenden Regulation ebenfalls als reguliert.

4.5.1 Setpoint

Der Begriff *Setpoint* stammt aus der kybernetischen Regulationstheorie und bezeichnet in einem Regelkreis das Referenzsignal bzw. den Sollwert, mit dem der Systemzustand verglichen wird. Bei Abweichungen von diesem Sollwert werden entsprechende Regulationsvorgänge eingeleitet, um das Gesamtsystem wieder zu stabilisieren (KEESEY & POWLEY 1986). Von zentraler Bedeutung in dieser Theorie ist die Überlegung, daß der Zustand des Systems durch einen meßbare Größe erfaßt und zurückgekoppelt wird und daß diese Meßgröße mit einem Sollwert verglichen wird. In der Regelungstechnik wird ein solches rückgekoppeltes System als *Regelung* (engl.: closed loop control) bezeichnet und von einer *Steuerung* (engl.: open loop control) unterschieden (DIN 19 226; Dörrscheidt & Latzel, 1993).

LEXIKON

Regelung oder Steuerung

In der Regelungstechnik werden Steuerung und Regelung unterschieden (DIN 19 226; Dörrscheidt & Latzel, 1993). Mit einer Steuerung (engl. open loop control) wird ein Wirkungsablauf bezeichnet, der nur in einer Richtung geht (Abb. 4/2). Ein Beispiel hierfür wäre das Gaspedal in einem Auto. Wird ein Gaspedal bei einer bestimmten Stellung festgehalten (Führungsgröße 1), gelangt eine bestimmte Benzinmenge durch den Vergaser oder die Einspritzanlage (Stellglied 3) in den Motor. Hierdurch ergibt sich eine von verschiedenen Bedingungen wie Steigung, Windverhältnissen, Rollwiderstand des Straßenbelags (Störgröße 5) abhängige Geschwindigkeit des Autos (Prozeß 4). Ändern sich die äußeren Bedingungen (Störgröße 5), ändert sich auch die Geschwindigkeit des Wagens. Der Fahrer muß mehr oder weniger bewußt eingreifen, um die ursprüngliche Reisegeschwindigkeit wiederherzustellen, wenn er dies will. Dazu kann er sich an der Geschwindigkeitsanzeige des Tachometers (Meßwertgeber 6) orientieren.

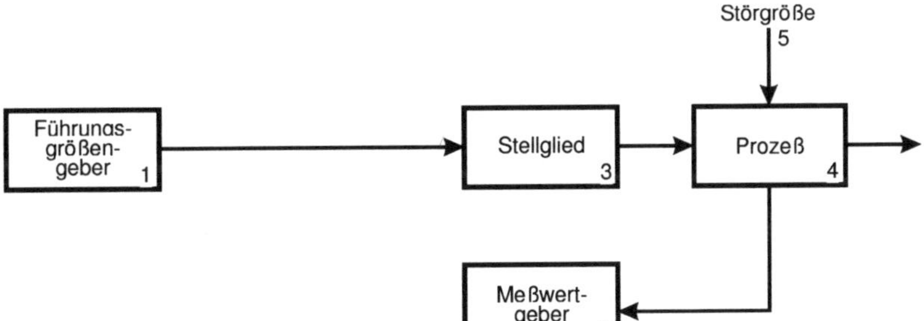

Abb 4/2: Prinzip einer Steuerung

Bei einer Regelung (engl.: closed loop control) existiert ein geschlossener Wirkungsablauf, bei dem die erreichte Wirkung (Ist-Wert) mehr oder weniger fortlaufend erfaßt und mit der gewünschten Wirkung (Soll-Wert) verglichen wird (siehe Abb. 4/3). Bei Abweichungen wird versucht, diese durch geeignete Maßnahmen zu beseitigen. Ein Beispiel hierfür ist der Tempomat eines Autos.

Nachdem die gewünsche Geschwindigkeit eingestellt ist (Führungsgröße 1, engl. set point), wird diese mit der derzeitigen Geschwindigkeit verglichen (Vergleicher 2). Entsprechend eventuellen Abweichungen wird mehr oder weniger Treibstoff durch Vergaser bzw. Einspritzpumpe (Stellglied 3) in den Motor gepumpt. Wenn veränderte Außenbedingungen wie Steigung, Windverhältnisse o.a. die Geschwindigkeit des Wagens (Prozeß 4) beeinflussen, wird die neue Geschwindigkeit erfaßt (Meßwertgeber 6) und an den Vergleicher (2) weitergemeldet, der daraufhin entsprechende Anpassungen der Benzinzufuhr (3) vornimmt.
Bezogen auf die Setpoint-Theorie des Körpergewichts könnte die Führungsgröße, d. h. der Setpoint (1), eine möglicherweise genetisch determinierte Körperfettmenge sein, das Stellglied (3) könnte in Anpassungen des Energieverbrauchs bzw. der Energiezufuhr bestehen. Der zu regulierende Prozeß (4) ist die Körperfettmasse, der Meßwertgeber (6) besteht eventuell in dem Protein Leptin, das durch das ob-Gen codiert wird (s. Abschnitt 4.2 und 5.5.7), und der Vergleicher (2) ist möglicherweise im Hypothalamus lokalisiert. Im vorangegangenen Satz soll durch die Formulierung im Konjunktiv bewußt der hypothetische Charakter der Setpoint-Theorie betont werden.

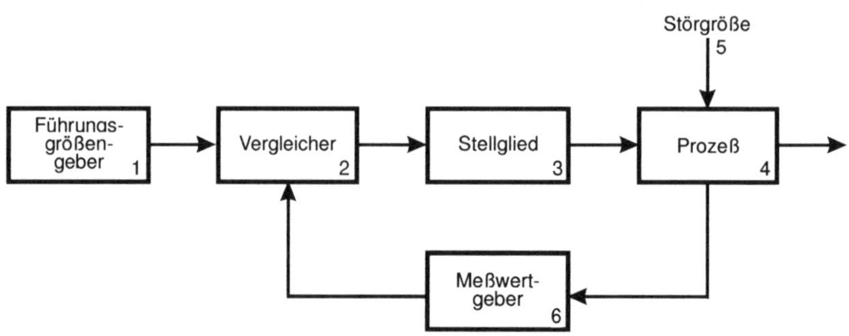

Abb. 4/3: Prinzip einer Regelung

Theoretisch sind solche Modellvorstellungen eng mit dem Begriff *Homöostase* verknüpft, der von Cannon (1932) eingeführt wurde. *Homöostase* bezeichnet einen Zustand des Körpers („*steady state*"), der durch entsprechende physiologische Mechanismen und/oder entsprechendes Verhalten aktiv aufrechterhalten wird. Durch solche kompensatorischen Vorgänge wird ein hohes Ausmaß an Stabilität für die regulierte Größe erreicht. Gleichwohl bedeutet Stabilität nicht, daß eine solche regulierte Größe nur einen bestimmten Wert annimmt. Vielmehr können körperliche Zustände – abhängig von den jeweiligen Umständen oder etwaigen Störungen – innerhalb bestimmter Toleranzbereiche variieren. Blutdruck und Körpertemperatur gelten als prototypische Beispiele für solche regulierten Größen.

4.5.2 Energiebedarf

Die dem Organismus zugeführte und von diesem verwertete Energie läßt sich in drei Komponenten aufteilen:

(1) Energie, die zur Aufrechterhaltung der grundlegenden Stoffwechselvorgänge im Ruhezustand benötigt wird, also der *Grundumsatz* (engl. *basal metabolic rate* BMR) bzw. der *Ruheumsatz* (engl. *resting metabolic rate* RMR);

(2) Energie, die für die „Verstoffwechselung" erneut zugeführter Nahrung benötigt wird, und

(3) Energie, die für Aktivitäten und Bewegung benötigt wird.

Energie, die darüber hinaus zugeführt wird, wird im Organismus – zumeist in Form von Fett – gespeichert. Über die verschiedenen Methoden, um den Energieverbrauch zu messen, informiert z. B. Selberg (1995) ausführlich.

Nach Kleiber (1947) ist der Energieverbrauch von verschiedenen Tieren – von Mäusen über Ratten, Hasen, Hunde, Schafe, Menschen bis zu Rindern – proportional zum Körpergewicht. Der Energiebedarf (in kcal pro Tag) läßt sich über diese ganze Bandbreite sehr genau vorhersagen, wenn das Körpergewicht in Kilogramm mit 0,75 exponentiert wird:

Energiebedarf (kcal/Tag) = 70 × Körpergewicht (in kg) ^{0,75}

Im doppelt logarithmischen Koordinatensystem wird diese Gleichung als Gerade dargestellt (Abb. 4/4). Es wurde gezeigt, daß sich diese Beziehung über eine Bandbreite vom Einzeller bis zu den größten Säugetieren erstreckt (Hemmingsen 1956-1960, zit. nach Keesey & Powley 1986). Auch gibt es einige Anhaltspunkte dafür, daß diese Beziehung zwischen Energiebedarf und Körpergewicht nicht nur für den Vergleich zwischen verschiedenen Spezien gültig ist, sondern auch für den Vergleich von Tieren mit verschiedenem Körpergewicht innerhalb einer Spezies gilt (Keesey & Powley 1986; Kleiber 1975).

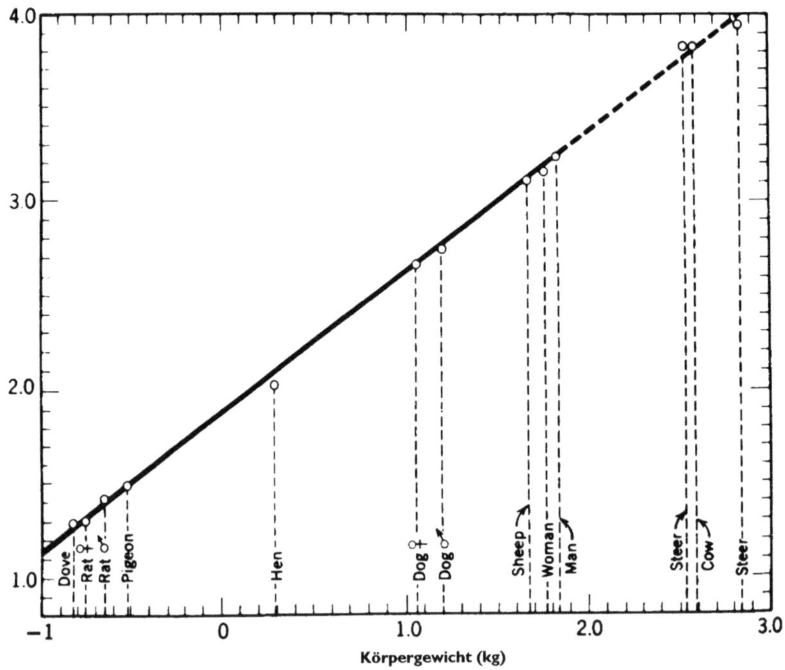

Abb. 4/4 zeigt den Energiebedarf in Abhängigkeit vom Körpergewicht (aus KEESEY & CORBETT 1984)

Grundlage für diese Formel von KLEIBER sind allerdings im wesentlichen Beobachtungen an Tieren. Daher muß ihre Gültigkeit auf solche Organismen eingeschränkt werden, die ihr „*normales Gewicht*" haben, sich in ihrem *Set-Point* befinden. Wenn die Energiezufuhr durch „*Überfütterung*" oder Nahrungsrestriktion manipuliert wird, folgt der Energiebedarf nicht mehr der KLEIBERschen Beziehung.

4.5.3 Anpassung des Energieverbrauchs

Wird die Nahrungszufuhr eingeschränkt, so erfolgt eine Reduzierung des Energieverbrauchs, die deutlich höher ist, als durch den Verlust an Körpergewicht (nach der KLEIBERschen Formel) vorherzusagen wäre. Im Tierexperiment bei Ratten wurde beobachtet, daß ein Gewichtsverlust von 5,8 % mit einem Absinken des Energieverbrauchs von 14,7 % verbunden ist (KEESEY & CORBETT 1984).

In der Minnesota-Studie von Keys et al. (1950; s. Kasten) wurde auch beim Menschen festgestellt, daß eine Gewichtsreduktion von 25 % mit einer Reduktion des Ruheumsatzes von 40 % verbunden ist. Selbst wenn der Verlust von stoffwechselaktivem Gewebe berücksichtigt wird, liegt der Energiebedarf noch 16 % unter dem Ausgangsniveau (Keesey & Corbett 1984). Wenn die Versuchspersonen nach Ende der Diätphase wieder soviel essen durften, wie sie wollten, kehrte das Gewicht wieder rasch zum Ausgangsniveau zurück.

Die Minnesota-Studie

Eine der bedeutsamsten Untersuchungen zu den Auswirkungen des Hungerns ist die „Minnesota-Studie“, *die von* Keys et al. *(1950) unter dem Titel* „The Biology of Human Starvation“ *in zwei umfangreichen Bänden auf über 1000 Seiten detailliert dargestellt wird. Historischer Hintergrund dieser Untersuchung war das Ende des zweiten Weltkriegs, in dessen Folge weite Teile der Bevölkerung in Europa, aber auch in Asien unter der Verknappung von Lebensmitteln, Lebensmittelrationierungen und damit unter Hunger zu leiden hatten. Von den Opfern der nationalsozialistischen Gewaltherrschaft in den Konzentrationslagern und von Kriegsgefangenen lagen teilweise dramatische Berichte über die Folgen des Hungerns, ja Fast-Verhungerns vor. Ziel der Minnesota-Studie war es zu untersuchen, welche Folgen sich als Einschränkung der Nahrungsaufnahme einstellen und ob diese Folgen reversibel sind.*

Untersucht wurden 36 junge, gesunde Männer, die trotz der damals (1944) bestehenden Wehrpflicht in den USA den Kriegsdienst aus Gewissensgründen verweigerten. Sie wählten die Teilnahme als Versuchspersonen an diesem Experiment als Alternative zum Kriegsdienst.

Die eigentliche Untersuchung ging über ein knappes Jahr und bestand aus einer Kontroll- oder Baselinephase von 12 Wochen zu Beginn, einer Hungerphase von 24 Wochen, in der die Kalorienzufuhr für jede Versuchsperson (gegenüber der Baselinephase) individuell halbiert wurde und einer anschließenden Rehabilitationsphase von 12 Wochen, in der wieder mehr gegessen wurde.

Die wesentlichen Ergebnisse zeigen, kurz zusammengefaßt, daß selbst eine Kalorienreduktion von 50 % über ein halbes Jahr lediglich zu einer Gewichtsabnahme von 25 % Prozent führt. Es kommt zu einer Anpassung des Energieverbrauchs an die Energiezufuhr durch eine Reduktion des Ruheumsatzes um 40 % sowie einer damit einhergehenden Reduktion des allgemeinen Aktivitätsniveaus. Durch die

Kalorienrestriktion traten bei den Versuchspersonen weiterhin Veränderungen ihrer Eßgewohnheiten und eine gesteigerte gedankliche Beschäftigung mit dem Thema „Essen" auf. Essen wurde im Verlauf der Untersuchung zu einem zentralen Lebensinhalt für die Versuchspersonen. Bei manchen Versuchspersonen blieben auch nach Abschluß der Kalorienrestriktion schwere Störungen der Sättigungsregulation: Es kam zu Heißhungeranfällen, die Versuchspersonen hatten Schwierigkeiten, Mahlzeiten zu beenden und selbst nach großen Mahlzeiten wurde Sättigungsgefühl nur abgeschwächt und mit Verzögerung verspürt. Auch im kognitiven, emotionalen und sozialen Bereich ergaben sich bei den Versuchspersonen schwerwiegende Veränderungen: Konzentrationsstörungen, verminderte Vigilanz, sozialer Rückzug, Verlust sexuellen Interesses, Stimmungsschwankungen und Depressionen.

Viele der von KEYS et al. (1950) beschriebenen Phänomene lassen zwei Schlußfolgerungen zu: Erstens läßt sich das Körpergewicht nicht beliebig manipulieren; offenbar existieren physiologische und psychologische Gegenregulations-Mechanismen, die in Richtung einer Gewichtskonstanz wirken und so die Lebens- und Überlebensfähigkeit unter den Bedingungen von Energierestriktion weitgehend erhalten.

Zweitens gibt es eine auffallende Übereinstimmung zwischen den von KEYS et al. (1950) beschriebenen Phänomenen und der Symptomatik bei Eßstörungen wie *Anorexia nervosa* und *Bulimia nervosa*. Offenbar sind die dargestellten Symptome eine direkte Folge der Nahrungsrestriktion und der damit verbundenen Gewichtsreduktion. Dies läßt dann die begründete Vermutung zu, daß viele der beschriebenen Symptome bei Eßstörungen nicht auf eine Form spezifischer Psychopathologie der Eßstörungen zurückzuführen sind; sie können vielmehr als Folge des veränderten Eßverhaltens verstanden werden.

Auch eine Überernährung führt zu einer entsprechenden adaptiven Anpassung des Energieverbrauchs. Im Tierversuch an Ratten wurde gezeigt, daß eine „*Überfütterung*" mit einer abwechslungsreichen „*cafeteria diet*" zu einem drastischen Anstieg des Ruheumsatzes führt (ROTHWELL & STOCK 1979).

Essen für die Wissenschaft

In den als klassisch zu bezeichnenden Untersuchungen zur experimentellen Erzeugung von Übergewicht am Menschen wurden Versuchspersonen aus dem Vermont-State-Gefängnis, die sich freiwillig zur Versuchsteilnahme bereit erklärt hatten, überernährt, um eine Gewichtszunahme von 20 bis 25 % zu erreichen (Sims 1976; Sims et al. 1968, 1973). Manche Versuchspersonen konnten enorme Mengen an Nahrung aufnehmen, bis zu 10.000 kcal pro Tag, ohne mit der erwarteten Geschwindigkeit zuzunehmen (Sims 1976). Eine vier- bis sechsmonatige Überernährung war notwendig, um die gewünschte Gewichtszunahme zu erreichen. Während in der Baselinephase eine Zufuhr von 27 kcal pro Kilogramm Körpergewicht zur Stabilisierung des Körpergewichts ausreichend war, waren hierfür nach der Gewichtszunahme 37 kcal/kg notwendig. Nach der Rückkehr zur „normalen" Ernährung kehrte das Gewicht der Versuchspersonen wieder sehr schnell zum Ausgangsgewicht zurück. Lediglich 4 von 15 Versuchspersonen nahmen durch die Überernährung rasch an Gewicht zu. Bei zwei dieser 4 Versuchspersonen wurde Übergewicht oder Diabetes in der familiären Vorgeschichte festgestellt. Die übrigen Versuchspersonen mußten für die Gewichtszunahme *„hart arbeiten"* (Sims et al. 1968, S. 170), drei Probanden konnten das Ziel einer 25 %igen Gewichtszunahme nicht erreichen. Diese elf Versuchspersonen verloren wieder sehr schnell an Gewicht.

Genetische Disposition der Futterverwertung

In einer Untersuchung von Bouchard et al. (1990) wurden 12 Paare von eineiigen Zwillingen, junge erwachsene Männer, nach einer Baseline-Phase überernährt. Die Überernährung betrug 1.000 kcal pro Tag (relativ zur Baseline-Phase) und wurde an sechs Tagen pro Woche über einen Zeitraum von insgesamt 100 Tagen verabreicht. Die durchschnittliche Gewichtszunahme lag bei 8,1 kg, mit einer Spannbreite von 4,3 bis 13,3 kg. Nur 5 der 24 Probanden nahmen mehr als 10 kg zu. Aufgrund der Zunahme an Fettgewebsmasse und fettfreier Körpermasse errechnen die Autoren, daß durchschnittlich 29.000 kcal (von insgesamt 84.000 kcal zuviel zugeführten) *„auf irgendeine Weise verschwunden sind"* (S. 1481).

Ein Vergleich der Zwillingspaare zeigt, daß die Zwillinge jeweils sehr ähnlich auf die Überernährung reagieren (siehe auch Abb. 5/11 im Unterkapitel 5.5.7). Dies äußert sich in einer signifikanten Korrelation innerhalb der Zwillingspaare für die Gewichtszunahme ($r = 0{,}55$), die Zunahme der Fettgewebsmasse und das Fettverteilungsmuster. Für die starke Variation der Reaktion zwischen den verschiedenen Zwillingspaaren und die Ähnlichkeit innerhalb der einzelnen Zwillingspaare werden in erster Linie genetische Faktoren verantwortlich gemacht. Allerdings weist Bouchard (pers. Mitteilung) darauf hin, daß kaum von einem sehr starken genetischen Einfluß gesprochen werden kann, da die durch die Zwillingspaare aufgeklärte Varianz lediglich rund 25 % beträgt, die restliche Variation sei wohl auf erworbene Einflüsse zurückzuführen.

In mehreren Kurzzeitexperimenten wurden Zwillingspaare über einen Zeitraum von 22 Tagen überernährt bzw. durch sportliches Training in eine negative Energiebilanz gebracht und der Ruheumsatz bestimmt (Bouchard & Tremblay 1990). Dabei zeigte sich, daß der Ruheumsatz, aber auch der thermogenetische Effekt von Mahlzeiten bei positiver Energiebilanz zunahm, bei negativer Energiebilanz abnahm. Unter beiden Bedingungen ergaben sich beträchtliche Unterschiede in der Veränderung des Ruheumsatzes zwischen den verschiedenen Zwillingspaaren. Es zeigte sich jedoch, daß die Veränderung des Ruheumsatzes, die durch Überernährung ausgelöst wurde, zwischen den eineiigen Zwillingen mit 0,63 korrelierte; die Veränderungen durch negative Energiebilanz korrelierte mit 0,81 zwischen den Zwillingen. Auch diese Befunde deuten auf eine genetische Komponente in der Regulation des Energieverbrauchs und seiner Anpassung hin.

4.5.4 Anpassung der Nahrungsaufnahme

In einem Experiment ernährte Wooley (1971) elf Versuchspersonen über einen Zeitraum von 15 Tagen ausschließlich mit Flüssignahrung. Dabei wurde die kalorische Dichte der Flüssignahrung für jeweils Fünf-Tages-Abschnitte variiert. Es zeigte sich, daß die Versuchspersonen bei niederkalorischer Flüssignahrung mehr Volumen zu sich nahmen als bei hochkalorischer Flüssignahrung und somit ihre Nahrungsaufnahme in Richtung einer Kalorienkompensation regulierten, ohne jedoch eine vollständige Kompensation zu erreichen.

In einer Untersuchung von Spiegel (1973) wurden die Versuchspersonen über 10 bis 21 Tage mit Flüssignahrung aus einem Fooddispenser ernährt, wobei die Probanden die verzehrte Nahrungsmenge nicht visuell kontrollieren konnten. Nach einer Anfangsperiode, in der die kalorische Dichte der Flüssignahrung 1 kcal/ml betrug, wurde den Versuchspersonen eine verdünnte Flüssignahrung mit 0,5 kcal/ml verabreicht. Es zeigte sich, daß einige der Versuchspersonen, allerdings nicht alle, in der Lage waren, innerhalb von zwei bis fünf Tagen ihre Nahrungsaufnahme durch die Erhöhung des getrunkenen Volumens um durchschnittlich 87 % an die veränderte kalorische Dichte anzupassen. Diese Kompensation beinhaltete sowohl eine Erhöhung der Mahlzeitenfrequenz als auch der Mahlzeitengröße.

Diese Befunde deuten darauf hin, daß neben der Veränderung des Energieverbrauchs auch die Steuerung der Nahrungsaufnahme im Sinn einer kompensatorischen Erhöhung bzw. Verringerung zu den Effektoren des Regulationssystems des Körpergewichts gezählt werden kann.

4.5.5 Die Rolle der Fettzellen in der Regulation des Körpergewichts

Überschüssige Energie wird vom Körper – neben einem begrenzten Vorrat an schnell verfügbarem Glykogen – vor allem in Form von Triglyceriden in den Fettzellen (*Adipozyten*) des Fettgewebes gespeichert. Bei einem länger anhaltenden Energiedefizit wird Energie durch den Abbau dieser Fettdepots verfügbar gemacht.

Die Menge des Fettgewebes hängt von zwei Faktoren ab: von der Größe bzw. dem Gewicht der einzelnen Fettzellen (*Adipozyten*) und von ihrer Anzahl. Diesen zwei Faktoren entsprechend können die *hypertrophe* Form des Übergewichts (größeres Volumen der einzelnen Fettzellen), die *hyperplastische* Form (größere Anzahl von Fettzellen) sowie eine kombinierte Form unterschieden werden (Krotkiewski et al. 1977).

Wesentlicher Aufschluß über die Wirkungsweise dieser beiden Faktoren kommt unter anderem aus einem Tierexperiment von Faust et al. (1978). Werden Ratten über einen längeren Zeitraum mit fettreichem Futter überernährt, so vergrößern sich zunächst die vorhandenen Fettzellen, bis diese eine maximale Größe (etwa zwei- bis dreifache Größe) erreicht haben. Dann setzt eine rasche Vermehrung der Fettzellen, also ein Anstieg der Fettzellen-Anzahl, ein. Wenn die Versuchstiere anschließend wieder mit dem normalen Laborfutter ernährt werden, kehren sie wieder rasch in die Nähe des Ausgangsgewichts zurück. Die Vergrößerung der Fettzellen ist ebenfalls vollständig zurückgegangen.

Im Gegensatz hierzu ist allerdings die Anzahl der Fettzellen nicht reversibel, sondern bleibt vollständig erhalten. Da die überschüssige Anzahl der Fettzellen nicht durch ein kleineres Volumen der einzelnen Fettzellen ausgeglichen wird, stabilisiert sich die Fettgewebsmasse insgesamt auf einem etwas höheren Niveau als vor Beginn des Experiments. Somit können zwei Effekte der experimentellen Überernährung festgestellt werden: die Anzahl der Fettzellen wird irreversibel vermehrt, das Volumen der einzelnen Fettzellen wird reversibel vergrößert.

Der Befund, daß einmal angelegte Fettzellen nicht wieder abgebaut werden, galt – auch für den Menschen – lange Zeit weitgehend unwidersprochen (BENNETT & GURIN 1982; FAUST 1980, 1984; STUNKARD 1986; VAN ITALLIE 1984). Bei einer Einschränkung der Nahrungszufuhr wird das Volumen bzw. das Gewicht der einzelnen Fettzellen verringert, ihre Anzahl bleibt jedoch konstant. Es gibt Hinweise darauf, daß – in Abhängigkeit von verschiedenen Faktoren – der Organismus die durchschnittliche Größe der Fettzellen reguliert und es somit schwierig ist, über längere Zeit einen verkleinertes Fettzellvolumen (*hypothropher Zustand)* aufrecht zu erhalten (FAUST 1980; VAN ITALLIE 1984). Neuere Untersuchungen zeigen jedoch, daß auch die Anzahl der Fettzellen nach einer Gewichtsreduktion wieder reduziert werden kann (SJÖSTRÖM 1993). Nach einer erheblichen Gewichtsreduktion durch gastrointestinale operative Verfahren (siehe Kap. 5.6.3) war nicht nur das Gewicht der Fettzellen reduziert, sondern auch ihre Anzahl (NÄSLUND et al. 1988). Nach langfristigen, d. h. 6 bis 10jährigen Veränderungen des Körperfetts scheint die Anzahl der Fettzellen, nicht aber ihr Gewicht bzw. Volumen verändert zu sein (SJÖSTRÖM 1980, SJÖSTRÖM & WILLIAM-OLSSON 1981), während nach kurzfristigen Veränderungen (1 bis 2 Jahre) lediglich das Gewicht, nicht aber die Anzahl der Fettzellen beeinflußt wird. SJÖSTRÖM (1993) vermutet, daß – analog zum Aufbau von Depotfett – beim Abbau zunächst das Gewicht der einzelnen Zellen reduziert wird und daß dann das reduzierte Fettzellgewicht, wenn es deutlich und langanhaltend genug ist, einen Abbau der Fettzellen auslösen kann. Dabei ist allerdings ungeklärt, ob dieser Abbau einem tatsächlichen Verschwinden der Fettzellen entspricht oder ob die Fettzellen in Postadipozyten umgewandelt werden.

4.5.6 Die Setpoint-Theorie als Erklärung von Mißerfolgen bei der Gewichtsabnahme

Die Setpoint-Theorie hat in den 80er und 90er Jahren eine erhebliche Popularität erfahren, da sie auf einfache Weise zu erklären schien, warum es den meisten Menschen nicht dauerhaft gelingt, ihr Körpergewicht zu reduzieren. Die Setpoint-Theorie konnte plausibel machen, warum als Folge von Diäten der Jojo-Effekt (Auf und Ab des Körpergewichts) und gestörtes Eßverhalten entstehen. Dieser Prozeß ist Tab. 4/1 als Abfolge von 4 Phasen mit den Auswirkungen auf Verhalten und Erleben (psychologische Ebene), Energiestoffwechsel (physiologische Ebene) und Körpergewicht (somatische Ebene) zusammengefassend dargestellt.

Tab. 4/1: Zusammenfassende Darstellung der Setpoint-Theorie zur Erklärung des Jojo-Effekts und zur Entstehung von gestörtem Eßverhalten

	Psychologische Ebene Verhalten und Erleben	Physiologische Ebene Energiestoffwechsel	Somatische Ebene Körpergewicht
1	ungezügeltes, spontanes Eßverhalten (Non-Dieter)	Energieaufnahme entspricht Energiebedarf: ausgeglichene Energiebilanz	Körpergewicht stabil: Set-Point-Gewicht
2	Gezügeltes Eßverhalten (Diät, FdH, Fastentage etc.)	Energieaufnahme geringer als Energieverbrauch: negative Energiebilanz	Initiale Gewichtsabnahme unter das Set-Point-Gewicht
3	Zunehmende Schwierigkeiten im Eßverhalten (Anstieg der „Störbarkeit" im FEV): Außenreizabhängigkeit, Streßessen, Heiß- und Süßhunger, verzögerte Sättigung	Adaptation des Energieverbrauchs an Energiezufuhr: ausgeglichene Energiebilanz auf reduziertem Niveau	Stabilisierung des Gewichts unterhalb des Set-Points im neuen Steady State
4	Abbruch der „Diätmaßnahme", Rückkehr zum spontanen Eßverhalten	Energieaufnahme übersteigt (reduzierten) Energieverbrauch: positive Energiebilanz	Gewichtszunahme bis zum Set-Point-Gewicht oder darüber hinaus

4.5.7 Wird die Setpoint-Theorie gebraucht, um die Konstanz des Körpergewichts zu erklären?

In der Einführung zur Setpoint-Theorie war die eigentlich erstaunliche Konstanz des Körpergewichts über lange Zeiten als Begründung für die Setpoint-Theorie dargestellt worden. Nach der dort angestellten Modellrechnung müßten zwei Pralinen (100 kcal), die jeden Tag über den Bedarf hinausgegessen werden, im Lauf von 20 Jahren zu einer Gewichtszunahme von 104 kg führen. Wer umgekehrt jeden Tag 100 kcal weniger ißt, als er verbraucht, könnte ausrechnen, wann seine Waage Null anzeigt. Leider ignoriert diese Art von theoretischer Modellrechnung einige physiologische Tatsachen: Wenn sich das Gewicht und die Körperzusammensetzung ändern, ändert sich auch der Energieverbrauch.

Es ist bekannt, daß die magere Körpermasse (engl. lean body mass; LBM) bzw. die fettfreie Körpermasse (engl. fat free mass, FFM) einen hohen Prozentsatz des Energieverbrauchs erklären kann. In verschiedenen Untersuchungen wurde gefunden, daß zwischen 53 und 88 Prozent des Ruheumsatzes durch die fettfreie bzw. magere Körpermasse bestimmt werden (Nelson et al. 1992). Auch beim gesamten 24-Stunden-Energieverbrauch unter den eingeschränkten Bedingungen einer respiratorischen Kammer erklärt die fettfreie Körpermasse 81 % der gesamten Varianz (Ravussin et al. 1986). Auch wenn der Gesamtenergieverbrauch unter normalen Alltagsbedingungen über 14 Tage durch die Methode des „doppelt markierten Wassers“ gemessen wird, erklärt die fettfreie Körpermasse noch etwa die Hälfte der gesamten Varianz (Lichtman et al. 1992). Auch die Fettmasse bestimmt den Energieverbrauch mit, allerdings zu einem wesentlich geringeren Teil als die fettfreie Körpermasse (Nelson et al. 1992, Ravussin et al. 1986). So finden Nelson et al. (1992), daß der Ruheumsatz (resting metabolic rate RMR) mit RMR = 266 + 21.6 FFM + 3.2 FM vorhergesagt werden kann (dabei bedeutet RMR den Ruheumatz in kcal/d, FFM: fettfreie Körpermasse in kg und FM: Fettmasse in kg). Aus der Untersuchung von Ravussin et al. (1986) kann der Gesamtenergieverbrauch über 24 Stunden nach der Formel 24EE = 488 + 25,8 FFM + 4,8 %fat mit $r^2 = 0{,}82$ vorhergesagt werden (dabei bedeuten 24EE: 24 h Energieverbrauch in kcal unter den eingeschränkten Aktivitätsbedingungen in der respiratorischen Kammer, FFM: fettfreie Körpermasse in kg, %fat: prozentualer Anteil an Körperfett).

Wenn nun jemand mehr Energie aufnimmt, als er verbraucht, wird die überschüssige Energie gespeichert. Allerdings wird nicht die gesamte Überschußenergie in Form von Fett gespeichert. Nach Garrow (1986) erfolgt eine Gewichtszunahme von 1 kg durch die Zunahme um 750 g Fett und um 250 g magere Körpermasse. Die energetischen Äquivalente hierfür sind 6750 kcal für die 750 g Fett und 250 kcal für die 250 g magere Körpermasse, so daß eine Gewichtszunahme von 1 kg einen Überschuß von 7000 kcal erfordert. Diese Veränderung der mageren Körpermasse und der Fettmasse hat dann wiederum eine Veränderung des Energieverbrauchs zur Folge. Auf diese Art und Weise würde sich der Energieverbrauch langsam der Energiezufuhr asymptotisch nähern. In einer methodisch sehr aufwendigen Untersuchung von Diaz et al. (1992), in der Versuchspersonen über einen Zeitraum von 6 Wochen zusätzlich zu ihrem Erhaltungsbedarf mit 50 % des Erhaltungsbedarfs überernährt wurden, konnten die Veränderungen des Energieverbrauchs vollständig durch die Veränderung der Körperzusammensetzung erklärt werden. In Abb. 4/5 ist die berechnete Entwicklung des Körpergewichts eines 70 kg schweren Mannes mit normaler Körperzusammensetzung (nach GARROW 1986) dargestellt, wenn dieser mit täglich 2847 kcal ernährt wird, was 200 kcal über dem Energieverbrauch zu Beginn (Tag 0) liegt. Der Ruheenergieverbrauch wurde dabei nach der o.a. Formel von NELSON et al. (1992) berechnet. Der Gesamtenergieverbrauch wurde daraus durch Multiplikation mit dem Faktor 1,8 bestimmt. Diesen Faktor fanden DIAZ et al. (1992) als Verhältnis zwischen dem kalorimetrisch bestimmten Grundumsatz und dem Gesamtenergieverbrauch, der mit der Methode des „doppelt markierten Wassers“ gemessen wurde. Wie die Modellrechnung zeigt, hätte sich nach etwas mehr als 7 Jahren (Tag 2638) ein neues Gleichgewicht eingestellt: Nach einer Zunahme um 3,5 kg fettfreie Körpermasse und 10,6 kg Fettmasse entspricht dann der Energieverbrauch mit 2847 kcal/d wieder der Energiezufuhr. Die Modellrechnung zeigt weiter, daß die gravierendsten Gewichtsveränderungen in den ersten beiden Jahren nach Veränderung der Energiezufuhr stattfinden, ab dem vierten Jahr ist die Veränderung fast nicht mehr wahrnehmbar.

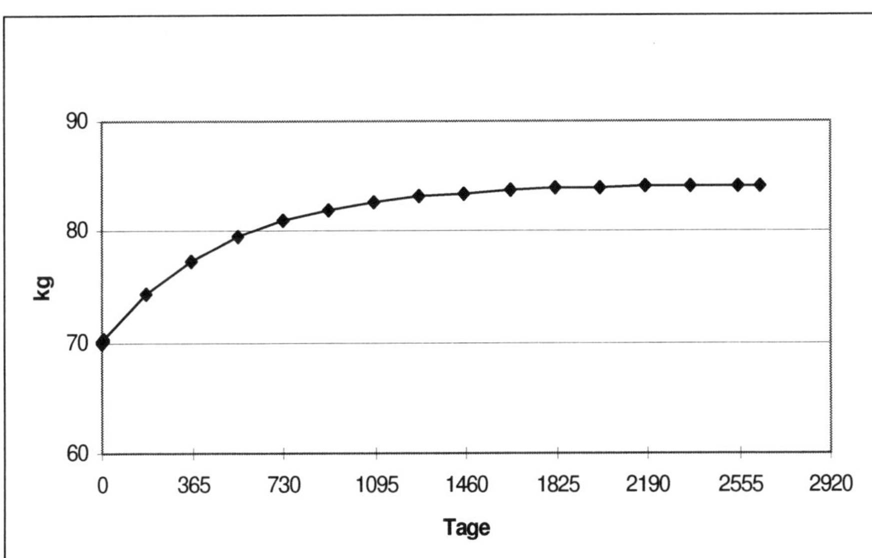

Abb. 4/5: Modellrechnung zur Veränderung des Körpergewichts bei einer Überernährung mit 200 kcal/d.

In der Veränderung des Energieverbrauchs durch die Veränderung der Körperzusammensetzung kann also ein wichtiger Mechanismus gesehen werden, der das Körpergewicht auf lange Sicht entsprechend einer bestimmten Relation von durchschnittlicher Energiezufuhr und körperlicher Aktivität konstant hält. Ein solcher Mechanismus ist nicht auf das Element der Rückkopplung angewiesen, das der Theorie einer aktiven Regulation innewohnt. Ein zweiter Mechanismus könnte schließlich darin bestehen, daß Menschen und Tiere nach einer Veränderung des Eß- oder Aktivitätsverhaltens wieder zu ihren alten Mustern des Eß- und Aktivitätsverhaltens zurückkehren, da diese als lange eintrainierte Gewohnheiten sehr stabil sind. Auch dies hätte wenig mit dem Gedanken der Regulation in der Setpoint-Theorie zu tun.

Ein dritter Mechanismus besteht schließlich darin, daß der Energieverbrauch zu einem gewissen Umfang von der aktuellen Nahrungszufuhr und von der Nahrungszufuhr an den unmittelbar vorausgegangen Tagen abhängt (Flatt, 1992). In einer Untersuchung von de Boer et al (1986) wurde z. B. der Energieverbrauch von Probanden zunächst bei einer 10 MJ/d (ca. 2.380 kcal/d) Ernährung untersucht, dann wurde für 56 Tage eine 4.2 MJ/d (1.000 kcal/d) Diät gegeben, und anschließend wieder eine 10 MJ/d Diät. Bereits am ersten Tag nach der 4.2 MJ/d Diät, also bevor irgendwelche bedeutsamen Veränderungen der Körperzusammensetzung erfolgt sein können, sank der Energieverbrauch um 4,6 %. Während der 8 Wochen mit der niederkalorischen Ernährung sank der Energieverbrauch um weitere 11,6 %-Punkte (bezogen auf das Ausgangsniveau), wobei diese Veränderung mit einer Veränderung der Körpermasse und -zusammensetzung einhergeht. Bereits am ersten Tag, nachdem wieder auf die 10 MJ/d-Ernährung zurückgekehrt wurde, stieg der Energieverbrauch wieder um 6,4 % Prozentpunkte von -16,2 % auf -9,8 %, jeweils bezogen auf das Ausgangsniveau. Diese Untersuchung zeigt, daß der Energieverbrauch mit einer Komponente sehr schnell auf die verfügbare Energiezufuhr reagiert, mit einer zweiten langsameren Komponente auf die Veränderung des Körpergewichts und der Körperzusammensetzung. Flatt (1992) weist darauf hin, daß der Ruheumsatz bei Überernährung am nächsten Tag nur ansteigt, wenn die Überernährung durch eine gemischte Nahrung erfolgt, nicht jedoch, wenn die Überernährung nur durch Fett erfolgt (siehe auch Abschnitt 4.6). Auch diese Reaktion des Energieverbrauchs auf die aktuelle Nahrungszufuhr ist ein Mechanismus, der unabhängig von einer Rückkopplung des Körpergewichts und der Fettmasse ist, und kann damit auch nicht als Regulation des Körpergewichts im Sinn eines Regelkreises verstanden werden.

Wenngleich also die Setpoint-Theorie attraktiv ist, weil sie die scheinbare Stabilität des Körpergewichts und die Schwierigkeit dauerhafter Gewichtsveränderungen plausibel erklären kann, so ist sie nach dem gegenwärtigen Stand der Wissenschaft weder notwendig, um die bekannten Phänomene zu erklären, noch sind ihre zentralen Elemente und die hieraus abgeleiteten Hypothesen hinreichend belegt. Die in diesem Abschnitt dargestellten Untersuchungsergebnisse lassen andere Mechanismen wahrscheinlicher erscheinen. Die weitere Forschung wird zeigen müssen, ob die Regulation des Körpergewichts durch Rückkopplungsmechanismen tatsächlich und, wenn ja, in welchem Umfang wirksam ist.

4.5.8 Die Absenkung des Energieverbrauchs und ihre Überinterpretation

Durch die Popularität der Setpoint-Theorie, zu der nicht zuletzt auch die Autoren des vorliegenden Buches beigetragen haben, ist in den letzten Jahren bei vielen Laien, bei manchen betroffenen Übergewichtigen genauso wie bei vielen Normalgewichtigen, aber auch bei vielen Ernährungsfachleuten der Eindruck entstanden, daß es eine substanzielle Anzahl von Menschen gibt, die aufgrund ihres ungünstig niedrigen Energieverbrauchs besonders leicht übergewichtig geworden sind bzw. die es nunmehr besonders schwer haben, abzunehmen. Zum Teil ist dabei die Überzeugung gewachsen, daß es einige Übergewichtige gibt, die mit nur 1.000 kcal pro Tag ihr Gewicht halten können bzw. daß es gar nicht so ungewöhnlich sei, wenn jemand mit einer 1.000- oder 1.200-Kalorien-Diät nicht abnimmt. Diese Überzeugung beruht zum Teil auf drei Vermutungen: **1.** Es gebe Menschen, die aufgrund ihrer genetischen Ausstattung einen extrem niedrigen Energieverbrauch haben und die daher besonders leicht übergewichtig werden. **2.** Nach einer Diät, vor allem nach einer Crash-Diät, senke sich der Energieverbrauch so weit ab, daß eine weitere Gewichtsabnahme trotz weiterhin erniedrigter Energiezufuhr nicht mehr möglich sei (siehe Abschnitt 4.5.6). **3.** Die Absenkung werde von Diät zu Diät schlimmer bzw. dauerhafter, so daß Menschen mit einer längeren Diätkarriere von ihrem Energiestoffwechsel her in einer besonders schwierigen Situation seinen. Das Problem dieser Überzeugungen und Vermutungen ist, daß sie nur zum Teil zutreffend sind. Dort, wo sie zutreffend sind, wird vielfach das Ausmaß der Veränderungen überschätzt. Daher soll kurz auf diese Punkte eingegangen werden.

Gibt es Adipöse, die mit nur 1.000 bis 1.200 kcal pro Tag ihr Gewicht halten? Im vorherigen Abschnitt 4.5.7 wurde bereits darauf hingewiesen, daß der Energieverbrauch im wesentlichen von der fettfreien Körpermasse und in deutlich geringerem Umfang von der Fettmasse abhängig ist. Da eine Gewichtszunahme nicht nur eine Zunahme der Fettmasse bedeutet, sondern auch eine Zunahme der fettfreien Körpermasse mit sich bringt, ist bei Adipösen im allgemeinen nicht nur die Fettmasse erhöht, sondern auch die fettfreie Körpermasse (Garrow, 1986). Ravussin und Swinburn (1993) haben bei 597 Probanden den Energieverbrauch über 24 Stunden in der respiratorischen Kammer erfaßt. Dabei wurden Probanden mit einem Gewicht zwischen 41,3 kg und 215,2 kg und einem Körperfettanteil zwischen 3 % und 53 % einbezogen. Dabei zeigte sich, daß adipöse Probanden einen höheren Energieumsatz hatten als schlanke Probanden. Der absolut niederigste Energieumsatz über 24 Stunden, der gemessen werden konnte, lag bei 1.259 kcal/d und wurde bei einer der leichtesten Frauen gemessen. Fricker et al. (1992) untersuchten 30 adipöse Frauen, die nach ihrer Nahrungsaufnahme mittels der „diet history"-Methode befragt wurden. Anhand dieser Angaben wurden die Frauen in „Wenig-Esser", „Normal-Esser" und „Viel-Esser" eingeteilt. Bei einer kalorimetrischen Messung des Ruheumsatzes wurde ebensowenig ein Unterschied zwischen den Gruppen gefunden wie bei ihrer körperlichen Aktivität. Nach eigenen Angaben (eng. self-report) hätte die Gruppe der „Wenig-Esser" weniger gegessen, als ihr gemessener Ruheumsatz ausmacht. Offenbar unterschätzten die „Wenig-Esser" ihre Nahrungsaufnahme deutlich. Interessanterweise ergaben sich keine Unterschiede zwischen den Gruppen bei einer Reihe von psychometrischen Variablen wie Intelligenz, Gedächtnis und allgemeiner Dissimulation. Allerdings hatten die „Wenig-Esser" signifikant höhere Werte bei nahrungsbezogener Dissimulation, d. h. sie gaben in einem Fragebogen häufiger Antworten, die auf eine perfekte Zurückhaltung beim Essen abzielten, selbst in Situationen, in denen eine solche Zurückhaltung unwahrscheinlich und/oder unnötig ist (z. B. Ich esse nie mehr, als ich brauche; ich beschränke mich bei Schokolade immer auf ein Stückchen; ich mag Spinat lieber als Schokolade). In einer Studie von Lichtman et al. (1992) wurden 10 adipöse Patienten untersucht, die in einem siebentägigen Ernährungsprotokoll nach sorgfältiger Instruktion eine durchschnittliche Energiezufuhr von weniger als 1.200 kcal/d angegeben hatten sowie über eine Vorgeschichte von mehreren erfolglosen Diäten berichteten. Diese Gruppe von „diätresistenten" Adipösen wurden mit anderen Adipösen als Kontrollgruppe verglichen. Dabei wurde nicht nur der Ruheumsatz, sondern auch der tatsächliche Energieverbrauch über 14 Tage unter Alltagsbedingungen mit der „doubly labeled water"-Methode gemessen. Während der 14tägigen Meßperiode wurden weiterhin Ernährungsprotokolle nach der Wiegemethode geführt. Sowohl der Gesamtenergieverbrauch über 14 Tage als auch der Ruheumsatz war in beiden Gruppen, bezogen auf die Körpermasse und -zusammensetzung, normal. Ein Vergleich der Ernährungsprotokolle mit dem tatsächlichen Energieverbrauch ergab, daß die in der Kontrollgruppe die tatsächliche Energiezufuhr um ca. 19 % unterschätzten, in der Gruppe der „Diätresistenten" diese Unterschätzung jedoch 47 % betrug. In der Gruppe der „diätresistenten“ Adipösen wurde im Durchschnitt eine Energiezufuhr von 1028 kcal/d nach den Angaben im Ernährungsprotokoll berechnet. Der gemessene Energieverbrauch lag jedoch bei keinem unter 2.000 kcal/d. Zusammenfassend kann festgehalten werden, daß bislang ein Energieverbrauch von 1.000 bis 1.200 kcal/d bei Adipösen noch nicht gefunden werden konnte. Der Energieverbrauch liegt immer deutlich höher, und niedrigere Angaben beruhen offenbar auf einer Unterschätzung der Nahrungsaufnahme in Selbstbeobachtungs- oder Selbsteinschätzungsverfahren (self-reported data).

Kann ein niedriger Energieverbrauch das Entstehen von Übergewicht und Adipositas begünstigen? Wenngleich eine extrem niedrige Energiezufuhr bei Adipositas – wie eben dargestellt – nicht gefunden werden kann, so gibt es natürlich eine gewisse Schwankungsbreite des Energieverbrauchs um den Wert herum, der aufgrund von Körpergewicht und Körperzusammensetzung vorhergesagt werden kann. Wenn der Energieverbrauch nach einer Regressionsformel aufgrund von Körpergewicht und -zusammensetzung vorhergesagt wird (z. B. mit Regressionsformeln wie im Abschnitt 4.5.7 dargestellt), so liegen einzelne Individuen entweder oberhalb, unterhalb oder exakt auf dieser Regressionsgeraden. Wenn jemand, bezogen auf diese Vorhersagewerte, einen deutlich tieferen Wert hat, besteht ein höheres Risiko einer Gewichtszunahme. In einer Studie von Ravussin et al. (1988) bei Pima-Indianern wurde gefunden, daß von den Probanden, deren Energieverbrauch 200 kcal oder mehr unterhalb des Vorhersagewertes lag, über 35 % innerhalb von 4 Jahren 10 kg oder mehr zunahmen. Bei den Probanden, die ± 200 kcal um ihren vorhergesagten Wert lagen, waren es nur 13 %, bei denen, die sogar 200 kcal oder mehr über ihrem Vorhersagewert lagen, unter 5 %. Ähnliche Befunde wurden auch für Kinder gefunden (Roberts et al. 1988, Griffiths et al. 1990). Somit kann ein relativ niedriger Energieverbrauch sehr wohl ein Risikofaktor für das Entstehen einer Adipositas sein. „Relativ niedrig“ ist dabei auf den nach Körpermasse und -zusammensetzung „normalen“ Energieverbrauch bezogen und kann bereits Abweichungen von 200 kcal pro Tag mit einschließen.

Kann nach einer Diät der Energieverbrauch so weit absinken, daß deshalb eine weitere Gewichtsabnahme erschwert oder sogar unmöglich gemacht wird? Daß der Energieverbrauch bei einer Schlankheitsdiät und Gewichtsabnahme sinkt, steht außer Zweifel und wurde weiter oben bereits ausführlich diskutiert. Nach einer Übersicht von Prentice et al. (1991) geht ein Gewichtsverlust von 30 % mit einer Absenkung des Ruheumsatzes von durchschnittlich 20 % einher. Nach 4–6 Wochen einer niederkalorischen Diät sinkt der Ruheumsatz um etwas über 15 % bei einer 1.7 MJ/d-Diät (ca. 400 kcal/d), um ca. 13 % bei einer 3 MJ/d-Diät (ca. 700 kcal/d) und nur ca. 5 % bei einer 5 MJ/d-Diät (ca. 1.200 kcal/d) (ebd.). Westenhöfer et al. (1995) untersuchten Veränderungen des Ruheumsatzes bei 27 adipösen Patienten mit einem Ausgangs-BMI von 42,3 im Verlauf eines Therapieprogramms mit 12wöchigem modifizierten Fasten. Dabei nahmen die Patienten im Durchschnitt 20,2 kg ab. Der Ruheumsatz verringerte sich von 2.009 kcal/d vor Beginn der Fastenphase auf 1.700 kcal/d am Ende der Fastenphase. Eine geringfügige körperliche Aktivität vorausgesetzt, wäre auch am Ende dieser Gewichtsreduktion eine Ernährung mit 1.800 kcal/d für keinen der Patienten hyperkalorisch gewesen. Allerdings hatte sich für 5 der 27 Probanden der Ruheumsatz um mehr als 500 kcal/d erniedrigt. Diese Befunde zeigen, daß auch nach einer Gewichtsreduktion adipöse Patienten einen für ihre Körpermasse weitgehend normalen Energieverbrauch haben. Allerdings verlangt ein um 300 kcal oder gar 500 kcal verringerter Energieverbrauch eine erhebliche Umstellung des Eßverhaltens, wenn die körperliche Aktivität nicht nachhaltig gesteigert wird. Zusammenfassend kann gefolgert werden, daß nach einer Diät der Energieverbrauch zwar erniedrigt ist, daß diese Verringerung aber eine weitere Gewichtsabnahme nicht unmöglich macht, sondern erhebliche und dauerhafte Veränderungen des Eß- und Bewegungsverhaltens verlangt (PRENTICE et al. 1991).

Kann durch wiederholte Diäten (Jojo-Effekt) der Energieverbrauch nachhaltig verringert werden? Eine experimentelle Untersuchung von JEBB et al. (1991), in der Probanden dreimal für je 2 Wochen einer Abmagerungsdiät unterzogen wurden, wobei jeweils eine Pause von 4 Wochen zwischen den Diätphasen erfolgte, ergab, daß der Ruheumsatz jeweils am Ende der Diät verringert war, sich aber nach der Pause von 4 Wochen, in der die Probanden normal essen durften, wieder normalisiert hatte. Bezogen auf die fettfreie Körpermasse war der Ruheumsatz auch 4 Wochen nach der dritten Diät völlig unverändert. Auch Beobachtungen an Frauen in Gambia, bei denen die Nahrungszufuhr aufgrund von saisonalen Einflüssen regelmäßig verknappt wird, sprechen dagegen, daß der Energiestoffwechsel durch das wiederholte Auf-und-Ab des Körpergewichts dauerhaft gestört wird (PRENTICE 1994).

Zusammenfassend kann geschlußfolgert werden, daß der Energieverbrauch in einem bestimmten Umfang an die Energiezufuhr angepaßt wird, daß diese Anpassungen aber insgesamt moderat sind und eine Gewichtsabnahme aus physiologischer Sicht nicht unmöglich machen.

4.6 Regulation der Makronährstoffzufuhr

Die Diskussion der Setpoint-Theorie zentriert um die Frage, ob und wie Zufuhr und Verbrauch von Energie im Organismus gesteuert bzw. reguliert werden. Die Nahrungsenergie wird dem Organismus in Form der Makronährstoffe Kohlenhydrate, Eiweiß (Protein), Fett und Alkohol zur Verfügung gestellt. In den letzten Jahren wurde intensiv die Frage untersucht und diskutiert, ob der Organismus überhaupt die Energiezufuhr und den Energieverbrauch an sich reguliert oder ob nicht vielmehr die Zufuhr und der Verbrauch der einzelnen Makronährstoffe reguliert wird.

Es gibt eine ganze Reihe von epidemiologischen Befunden, die aufzeigen, daß eine höhere Fettzufuhr mit einem höheren Körpergewicht bzw. einem höheren Body Mass Index einhergeht. Einige diese Befunde werden im Unterkapitel 5.5.6 im Zusammenhang mit der Entstehung der Adipositas ausführlicher dargestellt. Die Beobachtung, daß eine höhere Fettzufuhr mit einem höheren Körpergewicht einhergeht, steht auch im Einklang damit, daß in den letzten Jahrzehnten in den westlichen Industrienationen der prozentuale Anteil von Fett in der Ernährung angestiegen ist und parallel hierzu der Anteil von übergewichtigen Menschen (Prentice 1995). Im Einklang mit diesem Zusammenhang zwischen Fett und Übergewicht aber im Gegensatz zur Überzeugung vieler Menschen stehen epidemiologische Befunde, daß der Anteil von Übergewichtigen mit steigender Kohlenhydratzufuhr und sogar mit steigendem Zuckerkonsum abnimmt (siehe ausführlicher Unterkapitel 5.5.6). Solche Beobachtungen lassen das Verhältnis von Fett zu Kohlenhydraten in den Blickpunkt rücken.

4.6.1 Das metabolische Schicksal der Makronährstoffe

Ein zweiter Impuls zur Beschäftigung mit dem Verhältnis von Fetten zu Kohlenhydraten in der Ernährung kam aus einer Reihe von kalorimetrischen Studien. Mit der indirekten Kalorimetrie kann nicht nur der Energieverbrauch bestimmt werden, sondern auch untersucht werden, wie hoch die Oxidation von Kohlenhydraten bzw. Fett ist, d. h. welche Makronährstoffe zur Energiegewinnung verwertet werden.

In verschiedenen Untersuchungen wurde beobachtet, daß nach der Gabe von Kohlenhydraten die Oxidation von Kohlenhydraten gesteigert wird (Acheson et al. 1982, 1984, 1988). Dies steht zum Teil im Gegensatz zu der langläufigen Überzeugung, daß überschüssige Kohlenhydrate in Fett umgewandelt und gespeichert werden. Die Umwandlung von Kohlenhydraten in Fett ist bei verschiedenen Tieren wie z..B. der Ratte ein üblicher Stoffwechselweg. Beim Menschen ist diese *de novo Lipogenese* (Fettneubildung) zwar auch möglich, spielt aber unter normalen Umständen keine Rolle (Prentice 1995, Swinburn & Ravussin 1994). Bis zu einer Grenze von etwa 500 g Kohlenhydraten werden die Kohlenhydrate beim Menschen zunächst oxidiert, erst eine darüber hinausgehende Kohlenhydratzufuhr führt zu einer nennenswerten de novo Lipogenese (Acheson et al. 1988, Noack & Barth 1993). Mit normalen Lebensmitteln ist es nicht einfach, 500 g Kohlenhydrate, entsprechend 2.050 kcal, zu essen. Um sie zu essen, müßte man etwa 700 g Spaghetti (ungekocht gewogen), 1.250 g Vollkornbrot, 1.700 g Kartoffeln oder 25 kg Blumenkohl zu sich nehmen. Diese Mengen dürften die wenigsten Menschen pro Tag erreichen.

Während also eine erhöhte Kohlenhydratzufuhr zu einer erhöhten Kohlenhydratoxidation führt, hat eine erhöhte Fettzufuhr keine erhöhte Fettoxidation zur Folge (Flatt et al. 1985, Schutz et al. 1989). In Gegenteil, normalerweise wird nach einer Mahlzeit die Fettoxidation reduziert und andere Nährstoffe zuerst verbrannt. So wird Nahrungsfett bevorzugt als Fett im Fettgewebe gespeichert. In einer Untersuchung von Shetty et al. (1995) wurde das Verhältnis von Fett zu Kohlenhydraten experimentell in drei Stufen mit 9 %, 48 % und 79 % Kohlenhydraten über einen vergleichsweise extremen Bereich variiert. Die Kohlenhydratoxidation paßte sich automatisch der Kohlenhydratzufuhr an. Die Fettoxidation verhielt sich hierzu reziprok. Es wurde also nur soviel Fett oxidiert, daß der noch fehlende Energiebedarf gedeckt werden konnte, d. h. je höher der Kohlenhydratanteil, desto geringer die Fettoxidation.

Bezogen auf alle Makronährstoffe, ergibt sich eine klare Hierarchie, was ihre Verwertung und Speicherung anbelangt (Prentice 1995, siehe Abb. 4/6). Alkohol, der ja auch toxisch wirkt und für den der Organismus keine Speicher hat, wird stets zuerst oxidiert. Dann folgen Kohlenhydrate, für die vergleichsweise kleine Glykogenspeicher verfügbar sind, und Protein, das in Form von körpereigenem Protein gespeichert wird. Am Schluß der Hierarchie steht Fett, das zur Deckung des restlichen Energiebedarfs herangezogen wird bzw. bei Überschuß im Fettgewebe gespeichert wird.

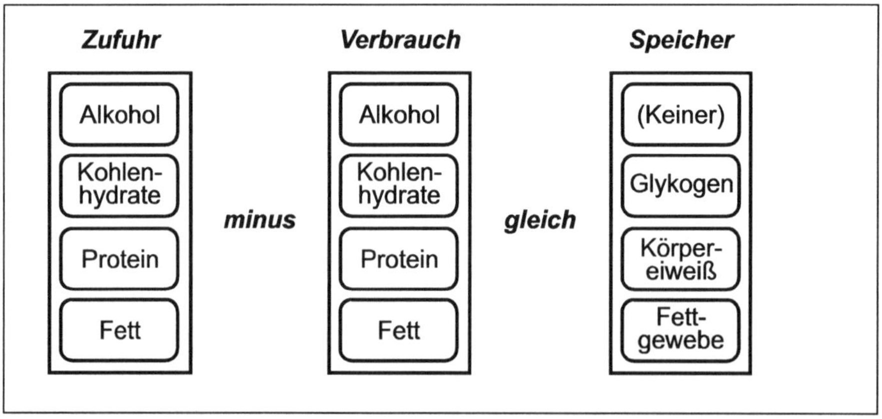

Abb 4/6: Schema zur Beschreibung der Nährstoffbilanz-Gleichungen. Die Reihenfolge basiert auf der Hierarchie der Makronährstoffe bei der Oxidation zur Energiegewinnung. (Nach Prentice 1995)

4.6.2 Die Rolle der Makronährstoffoxidation für das Körpergewicht

Wenn dem Organismus genausoviel Energie zugeführt wird, wie er verbraucht, spielt es für die Entwicklung des Körpergewichts keine Rolle, aus welchem Gemisch von Makronährstoffen die zugeführte Energie besteht (PRENTICE 1995). Wenn jedoch die Makronährstoffe zusätzlich einen unterschiedlichen Einfluß auf Appetit und Sättigung haben, kann die Makronährstoffrelation von entscheidender Bedeutung sein. Es ist der Verdienst von FLATT (1987), hierauf zuerst aufmerksam gemacht zu haben und ein Modell zur Veranschaulichung der Wirkungsmechanismen entwickelt zu haben. Grundlage dieses Modells sind die unterschiedlichen Speicherkapazitäten für Kohlenhydrate und Fett im Organismus. Während die Kohlenhydratspeicher ca. 2.000 kcal bis maximal etwas über 4.400 kcal speichern können (ACHESON et al. 1988), umfassen die Fettspeicher beim normalgewichtigen 70 kg-„Normalmann“ bereits 108.000 kcal und können bei einem extrem Adipösen auf bis zu 900.000 kcal erweitert werden. In der grafischen Veranschaulichung von Flatts Modell (siehe Abb. 4/7) sind diese unterschiedlichen Speicherkapazitäten durch die unterschiedlichen Durchmesser und Gesamtvolumen der beiden Vorratsbehälter S (small: Kohlenhydratspeicher)und L (large: Fettspeicher) veranschaulicht.

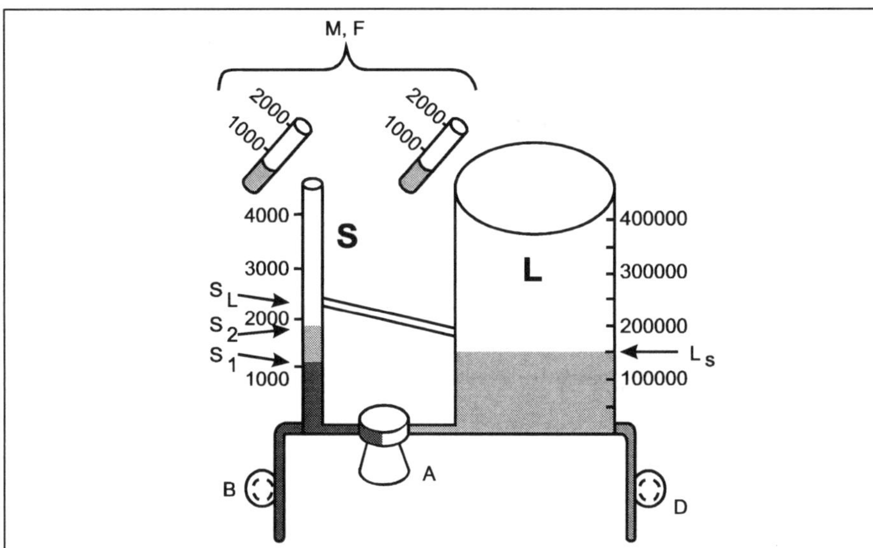

Abb. 4/7: Hydraulisches Modell zur Verwendung und Speicherung von Nahrungsenergie nach FLATT (1987). Erläuterungen siehe Text.

Das System verbraucht kontinuierlich Energie, was durch die Hauptturbine A veranschaulicht ist. Diese Turbine wird durch die beiden Vorratsbehälter S und L gespeist. Der Umsatz dieser Hauptturbine kann z. B. in Abhängigkeit von der Aktivität variabel sein. Das Verhältnis, in dem die Turbine A aus den Vorratsbehältern S und L gespeist wird, bestimmt sich nach dem hydrostatischen Druck in den beiden Behältern, d. h. je höher das Niveau im Speicher S in Relation zum Niveau im Speicher L, um so mehr fließt von S durch die Turbine A. Zusätzlich sind noch zwei kleinere Turbinen eingezeichnet. Turbine B wird ausschließlich durch den Behälter S gespeist, etwa in Analogie zum Gehirn, das auf Kohlenhydrate angewiesen ist. Die Turbine D wird nur aus dem Behälter L gespeist und steht als Analogie z. B. für die Fettverbrennung im braunen Fettgewebe oder die nahrungsinduzierte Thermogenese.

Wenn das Niveau im Behälter S unter die Marke S_1 sinkt (Startsignal: Hunger, Appetit), wird eine Nachfüllaktion (Mahlzeit) ausgelöst. Bei einer Mahlzeit (meal M) wird ein bestimmtes Verhältnis von Kohlenhydraten und Fett (fraction F) aufgenommen, was dadurch dargestellt ist, daß ein Teil in den Behälter S, ein anderer in den Behälter L nachgefüllt wird. Im dargestellten Beispiel ist das Verhältnis 1:1. Durch den relativ großen Durchmesser des Behälters L ändert sich dessen Niveau kurzfristig kaum. Das Niveau im Behälter S mit dem kleinen Durchmesser steigt jedoch rasch an. Wenn es die Marke S_2 erreicht, wird das Nachfüllen beendet (Stopsignal: Sättigung, Appetitverlust). Start- und Stopsignal S_1 und S_2 sind an den kleineren Vorratsbehälter S gekoppelt, da hier im Gegensatz zum Behälter L Niveauschwankungen in Abhängigkeit vom Verbrauch und Zufuhr leicht festgestellt werden können. Empirisch liegt dieser Überlegung die experimentelle Beobachtung zugrunde, daß Kohlenhydrate im Vergleich zu Fett eine deutlich stärkere Sättigungswirkung haben (siehe unten). Ebenfalls eingezeichnet ist ein Überlauf aus dem Reservoir S in den großen Behälter L bei der Marke S_L, der der Möglichkeit der de novo Lipogenese bei exzessiver Kohlenhydratzufuhr entspricht.

In diesem System wird das Niveau im Behälter L durch einzelne Nachfüllaktionen nicht sichtbar beeinflußt, allerdings stellt sich im Lauf der Zeit ein Gleichgewichtszustand L_s ein, bei dem der Zustrom in den Behälter L dem durchschnittlichen Abfluß entspricht. Die Höhe dieses Gleichgewichtsniveaus hängt vom Umsatz der verschiedenen Turbinen, von der Höhe der Marken S_1 und S_2 und vom Fett-Kohlenhydrat-Verhältnis F ab. Je höher der Anteil von Fett ist (Flüssigkeitsanteil, der in den Behälter L geschüttet wird), desto höher wird sich der Gleichgewichtszustand einpendeln. In einer Simulationsrechnung mit diesem Modell zeigt Flatt (1987), daß sich der Gleichgewichtspegel von ca. 40.000 kcal auf ca. 150.000 kcal erhöhen kann, wenn bei bestimmten Parametern der Anteil von Fett von 25 % auf 50 % gesteigert wird.

Aus der Logik dieses Modells ergibt sich also, daß die Fettdepots solange aufgefüllt bzw. entleert werden, bis die durchschnittliche Fettoxidation (Abfluß aus dem Behälter L) der durchschnittlichen Fettzufuhr (Zufluß in den Behälter L) entspricht. Dies bedeutet, daß die Anlage von Depotfett ein Mechanismus ist, durch den die Fettoxidation erhöht werden kann. Da die Fettoxidation, wie oben erwähnt, postprandial nach Fettzufuhr nicht steigt, ist dieser Mechanismus ein zentraler Prozeß, durch den die Fettzufuhr und die Fettoxidation in ein Gleichgewicht gebracht werden können. Aus dieser Perspektive, so Astrup et al. (1994), stellt die Entwicklung einer Adipositas durch Anlage von Fettgewebe eine metabolische Adaptation an eine fettreiche Ernährung dar, durch die langfristig die durchschnittliche Fettoxidation mit der durchschnittlichen Fettzufuhr ausbalanciert wird.

4.6.3 Sättigung durch Fett und Kohlenhydrate

Ein wesentliches Element in Flatts Modell über die Bedeutung von Fett und Kohlenhydraten ist die Annahme, daß die Nahrungsaufnahme kurzfristig im wesentlichen über die Kohlenhydratzufuhr gesteuert wird. Wenn diese Annahme stimmt, müßten Kohlenhydrate eine deutlich größere Sättigungswirkung haben als Fette. Eine Reihe von Studien bestätigen diese Annahme auf indirekte Weise.

Lissner et al. (1987) untersuchten den Einfluß von verschiedenen Nährstoffrelationen mit drei Diätformen unterschiedlichen Fettgehalts (15–20 %, 30–35 % bzw. 45–50 % der Energie als Fett). Da der Proteingehalt mit 10 bis 13 % in etwa konstant gehalten wurde, variierte der Kohlenhydratanteil entsprechend mit ca. 70 %, 55 % und 42 % der Energie. 24 Frauen über jeweils zwei Wochen wurden bei Nahrungsaufnahme ad libitum getestet, d. h. diese Frauen durften von den vorgegebenen Lebensmitteln mit einer bestimmten Nährstoffrelation soviel essen, wie sie wollten. In der „Niedrig-Fett"-Bedingung konsumierten die Probandinnen 2.087 kcal/Tag und nahmen 0,4 kg ab, in der „Mittel-Fett"-Bedingung konsumierten sie 2.352 kcal/Tag und hielten ihr Gewicht relativ konstant (0,03 kg Abnahme) und in der „Hoch-Fett"-Bedingung nahmen sie bei einer Energiezufuhr von 2.714 kcal/Tag um 0,32 kg zu. In diesem Experiment ging also ein höherer Fettgehalt mit einer höheren Energiezufuhr und als Folge hiervon mit einer höheren Gewichtszunahme einher. Hieraus kann geschlußfolgert werden, daß Fett im Vergleich zu Kohlenhydraten eine geringe sättigende Wirkung hat.

Ein ähnlicher Befund ergab sich in einer Studie von Kendall et al. (1991). In einem Cross-over-Design über jeweils elf Wochen wurde der Einfluß einer fettreduzierten

(20–25 Energieprozent Fett) und einer Kontroll-Diät (35–40 Energieprozent Fett) bei 16 Frauen ebenfalls unter ad libitum-Bedingungen untersucht. Während der „normalfett"-Diät (Kontroll-Diät) aßen die Probandinnen im Durchschnitt mit 2055 kcal/Tag signifikant mehr als während der fettreduzierten Diät, in der durchschnittlich 1.816 kcal/Tag gegessen wurde. Während insgesamt keine vollständige Kompensation der durch die Fettreduktion verringerten Energiezufuhr stattfand, zeigt sich über die 11 Wochen in der Bedingung „fettreduziert" ein Anstieg der Energiezufuhr und damit eine Tendenz zu einsetzender Kompensation. Insgesamt betrug die Gewichtsabnahme in der Kontrollbedingung 1,3 kg und war während der Bedingung „fettreduziert" mit 2,5 kg signifikant höher.

Stubbs et al. (1995a, 1995b) untersuchten den Einfluß von drei verschiedenen Nährstoffrelationen (20 %, 40 % und 60 % der Energie durch Fett), wobei auch der Energieverbrauch gemessen wurde. Eine Untersuchung fand über 7 Tage in einer respiratorischen Kammer statt und erlaubte die Messung der verschiedenen Nährstoffbilanzen, die andere Untersuchung fand unter ambulanten Bedingungen über 14 Tage statt, wobei der Energieverbrauch durch die „doubly labeled water"-Methode gemessen wurde. Beide Untersuchungen bestätigten, daß ein höherer Fettgehalt jeweils mit einer höheren Energiezufuhr einherging. In der respiratorischen Kammer konnte gezeigt werden, daß die Fettbilanz um so positiver ausfällt, d. h. um so mehr Fett wird gespeichert, je höher der Fettanteil in der Nahrung war.

All diese Untersuchungen zeigen übereinstimmend, daß ein höherer Fettgehalt der Nahrung nicht dadurch ausgeglichen wird, daß entsprechend weniger gegessen wird. Vielmehr übt Fett offenbar im Vergleich zu Kohlenhydraten eine geringere Sättigungswirkung aus. Als Folge dieser geringeren Sättigungswirkung wird bei einem hohen Fettgehalt ingesamt mehr Nahrungsenergiege aufgenommen. Da diese Überernährung nicht willentlich geschieht oder gar aktiv herbeigeführt wird, wird dieses Phänomen auch als *passiver Überkonsum* (engl. *passive overconsumption*) durch Fett bezeichnet (Prentice 1995).

Bei dieser unterschiedlichen Sättigungswirkung spielt offenbar die Energiedichte (kcal pro g eines Lebensmittels) eine wichtige Rolle. Normalerweise ist die Energiedichte von Nahrung um so höher, je höher der Fettanteil ist. In einer Untersuchung von Stubbs und Prentice (1993) wurden der Kohlenhydrat- und Fettanteil variiert, wobei die Energiedichte künstlich konstant gehalten wurde. Unter diesen Bedingungen konnte der passive Überkonsum von Fett nicht festgestellt werden.

Im Unterkapitel 5.5.6 wird diese Thematik Fett und Kohlenhydrate im Zusammenhang mit der Entstehung von Adipositas wieder aufgegriffen. Dort werden auch einige Untersuchungen dargestellt, in denen die Möglichkeit aufgezeigt wird, daß allein die

Einschränkung der Fettzufuhr bei gleichzeitiger Freigabe der Kohlenhydratzufuhr therapeutisch in der Übergewichtstherapie und -prävention genutzt werden kann.

Während bei unterschiedlichen Nährstoffrelationen unter normalen Bedingungen offenbar eindeutige Effekte beobachtet werden können, ist die Situation bei vielen kurzfristigen Laboruntersuchungen weniger klar. In vielen experimentellen Untersuchungen wurde der Einfluß von Fett und Kohlenhydraten im sogenannten *Preload-Design* untersucht. Dabei wird zunächst eine definierte Portion einer Mahlzeit gegeben, die je nach Versuchsbedingung unterschiedlich sein kann (Vormahlzeit, engl. *prelaod*). Nach einer bestimmten Zeit darf dann die Versuchsperson bei einer Testmahlzeit beliebig viel (*ad libitum*) von derselben oder von anderen Speisen essen, wobei die gegessene Menge registriert wird. Es wird dann untersucht, welchen Einfluß die Vormahlzeit auf den nachfolgenden Nahrungsverzehr hatte.

Blundell et al. (1993) untersuchten den Einfluß, den die Anreicherung eines 440 kcal Basisfrühstücks mit zusätzlichen 363 kcal durch Fett bzw. Kohlenhydrate auf die Nahrungsaufnahme im Laufe eines Tages hatte. Für die Nahrungsaufnahme wurden keine signifikanten Unterschiede festgestellt, wohl aber zeigte sich, daß subjektive Hungereinstufungen zwischen einer und drei Stunden nach dem Frühstück nach der Kohlenhydratvariante geringer ausfielen. In einer Anschlußstudie (ebd.), bei der wiederum die gleichen Frühstücksvarianten verabreicht wurden, erhielten die Testpersonen 90 Minuten nach dem Frühstück belegte Brote zur Wahl. Es zeigte sich jetzt, daß nach dem kohlenhydrat-angereicherten Frühstück signifikant weniger Brote gegessen wurden als nach den anderen Frühstücksvarianten. Eine dritte Untersuchung (ebd.), die der zweiten entsprach, bei der jedoch zusätzlich auch Tesmahlzeiten 270 Minuten nach dem Frühstück verwendet wurden, bestätigte, daß unterschiedliche Effekte von Fett und Kohlenhydraten nur 90 Minuten nach dem Frühstück, nicht jedoch 270 Minuten danach zu finden sind. Diese Serie von Experimenten deutet darauf hin, daß bei manchen Probanden Fett und Kohlenhydrate eine unterschiedliche Sättigungswirkung für einen begrenzten Zeitraum bis zu maximal drei Stunden haben können.

In einer Studie von Johnson und Vickers (1993) wurden Nährstoffzusammensetzung und Geschmack von verschiedenen Preloads unabhängig voneinander variiert. Bei den nachfolgenden Testmahlzeiten nahmen die Probanden nach den fettreichen Preloads mehr Kalorien zu sich als nach kohlenhydrat- oder proteinreichen Preloads. Die Geschmacksbewertungen der Testpersonen ließen vermuten, daß in diesem Experiment der Mechanismus der sensorisch-spezifischen Sättigung (sensory specific satiety) über die sensorischen Eigenschaften der Speisen wirksam wurde, während die eigentliche Nährstoffzusammensetzung weniger entscheidend war.

In einer Studie von Caputo und Mattes (1992) reduzierten die Versuchspersonen die Nahrungsaufnahme nach einem stark kohlenhydratangereicherten Preload, so daß die Gesamtzufuhr im Laufe des Tages mit der Kontrollbedingung übereinstimmte, während nach einem stark fetthaltigen Preload die nachfolgende Nahrungsaufnahme nicht reduziert wurde und damit zu einer insgesamt erhöhten Zufuhr führte. Im Gegensatz hierzu zeigten sich bei einer Untersuchung von de Graaf et al. (1992) keine signifikanten Einflüsse verschiedener Prelaods auf die nachfolgende Nahrungsaufnahme.

In einer Studie von Rolls et al. (1991) erhielten schlanke Probanden, die mit einem Fragebogen als ungezügelte Esser identifiziert wurden, 30, 90 und 180 Minuten vor einer Testmahlzeit Preloads, die im Fett- bzw. Kohlenhydratgehalt variierten. Bei der Testmahlzeit ergaben sich in Abhängigkeit vom Kohlenhydrat- bzw. Fettgehalt weder in den subjektiven Einschätzungen von Hunger und Sättigung noch bei der verzehrten Nahrungsenergie irgendwelche Effekte.

Diese wenigen ausgewählten Ergebnisse von laborexperimentellen Untersuchungen zeigen, daß die Situation hier keineswegs eindeutig geklärt ist. Vielmehr variieren die Ergebnisse je nachdem, welche Versuchspersonen untersucht wurden, wie umfangreich das gegebene Preload war und wie groß der Zeitabstand zwischen Preload und nachfolgender Testmahlzeit war. Ein Grund hierfür mag darin liegen, daß die sättigende Wirkung von verschiedenen Makronährstoffen im Abhängigkeit vom Zeitverlauf und vom Umfang der gegessenen Portion unterschiedlich sein kann. Westrate (1992) fand, daß ab etwa 400 kcal die sättigende Wirkung von Protein am höchsten ist, gefolgt von Kohlenhydraten und schließlich Fett (Abb. 4/8). Wie die Darstellung zeigt, müssen offenbar 800 Fett-Kalorien gegessen werden, um dieselbe Sättigungswirkung zu erzielen wie mit 400 Kohlenhydrat-Kalorien. Bei nur 250 kcal hingegen hat Fett die höchste sättigende Wirkung.

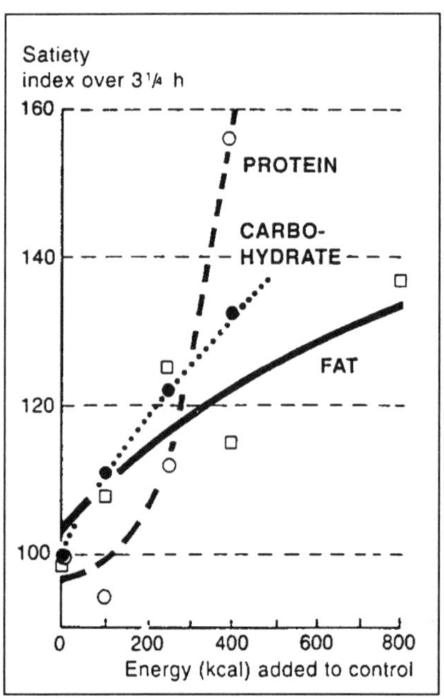

Abb. 4/8: Effekt verschiedener Makronährstoffe auf den Sättigungsindex über 3 ¼ Stunden. Der Sättigungsindex wurde als Fläche unter der Kurve berechnet, die sich durch die Ratings auf Visuellen Analog-Skalen (VAS) ergibt, und zu einer Kontrollbedingung (Sättigungsindex 100) in Beziehung gesetzt. (aus: Westrate 1992)

Zusammenfassend kann festgehalten werden, daß in kurzfristigen laborexperimentellen Studien die Frage der sättigenden Wirkung von Fett und Kohlenhydraten sehr komplex ist und von vielen Faktoren abhängt. Die vorliegenden längerfristigen Untersuchungen unter Alltagsbedingungen zeigen jedoch sehr übereinstimmend, daß eine fettärmere Ernährung zu einer geringeren Energiezufuhr und damit zu einem niedrigeren Körpergewicht führt.

4.7 Weiterführende Literatur

Keesey, R.E. & Powley, T.L. (1986). The regulation of body weight. Annual Review of Psychology, 37, 109-133.

Leibowitz, S.F. & Shor-Posner, G. (1986). Hypothalamic monoamine systems for control of food intake: Analysis of meal patterns and macronutrient selection. In M.O. Carruba & J.E. Blundell (eds.), Psychopharmacology of eatind disorders: Theoretical and clinical developements (pp. 29-49). New York: Raven.

Prentice, A.M. (1995). Are all calories equal? In R. Cottrell (Ed.), Weight Control. The current perspective (Pp. 8-33). London: Chapman & Hall.

5

Übergewicht und Adipositas – bekannte und neue Aspekte zur Genese und Therapie

Vorbemerkung

Nach den Jahrzehnten der unzähligen Reduktionsdiäten, die jedem Adipösen ein Normalgewicht in Aussicht stellten, wenn *„er denn nur wolle“*, werden Mitte der 90er Jahre Stimmen in der Wissenschaft laut, die gegen eine aussichtsreiche Behandlung der Adipositas ernstzunehmende Argumente anführen: Körpergewicht sei genetisch kontrolliert, übergewichtige Menschen konsumierten nicht übermäßig viel Nahrung, die Behandlung sei schädlich und fördere Eßstörungen und im übrigen seien alle Behandlungen langfristig ineffektiv (Diskussion bei FAIRBURN & COOPER 1996). In Forschung und Therapie der Adipositas scheint ein neues Kapitel zu beginnen, das bei der ersten Auflage dieses Buches noch kaum zu erkennen war. Wichtige Forschungsergebnisse zwischen 1990 und 1996 sind daher in die Überarbeitung eingeflossen.

5.1 Das Prinzip der Energiebilanz

Es ist sicher kein Zufall, daß das Übergewicht als das erste Aufgabenfeld der Ernährungspsychologie schon Anfang der 60er Jahre zunächst von der Verhaltensforschung, dann konsequenterweise auch von der Verhaltenstherapie entdeckt und bearbeitet wurde. Das Problem selbst ist nicht zu übersehen, und ebenso offensichtlich wie das Phänomen selber wird seine Entstehungsgeschichte gedeutet, die ihrerseits wieder die Therapie nahelegt. Schon 1825 beschreibt BRILLAT-SAVARIN die absoluten Grundpfeiler der Übergewichtsbehandlung: *„Zurückhaltung beim Essen, Mäßigung beim Schlafen und Anstrengungen zu Fuß oder zu Pferd“*. Bereits in der Bibel zum Sündenfall (1. Mose 3, 19) ist die Aufforderung nachzulesen: *„Im Schweiße deines Angesichts sollst du dein Brot essen...“*[6]. Heute fordert der moderne Slogan *„Essen und Trimmen, beides muß stimmen“*.

---

6 Und im 2. Thess. 3, 10 heißt es noch zutreffender: „Wenn jemand nicht arbeiten will, soll er auch nicht essen." Für diesen Hinweis danken die Autoren Herrn Professor Wierlocher, Bayreuth.

Schon immer, solange es Übergewicht gibt, werden Nahrungsaufnahme und körperliche Bewegung mit seiner Entstehung in Verbindung gebracht. Diese Auffassung ist nicht nur plausibel, sie wird auch durch Erfahrung und Wissenschaft unterstützt. Hungersnöte lassen Menschen abmagern; die *klinische* Variante der Hungersnot, die *Null-Diät*, „beweist" die Theorie des Bilanzprinzips ebenso; in den Nachkriegsjahren der Lebensmittelkarten gab es kein Übergewicht; die neun Strafgefangenen, die SIMS et al. (1968) mit 6.000 bis 10.000 Kalorien überernährten, nahmen 10–25 % ihres Ausgangsgewichtes zu; Leistungssportler, die ihren Sport aufgeben, werden oft übergewichtig. Plausible Beobachtungen, die an eine feste Zuordnung zwischen Energieaufnahme bzw. Energieverbrauch und Körpergewicht denken lassen.

Diese *klaren Beweise* nämlich legten das Fundament für das einfache Prinzip der Energiebilanz: *„Der Fettsüchtige ißt zuviel und bewegt sich zuwenig, bzw. er ißt vielleicht normal und bewegt sich viel zuwenig, bzw. er ißt vielleicht viel zuviel und bewegt sich normal"* (WALLIS 1975). Die Balkenwaage wurde zum Symbol, um die Entstehung des Übergewichts zu erklären: Die eine Waagschale steht für die Energiezufuhr, die andere Waagschale steht für den Energieverbrauch. Werden auf der Energiezufuhrseite z. B. täglich 80 Kalorien zusätzlich *„aufgelegt"*, ohne daß der Verbrauch adäquat gesteigert wird, so entsteht eine *Überlast*, die nach 365 Tagen gut 29.000 Kalorien ausmacht.

Da das körpereigene Fettgewebe einen Brennwert von ca. 7.000 Kalorien/kg hat, wandelt sich diese *Überlast* – entstanden z. B. durch einen zusätzlichen, täglichen Buttertoast (100 kcal) – in Jahresfrist in 5,2 kg Gewichtszunahme. Folgt man diesem Beispiel, das Swinburn und Ravussin (1993) weiter hochrechnen, dann ergäbe sich eine Gewichtszunahme von 208 kg in 40 Jahren – entstanden wegen 100 Kilokalorien täglicher „Zusatznahrung". Daß diese einfache, lineare Hochrechnung nicht stimmen kann, liegt auf der Hand[7].

Solche Rechnungen wurden trotzdem immer wieder aufgemacht, ohne daß allerdings empirische Befunde vorlagen, daß auch mit diesen, eher *moderaten* Veränderungen in der Kalorienaufnahme die Energiebilanz tatsächlich *„aus der Waage"* zu bringen ist. Gleichwohl, die Verhaltensforschung wurde auf den Plan gerufen, um mit ihren Methoden zu ergründen, *warum* Übergewichtige zuviel essen, um dann mit der Verhaltenstherapie zu bewirken, daß Übergewichtige *weniger* essen. Die beiden ersten

7 Swinburn und Ravussin (1993) zweifeln ebenfalls an der physiologischen Realität der Rechenformel des Bilanzprinzips. Nach ihrer dynamischen Modellrechnung bewirken die täglichen 100 Toast-Kalorien einen leichten Gewichtszuwachs durch Muskel- und Fettvermehrung, der seinerseits den Energieverbrauch ansteigen läßt, so daß bei einer definitiven Zunahme von nur 2,7 kg ein erneutes Gleichgewicht besteht.

verhaltenstherapeutischen Konzepte zur Therapie der Adipositas wurden von FERSTER, NURNBERGER und LEVITT (1962) sowie STUART (1967) entwickelt. Zeitgleich wurden, angestiftet durch das *Prinzip der Energiebilanz* und seines so plausiblen, jedoch nicht überprüften Erklärungswertes, Hunderte von Reduktionsdiäten propagiert, deren Mißerfolge und unerwünschte Nebenwirkungen später erst erkannt wurden.

Bevor es weiter darum geht, den Erklärungswert des „einfachen Bilanzprinzips" zu verstehen, sollen die Grundlagen dargestellt werden, die eine therapeutische Intervention bei Übergewicht überhaupt rechtfertigen.

5.2 Definition: Übergewicht und Adipositas

Übergewicht und *Adipositas* werden häufig noch als synonyme Begriffe benutzt. Oft spricht man auch von Adipositas, wenn ein *beträchtliches Übergewicht* besteht. Der dafür früher übliche Terminus der *Fettsucht* ist inzwischen weniger gebräuchlich, zumal er auch von seiner Begrifflichkeit her nicht zutrifft (vgl. PUDEL 1982, S. 20 f). Im angloamerikanischen Sprachraum hat sich eine Differenzierung zwischen Adipositas (*obesity*) und Übergewicht (*overweight*) durchgesetzt:

Adipositas liegt dann vor, wenn der *Anteil des Fettgewebes* am Körpergewicht höher als „*normal*" ist (BRAY 1978). Adipositas wird definiert als ein Übermaß an Fettgewebe, das zu einer Beeinträchtigung der Gesundheit führt (NATIONAL INSTITUTE OF HEALTH 1985). Der Anteil des Fettgewebes am Körpergewicht wird z. B. für 18jährige mit ca. 15–18 % für Männer und ungefähr 20–25 % für Frauen angegeben, wobei mit zunehmendem Alter im statistischen Durchschnitt der relative Fettanteil am Körpergewicht ansteigt (BRAY 1978).

Adipositas steht aufgrund seiner mannigfaltigen ungünstigen Folgen im Blickpunkt vieler medizinischer, sozialer und psychologischer Bemühungen: „*Obesity may decrease longevity, aggrevate the onset and clinical progression of maladies, and modify the social or economical quality of life*" (BRAY 1986, S. 3)[8].

Allerdings ist die genaue Bestimmung des Fettanteils im Körper, z. B. durch Unterwasser-Wiegemethode (BARNES 1987), durch bioelektrische Impendanzmessung (CAMPOS, CHEN & MEGUID 1989) oder über Isotop-Messungen (SJÖSTRÖM et al. 1986) methodisch schwierig und aufwendig, so daß in den meisten Untersuchungen nicht

8 „Adipositas kann die Lebenserwartung kürzen, Beginn und klinische Manifestation von Krankheiten beschleunigen sowie die soziale oder ökonomische Lebensqualität ändern"

die Adipositas, sondern das *Übergewicht* gemessen wird (Bray 1978, 1986, Großklaus 1990). Mit dem Begriff *Übergewicht* wird normalerweise nicht direkt auf die Menge an Fettgewebe Bezug genommen, sondern das Körpergewicht wird auf Tabellen bezogen, die für eine bestimmte Körpergröße ein wünschenswertes oder normales Gewicht angeben. Außerdem existieren Indizes für das relative Gewicht, wie der *Broca-Index* oder der *Body Mass Index BMI* (vgl. Bray 1978, 1986). Unter dem *relativen Gewicht* wird das auf die Körperhöhe eines Menschen bezogene Gewicht verstanden.

Der *Broca-Index* (benannt nach dem französischen Arzt *Paul Broca*) ist äußerst einfach zu berechnen:

BI = Körpergewicht [kg] / (Körperhöhe [cm] - 100)

Ein Broca-Index von BI = 1.0 entspricht dem *Normalgewicht*, das inzwischen immer häufiger auch als *Referenzgewicht* bezeichnet wird. Die Indices BI = 1,1 bzw. BI = 1,2 beschreiben ein Gewicht, das 10 % bzw. 20 % über dem Normalgewicht liegt. Ein BI = 0.9 steht ein Gewicht, daß 10 % unter dem Normalgewicht liegt und das früher als das sog. „Idealgewicht“ bezeichnet wurde. Der Broca-Index bietet eine gute Annäherung nur bei Personen mit einer durchschnittlichen Körpergröße. Sehr große oder sehr kleine Menschen werden mit dem Broca-Index nicht zutreffend beurteilt.

Der Body Mass Index (*Körper-Massen-Index*) gleicht diesen Mangel des Broca-Index weitgehend aus. Er ist ebenfalls relativ leicht zu berechnen, zudem sind Somatogramme (Bray 1978) erhältlich, mit denen ein Klient sein Gewicht grafisch beurteilen kann. Gegenwärtig hat sich der Körper-Massen-Index nicht nur international, sondern auch im deutschen Sprachraum in der englischsprachigen Abkürzung als „BMI“ durchgesetzt.

BMI = Gewicht [kg] / (Größe [m])^2

Nach einem Konsensus der Deutschen Gesellschaft für Adipositasforschung (1995) wurden Grenzwerte festgelegt, die in Tabelle 5/1 wiedergegeben sind.

Der BMI verfügt über günstige Eigenschaften wie geringe Korrelation zur Körpergröße, hohe Korrelation zur Fettmasse, Einfachheit der Berechnung und – im Gegensatz zu Durchschnittsgewichten etc. – über Populationsunabhängigkeit (Benn 1971; Keys et al. 1972; Oberwittler et al. 1974). Die Korrelation zwischen BMI und Fettgewebsmasse beträgt jedoch lediglich r = 0,7 bis 0,8 (Bray 1986).

Tab. 5/1 BMI-Grenzwerte

BMI-Bereich	**Klassifikation**	
BMI unter 20 kg/m²	Untergewicht	
BMI 20 bis 24,9 kg/m²	Normalgewicht	
BMI 25 bis 29,9 kg/m²	Übergewicht	Adipositas Grad I
BMI 30 bis 39,9 kg/m²	Adipositas	Adipositas Grad II
BMI über 40 kg/m²	extreme Adipositas	Adipositas Grad III

Hinsichtlich der Therapienotwendigkeit werden folgende Vorgaben gemacht:

BMI > 30	grundsätzliche Indikation zur Therapie
BMI 25 bis 29,9 kg/m²	Therapie, wenn übergewichtsbedingte Gesundheitsstörungen und/oder ein abdominales Fettverteilungsmuster und/oder Erkrankungen vorliegen, die durch Übergewicht verschlimmert werden und/oder wenn ein erheblicher psychosozialer Leidensdruck besteht.

Die Problematik der Verwendung solcher Gewichtsindices wird allerdings insbesondere bei Hochleistungssportlern deutlich, die häufig über ein – in Relation zur Körpergröße – *hohes* Gewicht verfügen, das jedoch zum Großteil aus Muskelgewebe, also fettfreier Körpermasse, besteht (Bray 1986). Im Normalfall haben Personen mit einem hohen Fettanteil (Adipositas) auch ein hohes Körpergewicht (Übergewicht), während umgekehrt Personen mit hohem Gewicht nicht unbedingt auch adipös sein müssen. Für Zwecke der Forschung ist es unumgänglich, das Ausmaß des Übergewichts zu quantifizieren. Zur Beurteilung des Übergewichts (und noch schwieriger: der Adipositas) im Einzelfall bleiben solche Indices aus den erwähnten Gründen immer problematisch.

In letzter Zeit wird immer häufiger neben der Gewichtsmessung auch eine Impedanzmessung vorgenommen, da diese Geräte zur Durchführung einer bioelektrischen Impedanz-Analyse (BIA) preiswerter angeboten werden. Über Elektroden wird eine geringe elektrische Spannung angelegt. So kann über den elektrischen Widerstand im Körper auf den Wassergehalt geschlossen werden. Formeln erlauben dann, die „Lean Body Mass“ (fettfreie Körpermasse) und die Fettmasse getrennt zu berechnen. Geräte, die zusätzlich den Phasenwinkel α messen, erlauben nochmals eine Unterteilung der fettfreien Körpermasse in die Kompartimente extrazelluläres Wasser (**E**xtra**C**ellular-**W**ater = ECW) und Körperzellmasse (**B**ody**C**ell**M**ass = BCM). Insbesondere für eine differenzierte Beurteilung, auf welche Kompartimente eine gemessene Gewichtsabnahme zurückzuführen ist, sind diese Messungen aufschlußreich.

5.3 Adipositas als Risikofaktor

In den Blickpunkt einer Reihe von medizinischen, psychologischen und sozialmedizinischen Präventions- und Therapiemaßnahmen ist die Adipositas aufgrund ihrer ungünstigen Auswirkungen auf die körperliche Gesundheit und das psychische Wohlbefinden des Menschen gerückt. Ausführlichere Darstellungen der verschiedenen Studien zu den Auswirkungen von Adipositas auf Gesundheit und Wohlbefinden finden sich u. a. bei BARRETT-CONNOR (1985), BRAY (1986), DEUTSCHE ADIPOSITAS GESELLSCHAFT (1996), KEYS (1980a), MANSON et al. (1995), SJÖSTRÖM (1993), WOLFRAM (1990).

Erhöhtes Mortalitätsrisiko

An erster Stelle der gesundheitlichen Risiken ist das erhöhte *Mortalitätsrisiko* von Adipösen zu nennen, auf das zuerst, und schon sehr früh zu Beginn des Jahrhunderts, durch die statistischen Untersuchungen der amerikanischen Lebensversicherungsgesellschaften hingewiesen wurde (MEDICO-ACTUARIAL MORTALITY INVESTIGATION 1912). Weitere Bestätigung fanden diese frühen Resultate dann durch die Lebensversicherungsstudien von 1959 und 1979 (SOCIETY OF ACTUARIES 1960, 1979).

Nach diesen Statistiken steigt das Mortalitätsrisiko der Versicherten ab einem BMI von 25 kontinuierlich an. Allerdings haben diese Untersuchungen einige mitunter grobe methodische Mängel, deren Auswirkungen auf die Ergebnisse nur schwer abgeschätzt werden können. So sind die Versicherten im allgemeinen Weiße (europäischer Abstammung), die in relativ ungefährlichen Berufen arbeiten, ein überdurchschnittliches Einkommen beziehen und keine ernsthaften Erkrankungen aufweisen (BRAY 1986). Auch ist der Anteil der Überwichtigen deutlich geringer als nach bevölkerungsrepräsentativen Daten zu erwarten wäre, wofür möglicherweise die erhöhten Prämien für Übergewichtige eine Rolle spielen (KEYS 1980a). Die Daten basieren weiterhin auf Selbstauskunft oder auf den Angaben der Ärzte, die die Eintrittsuntersuchung für den Abschluß der Versicherung durchführten.

Eine erhöhte Mortalität bei *massivem* Übergewicht wurde auch in den Untersuchungen von Drenick et al. (1980) und in der umfangreichen Studie der American Cancer Society (Lew & Garfinkel 1979) gefunden. Danach muß als gesichert gelten, daß Adipositas ein erhöhtes Mortalitätsrisiko darstellt. Unklar bislang jedoch bleibt, welchen exakten Verlauf die Beziehungsfunktion zwischen Übergewicht und Risikoanstieg hat, d. h. ab welchem Grad besteht ein meßbar relevantes Risiko, das im Einzelfall die Indikation zur Gewichtsreduktion zwingend nahelegt (vgl. hierzu auch Kap. 9.5.2 zum *Paradoxon der Prävention*).

Nach einer Neuauswertung der *Nurses Health Study* zum Zusammenhang von Körpergewicht und Mortalität hatten diejenigen Frauen die niedrigste Mortalität, die mindestens 15 % weniger als der gleichaltrige Durchschnitt wogen (Manson et al. 1995).

In einer Meta-Analyse, die versucht, verschiedene Studien in der Gesamtschau auszuwerten, geht Sjöström (1993) der Frage nach, warum nicht alle epidemiologischen Studien zu übereinstimmenden Ergebnissen hinsichtlich einer erhöhten Mortalitätsrate der Adipositas kommen. Er analysierte die Ergebnisse aus 40 Studien mit 51 verschiedenen Patienten- bzw. Personengruppen, die er in einem Diagramm nach Stichprobengröße und Länge der Beobachtungszeit plazierte. Das Ergebnis ist überraschend beeindruckend: *„Alle Studien, die mehr als 20.000 Personen, und 20 von 21 Studien, die mehr als 7.000 Menschen einbezogen, zeigen eine signifikant positive Beziehung zwischen Übergewicht und Sterblichkeit. Die kritische Nachbeobachtungszeit in größeren Studien scheint bei etwa 5 Jahren zu liegen“* (S. 22). Nur Studien, die weniger Personen einbeziehen oder eine geringere Laufzeit haben, können keine sichere Beziehung zwischen Mortalität und Adipositas bestätigen.

Erhöhtes Morbiditätsrisiko

Relativ gut abgesichert ist die Bedeutung von Übergewicht als Risikofaktor für erhöhte Morbidität, insbesondere für kardiovaskuläre Erkrankungen und Belastungen des Bewegungsapparates. Besondere Bedeutung hat hier die als prospektive Studie angelegte *Framingham-Studie* (vgl. Higgins et al. 1988, die auch eine Bibliographie der über 30 Publikationen zur *Framingham Studie* geben). Bei einer Analyse der Todesfälle nach 26 Jahren (Hubert et al. 1983; Garrison et al. 1983) und zum 30-Jahre-*Follow-up* (Garrison & Castelli 1985) zeigte sich, daß der Grad an Übergewicht zu Beginn der Studie ein unabhängiger Prädiktor für koronare Erkrankungen und Tod infolge koronarer Erkrankungen war.

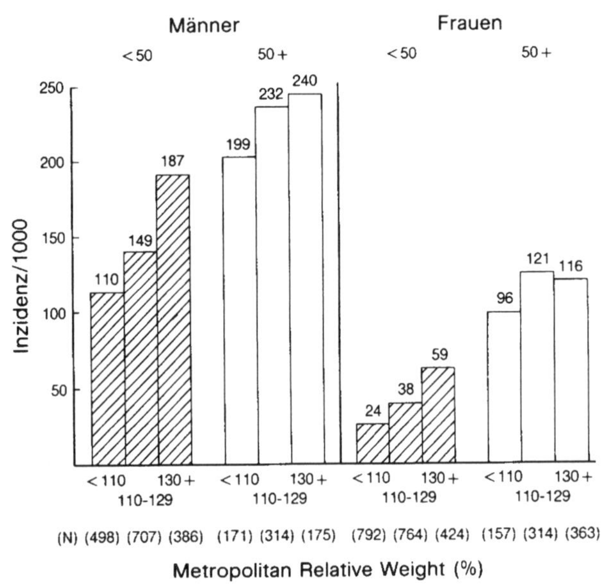

Abb. 5/1 zeigt die Erhöhung des Infarktrisikos mit höherem Körpergewicht nach Daten der Framingham-Studie (nach: WOLFRAM 1990).

Die Ergebnisse der *Manitoba-Studie* (RABKIN, MATHEWSON & HSU 1977), des *Honolulu Heart Program* (RHOADS & KAGAN 1983) und der *Framingham-Studie* (HIGGINS et al. 1988) zeigen, daß die Beziehung zwischen Mortalität bzw. kardiovaskulärer Erkrankung und Körpergewicht möglicherweise bei jüngeren Probanden stärker ausgeprägt sind, während in der *Seven-Countries-Study* (KEYS 1980a, 1980b) bei Probanden mittleren Alters erst ein erhebliches Übergewicht mit einem BMI ab etwa 35 bis 40 mit einem erhöhten Risiko verbunden war.

Weitere Krankheiten, die durch Adipositas bedingt oder mitbedingt werden, sind Hypertonus, Hyperlipidämie, Diabetes mellitus (metabolisches Syndrom), degenerative Gelenkerkrankungen, Gallenerkrankungen, Atem- und Schlafstörungen (Schlaf-Apnoe-Syndrom, YOUNG et al. 1993), Venenleiden und bestimmte Karzinome (DEUTSCHE ADIPOSITAS GESELLSCHAFT 1996). In großen epidemiologischen Untersuchungen wie der *Paris Prospective Study* (DUCIMETIERE et al. 1986), der *Framingham Heart Study* (STOKES et al. 1985) und der *Göteburg Women's Study* (LAPIDUS et al. 1984) konnte Adipositas als ein Risikofaktor für atherosklerotische kardiovaskuläre Erkrankungen identifiziert werden, der unabhängig von Blutdruck, Serumlipiden und Blutglucose war. In einer Studie von GLYNN et al. (1995) war der Body Mass Index auch ein unabhängiger Prädiktor von Katarakten, der häufigsten Ursache von Blindheit. 34 % aller beobachteten Katarakte konnten einem hohen BMI zugeschrieben werden, verglichen mit 12 % für das Rauchen, 4 % für Hypertonus und 2 % für Diabetes. Die Wahrscheinlichkeit von Schwangerschaftskomplikationen steigt mit zunehmendem Übergewicht stark an (EDWARDS 1996). Auch die psychosozialen Auswirkungen der Adipositas sind beträchtlich. Man findet bei den Patienten sehr häufig ängstliche und depressive Komponenten, Lebenszufriedenheit und Selbstwertgefühl sind deutlich geringer als bei nichtadipösen (SARLIO-LÄHTEENKORVA et al. 1995).

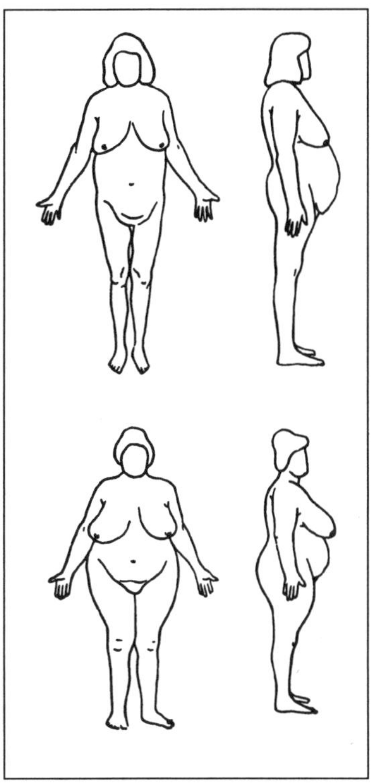

Abb. 5/2 Androides und gynoides Fettverteilungsmuster (aus: HAUNER 1987).

Fettverteilungsmuster

Zunehmend wird die Bedeutung des *Fettverteilungsmusters* als unabhängiger Risikofaktor für kardiovaskuläre Erkrankungen wieder diskutiert. Von VAGUE war 1947 und dann nochmals 1950 bereits eine Unterteilung in zwei verschiedene Unterformen der Adipositas vorgeschlagen worden:

- eine *androide* Form, wie sie vor allem bei Männern anzutreffen ist, bei der eine Fettablagerung vor allem am Bauch zu beobachten ist,
- sowie eine *gynoide* Form, die vor allem bei Frauen zu finden ist, mit einer Fettgewebsansammlung vor allem an Hüften und Oberschenkeln.

Für die androide Form der Adipositas werden auch die Begriffe *abdominell, zentral, stammbetont* oder *„upper body“* gebraucht, für die gynoide Form die Synonyme *gluteal-femoral, peripher, hüftbetont* oder *„lower body“* (HAUNER & PFEIFFER 1989)[9]. Bereits von VAGUE (1950) stammte auch

9 Umgangssprachlich wird auch von einem „Apfel-Typus" (androide Form) und einem „Birnen-Typus" (gynoide Form) gesprochen, was sehr bildhaft den Phänotypus der Fettverteilung beschreibt.

die Beobachtung, daß vor allem die androide, weniger aber die gynoide Adipositas mit Stoffwechselstörungen einhergeht.

Erst über 30 Jahre später erlebt die Vague'sche Hypothese eine *„erstaunliche Renaissance"* (Hauner 1987), nachdem in einer Untersuchung von Kissebah et al. (1982) gezeigt wurde, daß bei Frauen mit androider Adipositas häufiger eine gestörte Glukosetoleranz und erhöhte Triglyceridspiegel zu finden sind. In mehreren prospektiven Längsschnittstudien konnte diese Hypothese seither bestätigt werden. Ein sehr einfaches Maß zur Charakterisierung des Fettverteilungsmusters ist der Quotient aus Taillen- und Hüftumfang (engl. *waist-to-hip-ratio, WHR*).

In der *„Göteburg-Studie von Männern, die 1913 geboren wurden"* konnte gezeigt werden, daß nicht das Ausmaß an Übergewicht, erfaßt durch den BMI, sondern der *WHR* ein guter Prädiktor für die Sterberate, die Häufigkeit von Schlaganfällen sowie kardiovaskulären Erkrankungen ist (Larsson et al. 1984). Auch die Häufigkeit von Diabetes nach 13,5 Jahren konnte durch die Kombination von BMI und WHR gut vorhergesagt werden (Ohlson et al. 1985). Diesen Einfluß des Fettverteilungsmusters, erfaßt durch das einfache Maß des *waist-to-hip-ratio,* auf die Überlebenschance und das Risiko von Herz-Kreislauf-Erkrankungen bestätigte sich ebenfalls beim 12jährigen Follow-up der *Göteborg-Frauen-Studie* (Lapidus et al. 1984).

Die Zusammenhänge zwischen verschiedenen Risikofaktoren und einer abdominellen Fettverteilung konnten auch in einer Reihe weiterer Studien belegt werden, die jedoch zur Charakterisierung der Adipositasform nicht den *WHR*, sondern zumeist die subscapulare Hautfaltendicke verwendeten. Hierzu zählen das *Honolulu Heart Program* (Donahue et al. 1987), eine Auswertung der *Framingham-Studie* (Higgins et al. 1988), die *Paris Prospective Study* (Ducimetiere et al. 1984), die *Western Electric Study* (Paul et al. 1963) und die *Japan-Hawaii-Studie* (Robertson et al. 1977).

Die Körperfettverteilung:	Quotient aus Taillen- und Hüftumfang (T/H-Quotient oder waist/hip ratio = WHR)
Meßort Taillenumfang:	Mitte zwischen unterster Rippe und Beckenkamm
Meßort Hüftumfang:	in Höhe Trochanter major
Ein erhöhtes Risiko besteht bei:	WHR > 0,85 bei Frauen WHR > 1,00 bei Männern

Die Messungen erfolgen am stehenden Patienten.

Über den Wirkmechanismus für das erhöhte Risiko bei abdomineller bzw. androider Adipositas liegen bislang lediglich Hypothesen vor. Eine Rolle spielt möglicherweise der unterschiedliche Stoffwechsel in den verschiedenen Fettdepots und im Muskelgewebe (Björntorp 1987; Hauner & Pfeiffer 1989).

In einer zusammenfassenden Literaturanalyse zur „*Neubewertung des Risikos*" durch Übergewicht kommt Wolfram (1990) zu dem Schluß, daß Übergewicht ab einem BMI von 24,4 – entsprechend einem *Broca-Index* von 1,0 bei 170 cm Größe – einen *unabhängigen* Risikofaktor für den Herzinfarkt darstellt. Allerdings müsse stärker als bisher in Rechnung gestellt werden, daß der BMI mit dem geringsten Risiko bei zunehmenden Alter höher liegt als bei BMI = 24. Die androide Adipositas stelle jedoch einen empfindlicheren Parameter für das Koronarrisiko dar. Eine androide Adipositas liegt vor, wenn der *waist-to-hip-ratio (WHR)* bei Männern 1,0 und bei Frauen 0,8 übersteigt (Björntorp 1985). Der Konsens der Deutschen Adipositas-Gesellschaft (1995) berücksichtigt auch das Fettverteilungsmuster als Kriterium für die Therapieindikation, wenn der BMI zwischen 25 und 29,9 kg/m^2 liegt.

5.4 Prävalenz und Kosten

Die Zahl von Übergewichtigen in westlichen Populationen nimmt stetig zu (Deutsche Gesellschaft für Ernährung 1992b, Kuczmarski et al. 1994). Der Anteil von übergewichtigen Kindern beträgt in den USA bereits 22 % (Troiano et al. 1995). Koletzko (pers. Mitteilung 1996) stellte nach Untersuchungen von Grundschülern in München fest, daß bereits 13 % dieser Kinder ein *behandlungsbedürftiges* Übergewicht haben. Für die deutsche Bevölkerung ab 25 Jahren hat das Institut für Sozialmedizin und Epidemiologie in Berlin (1994) eine Statistik vorgelegt, die erkennen läßt, wieviel Prozent der weiblichen und männlichen Bevölkerung an einer behandlungsbedürftigen Adipositas (BMI > 30) leiden. Werden diese Angaben auf die relative Altersverteilung der Gesamtbevölkerung in den neuen und alten Ländern hochgerechnet, dann ergibt sich die absolute Zahl von 15,9 Millionen Menschen mit einem BMI > 30. Wird berücksichtigt, daß auch bei einem großen Teil jener Personen, die eine Adipositas Grad I aufweisen, eine Indikation für eine Behandlung besteht, so läßt sich die gewaltige gesundheitliche Dimension erahnen, die durch Übergewicht in der Bundesrepublik existent ist.

Werden die Zahlen von Colditz (1992), Wolf und Colditz (1996) sowie Sjöström et al. (1995) auf die Bundesrepublik übertragen, so lassen sich die Kosten, die mit der Adipositas verbunden sind, auf jährlich zwischen 15,5 und 27,1 Milliarden DM schät-

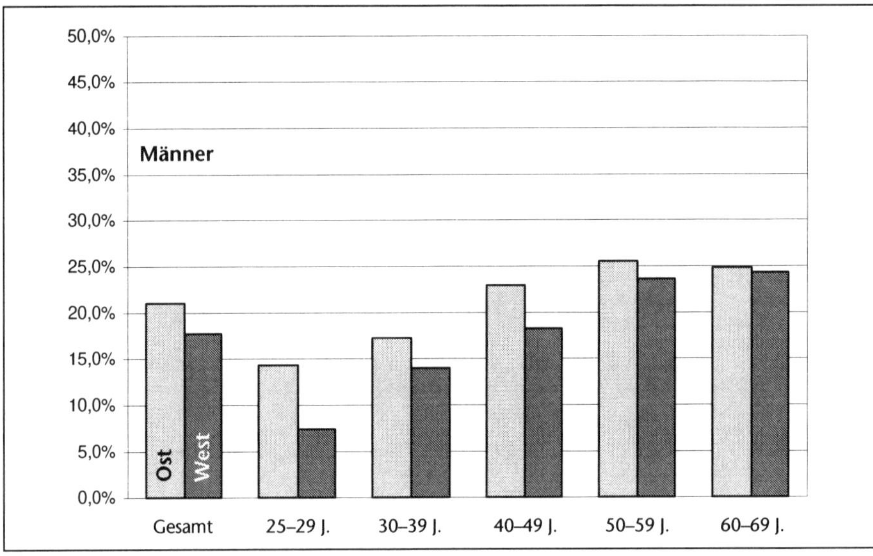

Abb. 5/2: Prozentualer Anteil der deutschen Männer in Ost und West mit einem BMI > 30 in der Bevölkerung und getrennt nach Altersgruppen (nach: Institut für Sozialmedizin und Epidemiologie 1994).

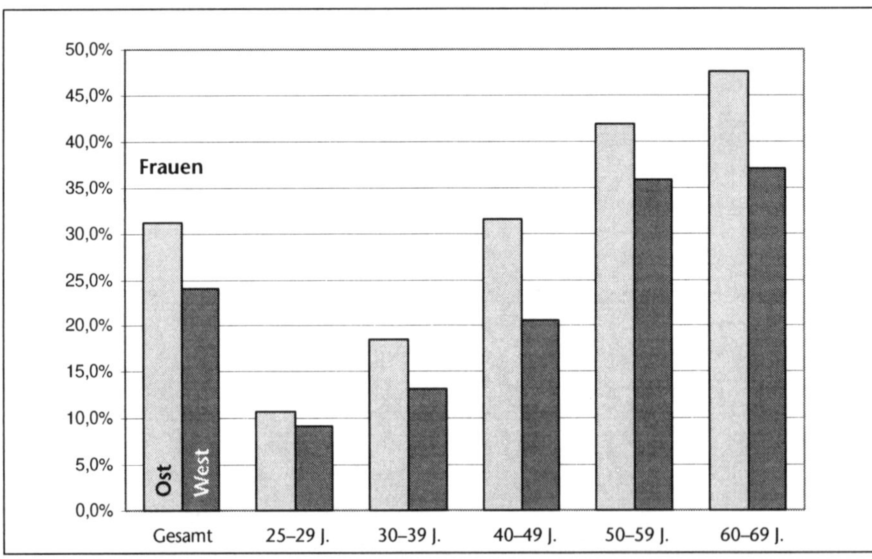

Abb. 5/3: Prozentualer Anteil der deutschen Frauen in Ost und West mit einem BMI > 30 in der Bevölkerung und getrennt nach Altersgruppen (nach: Institut für Sozialmedizin und Epidemiologie 1994).

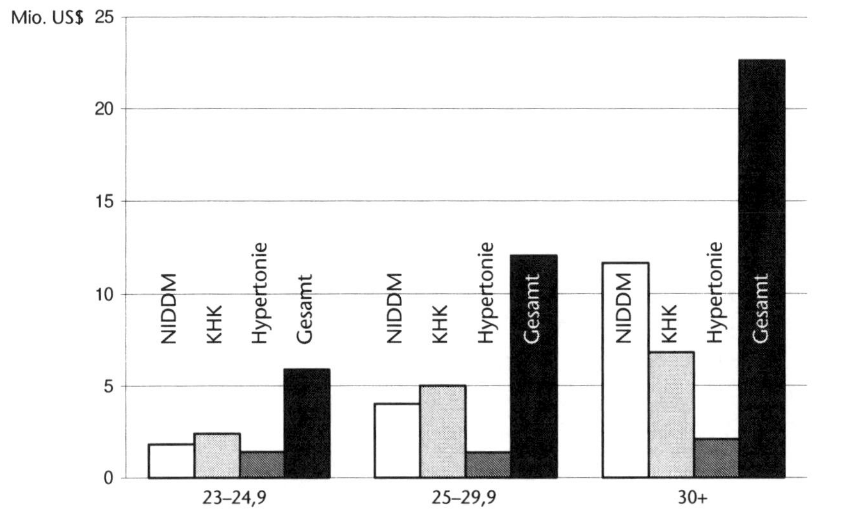

Abb. 5/4: Jährliche direkte und indirekte Krankheitskosten in den USA für drei BMI-Gruppen im Vergleich zu schlanken Personen (nach: Wolf & Colditz 1996).

Tab. 5/2: Populationsbezogene Risikoerhöhung und geschätzte Kosten (Basis 1993, in US-$), die mit drei verschiedenen Bereichen einer Gewichtszunahme verbunden sind (nach: Wolf & Colditz 1996).

	Gewichtszunahme ab Alter 18 Jahre		
	5–10 kg	11–20 kg	> 20 kg
NIDDM			
Risiko	8,20 %	24,20 %	36,10 %
Kosten	1,56 Mio $	4,61 Mio $	6,88 Mio $
KHK			
Risiko	7,60 %	12,10 %	10,60 %
Kosten	1,56 Mio $	4,61 Mio $	6,88 Mio $

zen (Schneider 1996). Übergewicht fördert die Manifestation verschiedener Risiken, so z. B. den nicht insulinabhängigen Diabetes mellitus (NIDDM), deren Folgen und Behandlungkosten der Adipositas zugerechnet werden. Ein Beispiel aus den Berechnungen von Wolf und Colditz gibt Abb. 5/4. In Tab. 5/2 ist zudem zu erkennen, daß die Kosten mit jeder Gewichtszunahme überproportional ansteigen.

Nach diesen Zahlen zu Prävalenz und Kosten der Adipositas stellen Prävention und Therapie des Übergewichts eine der größten Herausforderungen im Gesundheitswesen der Zukunft dar. Es ist fast nicht zu verstehen, daß *„auch 'Health Professionals' die Adipositas nicht als eigenständige, ernste Erkrankung ansehen"*, betont Hauner (1996) nach einer Auswertung von Abrechnungsunterlagen von Kassenärzten. Er berichtet weiter: *„Diese Ergebnisse unterstreichen unmißverständlich, daß die Wahrnehmung des Gesundheitsproblems Adipositas/Übergewicht bei praktisch tätigen Allgemein- und Fachärzten häufig unterentwickelt ist und demzufolge offensichtlich die fatale Bedeutung der Adipositas als Risikofaktor für zahlreiche andere Erkrankungen unbekannt ist bzw. ignoriert wird"* (S. 20).

5.5 Ätiologie der Adipositas

Adipositas ist also ein eigenständiger, gesundheitlicher Risikofaktor, und die hohe Prävalenz betont die Notwendigkeit für langfristig erfolgreiche Therapiemaßnahmen. Eine kausal wirkende Therapie setzt aber auch Kenntnisse über die Entstehung der Adipositas voraus. Daher soll das Thema der Einführung aus Abschnitt 5.1 hier wieder aufgegriffen werden.

5.5.1 Das Prinzip der positiven Energiebilanz

Als zentrales Element der Adipositasgenese gilt nach wie vor, trotz aller Diskussion, das *Prinzip der positiven Energiebilanz*, wonach die Energiezufuhr adipöser Menschen höher ist als ihr Energieverbrauch. *„Dabei kann theoretisch die Energiezufuhr erhöht, der Energiebedarf durch Bewegungseinschränkung vermindert oder aber auch der Energiestoffwechsel generell verändert sein"*, betont Laessle (1990) und relativiert damit aber das vereinfachte Bilanzprinzip, indem er auch Veränderungen des *Energiestoffwechsels* als eine Möglichkeit anspricht, die das *„Gewicht aus dem Gleichgewicht"* bringen können (S. 237 f).

Wenngleich also in einer positiven Energiebilanz eine notwendige Voraussetzung zur Manifestation der Adipositas gesehen werden kann, so muß der theoretische und praktische Wert des Bilanzprinzips angezweifelt werden, da es ebensowenig stimulierend für Forschung und Therapie ist wie *„die analoge Behauptung, die 'Ursache' des Alkoholismus sei der überhöhte Alkoholkonsum"* (PUDEL 1982, S. 1).

Als besonders problematisch muß es zudem erscheinen, wenn das Bilanzprinzip verkürzt formuliert wird und damit die theoretischen Sachverhalte unzutreffend wiedergegeben werden. So läßt sich die Aussage *„Wer mehr Energie zuführt, als er verbraucht, nimmt zu"* nicht aus der Feststellung ableiten, daß *„eine den Verbrauch übersteigende Zufuhr (in der Vergangenheit) zu einem höheren Gewicht (in der Gegenwart) geführt hat"*. Diese letztere Feststellung ist vielmehr kompatibel mit einer Aussage wie *„Wer mehr Energie zuführt, als er verbraucht (in der Gegenwart), bei dem wird sich der Energieverbrauch erhöhen"*. Das vereinfachte Bilanzprinzip übersieht, daß es Wechselwirkungen zwischen Energiezufuhr und Energieverbrauch gibt, wofür hinreichend Hinweise bestehen (vergl. Kap. 4).

Als vollends fragwürdig muß es erscheinen, wenn das bereits verkürzt formulierte Bilanzprinzip auch noch umgekehrt wird und zum Leitsatz der Adipositastherapie avanciert: *„Wer weniger Energie zuführt, als er verbraucht, nimmt ab"*. Eine kritische Anmerkung zu dieser Auffassung, die nach dem physikalischen Energieerhaltungssatz von *Nahrungsenergie*-Differenzen auf *Körpermassen*-Differenzen schließt, findet sich bereits 1982 bei PUDEL. Der physikalische Energieerhaltungssatz schließt überhaupt nicht aus, daß Energie transformiert werden kann, so daß es keine physikalische Unmöglichkeit ist, aus Nahrungsenergie thermische Energie zu gewinnen, die sich nicht auf der Waage „niederschlägt".

Da offenbar der *Erklärungswert* des Bilanzprinzips für die Genese der Adipositas sehr eingeschränkt ist, weil die Ursachen nicht verstanden, sondern eher nur trivialisiert werden, stellt sich die Frage nach anderen ätiologisch wirksamen Faktoren. Zuvor sei aber ein kurzer Überblick erlaubt, der zusammenfaßt, welche Forschungsansätze die *vereinfachte* Theorie des Bilanzprinzips zunächst erbracht hat.

Gesucht wurde nach Faktoren und Bedingungen, die erklären lassen, *warum* übergewichtige Menschen mehr essen (ohne zunächst zu fragen, *ob* sie wirklich mehr essen!).

5.5.2 Persönlichkeitsmerkmale

Sowohl bei Laien als auch bei vielen „Fachleuten" besteht übereinstimmend die Überzeugung, daß Übergewicht mit bestimmten Eigenschaften der Persönlichkeit verbunden sei (Diehl, Paul & Daum 1984). So wird häufig die Ansicht vertreten, daß emotionale oder psychische Probleme für die Entstehung des Übergewichts („kompensatorisches Essen") verantwortlich seien. Vor allem aus tiefenpsychologischer und psychoanalytischer Sicht wird vermutet, daß das Übergewicht auf zugrundeliegende neurotische Konflikte zurückzuführen ist. Wenngleich somit Persönlichkeitsstörungen oder unbewußte emotionale Konflikte als grundlegend angesehen werden, stehen doch die Verbindungen zwischen dem „Überessen" und emotionalen Belastungen im Mittelpunkt des Interesses, wenn Überessen als Reaktion auf depressive Verstimmungen oder andere belastende Gefühle verstanden wird (Striegel-Moore & Rodin 1986).

Das Problem solcher psychodynamischer Ansätze besteht zumeist darin, daß neben dem klinischen Eindruck der verschiedenen Autoren wenig empirische Belege angeboten werden. Für die Richtigkeit solcher psychodynamischer Interpretationen wurde u. a. vorgebracht, daß eine Gewichtsabnahme häufig mit depressiven Verstimmungen und Angst einhergeht. Es wurde jedoch darauf hingewiesen, daß Untersuchungen, die auf adipösen Patienten beruhen, die psychiatrische oder psychotherapeutische Hilfe in Anspruch nehmen, nicht repräsentativ für die Population der Übergewichtigen sind, sondern daß solche Patienten möglicherweise eine sehr spezielle Teilgruppe darstellen (Leon & Roth 1977).

Weiter haben die Ergebnisse der *Minnesota-Studie* gezeigt, daß auch bei normalgewichtigen, körperlich und psychisch gesunden jungen Männern eine Einschränkung der Nahrungsaufnahme und der damit verbundene Gewichtsverlust mit depressiver Verstimmung, erhöhter Angst und Irritabilität einhergeht (Keys et al. 1950), ausführlich referiert in Kap. 4). Daher ist es wichtig, die Frage nach *Ursache* oder *Wirkung* in diesem Zusammenhang besonders nachhaltig zu stellen.

In einer Vielzahl von Untersuchungen der Persönlichkeitsstruktur von Adipösen, die mit Hilfe standardisierter Persönlichkeitstests durchgeführt wurden, haben sich insgesamt sehr selten und zumeist wenig bedeutsame Unterschiede zwischen Adipösen und Normalgewichtigen bzw. den jeweils vorliegenden Normwerten gefunden (Überblick bei Diehl et al. 1984; auch Leon & Roth 1977 und Striegel-Moore & Rodin 1986): Für nahezu jede Skala überwiegt die Anzahl nichtsignifikanter Befunde die Anzahl signifikanter Mittelwertsunterschiede (Diehl et al. 1984). In einer Untersuchung mit einer sehr großen Stichprobe von 418 Frauen und 443 Männern ließen sich mit dem Freiburger Persönlichkeitsinventar FPI (Fahrenberg, Selg & Hampel 1978) keine Beziehung zwischen dem relativen Gewicht und bestimmten Persönlichkeitsfaktoren nachweisen (Diehl & Paul 1985).

Solche Befunde bilden die Grundlage dafür, daß die Adipositas nicht als diagnostische Kategorie in das *Diagnostic and Statistical Manual of Mental Disorders DSM III* (American Psychiatric Association 1980) aufgenommen wurde, *„weil sie im allgemeinen nicht mit ausgeprägten psychischen – oder Verhaltenssymptomen einhergeht"* (Koehler & Sass 1984). Inzwischen ist allerdings unter der Diagnose 'Binge Eating Disorder' (BED) der 'unkontrollierte Verzehr großer Nahrungsmengen in kurzer Zeit' als eigenständige Symptomatik in das DSM IV (American Psychiatric Association 1994) aufgenommen worden (s. Kap. 7.3). Diese Heißhungerattacken, auf die beim Binge Eating Disorder nicht mit Erbrechen reagiert wird, führen dauerhaft zu Gewichtszunahmen (Wardle 1996). So stellen die „Binge Eater" eine Untergruppe der Adipösen dar, deren Anteil nach einer Untersuchung von Spitzer et al. (1993b) bei 29 % in einer Patientenstichprobe und bei 4,6 % in einer Bevölkerungsstichprobe lag.

Der Weg, bestimmte Persönlichkeitsmerkmale zu beschreiben, die als typisch für Adipöse gelten und erklären können, warum sie *soviel* essen, hat sich als aussichtslos herausgestellt und ist inzwischen längst verlassen worden. Es ist eher davon auszugehen, daß Adipöse, *wie andere Personen auch,* unter psychischen Störungen leiden können, die auch behandlungsbedürftig sein können. In solchen Störungen aber die psychogenetische Voraussetzung für die Manifestation einer Adipositas zu erkennen, wird durch empirische Befunde nicht gestützt.

5.5.3 Eßverhalten

Die Konsequenz des Bilanzprinzips lenkte – nach erfolgloser Suche nach prädisponierenden Persönlichkeitsstrukturen – die Aufmerksamkeit auf das Eßverhalten der Adipösen.

Mit den inzwischen als *„klassisch"* zu bezeichnenden Experimenten in Eßlabors begründete Schachter (1968, 1971) eine verhaltenswissenschaftliche Forschungsrichtung, die insbesondere der Verhaltenstherapie neue Maßnahmen zu eröffnen schien.

Diese experimentellen Studien ergaben eine Fülle von Resultaten, die seinerzeit zur Formulierung der *„Externalitätshypothese"* führten. Danach kann das Eßverhalten der Adipösen als *„außenreizgesteuert"* beschrieben werden. Umweltsignale beeinflussen deren Erleben von Appetit, Hunger und Sättigung. Umgekehrt sind ihre Körperwahrnehmungen weniger intensiv durch „*Innenreize*" gesteuert. Weitere Experimente zeigten eine gestörte Sättigungswahrnehmung bei Übergewichtigen, wiesen nach, daß bei ihnen der *Appetenzverlust* (Steigerung der Aversion zu essen) im Verlauf einer Mahlzeit zeitlich stark verzögert auftritt und daß Streß zu einem gesteigerten Eßbedürfnis führen kann (hierzu ausführlich: Pudel 1982).

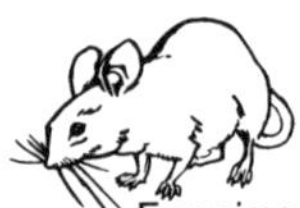

Der Trickteller

Freiwillige Versuchspersonen erhielten ihre Suppenmahlzeit aus einem Teller. Sie waren aufgefordert, solange zu essen, bis sie ausreichend gesättigt sind. Aus einem Suppentopf konnten sie sich zusätzlich bedienen. Nach drei Tagen wurde ohne Wissen der Versuchspersonen ein gleichaussehender Teller installiert, der durch ein Loch im Tellerboden auf gleichem Füllungszustand gehalten wurde (s. Abb. 5/6). Dieses Experiment läßt zu, den „Außenreiz" des sich leerenden Tellers für das Erleben des Sättigungsgefühls zu überprüfen. Adipöse Versuchspersonen überessen in dieser Situation um durchschnittlich ca. 70 %. Nach dieser Mahlzeit wurden die Versuchspersonen über diesen besonderen Trickteller informiert. Dennoch tendieren Adipöse dazu, etwas mehr zu essen als in der Standardsituation mit dem sich leerenden Teller. „Latent Adipöse" (s. nächster Abschnitt 5.5.4) essen tendenziell eher etwas weniger, da sie sich in dieser Situation mit dem Trickteller stärker kontrollieren.

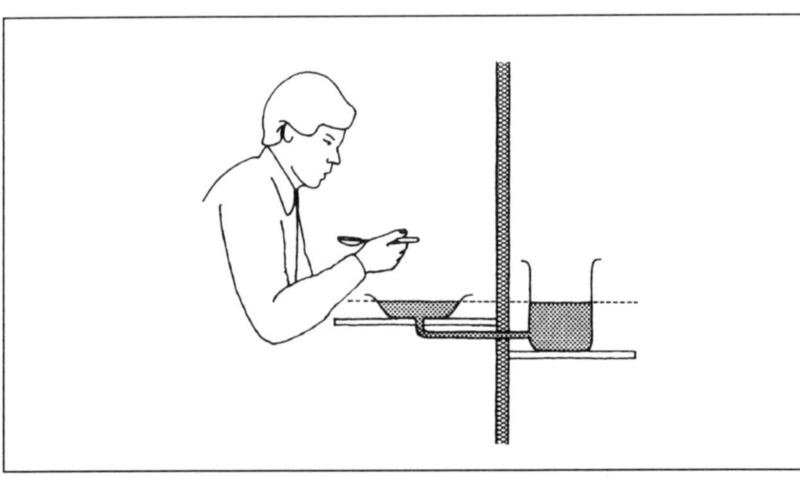

Abb. 5/6 erläutert den Versuchsaufbau mit dem „Trickteller", bei dem die entnommene Nahrung sofort wieder ersetzt wird.

Diese Befunde wurden – im Hinblick auf das Prinzip der Energiebilanz – als die typische Verhaltensdisposition des Übergewichtigen interpretiert und als *Ursache* der überhöhten Nahrungsaufnahme betrachtet. Theoretisch war es unschwer möglich, Denkmodelle zu finden, die verstehen lassen, wie durch Lern- und Erziehungsprozesse die Grundlagen zu diesen Verhaltensdispositionen gelegt werden. So wurde z. B. der Zwang zum Tellerleeressen als Konditionierungsprozeß beschrieben , der den Außenreiz „*leerer Teller*" zum entscheidenen Signal für die Sättigung werden läßt. Das „*Abspeisen*" der Kinder bei allen Mißempfindungen – so schrieb Hilde Bruch (1973) – erschwere den Lernprozeß einer Diskriminierung verschiedener Körperwahrnehmungen. So werde die Disposition zur hyperphagen Reaktion auf Streß gelegt, die sich im umgangssprachlichen „*Kummerspeck*" manifestieren könne.

Grundsätzlich also wurde die für Übergewichtige als charakteristisch beschriebene Verhaltensdisposition auf inadäquat verlaufene Lernvorgänge zurückgeführt. Damit war die Idee für verhaltenstherapeutische Konzepte nahegelegt. Es wurden im angloamerikanischen wie im deutschen Sprachraum Trainingsprogramme entwickelt, deren Ziel es war, die inadäquat erlernten Verhaltensweisen des Übergewichtigen zu modifizieren oder sie durch adäquates Neulernen zu ersetzen (Übersichten bei Foreyt 1977, Pudel 1982).

Entsprechend der Grundannahme vom Bilanzprinzip waren auch diese verhaltenstherapeutischen Maßnahmen immer von diätetischen Empfehlungen für eine brennwertreduzierte Kostform begleitet. Der Erfolg verhaltenstherapeutischer Konzepte wurde zudem immer an der erzielten Gewichtsabnahme gemessen, obschon dieser Parameter nicht die primäre Zielgröße der Verhaltenstherapie war. Nach Durchsicht der Literatur konnte seinerzeit festgestellt werden, daß die Erfolgsquote im Vergleich zu einer ausschließlichen diätetischen Behandlung gebessert wurde. Doch die Langzeitergebnisse blieben weiter bescheiden und hingen mehr vom Engagement des Forschers und Therapeuten sowie der Intensität der Nachbetreuung ab als von den unterschiedlichen Therapiekonzepten.

5.5.4 Exkurs zum Hintergrund

Vor mehr als 20 Jahren wurde aufgrund weiterer Studien die Gültigkeit der Externalitätshypothese eingeschränkt. Als in Göttingen das Konzept des „*latent Übergewichtigen*" entwickelt wurde (Pudel, Metzdorff & Oetting 1975), publizierte zeitgleich die Arbeitsgruppe um Herman in Kanada (Hermann & Polivy 1975) ihr Konstrukt des „*gezügelten Essens*" (*restrained eating*).

Mit beiden Konzepten werden Menschen beschrieben, die mit mehr oder weniger großem Verhaltensaufwand ihre Nahrungszufuhr begrenzen wollen, um einer Gewichtszunahme vorzubeugen oder um ihr Gewicht zu stabilisieren. Für beide Konzepte wurde seinerzeit ein Fragebogentest entwickelt, der eine Klassifikation von Personen erlaubte. Da die beiden Konzepte konvergierten, haben STUNKARD und MESSICK (1985) die beiden Fragebogentests zusammengefaßt, leicht modifiziert und ergänzt. Seit 1989 steht auch eine deutsche Fassung als *Fragebogen zum Eßverhalten* mit Normwerten zur Verfügung (PUDEL & WESTENHÖFER 1989b, s. Kap. 6).

Die weitere Forschung zeigte nun, daß z. B. die „*Außenreizabhängigkeit*" kein ausschließliches Kriterium für Übergewichtigkeit ist. Außenreizabhängigkeit, aber auch eine vermindert intensive Wahrnehmung der Körpergefühle sowie eine durch Streß ausgelöste Nahrungsaufnahme konnten jetzt – unabhängig vom aktuellen Körpergewicht – jenen Menschen zugeordnet werden, die als „*gezügelte Esser*" oder „*latent Übergewichtige*" klassifiziert wurden (PUDEL & OETTING 1977). Auf eine differenzierte Darstellung dieser neuen Konzepte zum „*gezügelten Eßverhalten*" wird in Kap. 6 ausführlich eingegangen.

Wenn also die bis zu jener Zeit für typisch gehaltene Disposition nicht an ein überhöhtes Körpergewicht gebunden ist, dann fällt es schwer, in dieser Disposition die *Ursache* der Übergewichtigkeit zu sehen. Eine Revision der bestehenden Hypothesen wurde also notwendig.

Die Experimente der 70er Jahre haben explizit zwar das Eßverhalten von Normalgewichtigen mit dem Übergewichtiger verglichen, doch implizit wurden eigentlich *spontane* Esser mit *gezügelten* Essern verglichen. So hat offensichtlich das einfach zu messende Kriterium des Körpergewichts, aber auch ein unkontrollierbarer Selektionsmechanismus bei der Rekrutierung von freiwilligen Versuchspersonen den Weg zur Bestätigung einer im Grunde unzutreffenden Hypothese gebahnt.

So liegen heute empirische Resultate vor, die zeigen, daß eine restriktive Nahrungszufuhr zu einer Veränderung des Eßverhaltens führt. So gesehen muß die ursprüngliche Ausgangshypothese[10] umgekehrt werden:

■ Die als typisch beschriebene Disposition der Adipösen ist ***nicht die Ursache für ihre Übergewichtigkeit, sondern sie ist Folge einer kognitiven Beschränkung der Nahrungsaufnahme.*** ■

10 Einer der Autoren dieses Buches bekennt sich dazu, den plausiblen, aber falschen Weg mitgeschritten zu sein. Die in der Monografie (PUDEL 1982) dargestellten Experimente würden heute in der revidierten Sichtweise interpretiert.

5.5.5 Zweifel am vereinfachten Bilanzprinzip

Erst in den letzten Jahren wurde auch ein deutliches Interesse spürbar, die Grundannahme des vereinfachten Bilanzprinzips empirisch zu überprüfen, wonach Übergewichtige überdurchschnittlich viel essen. Die vielfältigen Experimente in den Eßlabors zeigten zwar eine Fülle von überraschenden Resultaten zu den Modalitäten des Eßverhaltens, doch die implizite Annahme, daß Übergewichtige mehr essen, war nicht Fragestellung dieser Experimente.

Heute ist die empirische Evidenz dafür, daß alle Übergewichtigen auch überdurchschnittlich viel essen, eher spärlich. In einer ganzen Reihe von Studien wurde die Nahrungsaufnahme von Normal- und Übergewichtigen im Vergleich untersucht. Allein in 29 laborexperimentellen Studien, die von Spitzer & Rodin (1981) referiert werden, wird nur bei neun Untersuchungen tatsächlich ein Unterschied in der vermuteten Richtung gefunden. In naturalistischen Feldstudien wurde in fünf von acht Studien eine solche Differenz gezeigt.

Auch die VERA-Studie (DGE 1992, S. 31) konnte keine Korrelation zwischen dem BMI und der mittleren Energieaufnahme (7-Tage-Prokoll) bei 862 Männern finden. Eine Analyse von 200.000 Ernährungsprotokollen, die jeweils über sieben Tage geführt wurden, ergibt ebenfalls eindeutige Resultate, die in die gleiche Richtung weisen. Die Probanden füllten das Ernährungstagebuch als *Baseline-Erhebung* vor dem Beginn eines Abnahmetrainings aus (Vier-Jahreszeiten-Kur). Trotz denkbarer methodischer Einwände ist davon auszugehen, daß die Probanden relativ zuverlässig notiert haben, da ihnen bewußt war, daß die Güte der anschließend erfolgenden Beratung, für die sie auch bezahlen mußten, davon abhängig war. Außerdem ist zu bedenken, daß alle Teilnehmer – gleich in welchem Gewichtsbereich sich ihr aktuelles Startgewicht befand – zur Gewichtsabnahme motiviert waren und daher eine vergleichbare Ausgangssituation für diese Protokolle bestand.

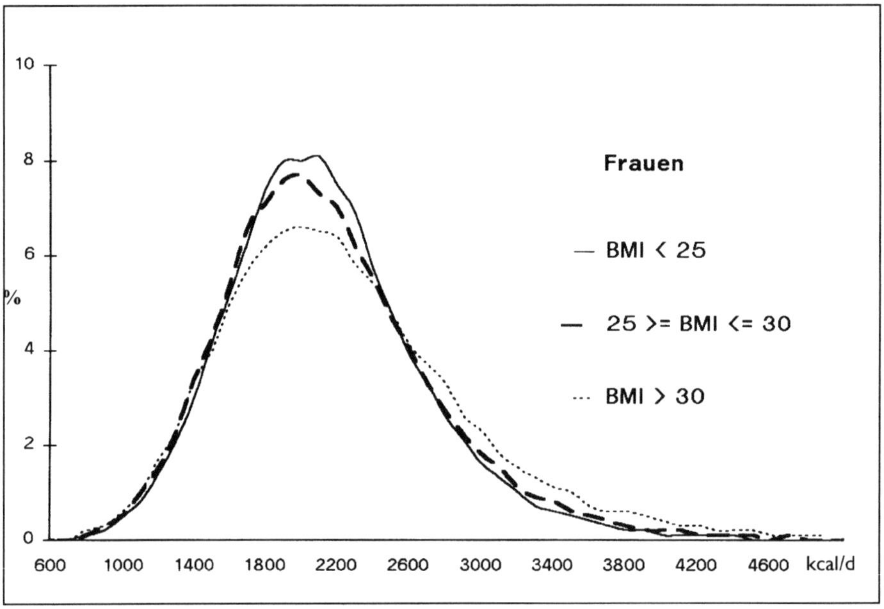

Abb. 5/7 zeigt die Verteilungskurven der durchschnittlichen Kalorienaufnahme pro Tag, dargestellt für Probanden unter BMI 25, BMI zwischen 25 und 30 und BMI über 30.

Die nahezu deckungsgleichen Verteilungen der Kalorienaufnahme in Abb. 5/7 auf der Basis von 200.000 individuellen Protokollen spricht zunächst eindrucksvoll gegen die These, daß übergewichtige Menschen – absolut betrachtet – mehr Nahrungsenergie aufnehmen. Einen weiteren Anhaltspunkt für die Existenz sogenannter „*Wenig-*“ und „*Viel-Esser*“ ergab eine Studie von George et al. (1991) an der Laval Universität in Quebec: Frauen im Alter von 29 bis 43 Jahren, die sich selbst als *Viel-Esser* bzw. *Wenig-Esser* einstuften, führten wiederholt Ernährungs- und Aktivitätsprotokolle. Jeweils 40 der Teilnehmerinnen mit der höchsten bzw. niedrigsten Kalorienaufnahme wurden in die Studie aufgenommen. Die Ergebnisse wiesen in beiden Gruppen keinen Unterschied hinsichtlich der Kohlenhydrat- und Fettaufnahme in Prozent der Gesamtenergieaufnahme auf, ebenso ergab sich kein Unterschied bei Kaffee-, Tee- oder Alkoholkonsum. Die *Wenig-Esserinnen* verzehrten etwas mehr Protein. Unterschiedlich jedoch war die durchschnittliche Kalorienaufnahme, die nach den Berechnungen der Ernährungsprotokolle bei 1.488 *(Wenigesser)* bzw. bei 2.393 *(Viel-Esser)* Kalorien/d lag. Die Wenig-Esserinnen wogen durchschnittlich 4,5 kg mehr und besaßen eine signifikant höhere Fettmasse. Die Bewegungsprotokolle ergaben keinen Aktivitätsunterschied zwischen beiden Gruppen.

Wenngleich in vielen Untersuchungen, die Self-Reported-Data auf der Basis von mehrtägigen Ernährungsstagebüchern analysieren, die Existenz von „Small-Eaters“ wiederholt festgestellt wird und kaum Anhaltspunkte gefunden werden, daß Übergewichtige mehr Nahrung aufnehmen, so beweist dies noch nicht, daß es „Small-Eater“ tatsächlich gibt und daß Adipöse tatsächlich normal bzw. sogar weniger essen. Erhebliche Zweifel an der Gültigkeit dieser Beobachtungen kamen auf, als es möglich wurde, mit der Methode des „doubly labeled water“ (Schoeller & Fjeld 1991) den Energieverbrauch objektiv zu messen. Nach diesen Untersuchungen tendieren Übergewichtige dazu, ihre Nahrungsaufnahme zu unterschätzen (Underreporting), wobei bisher allerdings nicht erklärt werden kann, auf Grund welcher Mechanismen es zu diesen Unterschätzungen kommt (Prentice et al. 1989, Lichtman et al. 1992). Fricker et al. (1992) untersuchten 30 Frauen, die aufgrund ihrer Angaben im Ernährungstagebuch als Wenig-, Normal- und Viel-Esser klassifiziert wurden. Hinsichtlich ihres Ruheumsatzes (indirekte Kalorimetrie) und der körperlichen Aktivität fanden sich keine Unterschiede. Eine Fülle von psychometrischen Tests (Merkfähigkeit, Schätzvermögen, Aufmerksamkeit) ergab keine Unterschiede zwischen Viel- und Normalessern. Wenig-Esser tendieren dazu, die Portionsgrößen besser einzuschätzen, auf der anderen Seite zeigten sie aber eine stärkere Dissimulation, wenn es um nahrungsbezogene „Lügenfragen“ ging, das sind Fragen, die üblicherweise eindeutig beantwortet werden, wie z. B.: *„Manchmal esse ich mehr, als ich brauchte.“* oder: *„Ich ziehe Schokolade dem Spinat vor.“* Die Autoren schließen aus ihren Befunden, daß *„Wenig-Esser gerade bei Lebensmitteln, die als ungesund gelten, unterschätzen und sie möglicherweise eher berichten, was sie essen sollten, anstatt was sie tatsächlich gegessen haben“* (S. 273). Zu sehr ähnlichen Befunden und Schlußfolgerungen kommen auch Clark et al. (1993), die feststellen, daß kaum etwas für metabolische Unterschiede zwischen „Viel-Essern“ und „Wenig-Essern“ spreche.

5.5.6 Energiebilanz und Nährstoffbilanz

Während der Lebensmittelkonsum der Kriegs- und Nachkriegsjahre überwiegend von Kohlenhydraten dominiert wurde, nahm der Fettkonsum zu Lasten der Kohlenhydrataufnahme rasch zu und stabilisierte sich seit den 60er Jahren bei etwas über 40 % der Gesamtenergieaufnahme (Abb. 5/8), wie auch nach den neuesten Daten der Deutschen Gesellschaft für Ernährung (1994) bestätigt wird.

Die Konvergenz auf 40 Energieprozent Fett wurde auch in den anderen westlichen Industrienationen beobachtet. Die gültigen Ernährungsempfehlungen der Deutschen Gesellschaft für Ernährung (1995) wie auch des US-Department of Agriculture & US-Department of Health and Human Services (1995) empfehlen, nicht mehr als 30 % der täglichen Energie in Form von Fett zu verzehren. Nahrungsfett gilt heute neben zunehmender körperlicher Inaktivität als die wichtigste Ursache bei der Entstehung von Übergewicht in westlichen Industrienationen (Prentice & Jebb 1995, Blundell & Halford 1995, Seidell 1995). Zahlreiche Studien unterstützen inzwischen die schon seit vielen Jahren bekannte Feststellung, ohne daß dazu gesicherte Erkenntnisse vorlagen.

Die weitergehende Analyse der Ernährungstagebücher von 200.000 Probanden (Pudel & Westenhöfer 1992) läßt eine lineare und eindeutige Korrelation zwischen relativem Fettverzehr und Body-Mass-Index erkennen (s. Abb. 5/8). Umgekehrt ergibt sich eine inverse Beziehung zwischen Körpergewicht und relativem Verzehr an Kohlenhydraten.

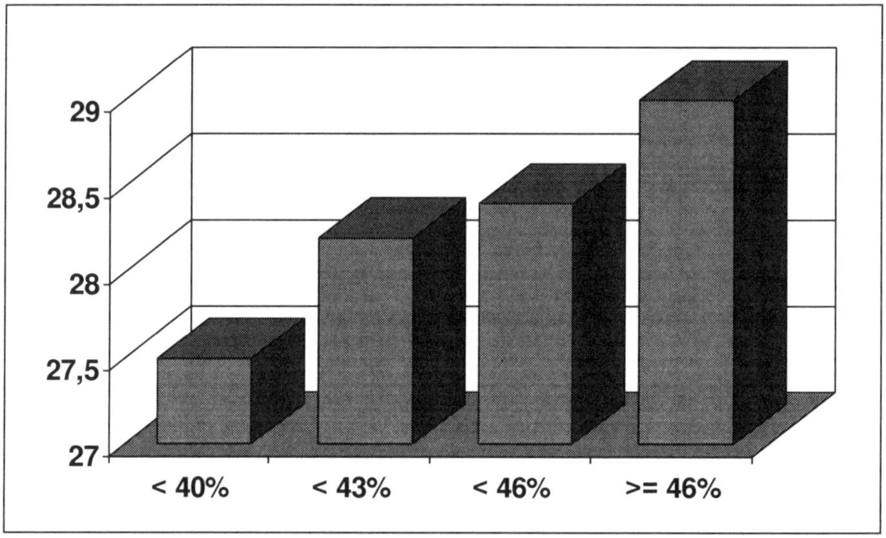

Abb. 5/8: Body-Mass-Index in Abhängigkeit vom relativen Fettverzehr (Energieprozent) bei 200.000 Personen nach einem 7-Tage-Ernährungsprotokoll

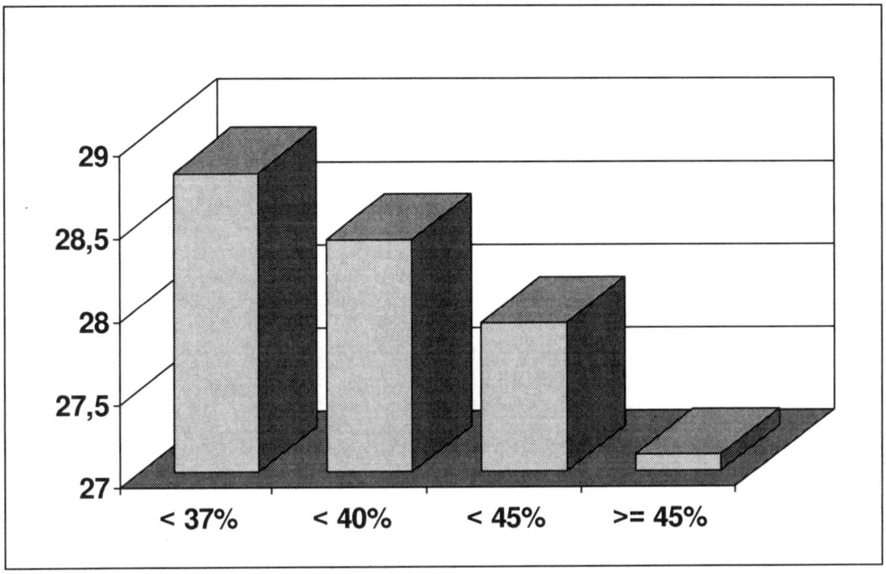

Abb. 5/9: Body-Mass-Index in Abhängigkeit vom relativen Kohlenhydratverzehr (Energieprozent) bei 200.000 Personen nach einem 7-Tage-Ernährungsprotokoll

Dieser Befund wurde auch in einer großen Studie in Schottland bestätigt. Bolton-Smith & Woodward (1994) konnten darüber hinaus zeigen, daß in den Kollektiven mit einem geringeren Gewicht, die weniger Fett, aber mehr Kohlenhydrate konsumieren, ein größerer Teil der Kohlenhydrate in konzentrierter Form als *Zucker* aufgenommen wird. Die Autoren sind der Auffassung, daß in einer fettarmen, aber kohlenhydratreichen Kost auch konzentrierte Kohlenhydrate einbezogen werden müssen, weil ansonsten die zur Deckung des Energiebedarfs notwendigen Nahrungsvolumina mit komplexen Kohlenhydraten einfach nicht verzehrt werden können. Tucker & Kano (1992) haben festgestellt, daß Übergewichtige – in absoluten Zahlen gemessen – pro Tag im Durchschnitt etwa 25 Gramm Nahrungsfett mehr konsumieren als normalgewichtige Vergleichspersonen. Diese 25-Gramm-Differenz erscheint zunächst wenig relevant, bekommt aber Bedeutung, wenn die Jahresbilanz betrachtet wird, in der sich mehr als 9 Kilogramm Nahrungsfett kumulieren.

Lissner et al. (1987) konnten zeigen, daß normalgewichtige Testpersonen, die über zwei Wochen jeweils drei verschiedene Fett-Kohlenhydrat-Relationen ad libitum erhielten, unter 15–20 Energieprozent Fett 0,4 kg abnahmen, unter 30–35 Energieprozent Fett hielten sie ihr Gewicht und unter 45–50 Energieprozent Fett nahmen sie 0,3 kg zu. Andere Studien gaben durch die Gestaltung der angebotenen Menükomponenten die Fett-Kohlenhydratrelation vor, instruierten aber die Versuchspersonen, ad libitum zu essen. Auch bei unterschiedlichem Studiendesign sind die Ergebnisse relativ vergleichbar: Fettärmere Kost führt nach 11 Wochen bei ad libitum Verzehr zu einer um 1,3 kg höheren Gewichtsabnahme. Die Testpersonen hielten das Nahrungsvolumen, unabhängig vom Fettgehalt, bei 1,4 kg/Tag konstant. Die Geschmackseinstufungen unterschieden sich nicht (Kendall et al. 1991). Lebensmittelprodukte mit reduzierten Fettgehalt, die wie ihre vergleichbaren Normalvarianten über jeweils vier Wochen ad libitum zur Verfügung gestellt wurden, erzielten eine um 0,9 kg höhere Gewichtsabnahme (Ellrott et al. 1995).

Es gibt eine Vielzahl von Untersuchungen, die überzeugend zeigen, daß sich allein durch Fettrestriktion ohne Beschränkung des Kohlenhydratverzehrs bei Übergewichtigen eine Gewichtsabnahme erreichen läßt (Kendall et al. 1991, Schlundt et al. 1993, Gatenby et al. 1995, Ellrott et al. 1995). Hierzu werden, wenn möglich, genuin fettarme Lebensmittel und/oder fettreduzierte Lebensmittel anstatt normalfetter Lebensmittel verzehrt (z. B. fettarme Milch mit 1,5 % Fett oder Magermilch mit 0,3 % Fett statt Vollmilch mit 3,5 % Fett). Kohlenhydrathaltige Lebensmittel wie Gemüse, Obst, Brot, Nudeln, Reis, Kartoffeln u. a. werden bei diesen Strategien nicht limitiert. Die durchschnittliche Gewichtsabnahme unter einer solchen Kost ist davon abhängig, wieviel Fett individuell eingespart werden kann. Unter normalen Bedingungen, d. h. einem Austausch von den gewohnten fettreicheren durch eher fettarme oder fettreduzierte Lebensmittel, ist eine Gewichtsabnahme von ca. 1 kg pro Monat zu erwarten (Gatenby et al. 1995, Ellrott et al. 1995).

Kohlenhydrate können bei einem derartigen Regime ad libitum verzehrt werden, da die Kohlenhydratoxidation fortwährend an die Kohlenhydrataufnahme angepaßt wird (Horton et al. 1995, Flatt 1995). Die *Freigabe* der Kohlenhydrate stößt an ihre Grenze, wenn über längere Zeit in konzentrierter Form Kohlenhydratmengen von mehr als ca. 500 g/d (bei normaler körperlicher Aktivität) verzehrt werden (Acheson et al. 1988). Dadurch wird die Oxidation des gleichzeitig aufgenommenen Nahrungsfetts annähernd vollständig supprimiert und das aufgenommene Fett in Körperfett konvertiert (Horton et al. 1995). Punktuelle Kohlenhydratexzesse werden durch die Glycogenspeicher aufgefangen und führen zu keiner nennenswerten de-novo-Lipogenese (Flatt 1995). Erst eine mehrtägige Aufnahme von Kohlenhydratmengen jenseits von 500 g am Tag führt nach Füllung der Glycogenspeicher zu einer de-novo-Lipogenese aus Kohlenhydraten (Horton et al. 1995).

Eine langfristige Aufnahme einer Menge von mehr als ca. 500 g Kohlenhydraten pro Tag, die zu einer de-novo-Lipogenese führen würde, ist unter den Ernährungsbedingungen der Industrienationen unwahrscheinlich (Acheson et al. 1988, Hellerstein et al. 1991). Der Verzehr von den damit verbundenen großen Nahrungsvolumina ist nur schwer möglich (vergl. Kap. 4.6.1 – 4.6.3). Eine negative Energiebalance durch das Ausweichen auf Lebensmittel mit einem niedrigen Fettgehalt scheint den Appetit weniger zu stimulieren als eine generelle Beschränkung der Verzehrsmenge (Swinburn & Ravussin 1993). Die Sättigung ist durch kohlenhydratreiche Kost, die durch einen hohen Anteil pflanzlicher Nahrungsmittel auch einen höheren Wasser- und Ballaststoffanteil hat, im Vergleich zu fetthaltiger Kost deutlich besser (Blundell et al. 1993, Weststrate 1992). Westerterp et al. (1996) konnten zeigen, daß die Gewichtsabnahme unter fettarmer Kost eine Funktion der durch derartige Vorgaben bedingten Reduktion der Energieaufnahme ist. In dieser Studie nahmen nur diejenigen Teilnehmer ab, die über den Verzehr fettarmer Lebensmittel ihre Gesamtenergieaufnahme gegenüber der Baseline verringern konnten.

Ein fettkontrolliertes Regime hat eine bessere Langzeit-Akzeptanz als eine generelle Kalorienrestriktion (Shah et al. 1994) und eignet sich insbesondere zur langfristigen Behandlung leichten bis mäßigen Übergewichts. Ein Verhaltenstraining mit Fettkontrolle, nicht aber pauschaler *Kalorien*kontrolle, erreicht die bestmögliche Gewichtsstabilisierung auf niedrigerem Niveau (Toubro & Astrup 1997). In dieser Untersuchung war die praktische Anweisung an Patienten – nach initialer Gewichtsreduktion zwischen 12 und 14,8 kg – , wenig Fett zu essen, die geeignetere Strategie, die Gewichtsabnahme zwei Jahre lang nach einem Abnahmeprogramm zu konservieren (Wiederzunahme 5,4 kg), als das generelle Kalorienzählen (Wiederzunahme 11,3 kg).

Klar ist, daß durch diätetische Strategien, die mit einer Reduktion der Fettaufnahme einhergehen, das Körpergewicht gesenkt werden kann. Unklar, und damit Ziel der aktuellen Forschung, ist, auf *welche Menge* die Fettaufnahme individuell begrenzt werden muß, um einen hinreichenden Abnahmeerfolg zu erreichen. Die Empfehlung, eine möglichst geringe Fettmenge (z. B. 20 g/d) aufzunehmen, führt zwar mit der größten Wahrscheinlichkeit zum erwünschten Abnahmeerfolg, aber eine zu restriktive Vorgabe verschlechtert möglicherweise die Compliance. So können 20g Fett/d nur durch eine extreme Pflanzenkost bei Verzicht auf alle pflanzlichen und tierischen Fettträger erzielt werden, was in der gewohnten Eßkultur der westlichen Welt kaum, im Gegensatz zur asiatischen Küche, erzielt werden kann.

Die Verhaltenstendenz Übergewichtiger, Lebensmittel mit einem höheren Fettgehalt auszuwählen, wurde auch von Westerterp (1993) beobachtet. Allerdings ist bislang noch unklar, worauf diese Fettpräferenz der Adipösen basiert. Neben sensorischen werden auch genetische, soziokulturelle und ökonomische Ursachen diskutiert (Mela 1995, Pudel & Ellrott 1995).

Statt Energiebilanz besser Nährstoffbilanz beachten

Da viele verschiedene Studien an größeren Probandenkollektiven belegen, daß der BMI nicht mit der Energieaufnahme, sondern mit der relativen Fettaufnahme korreliert ist, sollte in der Praxis das klassische Konzept der *Energiebilanz* zugunsten einer Betrachtung der *Nährstoffbilanz* ersetzt werden. Die verschiedenen Energiequellen, insbesondere Kohlenhydrate und Fett, haben hinsichtlich der Gewichtsregulation eine unterschiedliche Wirkung, wobei primär der Energiequelle Fett die ungünstigen Konsequenzen für eine Gewichtszunahme zugerechnet werden müssen (Horton et al., 1995; Prentice, 1995; Swinburn & Ravussin, 1993).

5.5.7 Genetische Faktoren

Neuere Untersuchungen haben festgestellt, daß genetische Faktoren bei der Entstehung von Übergewicht eine größere Rolle spielen, als bislang angenommen wurde. In einer Studie mit 540 inzwischen erwachsenen Adoptivkindern, die über das dänische Adoptionsregister identifiziert wurden, konnten Stunkard et al. bereits 1986 zeigen, daß ein signifikanter Zusammenhang zwischen dem *Body Mass Index* der erwachsenen Kinder und dem der biologischen Eltern, nicht jedoch zu dem der Adoptiveltern besteht.

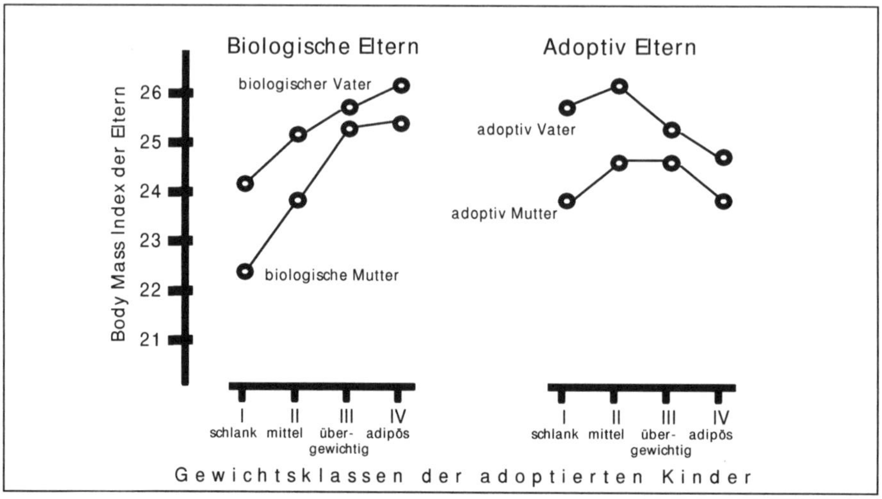

Abb. 5/10: Durchschnittlicher Body-Mass-Index der Eltern, bezogen auf vier unterschiedliche Gewichtsklassen der Adoptivkinder (nach: Stunkard et al. 1986b)

In einer weiteren Studie in Schweden wurden folgende Zwillingspaare untersucht (STUNKARD et al. 1990):

- 93 Paare von *eineiigen* Zwillingen, die *getrennt* aufgewachsen waren,
- 154 Paare von *eineiigen* Zwillingen, die *zusammen* aufgewachsenen waren,
- 218 Paare von *zweieiigen* Zwillingen, die *getrennt* aufgewachsen waren, und
- 208 Paare von *zweieiigen* Zwillingen, die *zusammen* aufgewachsen waren.

Auch diese Untersuchung zeigte eine hohe Übereinstimmung im *Body Mass Index* zwischen den eineiigen Zwillingspaaren, weitgehend unabhängig davon, ob sie zusammen oder getrennt aufgewachsen waren (Tab. 5/5).

Tab. 5/5: Body-Mass Index und Intrapaar-Korrelation bei ein- und zweieiigen Zwilligen an, die getrennt und gemeinsam aufgewachsen sind (nach STUNKARD et al. 1990)

	Männliche Paare			**Weibliche Paare**		
Zwillings-gruppe	Paare Anzahl	BMI	Intra-paar-Korrelation	Paare Anzahl	BMI	Intra-paar-Korrelation
Eineiig						
getrennt	49	24,8	0,70	44	24,2	0,66
gemeinsam	66	24,2	0,74	88	23,7	0,66
Zweieiig						
getrennt	75	25,1	0,15	143	24,9	0,25
gemeinsam	89	24,6	0,33	119	23,9	0,27

Die Autoren schlußfolgern aus ihren Daten, daß der Einfluß genetischer Faktoren sehr wesentlich ist, während der Einfluß der Kindheitsumgebung auf das spätere Körpergewicht gering oder gar nicht vorhanden ist. Die berechneten Heriditätsindices (0,70 für Männer und 0,66 für Frauen) interpretieren die Autoren im Schlußsatz ihrer Publikation als die womöglich bestimmenden Größen für das Körpergewicht: „*Genetic factors appear to be the major determinants of the body-mass-index in Western society, and they may account for as much as 70 percent of the variance*" (Stunkard et. al. 1990, S. 1487)[11].

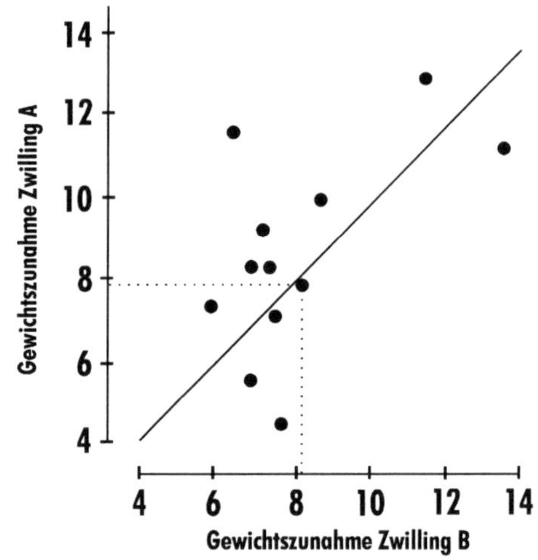

Abb. 5/11: Gewichtszunahme erbidentischer Zwillige nach 100 Tage Überernährung mit 1000 kcal/Tag. Jeder Punkt gibt die Gewichtszunahme des Zwillingspaares an: Projektion auf Abszisse Zwilling B bzw. auf Ordinate Zwilling A (nach Bouchard et al. 1990).

Ein möglicher Erklärungsmechanismus für die genetische „*Einflußnahme*" auf das Gewicht könnte in der interindividuell unterschiedlich stark ausgeprägten Anpassung des Organismus an Veränderungen der Energiezufuhr gesehen werden, wie sie im Zusammenhang mit der *Setpoint-Theorie* der Körpergewichtsregulation diskutiert worden ist. Verschiedene Untersuchungen an Zwillingspaaren haben nämlich gezeigt, daß bei Mastversuchen eineiige Zwillinge weitaus ähnlicher – was eine Gewichtszunahme angeht – auf die Überernährung reagieren (Bouchard & Tremblay 1990; Bouchard et al. 1990). In Abb. 5/11 ist das inzwischen oft zitierte Resultat von Bouchard et al. (1990) dargestellt. Es beweist, daß Menschen bei vergleichbarer Überernährung sehr unterschiedlich an Gewicht zunehmen (Spanne zwischen 4,3 und 13 kg) und daß diese Unterschiede in der Gewichtszunahme zu einem großen Teil genetisch determiniert sind.

11 „Erbliche Faktoren scheinen in westlichen Industrienationen den Körper-Massen-Index am meisten zu bestimmen. Auf sie könnten bis zu 70 % der interindividuellen Unterschiede entfallen."

Mitte der 90er Jahre haben amerikanische Forscher bei der Maus wie auch beim Menschen ein Gen isolieren und klonen können, über dessen Genprodukt die „Kommunikation“ des Körperfettgewebes mit dem zentralen Lipostat gesteuert wird (Zhang et al. 1994). Das sog. *obesitas (ob)*-Gen codiert für ein *ob*-Protein („Leptin“), und über die Konzentration dieses Botenstoffs wird das zentrale Regulationszentrum (Lipostat) von den Adipocyten mit Informationen über die Größe der Fettspeicher versorgt. Das ob-Protein wird nach ersten Untersuchungen im subkutanen, omentalen, retroperitonealen, perilymphatischen und mesenterialen Fettgewebe exprimiert (Masuzaki et al. 1995). Auch der Rezeptor für Leptin (OB-R) konnte kürzlich identifiziert werden (Tartaglia et al. 1995). Mutationen und Defekte sowohl des *ob*-Gens wie auch des *db* (OB-R)-Gens können erheblichen Einfluß auf den Metabolismus und die Regulation des Körperfetts haben.

In Behandlungsversuchen von genetisch übergewichtigen *ob/ob*-Mäusen (die kein *ob*-Protein exprimieren) hat man nach Injektionen des *ob*-Proteins feststellen können, daß durch diesen Signalstoff sowohl der Hunger (Nahrungsaufnahme) gehemmt als auch der Metabolismus (physische Aktivität) gesteigert werden (Pelleymounter et al. 1995). Ob über genetisch bestimmte Genaktivitäten des *ob*- und *db* (OB-R)-Gens Übergewicht beim Menschen maßgeblich gesteuert wird, werden zukünftige Untersuchungen zeigen müssen.

Andere Arbeitsgruppen (Clement et al. 1995, Walston et al. 1995, Widen et al. 1995) haben erstmals eine Genmutation beim Menschen als Ursache für Übergewicht und Diabetes entdeckt. Durch die Mutation am Gen für den β_3-adrenergen Rezeptor kommt es zur verringerten Expression funktionsfähiger Rezeptoren im Visceralfett. Die Folge sind ein erniedrigter Energieverbrauch und eine verringerte Lipolyse. Dadurch kann es zu Übergewicht und Diabetes (Typ IIb) kommen. Die Unterschiede im Ruheenergieverbrauch sind mit 36 kcal/d weniger bei heterozygotem Defekt und 82 kcal/d weniger bei homozygotem Defekt moderat, können aber im Verlauf mehrerer Jahre zu einem manifesten Übergewicht führen (Ellrott & Pudel 1996).

5.5.8 Zwischenbilanz zur Pathogenese

Die Pathogenese der Adipositas stellt sich gegenwärtig eher als *ungeklärt* denn als *geklärt* heraus. Das vereinfachende Bilanzprinzip, das den Adipösen ausschließlich eine überdurchschnittliche Kalorienzufuhr unterstellt, ist in dieser Vereinfachung nicht haltbar.

Die genetische Disposition ist in der Vergangenheit unterschätzt oder gar negiert worden. Ihr kommt eine wesentliche Bedeutung zu. Allerdings dürfen die eindeutigen Befunde für eine genetische Veranlagung nicht als eine „schicksalhafte Entwicklung" der Adipositas gewertet werden, die nicht durch Umweltfaktoren (Nahrungsaufnahme, Bewegung) beeinflußt werden kann.

Die Bevorzugung von fettreichen Speisen und ein eher eingeschränkter Konsum kohlenhydratreicher Lebensmittel durch Adipöse sind verschiedentlich dokumentiert worden. Obschon die Ursache dieser „Fettpräferenz" bislang ungeklärt ist, wird darin – im Zusammenspiel mit einer genetischen Disposition – ein wichtiger pathogenetischer Faktor zu sehen sein.

Typische Persönlichkeitsmerkmale, die zur Entwicklung der Adipositas ursächlich beitragen, haben sich für die Gesamtgruppe der Adipösen nicht absichern lassen. Durch die erhebliche soziale Stigmatisierung der Adipösen können jedoch psychische Beeinträchtigungen entstehen, die aber als sekundäre Rückwirkung des Übergewichts zu betrachten sind.

Die eingeschränkte körperliche Aktivität gilt nach wie vor als wichtige Bedingung, die Übergewicht fördert (Wirth 1997).

Epidemiologische Forschungen zeigen, daß der Risikofaktor „*Adipositas*" erst bei einem deutlichen Grad an Übergewicht (BMI > 30) meßbar ist, unter dem inzwischen etwa 20 % der Bevölkerung leiden. Die Indikation zur Therapie ist differenzierter (und zurückhaltender) zu stellen, wobei neben dem Körpergewicht auch das Fettverteilungsmuster und andere gewichtsabhängige Risikofaktoren zu bewerten sind.

5.6 Adipositastherapie

Die Erkenntnisse zur Pathogenese der Adipositas ergeben auch für die Therapie neue Aspekte, die einerseits Möglichkeiten, andererseits aber auch Grenzen aufweisen. Die genetische Disposition stellt sich für die Therapie sicher als eine limitierende Rahmenbedingung heraus, gegen die der Patient ganz bewußt seine kognitive Kontrolle der Nahrungsaufnahme einsetzen muß. Da zur Zeit noch keine Diagnostik der genetischen Veranlagung möglich ist, bleibt der mögliche Spielraum, der einem Patienten zur Gewichtsreduktion zur Verfügung steht, ungewiß. Die klaren Befunde zur diätetischen Bedeutung von Kohlenhydraten und Nahrungsfett andererseits weisen aber aussichtsreiche Verhaltensstrategien auf, die nun konkreter in der therapeutischen Praxis umgesetzt werden können. Die immer noch bescheidenen Langzeiterfahrungen unterstützen zwar eine gewisse Resignation, sie sollten jedoch eher einen realistischen

Therapieoptimismus fördern, der den Patienten motiviert und ihm Mut macht, seine ihm von der Evolution mitgegebene Veranlagung zur Fettspeicherung als ein „Handicap im Wohlstand“ zu begreifen. Die Adipositastherapie hat sich in Kenntnis der jüngsten Forschungsergebnisse nicht mehr einer Gewichtsabnahme um jeden Preis verschrieben, sondern sie versucht, zusammen mit dem Patienten den ihm gegebenen Spielraum für eine langfristige Stabilisierung seines Gewichts auf einem reduzierten Niveau auszuloten.

Ziele und Bewertungskriterien der Adipositastherapie

Da es bislang keine allgemeingültigen Kriterien zur Evaluierung der zahllosen Programme zur Behandlung und Prävention der Adipositas gab, die systematisch, umfassend und in sich konsistent waren, wurde von der National Academy of Sciences beim Food and Nutrition Board des Institute of Medicine (IOM) die Stellungnahme „Weighing the Options“ in Auftrag gegeben. In einjähriger Arbeit wurden allgemeingültige Kriterien zur Evaluierung von Gewichtsmanagement-Programmen erarbeitet (Committee to Develop Criteria for Evaluating the Outcomes of Approaches to Prevent and Treat Obesity 1995).

Insgesamt drei Kriterien werden im Report zur Evaluierung von Programmen und Ansätzen zur Behandlung und Prävention der Adipositas definiert:

- Das Programm muß auf die Situation und Voraussetzungen des Teilnehmers zugeschnitten sein.
- Das Programm muß die Gesundheit fördern und sicher sein.
- Das Programm muß erfolgreich sein.

Als Kriterien für den Erfolg eines Gewichtsmanagement-Programms wurden von den Autoren die vier folgenden Erfolgsebenen definiert:

1. **Langfristiger Gewichtsverlust:**
   Ein Jahr oder länger muß der Gewichtsverlust mindestens 5 % des Ausgangsgewichts betragen, oder der Body Mass Index muß um mindestens 1 BMI-Einheit reduziert bleiben.
2. **Verbesserung von Übergewichts-assoziierten Erkrankungen:**
   Einer oder mehrere der assoziierten Risikofaktoren sollen (wenn vorhanden) klinisch signifikant verbessert werden. Z. B.:
   - Bluthochdruck
   - Hypercholesterinämie
   - Hypertriglyceridämie

- Hyperglycämie
- Diabetes Typ II b

3. **Verbessertes Gesundheitsverhalten:**
   Verzehr nach den Vorgaben der Ernährungspyramide (US-Landwirtschaftsministerium; entspricht dem Ernährungskreis der Deutschen Gesellschaft für Ernährung) an mindestens vier von sieben Tagen:
   - Monitoring über Ernährungsprotokolle

   Regelmäßige körperliche Aktivität:
   - ½ Stunde oder mehr moderate körperliche Aktivität am Tag
   - 4 x pro Woche oder mehr aktive Bewegung

   Regelmäßige ärztliche Konsultationen (mind. einmal pro Jahr):
   - Insbesondere bei fortbestehendem Übergewicht
   - Zur Fortführung oder zum Beginn adäquater Therapiemaßnahmen
   - Zur Früherkennung Übergewichts-assoziierter Erkrankungen
4. **Monitoring von unerwünschten Nebenwirkungen (ausgelöst durch die Therapie):**
   Klinische und nichtklinische Programme sollten ihre Teilnehmer regelmäßig über Veränderungen ihres Gesundheitszustandes während des Programms befragen.
   Do-it-yourself-Programme sollten die Teilnehmer darüber informieren, daß das Programm möglicherweise Nebenwirkungen haben kann und daß die Teilnehmer sich während des Programms daraufhin beobachten sollen.

Nach diesen amerikanischen Vorgaben ist die erzielte Gewichtsabnahme nicht mehr länger ein Kriterium für die Adipositastherapie. Es kommt, neben anderen Kriterien, im wesentlichen auf die langfristige Stabilisierung des Gewichts auf einem niedrigeren Niveau an. Zusätzlich werden eine „Verbesserung von Übergewichts-assoziierten Erkrankungen", „ein verbessertes Gesundheitsverhalten", und „eine Nebenwirkungskontrolle" als Kriterien zur Erfolgsbestimmung verlangt. Damit ist die Adipositastherapie mehr ganzheitlich auf eine Verbesserung des Gesundheitszustandes und des Gesundheitsverhaltens orientiert und wird von der Fixierung auf die initiale Gewichtsabnahme befreit.

Wenn das Erfolgskriterium „Gewichtsverlust > 5 % über länger als 1 Jahr" auf den ersten Blick eher bescheiden klingt, so hat doch die bisherige Evaluation gezeigt, daß selbst personalintensive multidisziplinäre Programme mit einer aktiven Behandlungszeit über 6 Monate dieses Kriterium nach 3,5 Jahren nur für 60 % der Patienten erfüllen (Olschewski et al. 1997).

Wenn alle ernsthaften Therapieprogramme ihre Behandlungsergebnisse anhand der IOM-Vorgaben dokumentieren, könnten Ärzte, Psychologen und Patienten das im individuellen Fall optimale therapeutische Verfahren auswählen, und die Kranken- und Rentenversicherungen hätten endlich eindeutige Kriterien, nach denen sie ihre Förderung zur Therapie der chronischen Krankheit „Adipositas" bemessen können. Bislang liegen solche vergleichbaren Evaluationsergebnisse allerdings kaum vor, so daß ein Wirksamkeitsvergleich der verschiedenen Methoden und Programme zur Zeit nicht möglich ist.

5.6.1 Therapiekonzepte im Überblick

Unter der Überschrift „*Adipositastherapie*" firmiert eine beinahe zahllose Vielfalt von Methoden und Maßnahmen, die von Fachleuten oder selbst ernannten *Experten* kreiert wurden, oft nicht ohne das handfeste ökonomische Interesse, ein Stück vom „*millionenschweren Kuchen des Geschäfts mit den Dicken*" abzubekommen. Neben seriösen und ernstzunehmenden Therapieansätzen finden sich auch Maßnahmen, die bestenfalls wirkungslos sind; ein Teil der Methoden muß allerdings als regelrecht gesundheitsgefährdend eingestuft werden (Bennett & Gurin 1982; Garner et al. 1985; Polivy & Herman 1983). Unter psycho-hygienischem Aspekt haben alle Methoden, die eine dauerhafte Stabilisierung des Gewichts beim Patienten nicht leisten können, eine „*unerwünschte, negative Nebenwirkung*", die mindestens in Mißerfolgserleben, enttäuschten Erwartungen und Selbstzweifel besteht.

Grundstruktur

Die meisten Programme der Übergewichtsbehandlung bestehen aus folgenden – eng miteinander verzahnten – Grundelementen:

1. energiereduzierte Diät,
2. verhaltenstherapeutische Methoden,
3. Steigerung körperlicher Aktivität.

Eine der Hauptlinien der Adipositastherapie ist die *diätetische* Beeinflussung der Nahrungsaufnahme. Die hier vorgeschlagene Palette der Möglichkeiten reicht von der totalen Nahrungsabstinenz, als Nulldiät, Fastenkur oder *Heilfasten* bezeichnet, über das proteinsubstituierte, modifizierte Fasten (PSMF) oder die *very low calory diets* (*VLCD*), weiter über Diäten mit einseitiger, unausgewogener Nährstoffzusammensetzung bis hin zur *energiereduzierten ausgewogenen Mischkost*. Solche Diätmaßnahmen werden auch in zahllosen populären Diätbüchern und Frauenmagazinen verbreitet.

Eine Darstellung und Wertung dieser Diätformen würde über den Rahmen der vorliegenden Einführung in die Ernährungspsychologie weit hinausgehen und findet sich u. a. in Fahrenkamp (1986), Nicholas & Dwyer (1986), Ökotest: Ratgeber Diät (1989) und Oberbeil (1991).

Zahllose Diätprogramme sind bisher entwickelt worden, die alle dem gleichen Wirkprinzip unterstellt werden: Wer weniger Kalorien aufnimmt als gewohnt, nimmt ab (Prinzip der negativen Energiebilanz).

Die wenigsten der *„auf dem freien Markt"* der Medien und des Buchhandels angebotenen *Diäten* entsprechen den drei Kriterien des Institute of Medicine: 1) individuell zugeschnitten, 2) sicher und der Gesundheit dienlich und 3) langfristig erfolgreich. Während gedruckte Hinweise für Diäten keinerlei Beschränkungen oder Kontrollen unterliegen, hat der Gesetzgeber der Bundesrepublik Deutschland durch Einfügung des § 14a in die Diätverordnung (wird entsprechend einer EU-Richtlinie geändert) bestimmt, welche ernährungsphysiologischen Anforderungen solche *Lebensmittel* erfüllen müssen, die zur Gewichtsreduktion *„in den Verkehr"* gebracht werden. Damit ist zumindest der zweite Punkt des Anforderungskatalogs in der Bundesrepublik Deutschland für *konkrete Menüangebote*, die im Lebensmittelhandel oder Apotheken angeboten werden, erfüllt. Unabhängig davon aber bleiben die Punkte 1 und 3 als größtenteils unerfüllt bestehen.

5.6.2 Diätetische Maßnahmen

Folgende Kategorien der diätetischen Maßnahmen sind unterscheidbar:

Fastenkuren / Null-Diät

Obschon Fastenkuren in den 60er und 70er Jahren eine verbreitete Methode zur Gewichtsreduktion bei adipösen Patienten waren, werden sie mittlerweile als obsolet betrachtet, da die extreme Einschränkung der Nahrungszufuhr (bei der „Null-Diät" sogar totaler Nahrungsverzicht) zu klinischen Risiken führt, wie u. a. Ketose, Hyperurikämie, Hypokaliämie, Hypoglykämie, starker Abbau von Funktionsprotein, erhöhte renale Ausscheidung von Phosphat und Magnesium (Newmark & Williamson 1983b). Diese extreme Diätform weist keine Vorteile gegenüber gemäßigteren Abnahmekuren auf und eignet sich zudem nicht für eine langfristige Gewichtskontrolle. Durch einfaches Weglassen von Nahrung wird kein Lerneffekt im Sinne einer Veränderung des Eßverhaltens erzielt. Viele Patienten haben das Vor-Diät-Gewicht schon kurze Zeit nach Beendigung der Fastenkur wieder erreicht, wenn keine Nachsorge und intensive Schulung eingesetzt werden. Der Abbau von Fettgewebe ist bei proteinsubstituiertem, modifiziertem Fasten (*Lexikon*) sogar größer als bei totaler Nahrungskarenz. Die Deutsche Adipositas-Gesellschaft fordert grundsätzlich, daß in der Tagesration (gleich, bei welcher Diätform) ein Minimum von 50 g vorwiegend hochwertiges Protein enthalten sein muß (Deutsche Adipositas-Gesellschaft 1996).

LEXIKON

Modifiziertes Fasten

Die Ulmer Gruppe um Ditschuneit (1989) hat die Null-Diät (= Heilfasten = totale Nahrungskarenz) vor Jahren modifiziert, indem bestimmte Mengen an Protein, Kohlenhydraten und Fett zugeführt wurden. Die Messungen der Verluste an Körpereiweiß, Fettgewebe und Körperwasser während verschiedener Variationen der Nährstoffe zeigte überaus deutliche Unterschiede. Das klinisch ungünstigste Ergebnis nach vier Wochen erzielt die reine Null-Diät mit einem Gewichtsverlust von 12,5 kg, wovon 37 % auf Körperprotein, 20 % auf Wasser und 43 % auf Fettgewebe entfallen. Das günstigste Resultat konnte mit einer relativ proteinreichen Substitution erzielt werden (50 g Protein; 25 g Kohlenhydrate; 10 g Fett in der Tagesration): 13,9 kg Gewichtsverlust, davon 3 % Körperprotein, 18 % Wasser und 79 % Fettgewebe. Zusätzlich wurden Vitamine und Mineralstoffe in der Höhe der Empfehlungen der Deutschen Gesellschaft für Ernährung zugesetzt. Nach diesen Resultaten ist das proteinsubstituierte, modifizierte Fasten der Null-Diät sowohl in der Gesamtgewichtsabnahme als auch im deutlich besseren Abbau von Fettgewebe eindeutig überlegen.

Unausgewogene, kalorienreduzierte Diäten

Hier liegt der Schwerpunkt der Ernährung in einer zumeist sogar extremen Verschiebung der Nährstoffrelation zugunsten einer Nährstoffgruppe. So sind mindestens ebensoviele „Fett-Diäten" (*Dr. Atkin's-, Felix-, Punkte-Diät etc.*) entwickelt worden wie auch „Protein-" (*Steak-, Hollywood-, Mayo-, Quark-Diät etc.*) und „Kohlenhydrat-Diäten" (*Brot-, Obst-, Reis-Diät etc.*), deren angebliche, besonders gute Wirkung jeweils auf die sehr einseitige Überbetonung der entsprechenden Nährstoffgruppe zurückgeführt wird. Allein die Begründungen für diese Diäten widersprechen sich gegenseitig.

Diese Abnahmediäten sind nicht empfehlenswert, da das Gewicht wieder ansteigt, wenn nach Beendigung der Diät wieder „normal" gegessen wird. Eine wissenschaftliche, ernährungsphysiologische Begründung für solche Diäten ist meistens nicht gegeben. Das gilt auch für Diäten, die bestimmte Nährstoffkombinationen und Nährstoff-Trennregeln in den Vordergrund stellen (Trennkostprinzip).

Blitz- und Crashdiäten

Für diese Abnahmekuren wird nicht selten mit Schlagworten wie *„revolutionär"* oder *„garantiert 100 % erfolgreich"* geworben. Diese Blitzdiäten basieren auf speziellen Nahrungsmitteln, deren besondere *abnahmeaktive* Wirkung ausgelobt wird (z. B. die Enzyme *Bromelin* und *Papain* bei der „Ananas-Diät"). Zumeist stellen sie krasse Formen einer Fehlernährung dar, wie im Extremfall die *Zitronensaftkur*, die ausschließlich Ahornsirup mit Zitronensaft als „Kost" zuläßt.

Die Anbieter propagieren meist sensationelle Wirkungsweisen, die pseudologisch begründet werden. Gewichtsverluste treten zwar auf, die überwiegend auf Wasserverluste und Abbau von Funktionsprotein zurückzuführen sind. Nach dem zumeist raschen Abbruch solcher Blitzdiäten kommt es üblicherweise zu einem schnellen Wiederanstieg des Gewichtes. Für eine langfristige Gewichtskontrolle sind derartige Diäten aufgrund der Einseitigkeit des Nährstoffangebotes nicht geeignet (NEWMARK & WILLIAMSON 1983a).

Ausgewogene, kalorienreduzierte Diäten

Diese Form der energiereduzierten *Mischkost* enthält eine ausgewogene Nährstoffrelation. Die tägliche Energiezufuhr, die üblicherweise zwischen 1.000 und 1.200 kcal/d liegt, setzt sich zusammen aus z. B. mindestens 50 % Kohlenhydraten, 15–20 % Protein und höchstens 30 % Fett. Da diese Diäten meist aus Lebensmitteln zusammengestellt sind, die leicht zu beschaffen und vom Preis her erschwinglich sind, besteht hier besonders die Möglichkeit, ein wesentliches Ziel der Intervention zu erreichen – nämlich Gewicht nicht nur zu verlieren, sondern das neue Gewicht auch zu halten, wenn die grundsätzliche ernährungsphysiologische Basis dieser Kostform (fettreduziert) über die aktive Gewichtsabnahme hinaus langfristig realisiert wird.

Die besondere Wichtigkeit der Fettreduktion für eine längerfristige Stabilisierung des Gewichtsverlustes wird durch jüngste Untersuchungen belegt (s. 5.5.6), die überzeugend zeigen, daß sich allein durch Fettrestriktion ohne Beschränkung des Kohlenhydratverzehrs bei Übergewichtigen eine Gewichtsabnahme erreichen läßt (Lissner et al. 1987, Kendall et al. 1991, Schlundt et al. 1993, Gatenby et al. 1995, Ellrott et al. 1995). Daher wird eine Fettkontrolle bei gleichzeitig liberalisierter Kohlenhydrataufnahme empfohlen.

Stark kalorienreduzierte Diäten

Diese Form der Diät hat sich im Bereich der Adipositastherapie unter *medizinisch-therapeutischer* Kontrolle bisher durchgesetzt. Die Energiezufuhr unter einer solchen „Minimalernährung" variiert je nach Konzeption; sie beträgt weniger als 800 kcal/d, meist liegt sie zwischen 300-600 kcal/d.

Die Anwendung stark kalorienreduzierter Diäten führt zu einem rapiden und beachtlichen Gewichtsverlust, nach Lerman und Cave (1989) in der ersten Woche üblicherweise zwischen 4,5 und 7 kg, später zwischen 1–2 kg/Woche; der Gesamtverlust beträgt im Mittel ca. 18 kg. Diese Diätformen werden mit der im amerikanischen gebräuchlichen Abkürzung „VLCD" (*Very Low Calorie Diet*) bezeichnet.

Diese Reduktionsdiäten basieren auf den Erkenntnissen, daß die Zufuhr relativ kleiner Mengen von hochwertigem Protein mit Kohlenhydratzugabe den Verlust fettfreier Körpermasse (Funktionsprotein) weitgehend, wenngleich auch nicht vollständig, verhindert, der andernfalls, z. B. bei der Null-Diät, aufgrund der stark reduzierten Energiezufuhr unvermeidbar wäre.

Während der Reduktionsphase werden *Formula-Diäten* angewendet, also industriell hergestellte, bilanzierte Rezepturen, die den Anforderungen des § 14a der Diätverordnung (*Lexikon*) entsprechen müssen. Sie enthalten in der Regel 50–70 g hochwertiges Protein, wenig Fett (ca. 7 g Linolsäure) und variierende Mengen an Kohlenhydraten (45–90 g). Vitamine, Mineralstoffe und Spurenelemente sind zugesetzt. Solche Nahrung wird fast ausschließlich in flüssiger Form zugeführt, zumeist sind es instantisierte Produkte, die in Wasser oder fettarmer Milch gelöst und dann getrunken werden. Zusätzlich müssen mindestens 2 Liter kalorienfreie Getränke getrunken werden.

§ 14 a DiätVO

Der § 14 a der Diätverordnung bestimmt konkrete Anforderungen an Lebensmittel, die für Übergewichtige bestimmt sind. Je nachdem, ob es sich um eine Mahlzeit oder Tagesration handelt, werden Grenzwerte gesetzt. So müssen Tagesrationen mindestens 50 Gramm Eiweiß und 7 Gramm Linolsäure und 90 Gramm Kohlenhydrate enthalten. Der Energiegehalt insgesamt darf 1200 Kalorien nicht überschreiten. Außerdem gelten für Tagesrationen weitere Mindestmengen, wie Eisen 18 mg, Kalzium 800 mg, Vitamin E 12 mg, Vitamin C 75 mg. Der § 14a DiätVO wird durch die Richtlinie 96/8/EG ersetzt. Formula-Diäten, die dieser EG-Richtlinie, die in nationales Gesetz umgesetzt werden muß, entsprechen, *können* ab Oktober 1997 und *müssen* ab April 1999 angeboten werden. Wichtigste Neuerungen: wesentlich mehr Vitamine und Mineralstoffe sind als Bestandteile zwingend vorgeschrieben, so zum z. B. Folate, Vitamin B_{12}, Pantothensäure, Phosphor, Kalium, Zink, Kupfer, Selen, Natrium, Magnesium und Mangan. Zudem muß deklariert werden, daß *„das Erzeugnis nicht länger als drei Wochen ohne ärztlichen Rat verwendet werden sollte"* (Art. 5, Abs.2g). Angaben über das Zeitmaß bzw. die Höhe einer möglichen Gewichtsabnahme sowie Hinweise auf eine Verringerung des Hungergefühls bzw. verstärktes Sättigungsgefühl sind verboten. Insgesamt erfüllen die neuen Vorschriften damit wesentliche Forderungen der Ernährungsmediziner zum Schutz der Verbraucher bzw. Patienten (GROSSKLAUS 1997).

WADDEN, STUNKARD und BROWNELL (1983) haben die Effektivität dieser Diätform bei mehr als 10.000 Patienten untersucht und festgestellt, daß große Gewichtsverluste, im Mittel 20 kg in 12 Wochen, zu verzeichnen waren. Inzwischen werden solche als Kombinationstherapie bezeichneten Programme (Formula-Diät, Verhaltens- und Bewegungstherapie) auch in größerem Umfang in Deutschland an Adipositas-Therapie-Zentren (Optifast) angeboten. Die Ergebnisse sind mit den amerikanischen Resultaten vergleichbar (OLSCHEWSKI et al. 1997).

Die Durchführung dieser Diäten sollte jedoch grundsätzlich ärztlich überwacht werden. LERMAN und CAVE (1989) gehen ausführlich auf die medizinischen Aspekte ein, die bei der Patientenselektion sowie bei der Patientenbetreuung während der Diät beachtet werden müssen.

5.6.3 Medizinische Maßnahmen

Unter den im engeren Sinn *medizinischen* Maßnahmen der Adipositastherapie sind die medikamentöse Behandlung, z. B. durch Appetitzügler, sowie chirurgisch-operative Maßnahmen wie das Verdrahten des Kiefers (*jaw wiring*), der Dünndarm- bzw. Magenbypass sowie die Applikation von Magenballons, aber auch das direkte Entfernen von Fettgewebe (Fettschürzen) und das subkutane Absaugen von Fettgewebe (*Aspirationslipektomie*) zu nennen. Solche Maßnahmen, die teilweise mit erheblichen Risiken und – wie bei der Kieferverdrahtung – auch nur mit einem Kurzzeiterfolg verbunden sind, werden vor allem bei Patienten mit erheblichem Übergewicht angewendet. Zusammenfassende Bewertungen dieser Methoden geben Bray & Gray (1988a, 1988b), Holmes, Zysow und Delbanco (1989), Stunkard, Stinnett und Smoller (1986) sowie Lerman und Cave (1989).

Da die genauen, an der Regulation der Nahrungsaufnahme beteiligten Mechanismen noch weitgehend unbekannt sind, ist eine kausalpathogenetische medikamentöse Therapie erst in Ansätzen möglich. Amphetamine (die als „Appetitzügler" bekannt wurden) sind wegen ihres Suchtpotentials und schwerer Nebenwirkungen nicht zu empfehlen. Therapeutisch nutzbar sind gegenwärtig Substanzen wie Dexflenfluramin, die als Serotoninagonisten eine verstärkte Sättigungswirkung haben. Die medikamentöse Therapie ist nur als additive Maßnahme für einen begrenzten Zeitraum im Rahmen einer umfassenden Diät- und Verhaltenstherapie sinnvoll (Deutsche Adipositas-Gesellschaft 1996).

Nach den Empfehlungen der Deutschen Adipositas Gesellschaft (1996) ist die klassische Malabsorptionschirurgie (z. B. Magenbypass nach Roux-Y) als Therapieform von Adipositas obsolet. Ebenso ist die Aspirationslipektomie (Fettabsaugung) keine geeignete Methode zur Behandlung von Adipositas. Bei einem Übergewicht von mehr als 40 kg/m^2, das sich auch durch Anwendung verschiedener anerkannter, nicht interventioneller Therapieformen nicht kurieren ließ, gelten heute die Operationen nach Mason und Kuzmak als operative Therapieformen der Wahl. Eine Übersicht zu den operativen Techniken findet sich bei Husemann (1995).

Bei der vertikalen Gastroplastik nach Mason wird ein Silikonring mit einem Durchmesser von ca. 5 mm in die kleine Kurvatur des Magens eingenäht. Vom Fundus bis zu diesem Ring verschließt eine vertikale Klammernaht den Restmagen, so daß ein Reservoir mit 15–60 ml zurückbleibt. Beim flexiblen Banding nach Kuzmak wird ein Kunststoffband horizontal um den Magen geschnürt. Dieses Kunststoffband ist in seinem Durchmesser zu verändern und so auf die individuellen Verhältnisse beim Patienten einzustellen.

Beiden Operationen ist gemein, das der verbleibende funktionelle Restmagen nur noch einen Bruchteil des Nahrungsvolumens aufnehmen kann. Der Verzehr größerer Nahrungsmengen ist den Patienten unmöglich, führt er doch zu Schmerzen und Erbrechen (Aversionstherapie). Die Gewichtsabnahme der operierten Patienten ist eindrucksvoll, KUNATH et al. (1996) berichten in den ersten 12 Monaten nach der Operation über einen Rückgang des Übergewichts um 50 % (Methode nach *Kuzmak*). NAEF et al. (1996) konnten für das Verfahren nach MASON eine durchschnittliche Gewichtsabnahme von 32 kg im ersten postoperativen Jahr verzeichnen. Gründliche psychologische Untersuchungen über die Befindlichkeit der Patienten und über ihr Appetit- und Sättigungsempfinden liegen bislang nicht in ausreichendem Maße vor. Einige Studien lassen jedoch vermuten, daß die Patienten durch den großen und anhaltenden Effekt der Operation ihre psychosoziale Situation als positiv erleben.

5.6.4 Verhaltenstherapeutische Maßnahmen

Eine der am häufigsten angewendeten Maßnahmen der Adipositastherapie dürften die Verhaltenstherapie bzw. die Verhaltensmodifikation sein (BROWNELL & WADDEN 1986, WADDEN 1993). STUNKARD (1982) vermutet, daß die Anzahl der Menschen, die sich wegen Adipositas in verhaltenstherapeutischer Behandlung befinden, größer ist als die Anzahl der Menschen, die wegen aller anderen Störungen und Auffälligkeiten zusammengenommen verhaltenstherapeutisch behandelt werden. Zu den zentralen Elementen der Verhaltenstherapie gehören Selbstbeobachtung und Verhaltensprotokollierung, Stimuluskontroll-Techniken, die Änderung des Eßverhaltens, das Kontingenzmanagement und die Verstärkung des neuen Verhaltens sowie kognitive Techniken (HAUTZINGER 1981, 1989; PUDEL 1982, STUNKARD & PUDEL 1990).

Bereits die ersten verhaltenstherapeutischen Ansätze der Adipositasbehandlung von FERSTER, NURNBERGER und LEVITT (1962) sowie STUART (1967) basierten auf der Selbstkontrolle des Eßverhaltens. Eine solche Selbstkontrolle des Eßverhaltens wurde als wesentlich angesehen, da sie bleibender Bestandteil des zukünftigen Verhaltensrepertoires eines Individuums werden kann und so auch nach dem Ende der Behandlung die Kontrolle des Eßverhaltens im Hinblick auf Gewichtsstabilität ermöglicht (FERSTER et al. 1962).

Allerdings muß festgestellt werden, daß auch die Verhaltenstherapie die anfangs hochgesteckten Erwartungen in anhaltende Behandlungserfolge kaum erfüllen konnte. Bereits 1975 stellte STUNKARD fest:

„Most obese people do not enter treatment for obesity. Of those who do enter treatment, most will not remain ... Of those who remain, most will not lose much weight... Of those who lose weight, most will regain it ... Many will pay a high price for trying“ (STUNKARD 1975a, S. 196)[12].

Ein Jahrzehnt später konstatieren STUNKARD (1986) sowie BROWNELL & WADDEN (1986) zwar wesentliche Verbesserungen in der Adipositasbehandlung, aber die Grundprobleme hoher Drop-out-Raten, moderater Abnahmeerfolge und seltener Langzeit-Gewichtsstabilität sind geblieben. Dennoch bilden verhaltenstherapeutische Maßnahmen den konzeptionellen Rahmen für eine multimodal angelegte Adipositasbehandlung, in die andere Elemente wie Ernährungsberatung, Programme zur Steigerung der körperlichen Aktivität oder *very-low-calory-diets* zur Erzielung eines initialen Gewichtsverlusts eingebaut werden (BROWNELL & WADDEN 1986).

Der folgende kurze Überblick über die derzeitigen Behandlungsmethoden beschreibt die wesentlichen Grundprinzipien.

Verhaltenstherapeutische Interventionsmethoden

Ansatzpunkte für verhaltenstherapeutisch orientierte Behandlungsmethoden richten sich auf

1) Bedingungen, die einem bestimmtem Eßverhalten vorausgehen,
2) das Eßverhalten selbst,
3) die aus dem Eßverhalten folgenden Konsequenzen,
4) das Ausmaß an rigider bzw. flexibler Kontrolle und
5) die Nährstoffrelation (fettkontrolliert, kohlenhydratliberal).

Die Therapieziele bestehen also in der Kontrolle der Stimuli, die dem Essen unmittelbar vorausgehen, in der Anwendung von Techniken, die das Eßverhalten beeinflussen, und in der Anwendung von *Belohnungen* (Verstärkung) für erwünschtes Verhalten. Außerdem wird auf übergeordnete generelle Denk- und Verhaltensprinzipien sowie auf mit dem Eßverhalten zusammenhängende psychische Faktoren eingegangen. Als besonders wichtig hat sich herausgestellt, die zumeist vorherrschende rigide Verhaltenskontrolle durch flexible Verhaltensstrategien zu ersetzen (ausführlich dazu in Kap. 6) und eine pauschale Kontrolle der aufgenommenen Kalorien durch eine

12 Die meisten Übergewichtigen suchen keine Therapie auf. Von jenen, die doch kommen, brechen die meisten ab. Von jenen, die bleiben, nehmen die wenigsten ab. Von jenen, die abnehmen, nehmen die meisten wieder zu. Viele zahlen einen hohen Preis für diesen Versuch.

konkrete Kontrolle der „Fettkalorien“ zu ersetzen, wobei dann die Aufnahem an Kohlenhydraten liberalisiert werden kann.

Üblicherweise werden derartige Adipositasbehandlungen in Gruppen von etwa 10–15 Klienten durchgeführt, die sich über einen festgesetzten Zeitraum einmal in der Woche für 1–2 Stunden treffen.

Eine umfassende Adipositas-Behandlung beinhaltet folgende, sich überschneidende Elemente:

Selbstbeobachtung

Die Selbstbeobachung ist eine Standardmethode verhaltenstherapeutisch orientierter Interventionen. Sie ist eine wertvolle Hilfe für Patient und Therapeut, z. B. im Hinblick auf die Feststellung der Eß- und Ernährungsgewohnheiten des Patienten zu Beginn einer Abnahmekur sowie zur Überprüfung von Veränderungen des Verhaltens während einer Diät. Die Selbstbeobachtung gibt Aufschluß darüber, welche Techniken sich für die Zielerreichung wirksam oder unwirksam erweisen und welche Situationen oder Verhaltensweisen besonders problematisch sind.

Üblicherweise führen die Patienten ein Tagebuch, in dem sie alle mit dem Essen in Zusammenhang stehenden Informationen notieren: was, wann, wo und mit wem sie essen, welche Gefühle sie dabei haben, womit sie sich nebenher noch beschäftigen (Fernsehen, Lesen) etc. Die Analyse des Ernährungstagebuches, für die inzwischen eine Fülle an Computerprogrammen zur Verfügung steht, wird auch erkennen lassen, in welcher Weise der bisherige Verzehr von Nahrungsfett Möglichkeiten bietet, zu Einsparungen zu gelangen.

Stimulus-Kontrolle

Bei dieser Technik geht es darum, Reize, die beim jeweiligen Patienten eine Nahrungsaufnahme auslösen, durch die Anwendung von Vermeidungsstrategien zu kontrollieren und automatische Verhaltensabläufe zu unterbrechen.

So werden die Abnahmewilligen z. B. dazu angehalten, Lebensmitteleinkäufe nur im gesättigtem Zustand zu tätigen, nur das einzukaufen, was sie vorher auf einer Liste notiert haben, nur zu festgelegten Zeiten an ganz bestimmten Orten zu essen, sich während der Mahlzeiten mit nichts anderem als dem Essen zu beschäftigen, problematische Nahrungsmittel nicht zu Hause aufzubewahren.

Verstärkungstechniken

Verstärkungstechniken werden angewandt, um ein Gleichgewicht zwischen positiven und negativen Konsequenzen des veränderten Eßverhaltens herzustellen. Die einfachste Form positiver Verstärkung stellt das Erlangen der gewünschten Ziele (Verhaltensänderung, Gewichtsabnahme) dar. Eine weitere Möglichkeit ist die bewußte Selbstverstärkung des eigenen Verhaltens: Mit dem Klienten werden Zwischenziele festgelegt, bei deren Erreichung er sich selbst belohnt (z. B. Theaterkarte, Kleidungskauf). Eine wirksame Verstärkungsquelle sind auch das Lob und die Unterstützung aus dem sozialen Umfeld (Familie, Freunde, Arbeitskollegen).

Nicht selten wird auch Geld als Verstärker eingesetzt, das die Teilnehmer in der Regel vor Beginn der Abnahmekur selbst eingezahlt haben und von dem sie beim Erlangen bestimmter Ziele festgesetzte Teilbeträge der Gesamtsumme ausgezahlt bekommen (Stunkard 1988).

Training in flexibler Kontrolle

Gezügeltes Eßverhalten ist zumeist durch starre interne Diätgrenzen charakterisiert, die sich ein Mensch setzt, um die Kalorienaufnahme zu beschränken. Solche Diätgrenzen beinhalten häufig absolute Gebote oder Verbote. Kommt es durch externe Störung zu einer Überschreitung der internen Diätgrenze, setzt schlagartig ein Zusammenbruch der kognitiven Kontrolle ein (*disinhibition of control*). Diese Ausprägung des gezügelten Eßverhaltens wird als *rigide* Kontrolle bezeichnet (Westenhöfer 1992).

Rigide Kontrollmechanismen der Nahrungsaufnahme („Von jetzt an esse ich *nie* wieder Schokolade", „Ich esse *ausschließlich*, was mein Diätplan vorgibt", „Ich meide *alle* cholesterinreichen Lebensmittel") unterliegen einem ausgeprägten dichotomen Alles-oder-Nichts-Prinzip und sind im Umfeld des allgegenwärtigen Nahrungsangebotes zum Scheitern verurteilt. Diätetisch völlig unbedeutende Ereignisse (Verzehr eines Bonbons) können das gesamte psychologische Kontrollsystem außer Kraft setzen, was als Gegenregulation (*Counterregulation*) bezeichnet wird. Der Patient gibt seine *rigide* Verzehrskontrolle bei einer geringfügigen Überschreitung des absoluten Diätvorsatzes über die verbreitete Denkschablone „Nun ist es auch egal!" schlagartig zugunsten einer zügellosen Nahrungsaufnahme auf. *Rigide* Kontrolle begünstigt über die zyklische Alternation von Phasen strenger Diätvorschriften mit Phasen zügellosen Essens die Entstehung von Übergewicht und kann in Einzelfällen sogar die Manifestation von Eßstörungen bahnen.

Die ungünstige und destabilisierende Wirkung der *rigiden* Kontrollstrategien beruht darauf, daß diese kognitiven Vorsätze die Umwelt, z. B. das Angebot im Supermarkt, nicht verändern können, sondern lediglich das vorhandene Angebot dichotom nach Verboten und Geboten filtern. Diese Filterung aber erreicht nach den Prinzipien der „sozial induzierten Wahrnehmung", daß gerade die mit einem Verbot belegten Produkte und Speisen eine gesteigerte Aperzeption erfahren und wegen ihrer ubiquitären Verfügbarkeit im Überfluß permanent zur Gegenregulation auffordern. Ein Verhaltensmanagement des Überflusses kann durch kognitive Ausblendung eines Teil des Überflusses nicht geleistet werden, weil der Vorsatz zur Ausblendung psychologisch eine erhöhte Valenz (bei Speisen: sensorische Attraktivität) der vom Vorsatz betroffenen Produkte und Speisen zur Folge hat.

Dem gegenüber steht die *flexible* Kontrolle, bei der die entsprechenden Einstellungen und Verhaltensweisen nicht als zeitlich begrenzte Diätvorschriften, sondern als zeitlich überdauernde Langzeitstrategien verstanden werden. Auch bei dieser Strategie stehen die Beschränkung der täglichen Nahrungsaufnahme und der Verzehr möglichst fettarmer (energiearmer) Lebensmittel im Vordergrund. Jedoch kann bei *flexibler* Kontrolle die Vielfalt der Lebensmittel genossen werden. Zeitweise ist eine Abweichung von der generellen Strategie möglich: *„In der nächsten Woche esse ich nur noch insgesamt drei Tafeln Schokolade, egal ob 1–2 Riegel täglich. An manchen Tagen kann ich gar nichts und bei Feiern oder beim Familientreffen auch mal eine ganze Tafel essen!"* Bei *flexibler* Kontrolle gibt es Verhaltensspielräume mit der Möglichkeit zur Kompensation. Diese Verhaltensspielräume zu Korrektur sind größer und zeitlich weiter gefaßt. Der Aspekt der Flexibilität bezieht sich sowohl auf die Auswahl der zu verzehrenden Speisen wie auch auf deren Menge. Operational könnte die flexible Kontrolle auch als eine Verhaltensstrategie definiert werden, bei der die Wahrscheinlichkeit für das Eintreten der Gegenregulation (Zusammenbruch der Verhaltenskontrolle) geringer ist.

Flexible Kontrolle mit der Möglichkeit der Verhaltensanpassung basiert auf der Wechselwirkung von Quantität und Zeitspanne. Während bei der *rigiden* Kontrolle das Zeitfenster theoretisch unendlich („immer") und die Quantität bei 0 % oder 100 % fixiert wird, ist bei der *flexiblen* Kontrolle der Quotient von Quantität und Zeit grundsätzlich eine einheitliche und anzugebende Größe, wobei sowohl Quantität und Zeit im Bereich des Zahlenraumes zwischen 5 bis 20 liegen sollten. Wird im Baseline-Verhalten gewohnheitsmäßig täglich 1 Tafel Schokolade verzehrt, so zielt die *flexible* Kontrolle (es ist Kontrolle!) auch auf eine Reduktion, z. B. 6 Tafeln in der Woche oder 24 Tafeln im Monat. Da die Beobachtungsstrecke, aber auch die Verzehrsvorgabe durch den Patienten unmittelbar überschaubar sein müssen, werden Zeitraster und

Mengenvorgabe dieser Forderung soweit angepaßt, daß keine *rigide* Kontrolle resultiert. Das Zeitraster von einem Tag wäre in diesem Beispiel zu klein, da die Mengenvorgabe auf die wenig überschaubare Einheit „knapp eine Tafel Schokolade" schrumpfte und eine Gegenregulation wahrscheinlich wäre. Die Vorgabe von 312 Tafeln im kommenden Jahr würde das Zeitfenster unkontrollierbar gestalten.

Die Zielvorgabe sollte zunächst knapp unter dem Baselinewert liegen, um das Anspruchsniveau nicht zu hoch zu setzen. Eine Unterschreitung solcher Zielvorgabe ist möglich und wird als Erfolg erlebt. Selbst eine Reduzierung der Quantität auf Null unter solchen Bedingungen ist möglich und dennoch keine *rigide* Kontrolle, da die Vorgabe nicht auf Null gesetzt war und dadurch auch bei Verzehr einer bestimmten Menge keine Gegenregulation ausgelöst worden wäre.

So haben sich in der Praxis Vorgaben bewährt, die folgende Voraussetzungen erfüllen:

Tab. 5/6 Zielvorgaben bei flexibler Kontrolle

Baselinewert (BW)	Zielvorgabe (ZV)	Zeitfenster (ZF)
1 Ei/Tag	6 Eier	7 Tage / 1 Woche
6 „Viertele" Wein/Woche	20 „Viertele" Wein/Monat	30 Tage / 1 Monat
3 Stück Obst/Woche	6 Stück Obst/Woche	7 Tage / 1 Woche
1 Scheibe Vollkornbrot/Woche	6 Scheiben Vollkornbrot/Woche	30 Tage / 1 Monat

Soziale Unterstützung

Viele Gewichtsabnahmeprogramme arbeiten heute gezielt mit der Einbeziehung des sozialen Umfeldes der Teilnehmer. Die Effektivität dieser Strategie ist bisher noch unklar. Verschiedene Studien haben eine positive Wirkung dieser Vorgehensweise auf das Behandlungsergebnis nachgewiesen (Brownell et al. 1978; Perri et al. 1987). Andere Untersucher konnten keinen fördernden Effekt sozialer Unterstützung feststellen (Weisz & Bucher 1980).

Kognitive Umstrukturierung

Durch die Methode der kognitiven Umstrukturierung (cognitive restructuring) sollen die Patienten lernen, negative und irrationale Gedanken und Gefühle in bezug auf sich selbst bzw. ihr Eßverhalten zu verändern und durch positivere, rationalere Denkinhalte zu ersetzen. Ein positiver Zusammenhang zwischen Therapieerfolg und der Anwendung kognitiver Umstrukturierung konnte in mehreren Untersuchungen festgestellt werden (Bennett 1987; Sjoberg & Persson 1979). Wichtig in diesem Zusammenhang ist auch, auf die subjektiven Erklärungsmodelle für das eigene Übergewicht einzugehen. Häufig weisen sich inzwischen die Patienten die Schuld an ihrem Übergewicht zu. So betont William Bennett (1995) in seinem Editorial „Beyond Overeating“, daß Übergewichtigen nicht durch andauerndes Moralisieren geholfen und auch die einfache Lösung nach der Theorie des Vielfraßes durch wissenschaftliche Evidenz nicht gestützt werde. Diese Richtung der Ursachenzuweisung war therapeutisch noch nie hilfreich, und sie ist gegenwärtig auch wissenschaftlich nicht mehr begründbar. Der adipöse Patient sollte erkennen, daß seine Disposition zu Gewichtsproblemen auf einem biologisch eigentlich sinnvollen Programm für effektives Überleben in Zeiten knapper Nahrungsressourcen beruht. Statt subjektiver Schuldzuweisung kann die Disposition als ein „Handicap“ (oder eine Art von „Behinderung“) angesehen werden, die unter Überflußbedingungen gemeistert werden muß.

Rückfallverhütungsstrategien

Die Verhinderung von „*Rückfällen*“ nach Beendigung der Therapie wird bereits während der Behandlung geübt. So lernen die Klienten, z. B. stark risikobehaftete Situationen, die zu vermehrtem Essen führen könnten, rechtzeitig zu erkennen. Problemlösestrategien werden vermittelt, die dem Klienten helfen sollen, mit derartigen Situationen umgehen zu können. Die Kombination der Durchführung eines Rückfallverhütungsprogramms im Rahmen einer Verhaltenstherapie mit anschließendem telefonischen bzw. brieflichen Therapeutenkontakt erbrachte sehr gute Erfolge in einer Untersuchung von Perri et al. (1984).

Ernährungswissen

Im Gegensatz zu früheren Behandlungsformen wird heute bei der Adipositastherapie verstärkt Wert auf eine Verbesserung des Ernährungswissens der Teilnehmer gelegt. Die Klienten erhalten Informationen über eine ausgewogene, gesunde Ernährung, über die spezielle Wirkungsweise der Nährstoffrelation, insbesondere über das Nahrungsfett. Durch das Erlernen des *„sensible eating“* (LERMAN & CAVE 1989) werden die Klienten – im Sinne der Hilfe zur Selbsthilfe – in die Lage versetzt, sich selbst auch nach Beendigung der Behandlung einen ernährungsphysiologisch ausgewogenen Ernährungsplan zusammenstellen zu können, der das Fett begrenzt und eine liberalisierte Auswahl an kohlenhydratreichen Lebensmitteln enthält.

Sportliche Aktivitäten

Sportliche Aktivitäten werden heute sowohl während einer Übergewichtstherapie als auch in der Nachbehandlungsphase eingesetzt. Mögliche Vorteile von Sport bzw. Bewegung sind z. B. die Steigerung des Energieumsatzes, eine Appetithemmung, Abbau von Fett- und Aufbau von Muskelmasse, die Verbesserung des allgemeinen Wohlbefindens.

Isoliert (d. h. nicht im Rahmen einer unterstützenden diätetischen Maßnahme) durchgeführte sportliche Aktivität hat sich zur Übergewichtsbehandlung als ineffektiv erwiesen, da eine Gewichtsabnahme – wenn überhaupt – nur sehr langsam erfolgt. In Kombination mit einem Diätprogramm ist die gesteigerte Wirksamkeit im Sinne einer vermehrten Gewichtsreduktion und einer besseren Gewichtsstabilisierung nach der Abnahmephase jedoch hinreichend gesichert (WIRTH 1997). Interviews mit ehemals Übergewichtigen zeigten, daß das nach Beendigung der Abnahmekur durchgeführte Bewegungsprogramm sogar einer der wichtigsten Faktoren für die Stabilisierung des Gewichts darstellt (MARSTON & CRISS 1984).

Im Rahmen der Therapie unterziehen sich die Klienten meist einem individuell abgestimmten und graduell eingeführten Sportprogramm, zum anderen werden sie angehalten, sich auch im Alltag mehr Bewegung zu verschaffen, z. B. die Treppe statt des Aufzuges und das Fahrrad an Stelle des Autos zu benutzen. Die Integration von sportlichen Aktivitäten in den Alltag ist wichtig für eine langfristige Wirksamkeit des Behandlungserfolges. Deshalb sollten die während der Therapie durchgeführten Sportarten nicht zu aufwendig und speziell sein.

5.6.5 Kombinationstherapie – ein Beispiel

Eine vielbeachtete Studie zur langfristigen Wirkungsweise von *bilanzierten Diäten* – isoliert oder in Verbindung mit *Verhaltenstherapie* angewendet – haben Wadden und Stunkard (1986) durchgeführt. 59 Probanden wurden zufällig drei Behandlungsgruppen zugeordnet.

Gruppe 1 ernährte sich vier Monate lang nur auf der Basis einer VLCD *(very-low-calorie-diet)*; und zwar betrug die Energiezufuhr im 1. Monat 1.200 kcal/d, im 2. und 3. Monat 400–700 kcal/d. Während des 4. Monats erhielten die Klienten eine dem *„normalen"* Eßverhalten angenäherte Reduktionsdiät.

Gruppe 2 unterzog sich sechs Monate lang einer verhaltenstherapeutisch orientierten Psychotherapie (VT).

Gruppe 3 wurde sowohl verhaltenstherapeutisch behandelt (wie Gruppe 2) und erhielt zudem die VLCD wie Klienten der Gruppe 1.

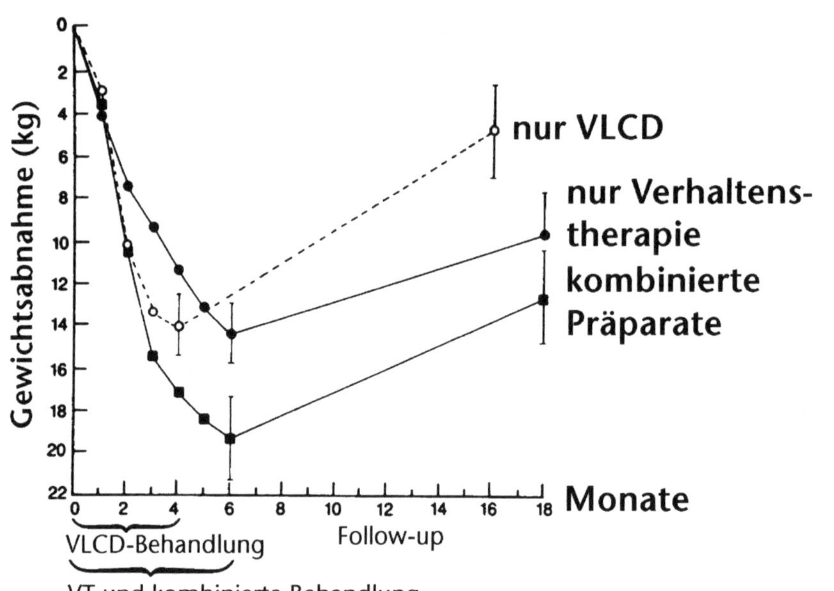

Abb. 5/13 zeigen die Gewichtsabnahme in der 6monatigen Behandlungsphase und im weiteren Follow-up über 12 Monate für die drei Behandlungsmethoden (nach Wadden & Stunkard 1986).

Die erzielten Resultate (s. Abb. 5/13) belegen einen durchschnittlichen Gewichtsverlust von 14,1 kg bei Gruppe 1 (VLCD) und von 14,3 kg bei Gruppe 2 (VT). Die mittlere Abnahme von 19,3 kg bei Gruppe 3 (VLCD und VT) lag signifikant höher als bei den beiden anderen Gruppen.

Bei einer Nachfolgeuntersuchung nach 1 Jahr betrug der durchschnittliche Gewichtsverlust bei der VLCD-Gruppe nur noch 4,6 kg; bei der VT-Gruppe 9,5 kg und bei der Kombination aus VLCD und VT 12,5 kg. In ihrer langfristigen Wirkung unterscheiden sich die erzielten Abnahmeerfolge der Gruppen VT und Kombination aus VLCD und VT also nicht mehr signifikant.

Bei einer weiteren Nachfolgeuntersuchung, jetzt drei Jahre nach Behandlungsende, hatte sich bei der VT-Gruppe der Gewichtsverlust auf 4,8 kg reduziert. Dazu kommentiert STUNKARD (1988): *„Wieder einmal haben die das Körpergewicht determinierenden Regulationsmechanismen offensichtlich über die Behandlungseffekte triumphiert!"*

Auch die beeindruckenden Erfolge dieser Kombinationsbehandlung werden dadurch abgeschwächt, daß die Klienten das reduzierte Gewicht langfristig nicht stabilisieren können.

5.6.6 Langfristige Wirkung der Verhaltenstherapie

Die zunehmende Differenzierung der Behandlungsprogramme im letzten Jahrzehnt hat die Kurzzeitergebnisse von Adipositastherapien erheblich verbessert, die langfristige Wirkung von Übergewichtsbehandlungen kann jedoch immer noch nicht systematisch eingeschätzt werden (BENNETT 1987).

Gründe dafür sind u. a. in der Möglichkeit zu sehen, die Ergebnisse von Follow-up-Studien unterschiedlich zu interpretieren. Im Überblick lassen Nachfolgeuntersuchungen mit 1-Jahres-Intervall den spezifischen Einfluß von systematisch durchgeführten Therapie-Programmen positiv erkennen. Dieser Erfolg sinkt aber mit zunehmender Länge des Nachuntersuchungsintervalls (BROWNELL & KRAMER 1989).

Die entmutigenden Ergebnisse langfristiger Nachfolge-Untersuchungen könnten der Grund dafür sein, daß die mittlere Länge der durchgeführten Follow-up-Studien, die sich zunächst von durchschnittlich 15,5 Wochen im Jahr 1974 auf 58,4 Wochen 1984 verlängert hatte, 1986 wieder auf 44 Wochen gesunken ist (BROWNELL & KRAMER 1989). Darin könnte auch eine Strategie zur Mißerfolgsvermeidung der Forscher gesehen werden.

Überlegungen zur Verbesserung der Effektivität von Adipositastherapien zielen zur Zeit besonders auf die Entwicklung von differenzierten Screening-Kriterien ab, die eine effiziente Zuweisung von Klienten zu bestimmten Behandlungsverfahren ermöglichen. Kinzl et al. (1989) stellten fest, daß Klienten, die bei einer Adipositastherapie „erfolglos" waren, sich von erfolgreichen Klienten durch signifikant höhere Werte in den Bereichen emotionale Labilität, Depressivität, Resignation und Selbstmitleid unterschieden. Erfolgreiche Teilnehmer verfügten über ein ausgeprägteres internales Kontrollgefühl und konnten emotionale und soziale Unterstützung besser akzeptieren. Diese Werte waren vor der Behandlung ermittelt worden und sind daher von prognostischer Relevanz.

Pudel und Westenhöfer (s. Kap. 6) konnten das Ausmaß an *kognitiver Kontrolle* sowie die *Störbarkeit des Eßverhaltens* als Prädiktoren für den Abnahmeerfolg ausmachen. Daraus könnte abgeleitet werden, daß Klienten entsprechend ihrer „Ausgangswerte" auf den Testskalen „Kontrolle" und „Störbarkeit" verschiedene Trainingsprogramme im Rahmen einer Therapie geboten werden müßten.

Stunkard (1988) verwendet als Kriterien der Treatment-Zuweisung die Einteilung der Klienten nach dem Grad ihres Übergewichtes. Zur Behandlung leicht Übergewichtiger (darunter versteht er Klienten, die weniger als 23 kg abnehmen wollen) hält er ein langfristig angelegtes, umfassendes verhaltenstherapeutisch orientiertes Vorgehen (ohne Diät) für angemessen. Übergewichtigen, die ihr Gewicht um mehr als 23 kg reduzieren wollen, wird ein ähnlich konzipiertes Behandlungsprogramm in Kombination mit einer stark kalorienreduzierten Diät (VLCD) empfohlen. Bei Personen, die mehr als 100 % Übergewicht aufweisen, rät er, durchaus chirurgische Maßnahmen (z. B. Magenbypass) in Betracht zu ziehen.

Um die *differentielle Indikationsfrage* – eines der wesentlichen Probleme der Psychotherapieforschung – in den Griff zu bekommen, ist eine intensive Forschung unumgänglich. Einen weiteren Ansatzpunkt für die Optimierung der Langzeitergebnisse von Übergewichtstherapien bildet die Einführung systematischer Nachfolgeprogramme für Klienten, die gerade eine Reduktionstherapie beendet haben. Perri et al. (1987) haben ein *„Multifaceted-Maintainance-Program"* entwickelt, das versucht, den individuellen Voraussetzungen der Probanden gerecht zu werden. Dieses Programm umfaßt eine breite Palette von Methoden, die den Klienten helfen sollen, ihr Nach-Diät-Gewicht zu halten, so z. B. Kontakt zum Therapeuten, Sport-Programme, Problemlösetraining, Einbindung von Familienangehörigen, Arbeitskollegen etc. Die einzelnen Elemente werden – speziell auf den Klienten zugeschnitten – einzeln oder in Kombination angeboten. Die Untersuchungsresultate erbrachten vielversprechende Langzeiterfolge und zeigten, daß auch während der Nach-Diät-Phase Kombinationen von Interventionsmethoden wesentlich effektiver sind als isoliert angewandte Verfahren.

Zusammenfassender Ausblick

Die zur Zeit optimale Kombinationstherapie aus diätetischen und verhaltenstherapeutischen Elementen ist nach den neuen Standards des Institute of Medicine durch folgende sechs Punkte gekennzeichnet [vergl. auch Fairburn & Cooper (1996) und Ellrott & Pudel (1996)]:

1. Die Patienten werden dazu motiviert, auch **moderate Gewichtsabnahmen als Ziel und Erfolg** zu akzeptieren.
2. Den Patienten wird die zentrale Wichtigkeit der **Gewichtsstabilisierung** vor Augen geführt. Wenn die Patienten 10–15 % abgenommen haben, werden sie positiv dazu motiviert, das erreichte Gewicht zu stabilisieren und nicht weiter abzunehmen. Die Behandlung konzentriert sich auf **die Aneignung von Erfahrungen zur erfolgreichen Gewichtsstabilisierung.**
3. Die Behandlung fokussiert kognitive Faktoren, speziell **die Verbesserung des Selbstwertgefühls** in Form von Aussehen und Gewicht.
4. Der Aspekt der ***flexiblen* Kontrolle des Verzehrs**, der auf eine langfristige Regulation der Nahrungsaufnahme ausgelegt ist und kurzfristige Überschreitungen zuläßt, wird mit den Patienten in vielen Praxisbeispielen fortwährend trainiert.
5. Die Maßnahme der Kalorienkontrolle hat sich nicht bewährt. Sie sollte aus pragmatischen Erwägungen durch die wesentlich einfacher zu handhabende **Kontrolle des Fettverzehrs** (und Liberalisierung des Kohlenhydratverzehrs) ersetzt werden. Alkoholkonsum muß in die Fettkontrolle einbezogen werden.
6. Eine positive Motivation, sich mit Essen und Trinken – nicht mit „Ernährung" – zu beschäftigen, wird **durch unterhaltsame und spielerische Elemente** im Rahmen der Therapie erreicht. Essen und Trinken sind für die Patienten nicht Aufnahme von Nährstoffen, sondern integraler Bestandteil ihres hedonistischen Erlebnishorizontes und ihrer Gefühlswelt. Rigide, Schuldzuweisende und besserwisserische Belehrungen in Ernährungswissenschaft erreichen die Patienten nicht und sind obsolet. Nicht die Aneignung eines möglichst umfangreichen Ernährungswissens, sondern die Beschränkung auf das notwendige Ernährungswissen und **Betonung des Verhaltenstrainings** bilden den Vordergrund der Therapie.

Diese sechs Punkte stellen nach heutigem Ermessen die erfolgversprechende Grundlage dar, um das Ziel einer langfristig erfolgreichen diätetisch/verhaltenstherapeutischen Therapie der Adipositas zu erreichen. Sehr günstige additive Effekte hat eine gleichzeitige Bewegungstherapie. Eine derartige Kombination stellt die solide Grundlage für einen langfristigen Therapieerfolg dar und kann heute als *State of the Art* der Adipositastherapie bezeichnet werden.

Adipositas ist nicht primär, wenn überhaupt, das Resultat von „Willensschwäche" oder „Freßlust". Genetische und andere biologische Mechanismen, die im Zusammenspiel die Regulation des Körpergewichts beeinflussen, begünstigen bei entsprechend disponierten Menschen die Manifestation einer Adipositas, während ein ähnlich motiviertes Eß- und Bewegungsverhalten bei anderen Menschen ohne Folgen für das Körpergewicht bleibt. Dieser Sachverhalt muß im therapeutischen Dialog und bei der Festlegung der Therapieziele im Einzelfall Berücksichtigung finden.

Die genetischen Befunde lassen eine veränderte Diagnostik und Therapie der Adipositas am Horizont vermuten, wenngleich sie in den nächsten Jahren für die praktische Umsetzung noch nicht relevant werden. Möglicherweise haben die prägnanten Darstellungen in der Laienpresse die Adipositastherapie durch vorschnelle Hoffnungen oder Resignation vor der „Macht der Gene" stärker nachteilig beeinflußt, als der tatsächliche Erkenntnisstand dem Therapeuten Einsicht und Hilfen an die Hand gibt.

Bei allem wissenschaftlichen Enthusiasmus über die Fortschritte der Genforschung darf nicht aus dem Blickfeld geraten, daß der Phänotypus Adipositas im wesentlichen das Resultat der **Interaktion** zwischen genetischer Disposition und Umweltfaktoren ist. Damit besteht grundsätzlich die Möglichkeit, über Umweltbedingungen (Nahrungsaufnahme, Bewegung) das Körpergewicht in Grenzen zu modifizieren.

Das Eßverhalten eines Menschen unterliegt viel weniger der Individualsteuerung, als bislang angenommen. Die Prägung durch evolutionsbiologische Vorgaben, Eßkultur, zahllose Reiz-Reaktionsverkopplungen und nicht zuletzt das Nahrungsangebot stellen starke Determinanten für das Eßverhalten dar, denen der einzelne nur mit erheblichem Verhaltensaufwand und permanenter kognitiver Kontrolle gegensteuern kann.

Die drei Standbeine der Adipositastherapie sind nach wie vor: Restriktion des Nahrungsfettes, *flexibles* Verhaltensmanagement und Steigerung der körperlichen Aktivität. Die wissenschaftlichen Begründungen für diese drei therapeutischen Basisebenen sind heute ausreichend abgesichert. Interventionelle Verfahren bleiben Sonderindikationen vorbehalten (DEUTSCHE ADIPOSITAS GESELLSCHAFT 1996, HUSEMANN 1995).

Adipositas ist eine chronische Erkrankung, die – vergleichbar der Hypertonie, Diabetes oder Hyperlipidämien – sehr langer, möglicherweise lebenslanger professioneller Therapie bedarf (GRIES 1994). Es müssen Qualitätssicherungssysteme installiert werden, damit Adipöse nicht durch inkompetente, unprofessionelle oder wissenschaftlich unbegründete „Therapieangebote“ zu Schaden kommen, wie dies gegenwärtig in einem großen Umfang vermutet werden muß. Die amerikanische Vorgabe mit den Erfolgskriterien für Gewichtsmanagementprogramme des Institute of Medicine ist ein Schritt in die richtige Richtung.

Es erscheint gerade im Hinblick auf die Adipositastherapie förderlicher, Erkenntnisdefizite zu erkennen und zuzugeben, als alle Antworten auf offene Fragen in die Schuldhaftigkeit des Patientenverhaltens hinein zu projizieren. Die psychosozialen Beeinträchtigungen der Adipösen sind Folgen solcher Schuldzuweisungen, die inadäquates Eßverhalten als Rückwirkung fördern und die Therapie erschweren.

5.7 Weiterführende Literatur

Brownell, K.D. & Foreyt, J.P. (eds.). Handbook of eating disorders. Physiology, psychology, and treatment of obesity, anorexia, and bulimia. New York: Basic Books (1986).

Stunkard, A.J. & Wadden, Th. (eds.). Obesity. Theory and Therapy. New York, Raven Press (1993)

6

Gezügeltes Eßverhalten – der aktuelle Ansatz der Verhaltensforschung

6.1 Begriffsklärung: Restrained Eating

Kein anderer Begriff hat in den letzten Jahren die Forschung zum Eßverhalten und die wissenschaftliche Bearbeitung von Eßstörungen so geprägt wie das Konstrukt (*Lexikon*) *gezügeltes Essen* (engl. *restrained eating*). Mit diesem Begriff wird die Tendenz bezeichnet, die Nahrungsaufnahme einzuschränken, um an Gewicht abzunehmen oder zumindest nicht zuzunehmen. Neben dem Bemühen, weniger zu essen, fallen unter diese Bezeichnung eine Vielzahl von Verhaltensweisen und Kognitionen (Einstellungen, Werturteile usw.), die eine genaue definitorische Abgrenzung schwierig machen. Ausdruck von gezügeltem Essen kann das wiederholte Durchführen besonderer Schlankheitskuren (Schlankheitsdiäten) sein oder ein in den normalen Lebensrhythmus integriertes alltägliches Diäthalten.

LEXIKON

Konstrukt

Unter einem Konstrukt wird in der Psychologie (und den Sozialwissenschaften) eine theoretische Annahme verstanden, die nicht den Anspruch erhebt, die Wirklichkeit direkt oder als Modell abzubilden. Es ist sozusagen eine *begriffliche Hilfsgröße*, die höchstens empirisch gedeutet werden kann. So ist auch *Intelligenz* ein Konstrukt, dem das entspricht, was zu *intelligenten Verhaltensweisen* führt. Konstrukte selbst sind nicht beobachtbar oder gar meßbar. Sie werden repräsentiert durch entsprechendes Verhalten, das auf dieses Konstrukt zurückgeführt wird.

Kalorien überschatten den Tag

Eva N. achtet sehr auf ihr Gewicht. Jeden Morgen geht ihr erster Weg zur Waage. Das Frühstück besteht meist aus einem Knäckebrot mit Magerquark, zu dem sie schwarzen Kaffee trinkt (Zucker in den Kaffee hat sie vor zwei Jahren aufgegeben – wegen der Kalorien). Im Lauf des Tages achtet sie darauf, daß nicht mehr als 1.800 Kalorien zusammenkommen. Wieviel Kalorien die meisten Lebensmittel haben, hat sie im Kopf. Daß sie mittags in der Kantine möglichst Salate bevorzugt und den Nachtisch wegläßt, versteht sich von selbst. Eines ihrer Lieblingsgetränke ist inzwischen Cola light.

Gezügeltes Essen und *Diäthalten* bezeichnen also keine prinzipiell verschiedenen Dinge: *Gezügeltes Essen* wird lediglich etwas allgemeiner, umfassender, auch im Sinn einer längerfristigen oder überdauernden Verhaltenstendenz verstanden.

Bei diesen Begriffen spielen auch die Schwierigkeit und Umständlichkeit der deutschen Sprache eine Rolle, mit der die entsprechenden Worte der größtenteils angloamerikanischen Fachliteratur wiedergegeben werden können. In der englischen Fachliteratur werden die Begriffe *dieting, restrained eating* oder *dietary restraint* häufig austauschbar und synonym verwendet. Darüber hinaus ist auch eine Redewendung wie „*they restrain their eating*" Bestandteil der Umgangssprache. Dies trifft auf den deutschen Begriff *gezügeltes Essen* nicht zu. Solche Benennungsschwierigkeiten setzen sich fort, wenn der eingebürgerte anglo-amerikanische Begriff '*dieter*' umständlich als „*jemand, der Diät hält*" übersetzt werden muß. Der „*Diätler*" ist zur Zeit noch ungebräuchlich.

Wichtig ist, daß mit dem Begriff *gezügeltes Essen* lediglich die Absicht bezeichnet wird, die Nahrungsaufnahme zum Zweck der Gewichtskontrolle einzuschränken. Eine solche Definition bedeutet nicht, daß es dem gezügelten Esser auch gelingt, seine Nahrungsaufnahme tatsächlich einzuschränken. Vielmehr ist es gerade das Problem von vielen gezügelten Essern, daß es ihnen nicht gelingt, ihr Eßverhalten *dauerhaft* zu kontrollieren. Ebenso bedeutet *gezügeltes Essen* nicht, daß *tatsächlich* eine Gewichtsreduktion erreicht wird.

Wenn weiter berücksichtigt wird, daß das Eßverhalten normalerweise durch eine ganze Reihe von physiologischen und psychologischen Hunger-, Appetenz- und Sättigungssignalen gesteuert wird (s. Kap. 4), dann bietet sich der folgende zusammenfassende Definitionsvorschlag an:

„Als gezügeltes Eßverhalten (restrained eating) wird ein zeitlich relativ überdauerndes Muster der Nahrungsaufnahme bezeichnet, gekennzeichnet durch eine kognitive Kontrolle und Übersteuerung physiologischer Hunger- und psychologischer Appetenzsignale, das auf eine geringere Kalorienzufuhr zum Zweck der Gewichtsreduktion und/oder Gewichtskonstanz zielt." (Westenhöfer & Pudel 1989, S. 150f)

Der Begriff *restrained eating* wurde von der Arbeitsgruppe um Peter Herman in die Literatur eingeführt (Herman & Mack 1975; Herman & Polivy 1975). Dabei wurde der Begriff allerdings nicht theoretisch präzise definiert, sondern lediglich die praktisch-operationale Festlegung getroffen, daß mit einem eigens hierfür entwickelten Fragebogen die *„chronic dieters"* identifiziert werden.

6.2 Historischer Hintergrund des Konstrukts „gezügeltes Essen"

6.2.1 Externalität

Als einer der ersten genuin experimentalpsychologischen Erklärungsansätze für die Unterschiede im Eßverhalten zwischen Übergewichtigen oder Adipösen einerseits und Normalgewichtigen andererseits kann die *Externalitätshypothese* angesehen werden, die von Stanley Schachter und seiner Arbeitsgruppe entwickelt wurde (Schachter 1968, 1971). Diese Hypothese besagt, daß übergewichtige Probanden in ihrem Eßverhalten stärker von Außenreizen (z. B. Anblick von Speisen, Uhrzeit) gesteuert werden, während das Eßverhalten von Normalgewichtigen stärker durch internale Reize wie das Erleben von Hunger und Sättigung bestimmt ist. Es wurde dann weiter vermutet, daß diese erhöhte *Außenreizabhängigkeit* (*Externalität*) für die Entstehung von Übergewicht verantwortlich ist, also einen *pathogenetischen Faktor* der Adipositas darstellt (s. Kap. 5).

6.2.2 Setpoint

Richard Nisbett, ein Student Schachters, stellte jedoch fest, daß es eine ganze Reihe von auffälligen Übereinstimmungen im Verhalten von *adipösen* und *hungrigen* Menschen gibt (Nisbett 1972). Aufgrund einer Literaturanalyse formulierte er die Hypothese, daß das Körpergewicht weitgehend biologisch festgelegt ist. Dieses *„biologische Gewicht"* wird sowohl bei Über- als auch Unterernährung durch Anpassungsmechanismen *„verteidigt"*. Im Sinn einer kybernetischen Sollgröße wird dieses *„biologische Gewicht"* von Nisbett als „Setpoint" bezeichnet (vgl. Kap. 4.5). Dieser *Setpoint* wird nach Nisbett durch die Anzahl der Fettzellen bestimmt, die sich beim Erwachsenen nicht mehr verändere, da die Fettzellenanzahl durch Vererbung und die frühkindliche Ernährung festgelegt sei. Er vermutete weiter, daß Übergewichtige aufgrund des sozialen Drucks bemüht sind, ihre Nahrungsaufnahme einzuschränken und auf diese Weise ihr Körpergewicht unter dem vorgegebenen biologischen *Setpoint* zu stabilisieren. Demnach wären Adipöse lediglich in Hinblick auf soziale oder statistische Normen übergewichtig, während sie im biologischen Sinn durchaus untergewichtig sein können.

Nisbett fand weiter eine frappierende Parallele im Verhalten von Übergewichtigen und Hungrigen: Die erhöhte Externalität, Störungen der Hunger- und Sättigungsregulation, aber auch Auffälligkeiten im emotionalen Bereich und im Aktivitätsniveau, wie sie für Adipöse beschrieben wurden, können ebenso bei hungrigen Personen gefunden werden. Diese Beobachtungen legen die Schlußfolgerung nahe, daß sich Adipöse in der Tat in einem Zustand des Nahrungs- und Energiemangels befinden und hungrig sind. Somit wären die beobachteten Verhaltensphänomene keineswegs als verursachende Faktoren für Übergewicht anzusehen, sondern müßten als eine Folge der – durch Abnahmebemühungen verursachten – Nahrungsdeprivation verstanden werden.

6.2.3 Das berühmte Preload-Experiment

Ausgehend von diesen Überlegungen wurde 1975 von Peter Herman und seiner Arbeitsgruppe der Begriff *restrained eating* (gezügeltes Essen) in die Literatur eingeführt. In einer ersten Arbeit (Herman & Mack 1975) wurde die Hypothese formuliert, daß sich nicht nur Übergewichtige darin unterscheiden, wie weit sie unter ihrem *Setpoint* liegen, sondern daß sich solche Unterschiede auch bei Normalgewichtigen finden lassen.

Eigentlich müßten *statistisch* Normalgewichtige, aber *biologisch* Untergewichtige eine Tendenz zum „Überessen" zeigen. Gleichzeitig sind sie aber einem entgegengesetzten kulturellen und sozialen Druck ausgesetzt: Sie schränken daher ihre Nahrungsaufnahme ein („restrain their eating", Herman & Mack 1975, S. 649), um ein *„ideales Gewicht"* zu erreichen oder zu halten. Wenn diese bewußte Einschränkung der

Nahrungsaufnahme, so postulierte Herman, durch eine experimentelle Manipulation aufgehoben wird, so müßten *gezügelte Esser* mehr essen.

In einer ersten Untersuchung stellten die kanadischen Psychologen drei Gruppen von College-Studentinnen zusammen, die zu einem Geschmackstest ins Institut eingeladen wurden. Eine Gruppe bekam zunächst einen Milchshake, die zweite Gruppe bekam zwei Milchshakes, während die dritte Gruppe kein *Preload* erhielt. Als Preload wird in der ernährungspsychologischen Forschung eine standardisierte „*Vorab-Portion*" bezeichnet, deren Auswirkung dann bei einer nachfolgenden Mahlzeit gemessen wird. Die Studentinnen hatten nach dem Preload Gelegenheit, soviel Eis-Creme-Proben zu kosten, wie sie wollten *(ad libitum)*. Da die Experimente jeweils nachmittags oder abends, also nach den Essenszeiten, durchgeführt wurden, konnte erwartet werden, daß die Milchshakes für diese Versuchspersonen eigentlich „*zu viel*" waren. Anhand eines kurzen Fragebogens wurden die Versuchspersonen zusätzlich in zwei Gruppen „*stark gezügelte Esser*" und „*wenig gezügelte Esser*" eingeteilt.

In diesem Experiment verhielten sich die wenig gezügelten Esser so, wie es eigentlich erwartet werden sollte: Sie aßen um so weniger Eiscreme, je mehr Milchshakes sie zuvor getrunken hatten. Ganz anders jedoch verhielten sich die stark gezügelten Esser: Sobald sie einen Milchshake getrunken hatten, verzehrten sie anschließend mehr Eiscreme (s. Abb. 6/1).

Als Erklärung für dieses zunächst paradoxe Ergebnis wurde vermutet, daß durch den Verzehr der Milchshakes die gezügelten Esser sozusagen experimentell gezwungen wurden, ihre „*erlaubte Menge*" zu überschreiten und daß sie daraufhin ihr gezügeltes Essen zumindest zeitweise aufgeben. Durch die experimentelle Manipulation wurde die *kognitive Kontrolle* des Eßverhaltens *enthemmt*. Diese *Enthemmung der kognitiven Kontrolle* des Eßverhaltens wird in der anglo-amerikanischen Literatur als *disinhibition* bezeichnet (Polivy & Herman 1989; Ruderman 1986; Stunkard & Messick 1985).

So wichtig und stimulierend diese Ergebnisse auch für die weitere Forschung waren, als ebenso ungewöhnlich und überraschend wurden sie aufgenommen, da sie zu jener Zeit kaum in die Wissenschafts- und Erkenntnislandschaft hineinpaßten. Es war im Grunde ein provozierender Befund, der zeigte, daß normalgewichtige Menschen, die eigentlich wenig essen, weil sie auf ihr Gewicht achten, unter bestimmten Bedingungen dazu neigen, sich zu überessen. In einem Interview bekannte Herman später: „*Wir hatten mit dieser ersten Untersuchung allen möglichen Ärger; sie wäre fast nicht als Examensarbeit anerkannt worden, weil keiner den Daten glauben wollte – sie waren einfach zu verrückt. Und wir hatten alle möglichen Schwierigkeiten, als wir sie veröffentlichen wollten*" (aus Bennett & Gurin 1982, S. 44). So zeigt diese Untersuchung auch, wie schwierig es sein kann, bis sich neue Erkenntnisse – selbst in einer empirisch orientierten Wissenschaft wie der Psychologie – durchsetzen können.

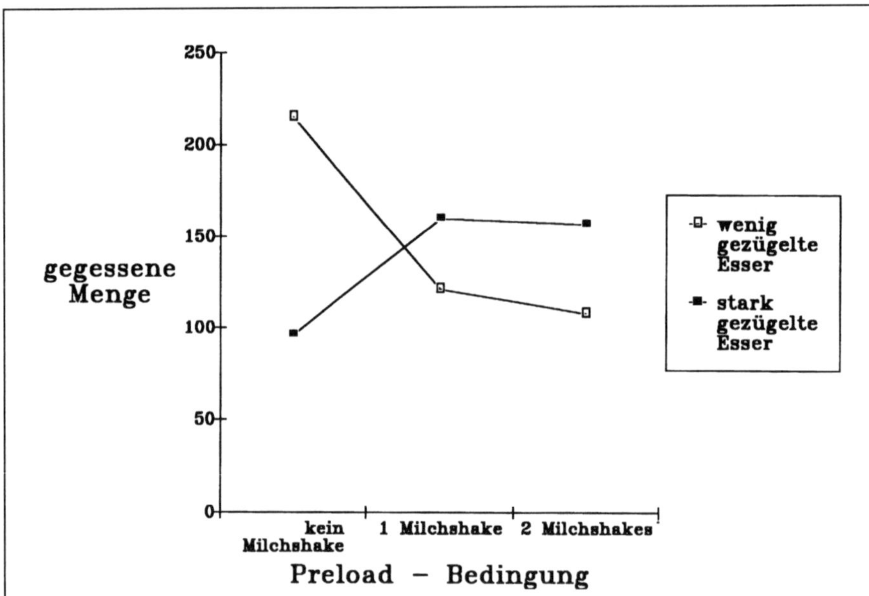

Abb. 6/1 zeigt den „disinhibition effect" anhand der verzehrten Eiscreme-Menge unter verschiedenen Preload-Bedingungen für gezügelte und nicht gezügelte Esser (nach HERMAN & MACK 1975).

6.3 Die Theorie des gezügelten Essens

6.3.1 Zwei zentrale Hypothesen

Seit 1975 rückte das Konstrukt des *gezügelten Essens* allmählich in den Mittelpunkt verschiedener Untersuchungen. Gleichzeitig wurde hiermit die Einteilung der Versuchspersonen nach der biologischen Variablen *Körpergewicht* abgelöst, die für Ernährungsexperimente üblich war. Jetzt setzte sich die Klassifikation der Versuchspersonen anhand des *psychologischen Konstrukts* nach gezügelten und nicht gezügelten Essern durch. Auch wenn es relativ rasch üblich wurde, die Versuchspersonen in gezügelte und spontane, ungezügelte Esser einzuteilen, so wurde diese Klassifikation eher als etwas Abstraktes, Künstliches angesehen. Gezügeltes Eßverhalten wurde vielmehr als ein Pol eines Kontinuums verstanden, auf dem es die unterschiedlichsten Ausprägungen und Zwischenstufen gibt und dessen Gegenpol als *spontanes, ungezügeltes Eßverhalten* bezeichnet werden kann (Herman & Polivy 1980; Ruderman 1986; Westenhöfer & Pudel 1989).

Die Theorie des gezügelten Essens (*restraint theory*) beruht im wesentlichen auf zwei grundlegenden Hypothesen (Ruderman 1986):

- Die erste Hypothese besagt, daß gezügelte Esser mehr essen, wenn die selbstauferlegte Einschränkung der Nahrungsaufnahme unterbrochen oder gestört wird (*disinhibition hypothesis*).
- Die zweite zentrale Hypothese stellt fest, daß erhöhte Externalität eine *Folge* des gezügelten Essens ist, und die erhöhte Externalität der Adipösen darauf zurückgeführt werden kann, daß Adipöse aufgrund des sozialen Drucks eher gezügelt essen. Dadurch befinden sie sich in einem Zustand des Energiemangels unterhalb ihres Setpoints und halten ihr Körpergewicht.

6.3.2 Das Boundary-Modell

Herman und Polivy (1984) entwickelten ein *Boundary-Modell* des Eßverhaltens, in das sie die Befunde zum gezügelten Eßverhalten integrierten. Nach diesem Modell ist die Nahrungsaufnahme dadurch gekennzeichnet, daß sie durch zwei Begrenzungen (*boundaries*) reguliert wird. Diese Begrenzungen, Hunger auf der einen Seite, Sättigung auf der anderen Seite, sind im wesentlichen physiologischer Natur und wirken aversiv, d. h. ein Organismus wird bestrebt sein, beide Grenzzonen zu meiden.

Zwischen diesen beiden Grenzen liegt ein Bereich physiologischer Indifferenz, in dem das Eßverhalten durch soziale, kognitive, emotionale und viele andere Faktoren bestimmt werden kann (Abb. 6/2). Überschreitet ein Organismus die Grenze zur aversiven Hungerzone, dann entsteht eine Motivation zu essen. Durch Essen kehrt er in den Bereich der physiologischen Indifferenz zurück. Dabei wird durch Hunger nicht zwangsläufig Nahrungsaufnahme ausgelöst, sondern es entsteht ein „*biologischer Druck*" zu essen, der um so größer wird, je weiter jemand die Hungerschwelle unterschritten hat. In der Zone der *physiologischen Indifferenz* ist dieser Druck nicht gegeben. Überschreitet der Organismus – durch zuviel Essen – die Grenze zur aversiven Sättigungszone, so stellt sich entsprechend wieder ein Druck ein, der zur Beendigung der Nahrungsaufnahme veranlaßt.

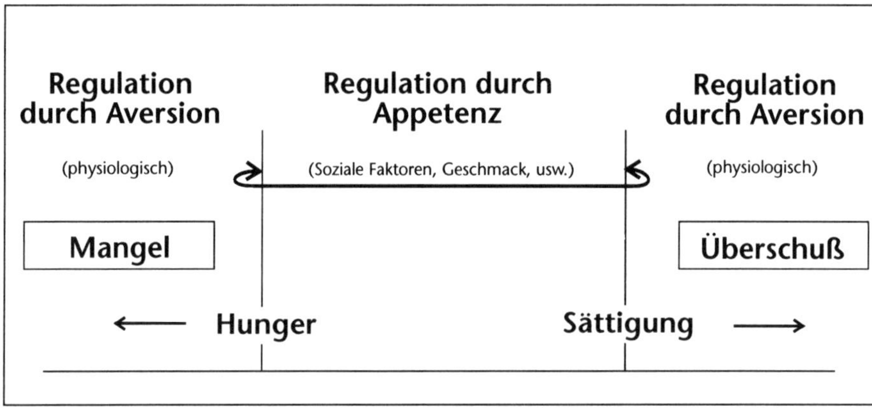

Abb. 6/2 gibt das Boundary-Modell des Eßverhaltens wieder (aus Herman & Polivy 1984).

Ein weiteres Element dieses *Boundary-Modells* bilden Lernerfahrungen. Der Mensch muß nicht erst die Hungergrenze unterschreiten, um mit dem Essen zu beginnen, und er muß auch nicht erst die Sättigungsgrenze überschreiten, um es zu beenden. Vielmehr ermöglichen Lernerfahrungen, daß solche Grenzüberschreitungen durch entsprechendes präventives Verhalten verhindert werden können. Durch rechtzeitiges oder regelmäßiges Essen kann vermieden werden, daß Hunger überhaupt erst entsteht, und wenn Hunger vorhanden ist, wird mehr gegessen als das absolute Minimum, das nötig wäre, um den Organismus gerade eben aus der Hungerzone herauszubringen, da sonst der Organismus in absehbar kürzester Zeit wieder in die Hungerzone abrutschen würde. Auch das Erreichen der Sättigungsgrenze kann vorweggenommen werden: Die meisten Menschen essen nicht immer so lange, bis sie *„zum Platzen voll"* sind oder bis ihnen *schlecht* wird.

6.3.3 Ergänzung des Boundary-Modells

Schließlich gehen Herman und Polivy davon aus, daß es individuelle Unterschiede gibt, an welchen Punkten sich die Hunger- oder Sättigungsgrenze befindet und wie weit der Bereich biologischer Indifferenz ist. Insbesondere gehen sie davon aus, daß *gezügelte Esser* eine tiefere Hungergrenze haben, d. h. ein weit höheres Ausmaß an Nahrungsdeprivation tolerieren können, bevor aversiver physiologischer Druck wirksam wird. Auf der anderen Seite verfügen sie über eine höhere Sättigungsgrenze, die unter bestimmten Umständen eine höhere Nahrungsaufnahme erlaubt (Abb. 6/3). Schließlich ist das

Eßverhalten von gezügelten Essern noch durch eine dritte Grenze gekennzeichnet, eine *Diätgrenze* (*diet boundary*), die zwischen Hunger und Sättigung angesiedelt ist. Diese Diätgrenze ist jedoch nicht physiologischer Natur, sondern ist eine selbstauferlegte, ausschließlich kognitive Grenze, die bestimmt, wieviel unter normalen Umständen gegessen werden „darf".

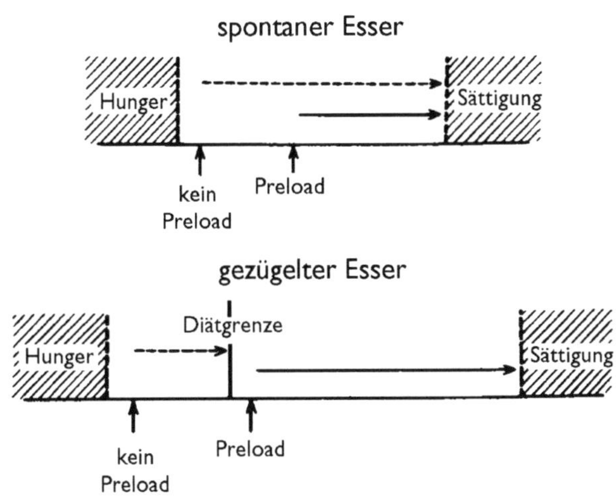

Abb. 6/3 spezifiziert das Boundary-Model des Eßverhaltens: Unterschiede zwischen gezügelten Essern und nicht-gezügelten Essern sowie 'Regulation' und 'Gegenregulation' (aus Herman & Polivy 1984).

Wird diese Diätgrenze durch bestimmte Umstände, z. B. ein experimentelles *Preload*, überschritten, dann wird die kognitive Kontrolle des Eßverhaltens zeitweise enthemmt, und es wird bis zur Sattheitsgrenze weiter gegessen (*Disinhibition-Hypothese*). Der spontane, ungezügelte Esser ißt nach einem Preload weniger als ohne Preload. Im Rahmen des *Boundary-Modells* kann dies dadurch veranschaulicht werden, daß weniger Raum bis zur Sättigungsgrenze verbleibt (Abb. 6/3). Ein solches Eßverhalten kann als *reguliertes Eßverhalten* bezeichnet werden. Überschreitet ein gezügelter Esser hingegen durch das Preload die Diätgrenze, so wird er mehr essen als ohne Preload (siehe die in Abschnitt 6.2.3 dargestellte Untersuchung von Herman & Mack 1975). Dieses Phänomen wurde auch als *Gegenregulation* (*counter regulation*) bezeichnet (Hibscher & Herman 1977; Herman & Polivy 1980 1984).

6.4 Gezügeltes Eßverhalten im Laborexperiment

6.4.1 Der disinhibition effect

Ein ausführlicher Überblick über die experimentelle Forschung zum *gezügelten Essen* findet sich bei Ruderman (1986). Hier sollen nur einige wesentliche Befunde der umfangreichen Forschungsliteratur dargestellt werden. Der von Herman und Mack (1975) gefundene *disinhibition effect* der gezügelten Esser wurde auch in anderen Untersuchungen von Hibscher und Herman (1977) und Ruderman und Christensen (1983) bestätigt. Im allgemeinen essen *ungezügelte Esser* nach einem *Preload* weniger, *gezügelte Esser* eher mehr. Wie stark die *Gegenregulation* der *gezügelten Esser* ausfällt, scheint allerdings vom Anteil der übergewichtigen Probanden in der Gruppe der gezügelten Esser abzuhängen (Ruderman 1986).

6.4.2 Kognitiver Einfluß

In einer Untersuchung von Spencer und Fremouw (1979), die allen Versuchspersonen einen identischen Milchshake als *Preload* gaben, aber die eine Hälfte informierten, daß dieser Milchshake „*hochkalorisch*" sei, die andere Hälfte, daß er „*kalorienarm*" sei, zeigte sich, daß die gezügelten Esser etwas *mehr* essen, wenn sie annehmen mußten, *viele* Kalorien verzehrt zu haben, während die ungezügelten Esser eher etwas weniger essen. Offenbar ist nicht so sehr die tatsächliche Nahrungsaufnahme für diesen Effekt verantwortlich, sondern eher die subjektive Meinung bzw. Einstellung der Versuchsperson darüber, wieviel sie bereits gegessen hat: Wenn *gezügelte Esser* meinen, zuviel gegessen zu haben, erhalten sie ihre Kontrolle über die Nahrungsaufnahme nicht mehr weiter aufrecht und essen noch mehr. Dieser Einfluß des *vermeintlichen* Kaloriengehalts wird auch in Untersuchungen von Polivy (1976) und Woody, Costanzo, Liefer und Conger (1981) dokumentiert.

6.4.3 Emotionales Überessen

Ein weiterer wichtiger Bereich, der als Einflußfaktor auf die Enthemmung der kognitiven Kontrolle untersucht wurde, sind Emotionen. In dem als klassisch zu bezeichnenden Experiment von Herman und Polivy (1975) wurde der Einfluß von Angst auf das Eßverhalten an Studentinnen eines Psychologie-Einführungskurses untersucht. In der wieder als „Geschmacksuntersuchung" getarnten Studie wurde die verzehrte Menge an Eiscreme gemessen, während die Probandinnen entweder einen angekündigten Elektroschock (Bedingung „viel Angst") oder nur eine leichte Reizung (Bedingung „wenig Angst") erwarteten. Die ungezügelten Esserinnen aßen unter der Bedingung „viel Angst" weniger als unter der Bedingung „wenig Angst", die gezügelten Esserinnen aßen bei „viel Angst" etwas, wenn auch nicht signifikant mehr als unter der Bedingung „wenig Angst". In anderen Untersuchungen (Baucom & Aiken 1981; Ruderman 1985; Frost, Goolkasian, Ely & Blanchard 1982) konnte gezeigt werden, daß gezügelte Esser bei negativer (dysphorischer) Stimmung dazu neigen, mehr zu essen (hyperphage Reaktion) als bei positiver oder „neutraler" (nicht-dysphorischer) Stimmung, während ungezügelte Esser bei dysphorischer Stimmung eher weniger essen (hypophage Reaktion).

6.5 Latente Adipositas

In Kap. 5.5.4 wurde bereits dargestellt, daß ebenfalls 1975, also zeitgleich zur Entwicklung des Konstrukts *gezügeltes Eßverhalten*, in Göttingen das Konzept der *latenten Adipositas* entwickelt wurde (Pudel, Metzdorff & Oetting 1975). In Untersuchungen zum spontanen Appetitverhalten wurde beobachtet, daß sich unter den normalgewichtigen Probanden einige Versuchspersonen befanden, die sich in den verschiedenen experimentellen Untersuchungen ähnlich oder fast genauso verhielten wie adipöse Versuchspersonen. Diese Beobachtung warf insofern einige Probleme auf, als in Untersuchungen zum Eßverhalten der Adipösen üblicherweise eine Kontrollgruppe von normalgewichtigen Probanden verwendet wurde.

Eine nähere Untersuchung dieses Phänomens durch Befragen der Versuchspersonen ergab, daß jene Versuchspersonen, die in ihrem experimentellen Verhalten den Adipösen ähnlich sind, alle über Gewichtsprobleme berichteten. Jedoch gelang es ihnen offenbar, durch bestimmte Maßnahmen und Orientierungshilfen ihr Gewicht im Normalbereich zu halten. Diese normalgewichtigen Personen mit Gewichtsproblemen wurden als *latent Adipöse* bezeichnet.

Die Beschreibung dieser *latent Adipösen* entspricht weitgehend der Beschreibung der *gezügelten Esser*. Allerdings ist der Begriff *gezügeltes Essen* allgemeiner und umfassender, da er sich nicht auf normalgewichtige Versuchspersonen beschränkt, sondern das Eßverhalten unabhängig vom Gewicht beschreibt.

Wenngleich das Konzept der latenten Adipositas heute nicht mehr weiter verfolgt wird, so hat doch die experimentelle Forschung zur latenten Adipositas einige Ergebnisse erbracht, die für das Verständnis gezügelten Eßverhaltens wichtig erscheinen. So wurde gezeigt, daß „latent Adipöse" und manifest Adipöse über ein gestörtes Sättigungserleben (PUDEL et al. 1975) und über eine erhöhte Außenreizabhängigkeit (OETTING 1977) verfügen. Jedoch müßten die seinerzeit als „normalgewichtig" bezeichneten Probanden heute richtiger als *normalgewichtige ungezügelte* Esser beschrieben werden, die latent Adipösen als *normalgewichtige gezügelte* Esser und die manifest Adipösen als Adipöse ohne weitere Differenzierung nach dem gezügelten Eßverhalten (s. Kap. 5.5.4).

6.6 Zur Erfassung von gezügeltem Eßverhalten

Die Ausprägung von gezügeltem Eßverhalten wird üblicherweise durch Fragebogenverfahren erfaßt bzw. gemessen. Hierfür stehen im wesentlichen drei Verfahren zur Verfügung:

- die *Restraint Skala (RS)* von HERMAN und POLIVY (1975), in ihrer neuesten Version von HEATHERTON et al. (1988);
- das *Eating Inventory (EI),* das auch als *Three Factor Eating Questionnaire (TFEQ)* bezeichnet wird, von STUNKARD und MESSICK (1985). Eine deutsche Überarbeitung liegt als *Fragebogen zum Eßverhalten (FEV)* vor (PUDEL & WESTENHÖFER 1989b).
- das *Dutch Eating Behavior Questionnaire (DEBQ)* von VAN STRIEN, FRIJTERS, BERGERS und DEFARES (1986a), von dem deutsche Übersetzungen durch GRUNERT (1989) erarbeitet wurden.

Derzeit besteht die etwas unbefriedigende Situation, daß diese drei Verfahren nebeneinander bestehen und die jeweiligen Ergebnisse nicht direkt miteinander vergleichbar sind (eine ausführlichere Diskussion dieser Problematik findet sich bei WESTENHÖFER 1992). Die *Restraint Skala* hat sich zwar in vielen laborexperimentellen Untersuchungen zur Einteilung der Versuchspersonen bewährt, jedoch bestehen bei ihr einige Probleme im Hinblick auf ihre theoretische Konzeption und damit auch hinsichtlich ihrer Testqualität *(Lexikon).*

LEXIKON

Testqualität

In der Testpsychologie wird die Qualität eines Tests nach den zwei Kriterien Reliabilität (Zuverlässigkeit) und Validität (Gültigkeit) beurteilt. Die Reliabilität gibt an, wie genau und zuverlässig ein Test etwas mißt; die Validität gibt an, ob ein Test das mißt, was er messen will bzw. messen soll. Wenn z. B. die Körpergröße gemessen werden soll, dann wäre eine Waage ein zwar reliables, aber wenig valides Meßinstrument. Reliabel wäre eine solche Messung deshalb, weil sie zuverlässig immer wieder für dieselbe Person dieselben Meßwerte liefert; wenig valide wäre sie, weil eine Waage das Gewicht und nicht die Größe mißt (es wird nicht das gemessen, was gemessen werden soll). Umgekehrt könnte man mit einem Gummiband wohl eine valide Messung der Körpergröße vornehmen, die jedoch wenig reliabel wäre, da zwei verschiedene Messungen (je nach Dehnung) zu recht unterschiedlichen Ergebnissen kommen können. Idealerweise sollten ein Test oder eine Skala sowohl reliabel als auch valide sein.

Das *Three Factor Eating Questionnaire* bzw. der *Fragebogen zum Eßverhalten* ist ein dreidimensionaler Fragebogen, der auf getrennten Skalen

1. das Ausmaß des gezügelten Essens bzw. der kognitiven Kontrolle des Eßverhaltens,
2. die Störbarkeit des Eßverhaltens durch situative oder emotionale Auslöser und
3. als störend erlebte Hungergefühle erfaßt.

Diese explizite Trennung der verschiedenen Faktoren kann als theoretisch wie praktisch befriedigender beurteilt werden. Die FEV-Skalen verfügen über eine gute Reliabilität und Validität. Inzwischen konnte auch gezeigt werden, daß Personen, die auf der Restraint Skala hohe Werte haben, im Fragebogen zum Eßverhalten hohe Werte auf den beiden Skalen „kognitive Kontrolle" und „Störbarkeit" haben (Westenhöfer 1992). Das Problem der bislang ungeklärten Beziehung zwischen der Restraint Skala und der entsprechenden Skala *gezügeltes Essen* kann damit als weitgehend geklärt betrachtet werden.

Das DEBQ ist ein ebenfalls dreidimensionaler Fragebogen, dessen Skala „gezügeltes Essen" der entsprechenden FEV-Skala sehr ähnlich ist. Er erfaßt weiter auf einer Skala „emotionales Essen", d. h. Essen aufgrund von bestimmten emotionalen Zuständen wie z. B. Ärger oder Angst, und „externales Essen", d. h. Essen weniger aufgrund interner Signale wie Hunger und Appetit, sondern mehr aufgrund situativer Außenreize. Die inhaltliche Konzeption der Skalen *emotionales Essen* und *externales Essen* läßt vermuten, daß diese Dimensionen in engem Zusammenhang mit der FEV-Skala *Störbarkeit* stehen. Allerdings stehen empirische Untersuchungen hierzu aus.

6.7 Kollektives Diätverhalten

6.7.1 Schlankheitsdiäten

Gezügeltes Essen und Diäthalten sind zu einem so weitverbreiteten und selbstverständlichen Bestandteil des Alltags vieler Menschen geworden, daß manche Autoren von *„kollektivem Diätverhalten"* (Pudel 1985; Westenhöfer et al. 1987) oder *„Diätmanie"* (Leon & Finn 1984) sprechen. Nach verschiedenen repräsentativen Umfragen aus den Jahren 1989 und 1990 haben etwa jede zweite Frau und jeder vierte Mann bereits mindestens eine Schlankheitsdiät hinter sich (Iglo-Forum 1991; Westenhöfer 1992; Westenhöfer & Pudel 1990a). Tab. 6/1 stellt die Anzahl bereits durchgeführter Diäten bei der Bevölkerung im Osten und Westen der Bundesrepublik Deutschland gegenüber.

Tab. 6/1: Anzahl durchgeführter Diäten bei der Bevölkerung im Osten und Westen der Bundesrepublik Deutschland; Ergebnisse einer Repräsentativ-Erhebung im Nov. 1990 (nach Iglo-Forum 1991).

	Männer		Frauen	
	West	Ost	West	Ost
noch nie	83,8 %	86,7 %	57,8 %	64,5 %
1–3 mal	9,0 %	7,2 %	18,4 %	18,4 %
4–8 mal	2,9 %	2,9 %	11,5 %	7,2 %
9–15 mal	0,8 %	0,5 %	2,4 %	1,5 %
mehr als 15 mal	0,4 %	0,2 %	1,7 %	1,5 %
regelmäßig	1,1 %	0,5 %	3,5 %	2,7 %
fast immer	1,9 %	2,0 %	4,7 %	4,2 %

Ein Vergleich der Häufigkeit von Diäten zeigt, daß in den neuen Ländern der Bundesrepublik Deutschland Schlankheitsdiäten nicht ganz so verbreitet waren wie im Westen. Diese unterschiedliche Häufigkeit kann als deutlicher Beweis für die gesellschaftliche und kulturelle Bedingtheit des Phänomens *„Diäthalten"* gewertet werden. Es läßt sich darüber spekulieren, welche Rolle die Wohlstands- und Überflußsituation in den alten Bundesländern für eine solche Entwicklung gespielt hat.

Das „*Diäthalten*" oder das gezügelte Essen bietet jedoch keineswegs ein einheitliches Bild, sondern stellt ein komplexes gesellschaftliches Phänomen dar (Booth et al. 1990): In dem Bemühen, das eigene Eßverhalten als Instrument zur Gewichtsmanipulation einzusetzen, kann auf eine breite Palette an Eßgewohnheiten und anderen Verhaltensweisen (z. B. sportliches Training), an Einstellungen und Überzeugungen, an Werturteilen und Emotionen zurückgegriffen werden. Jede beliebige Auswahl aus dieser Palette kann getroffen und zeitlich überdauernd oder – mit größeren oder kleineren Abständen, mit kürzerer oder längerer Dauer – zeitlich begrenzt angewendet werden.

6.7.2 Maßnahmen zur Kontrolle des Gewichts

Eine der verbreitetsten Maßnahmen im Rahmen des gezügelten Essens dürften regelmäßige Gewichtskontrollen sein. In einer repräsentativen Umfrage unter der deutschen Bevölkerung aus dem Jahr 1978/79 (DGE 1980a) geben 26 % der Befragten an, sich *mehrmals in der Woche* zu wiegen, weitere 39 % stellen sich ein *paarmal im Monat* auf die Waage. Lediglich 5 % geben an, ihr Gewicht *überhaupt nicht* zu kontrollieren. Als häufigste Maßnahmen zur Gewichtsreduktion werden von den Personen mit entsprechender Vorerfahrung genannt: FdH (55 %), Verzicht auf Süßigkeiten (28 %), Verzicht auf bestimmte Nahrungsmittel (26 %). Spezielle Reduktionsdiäten oder -kuren werden jeweils von weniger als 10 % genannt: Brigitte-Diät 9 %, Atkins-Diät 4 %, Punkte-Diät 5 %.

In einer Untersuchung an 200 Probanden aus dem Raum Salzburg finden Reinberg und Baumann (1986), daß die häufigsten Methoden zur Gewichtskontrolle sind: regelmäßiges Wiegen; Überprüfen, ob die Kleidung (noch) paßt, und Betrachten des Körpers im Spiegel. Als am häufigsten verwendetete Maßnahmen zur Beeinflussung des Körpergewichts werden genannt: „*Ich esse nur, wenn ich wirklich hungrig bin*", regelmäßiges Sport-Treiben und weniger essen als gewohnt.

Blair et al. (1989) finden in einer Untersuchung an 150 englischen Probanden, daß folgende Maßnahmen zur Gewichtskontrolle am häufigsten von den Befragten angegeben werden: Vermeiden von Zucker im Kaffee oder Tee bzw. Benutzen von Süßstoff (87 %); Vermeiden von gezuckerten Speisen (85 %); Vermeiden von unnötigem Fett in Mahlzeiten (82 %); Vermeiden von Fett beim Brotaufstrich (82 %); Essen von ballaststoffreichen Lebensmitteln (82 %); Essen von frischem Obst und Salat anstatt von Lebensmitteln mit mehr Kalorien (82 %); zusätzliche Süßigkeiten wie Kekse, Kuchen,

Schokolade, Bonbons vermeiden (81 %); Begrenzen der gegessenen bzw. getrunkenen Nahrungsmenge durch kleine Portionen, keinen Nachschlag nehmen (80 %). Allerdings muß zwischen Phasen unterschieden werden, in denen das Gewicht aktiv kontrolliert wird, bzw. Phasen, in denen dies nicht der Fall ist. In den Phasen aktiver Gewichtskontrolle wird vor allem vermehrt zu folgenden Maßnahmen gegriffen: Begrenzen der gegessenen bzw. getrunkenen Nahrungsmenge (+35 %); Vermeiden von zusätzlichen Süßigkeiten (+33 %); Auswahl von kalorienarmen Lebensmitteln für die Hauptmahlzeiten (+30 %); Einhalten einer bestimmten Kaloriengrenze (+30 %).

6.7.3 Sport

Auch sportliche Aktivitäten müssen teilweise in diesen Zusammenhang eingeordnet werden. In einer repräsentativen Untersuchung stellen Anders et al. (1978) fest, daß 57 % der weiblichen und 36 % der männlichen Bevölkerung ab 16 Jahren Sport treiben, um *„etwas für die Figur zu tun"*. Eine Repräsentativ-Umfrage des Magazins Stern („Gelobt sei ..." 1986) ergab, daß 77 % der deutschen Frauen Sport als Mittel zur Gewichtsabnahme betrachten. In einer weiteren deutschen Repräsentativerhebung berichten 42 % der Männer und 34 % der Frauen, daß sie mindestens einmal pro Woche Sport *„als Maßnahme zur Gewichtskontrolle"* betreiben (Westenhöfer 1992).

In einer Untersuchung des amerikanischen Glamour Magazine („Feeling fat ..." 1984, zit. nach Garner et al. 1985) gaben 95 % der befragten 33.000 Frauen an, daß sie Sport ausdrücklich als Mittel zur Beeinflussung des Gewichts eingesetzt haben, was Garner zu folgender Feststellung veranlaßt: *„Sport ist für viele Frauen wohl nur zu einer weiteren Waffe in einem Arsenal geworden, das der rigiden Kontrolle des Körpergewichts gewidmet ist"* (Garner et al. 1985, S. 517).

6.7.4 Geschlechtsspezifische Unterschiede

Eine neuere deutsche Repräsentativerhebung findet, daß regelmäßiges Wiegen, sportliche Aktivitäten und Diäthalten von Frauen und Männern als bevorzugte Maßnahmen zur Gewichtskontrolle eingesetzt werden (Westenhöfer 1992). Jedoch gibt es hierbei eine klare geschlechtsspezifische Differenzierung: Für Frauen steht das Wiegen eindeutig auf Rangplatz 1: 63 % wiegen sich zumindest einmal pro Woche. Auf Rangplatz 2 folgt das zumindest wöchentliche Sporttreiben (34 %). 45 % der Frauen geben an, im letzten Jahr Diät gehalten zu haben. Bei Männern stellen wöchentlicher Sport und wöchentliches Wiegen mit jeweils 42 % die bevorzugten Methoden der Gewichtskontrolle dar. Im letzten Jahr Diät gehalten haben lediglich 20 % von ihnen. Auch konnte in dieser Untersuchung eine sehr hohe Häufigkeit der Einnahme von Medikamenten wie Entwässerungstabletten (Diuretika), Abführmitteln und Appetitzüglern festgestellt werden. Dabei steigt der Prozentsatz von Befragten, die solche Medikamente verwenden, mit zunehmendem Körpergewicht immer weiter an (bis auf über 40 %).

6.7.5 Jugendliche und Kinder

Vom kollektiven Diätverhalten ist keineswegs nur die erwachsene Bevölkerung betroffen, vielmehr können bei Jugendlichen und auch schon bei Kindern Anzeichen gezügelten Eßverhaltens gefunden werden.

In einer Untersuchung an englischen Schulkindern finden Wardle und Beales (1986), daß sich bereits die Mehrzahl der 12jährigen Mädchen zu dick findet. Sie geben an, „dickmachende" Lebensmittel wie Schokolade, Kuchen, Kekse und Chips weniger gern zu essen als ihre männlichen Alterskameraden, sie meinen weiterhin, solche Lebensmittel seien nicht so gut, und sie erleben beim Essen dieser Lebensmittel mehr Schuldgefühle. Hill (1991) berichtet, daß bereits 9jährige Mädchen erhöhte Werte auf der Skala *gezügeltes Essen* des DEBQ haben und daß die Kalorienzufuhr dieser gezügelten Esserinnen gegenüber gleichaltrigen ungezügelten Esserinnen um 15 Prozent reduziert ist.

In der Bundesrepublik Deutschland wurde in einer repräsentativen Erhebung bei 2.910 Familien mit mindestens einem Kind gefunden: „52 % aller Jugendlichen haben bereits Erfahrung in der Erprobung von Maßnahmen, Gewicht zu reduzieren oder weitere Gewichtszunahmen zu vermeiden" (DGE 1984, S. 111). 63 % der schlanken und normalgewichtigen Mädchen wiegen sich mindestens mehrfach im Monat, bei den Jungen sind dies 48 %. Die Analyse der Energiezufuhr mit einem 3tägigen Ernährungsprotokoll zeigt, daß die 13- bis 18jährigen Mädchen im Durchschnitt täglich 140 kcal weniger essen als die 10- bis 13jährigen Mädchen, während bei den Jungen die 13-bis 18jährigen rund 180 kcal mehr essen als die 10- bis 13jährigen (Tab. 6/2). Diese Ergebnisse zeigen, daß sich spätestens ab der Pubertät Mädchen verstärkt Sorgen um ihr Gewicht machen und daher beginnen, ihr Eßverhalten zu kontrollieren. Entsprechend ist auch der Anteil untergewichtiger Mädchen im Alter von 14 bis 18 Jahren von 10 % in den Jahren 1978/79 auf 17 % im Jahr gestiegen (DGE 1984, S. 107f).

Tab. 6/2: Durchschnittliche Energieaufnahme (kcal/Tag) von Kindern und Jugendlichen im Alter von 3 bis 18 Jahren; geschätzt nach dreitägigem Ernährungsprotokoll (nach DGE 1980a).

	Mädchen	Jungen
3 bis unter 6 Jahre	1.840	1.920
6 bis unter 10 Jahre	2.040	2.220
10 bis unter 13 Jahre	2.400	2.500
13 bis unter 18 Jahre	2.260	2.680

6.8 Das Schlankheitsideal als gesellschaftliche Bedingung gezügelten Eßverhaltens

6.8.1 Die Bewertung des Körpergewichts und der Figur

Gezügeltes Essen wird vor allem durch die Unzufriedenheit mit dem eigenen Gewicht bzw. mit der eigenen Figur motiviert. Wohl die meisten Frauen, aber auch viele Männer sind mit ihrem Gewicht bzw. mit ihrer Figur nicht zufrieden: Sie wollen schlanker sein. Schlankheit ist zu einem Wert an sich geworden, zu einer erstrebenswerten Zielvorstellung. Schlankheit ist gleichzeitig Voraussetzung und äußerer Ausdruck von dynamischer Leistungsfähigkeit, begehrenswerter Attraktivität und persönlichem Glück. In nahezu der gesamten Medienlandschaft von Zeitungen, Zeitschriften und Büchern, von Film und Fernsehen ist Schlankheit allgegenwärtig.

Früher galt Körperfülle als Symbol von Wohlstand und Erfolg, und Dicke wurden eher als gemütlich, humorvoll und ausgeglichen eingeschätzt, ein Bild, das sich in den letzten Jahrzehnten radikal gewandelt hat. In verschiedenen Untersuchungen wurden den Befragten fünf stilisierte Körpersilhouetten vorgelegt, die im Hinblick auf verschiedene Fragen beurteilt werden sollten (ANTONS-BRANDI 1972; DGE 1980a, S. 106f; WESTENHÖFER & PUDEL 1990a; s. Tab. 6/3). Zu Beginn der Siebziger Jahre wurden die *„dicken Silhouetten"* noch überwiegend als die *„Verträglichsten"* bezeichnet, von der Hälfte der Befragten wurde ihnen die meiste Lebensfreude zugeschrieben, und 40 %

mochten sie als Freund haben. Am Ende der siebziger Jahre waren die entsprechenden Prozentsätze dramatisch geschrumpft, mit Dicken wollten gerade noch 3 % befreundet sein. Mit dieser Diskriminierung der Dicken geht eine zunehmend positivere Bewertung der schlanken, aber auch der mageren Figur einher, der nunmehr die meiste Lebensfreude, die höchste Lebenserwartung und die größte Willensstärke (DGE 1980a, S.107) zugeschrieben wird und die nun bevorzugt zum Freund gewählt wird. Im Laufe der achtziger Jahre haben sich diese Bewertungen wiederum verschoben: Nach wie vor „out" sind die ganz Dicken – da sind sich fast drei Viertel der Bevölkerung einig. Aber auch die magere Silhouette wird nicht mehr so positiv bewertet wie noch zu Ende der siebziger Jahre.

Tab. 6/3: Veränderungen im Image des „Dicken" und des „Dünnen" seit 1970

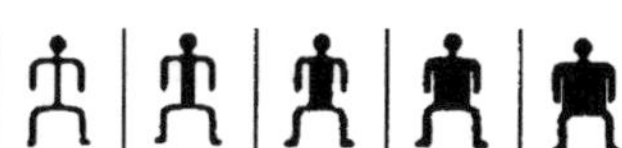

		1	2	3	4	5
Wen halten Sie für den Verträglichsten?	1971	5	5	28	21	43
	1979	6	31	32	17	11
	1989	3	22	43	22	10
Wer hat die meiste Freude im Leben?	1971	7	11	34	23	27
	1979	11	52	25	6	3
	1989	7	29	45	15	5
Mit wem möchten Sie gerne befreundet sein?	1971	2	15	45	37	3
	1979	12	60	23	3	0
	1989	5	31	54	9	2
Wer hat die größte Lebenserwartung?	1971	17	42	35	6	2
	1979	28	57	12	1	0
	1989	14	47	34	4	7
Wer hat die meiste Freude bei der Liebe?	1979	15	54	24	3	0
	1989	7	37	47	7	2
Wer hat die attraktivste Figur?	1989	6	45	44	3	1
Wer hat die am wenigsten attraktive Figur?	1989	17	4	3	3	74

Eine negative Bewertung von Dicksein zeigt sich auch bereits bei Kindern und Jugendlichen: So werden dicke Kinder von anderen Kindern vor allem als träge, faul, gutmütig, aber auch einsam und freundlich beurteilt, während dem dünnen Kind die Eigenschaften zappelig, unruhig, nervös sowie aktiv und fleißig zugeordnet werden (DGE 1984, S. 112ff).

6.8.2 Die Propagierung des Idealgewichts

Zwei ursächliche Komponenten dieses Trends können festgestellt werden. Bereits 1912 publizierten die Medizinischen Direktoren der amerikanischen Lebensversicherungen eine Untersuchung, wonach Männer, die an der Spitze der Gewichtsverteilung liegen, eine überdurchschnittliche Mortalitätsrate haben (Medico-Actuarial Mortality Investigation 1912), ein Befund, der in der Folge als willkommene Begründung für erhöhte Extraprämien besonders Übergewichtiger diente (Keys 1980a). In den USA wurden dann durch die Tabellen der amerikanischen Lebensversicherungen ein *„Idealgewicht"* bzw. *„wünschenswertes Gewicht"* propagiert (Metropolitan Life Insurance Company 1959), das durch zahlreiche Tabellennachdrucke sehr populär wurde. Dieses „Idealgewicht" wurde jedoch aufgrund seiner Datenbasis und Methodik als äußerst fragwürdig angezweifelt (vgl. Keys 1980a).

Als in der Bundesrepublik in den Nachkriegsjahren das Übergewicht erheblich zunahm, setzten verstärkte Aufklärungskampagnen ein. Das *„Idealgewicht"*, je nach Geschlecht mit 15 % bzw. 10 % unter dem *„Normalgewicht"* angegeben, wurde als wünschenswertes Ziel, quasi als nationale Norm von jedem Bürger gefordert. Bemerkenswert ist, daß durch die Bezeichnungen Ideal- und Normalgewicht suggeriert wird, daß es keineswegs *„ideal"* ist, nur ein *„normales"* Körpergewicht zu haben. Die Mehrheit der Bevölkerung ist somit vom Risikofaktor *Übergewicht* betroffen und wird zu potentiellen Zielpersonen sozialmedizinischer Präventionsmaßnahmen.

6.8.3 Die Rolle der Medien

Neben der medizinisch-gesundheitlichen Sichtweise gewann das Schlankheitsideal in den Medien immer stärkere Beachtung. Die Stars in Hollywood wurden immer dünner, die Mannequins immer schlanker. Einen Höhepunkt dieser Entwicklung stellt sicherlich die manifest magersüchtige Twiggy als Idolfigur dar. Eine Untersuchung von Garner et al. (1980) zeigt, daß das Durchschnittsgewicht der Centerfold-Modelle[13] des „Herrenmagazins" Playboy ebenso wie das der Teilnehmerinnen am *Miss-America*-Wettbewerb zwischen 1959 und 1979 deutlich gesunken ist, obwohl dieses schon 1959 ca. ein Zehntel unter dem Durchschnittsgewicht amerikanischer Frauen lag. Im gleichen Zeitraum ist jedoch das Durchschnittsgewicht amerikanischer Frauen nach den Daten der amerikanischen Lebensversicherungen um ungefähr denselben Prozentsatz gestiegen, um den das Gewicht der Centerfold-Modelle gesunken ist (GARNER et al. 1985). Somit ist in den letzten Jahren ein immenser sozialer Druck in Richtung einer schlanken Körperform entstanden, der sich mit einem immer weiteren Auseinanderklaffen von Ideal und Wirklichkeit verschärft hat.

Hinzu komme, schreiben GARNER et al., daß Playboy-Modelle und die Bewerberinnen um Miss America noch nicht einmal so *„knochendürr"* seien wie jene Figurtypen, die von der Mode- und Werbeindustrie bevorzugt würden. BENNETT & GURIN (1982) sprechen in diesem Zusammenhang von einer *„Vogue-Playboy-Dichotomie"*.

6.8.4 Das „akzeptierte" Gewicht

Eine Untersuchung von 35.000 Leserinnen des Frauenmagazins BRIGITTE zeigt, daß das Schlankheitsideal bei einem Body Mass Index von 18 bis 20, also an der unteren Grenze des Normalbereichs, angesiedelt ist (WESTENHÖFER et al. 1987). Tatsächlich fallen aber nur 17 % der deutschen Frauen in diesen Gewichtsbereich (Reanalyse der Daten von WESTENHOEFER & PUDEL 1990a). Diese Diskrepanz zwischen tatsächlichem Körpergewicht und Wunschgewicht kommentieren GARNER et al.: *„Offenbar hat das vorherrschende Figurideal nicht einmal entfernt etwas mit der tatsächlichen Körperform der Durchschnittskundin zu tun"* (1985, S. 516).

Dieser Befund wird auch durch die Ergebnisse einer weiteren Repräsentativuntersuchung bestätigt, die auch Männer einbezog (WESTENHÖFER 1992). Lediglich Frauen, deren BMI kleiner als 20 war (13 % der Befragten), wollten im Durchschnitt nicht weiter abnehmen. Selbst in der Gruppe der Frauen mit einem BMI von 20 wurde immer noch eine durchschnittliche Gewichtsabnahme von knapp einem Kilogramm gewünscht. Für die Männer lag das akzeptierte Gewicht etwas höher. Hier wurde in der Gruppe der Männer mit einem BMI unter 22 (11 % der Befragten) keine weitere Abnahme gewünscht. Damit kann auch für Männer eine kollektive Unzufriedenheit mit dem eigenen Gewicht festgestellt werden. Werden diese gefundenen Gewichtsbe-

13 Centerfolds sind Poster von spärlich bekleideten Fotomodellen, die in der Mitte der Hefte – zum Herausnehmen – eingeheftet sind.

reiche als gesellschaftlich akzeptierte Idealbereiche angesehen, so muß konstatiert werden, daß weniger als 15 % der Bevölkerung solchen Idealvorstellungen entsprechen.

Ein niedriges Körpergewicht wird weniger aus gesundheitlichen Überlegungen angestrebt, vielmehr ist Schlankheit zu einem Wert an sich und für viele zu einem Lebensstil-Konzept geworden ist. Die Antworten der bereits erwähnten 35.000 Frauenmagazin-Leserinnen auf die Frage nach den wichtigsten Gründen zum Abnehmen lassen erkennen, daß Schlankheit sehr eng damit verknüpft ist, ob sich „jemand selbst leiden kann" oder „sich wohlfühlt" (Tab. 6/4; Westenhöfer et al. 1987).

Tab. 6/4: Die wichtigsten Gründe zum Abnehmen. Angaben von 35 000 Leserinnen eines Frauenmagazins; (Mehrfachantworten waren möglich. Aus: Westenhöfer et al. 1987).

Ich kann mich selbst so nicht leiden	41,6 %
Ich will mich wohler fühlen	33,5 %
Ich möchte gesünder leben	15,7 %
Ich möchte mich schicker anziehen	13,7 %
Ich möchte selbstbewußter werden	12,6 %
Ich will meinem Partner besser gefallen	11,1 %
Ich habe durch mein Gewicht körperliche Beschwerden	4,6 %
Ich schäme mich vor anderen	3,8 %
Mein Arzt hat mir dazu geraten	2,3 %
Ich möchte von anderen mehr anerkannt sein	1,3 %

6.9 Gezügeltes Eßverhalten im Alltag

6.9.1 Untersuchungen zur Nahrungsaufnahme

Gezügeltes Essen wurde als die *Absicht* definiert, die Nahrungsaufnahme einzuschränken. Wardle und Beales (1987) untersuchten die Beziehung zwischen der Restraint-Subskala und der durchschnittlichen Nahrungsaufnahme. Die Nahrungsaufnahme wurde durch einen *24-Stunden-Recall*[14] geschätzt. Bei dieser Methode wird versucht, im Interview die Art und Menge der Nahrung, die in den letzten 24 Stunden gegessen wurde, möglichst genau zu rekonstruieren. WARDLE und BEALES (1987) fanden eine negative Korrelation zwischen dem Wert auf der Restraint-Subskala des DEBQ und der durchschnittlichen Nahrungsaufnahme: Für eine Gruppe von 23 Probandinnen mit gezügeltem Eßverhalten ergab sich mit einer durchschnittlichen Energiezufuhr von 1621 kcal/Tag eine signifikant geringere Nahrungszufuhr als für eine Gruppe von 27 Frauen mit wenig gezügeltem Eßverhalten, deren Energiezufuhr bei 1974 kcal/Tag lag.

Ebenfalls eine negative Korrelation zwischen Energieaufnahme und der Restraint-Subskala des DEBQ finden VAN STRIEN et al. (1986b) in einer Untersuchung an 110 niederländischen Frauen. Auch diese Autoren verwendeten als Methode zur Erfassung der Nahrungsaufnahme 24-Stunden-Recalls. Eine weitere Analyse zeigt, daß gezügelte Esser vor allem den Fett- und Zuckerkonsum einschränken.

Auch LAESSLE, TUSCHL, KOTTHAUS und PIRKE (1989a) kamen in einer Untersuchung zu dem Ergebnis, daß eine Gruppe von 30 jungen Frauen mit gezügeltem Eßverhalten mit durchschnittlich 1.956 kcal/Tag eine signifikant geringere Energiezufuhr hat als eine entsprechende Gruppe von 30 Frauen mit wenig gezügeltem Eßverhalten, die durchschnittlich 2.338 kcal/Tag aufnehmen. Die Probandengruppen wurden hierbei nach der Restraint-Subskala des Fragebogens zum Eßverhalten (FEV) eingeteilt und die Nahrungsaufnahme durch ein siebentägiges Ernährungsprotokoll erfaßt. Wird die Variation der Nahrungsaufnahme von Tag zu Tag berücksichtigt, zeigt sich weiter, daß die gezügelten Esserinnen in der Protokollwoche eine deutlich geringere minimale Nahrungsaufnahme von 1.274 kcal/Tag hatten als die wenig gezügelten Esserinnen (1.701 kcal/Tag), während sich die maximale Energiezufuhr nicht signifikant unterscheidet (2.783 bzw. 3.019 kcal/Tag). In bezug auf die Makronährstoffzusammensetzung wurde eine prozentual höhere Eiweißzufuhr bei den gezügelten Esserinnen gefunden.

6.9.2 Eine Untersuchung zum Energieverbrauch

TUSCHL et al. (1990b) teilten 23 junge Frauen in zwei Gruppen ein: 11 nicht gezügelte Esserinnen und 12 gezügelte Esserinnen. In dieser Studie wurde zum einen die Nahrungsaufnahme durch Ernährungsprotokolle über 14 Tage erfaßt, zum anderen wurde

14 Zu Erhebungsmethoden siehe Kap. 8.3.1

der Energieverbrauch in dieser Zeit durch die *„doubly labeled water"*-Methode (Schoeller et al. 1986) gemessen. Bei dieser Methode trinken die Versuchspersonen Wasser, das mit den stabilen Wasserstoff- und Sauerstoff-Isotopen ^{2}H und ^{18}O markiert ist. Über die Ausscheidung dieser beiden Isotope kann dann der tatsächliche Energieverbrauch berechnet werden. Nach der Analyse der Ernährungsprotokolle nahmen die ungezügelten Esserinnen durchschnittlich 2.300 kcal/Tag auf, die gezügelten Esserinnen 2.057 kcal/Tag. Die Ergebnisse der *„doubly-labeled-water"*-Methode stimmen mit durchschnittlich 2.260 und 1.956 kcal/Tag mit diesen Werten sehr gut überein, und zeigen, daß gezügelte Esserinnen tatsächlich weniger essen und nicht nur weniger Nahrungsaufnahme protokollieren. Da beide Gruppen in der Beobachtungszeit nicht zu- oder abgenommen haben, zeigt dieser Befund weiter, daß gezügelte Esserinnen offenbar über einen verringerten Energiebedarf verfügen. Eine detailliertere Auswertung der Ernährungsprotokolle nach der Makro-Nährstoff-Zusammensetzung ergibt, daß die gezügelten Esserinnen weniger Energie durch Fett und Alkohol, aber mehr durch Kohlenhydrate aufnehmen. Der Unterschied in der Eiweißzufuhr war hingegen nicht signifikant.

In einer ergänzenden Untersuchung finden Tuschl et al. (1990a), daß Fette und fetthaltige Produkte wie Öl, Mayonnaise, Butter und fette Milchprodukte von gezügelten Essern seltener verzehrt werden als von nicht-gezügelten Essern, fettarme Milchprodukte hingegen häufiger.

6.9.3 Gezügeltes Essen, Störbarkeit und Nahrungsaufnahme

Es liegen somit eine ganze Reihe von Befunden vor, die zeigen, daß gezügeltes Essen mit einer verringerten Nahrungsaufnahme und wohl auch mit einem verringerten Energieverbrauch einhergeht. In einer Untersuchung an über 45.000 Teilnehmern (ca. 15 % Männer und 85 % Frauen) eines rechnergestützten Trainingsprogramms zur Gewichtsreduktion (Vier-Jahreszeiten-Kur) wurde die Nahrungsaufnahme in Abhängigkeit vom *gezügelten Essen* als auch von der *Störbarkeit des Eßverhaltens*, beide Variablen erfaßt durch den Fragebogen zum Eßverhalten (FEV), untersucht (Pudel & Westenhöfer 1989a, 1989b, 1989c). Die Probanden führten ein siebentägiges Ernährungsprotokoll und wurden nach den FEV-Werten auf den Skalen *gezügeltes Essen, kognitive Kontrolle* und *Störbarkeit des Eßverhaltens* in 5 x 5 Gruppen mit einer Größe zwischen 424 und 4.621 Personen eingeteilt.

Die durchschnittliche Energiezufuhr in diesen 25 Gruppen ist in Abb. 6/4 dargestellt. Dabei zeigt sich, daß stärker gezügeltes Essen mit einer geringeren Nahrungsaufnahme einhergeht, während höhere Störbarkeit mit einer höheren Nahrungsaufnahme verbunden ist. Der Unterschied von rund 600 kcal/Tag zwischen der Gruppe mit wenig gezügeltem Eßverhalten, aber hoher Störbarkeit (2.363 kcal/Tag) und der Gruppe mit stark gezügeltem Essen mit geringer Störbarkeit ist beträchtlich. Eine Analyse der Makronährstoffzufuhr läßt erkennen, daß stärker gezügeltes Eßverhalten mit einer höheren Kohlenhydrat- und Eiweißzufuhr sowie einem geringeren Fettkonsum einhergeht. Für höhere Störbarkeit wurde ein erhöhter Fettkonsum gefunden.

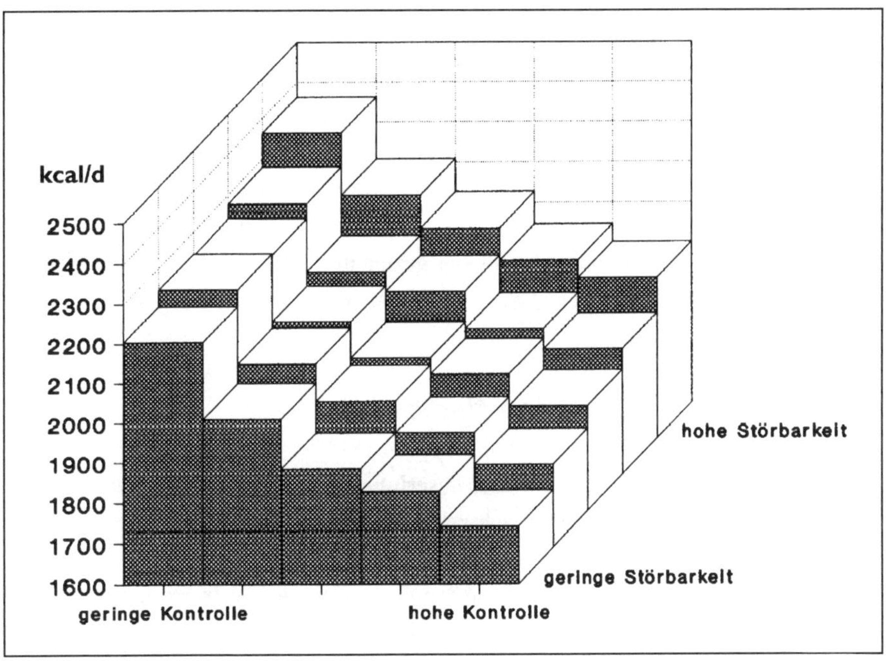

Abb. 6/4 gibt die durchschnittliche Energiezufuhr (in kcal/Tag) für Gruppen mit unterschiedlicher kognitiver Kontrolle und Störbarkeit des Eßverhaltens an (nach PUDEL & WESTENHÖFER 1989b).

6.10 Gezügeltes Essen und Körpergewicht

6.10.1 Gezügelte Esser wiegen nicht weniger

Das Konstrukt *gezügeltes Eßverhalten* hat in seiner Konzeption zunächst keinen direkten Bezug zum tatsächlichen Körpergewicht, denn das Konstrukt *gezügeltes Essen* bezieht sich auf normal- und übergewichtige Personen und kann unabhängig von Körpergewicht mehr oder weniger ausgeprägt sein. Jedoch werden in verschiedenen Untersuchungen auch Gewichtsunterschiede zwischen Probanden mit gezügeltem Essen und Personen mit weniger gezügeltem Eßverhalten festgestellt.

In der Untersuchung von Laessle et al. (1989a), in der alle untersuchten Frauen mit einem Body Mass Index (BMI) von 18 bis 25 im Normalbereich lagen, hatten die gezügelten Esserinnen einen geringfügig höheren BMI für das derzeitige Körpergewicht und einen ebenfalls geringfügig höheren BMI für das bisherige höchste Gewicht, wenngleich diese Unterschiede nicht signifikant waren. Auch in der Studie von Wardle und Beales (1987) wurde ein geringfügig höherer BMI für gezügelte Esserinnen gefunden. Tuschl et al. (1990a) findet bei gezügelten Esserinnen einen signifikant höheren BMI für das tatsächliche Gewicht und das bisherige Maximalgewicht.

6.10.2 Der Einfluß von Störbarkeit

Nach einer Untersuchung an über 35.000 Leserinnen eines deutschen Frauenmagazins (Westenhöfer et al. 1987) ergeben sich relativ komplexe Zusammenhänge zwischen dem Körpergewicht einerseits und der kognitiven Kontrolle und Störbarkeit des Eßverhaltens andererseits. Diese Daten wurden einer erneuten Auswertung unterzogen, wobei die Befragten nach ihren Werten auf der Skala *kognitive Kontrolle, gezügeltes Eßverhalten* in 10 Gruppen, nach ihren Werten auf der Skala *Störbarkeit des Eßverhaltens* in 8 Gruppen eingeteilt wurden, so daß sich durch Kombination der beiden Einteilungen insgesamt 80 Gruppen ergeben.

Die Teilnehmerinnen mit einem wenig gezügelten Eßverhalten und geringer Störbarkeit haben das niedrigste aktuelle Körpergewicht, Befragte mit wenig gezügeltem Eßverhalten, aber hoher Störbarkeit das höchste Körpergewicht. Gleichzeitig haben alle Frauen mit geringer Störbarkeit des Eßverhaltens, unabhängig von ihrer kognitiven Kontrolle der Nahrungsaufnahme, ein relativ niedriges Körpergewicht. Ebenso haben auch alle Frauen mit sehr stark gezügeltem Eßverhalten, unabhängig von der

Störbarkeit des Eßverhaltens, ein relativ niedriges Gewicht. In Abb. 6/5 ist dieser komplexe Zusammenhang graphisch veranschaulicht. Die Höhe der einzelnen Säulen entspricht dem durchschnittlichen BMI für jede der 80 Gruppen.

Die Untersuchung einer bevölkerungsrepräsentativen Stichprobe hat ergeben, daß die Variable *Störbarkeit des Eßverhaltens*, nicht jedoch das gezügelte Eßverhalten selbst mit einem höheren Körpergewicht korreliert (WESTENHÖFER 1992). Dieser Zusammenhang gilt nicht nur für das derzeitige (aktuelle) Gewicht, sondern ebenfalls für das bislang höchste und das bislang niedrigste Gewicht in der Gewichtsvergangenheit.

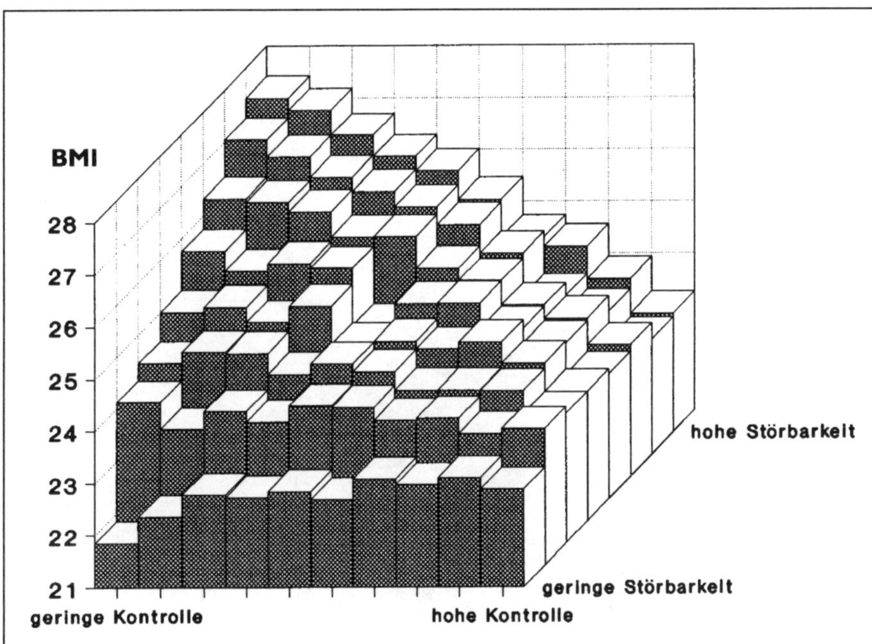

Abb. 6/5 stellt das Körpergewicht in Abhängigkeit von Kontrolle und Störbarkeit des Eßverhaltens dar. Die Höhe einer Säule entspricht dem durchschnittlichen Body-Mass-Index der entsprechenden Subgruppe von Frauen (nach PUDEL & WESTENHÖFER 1989a)

6.10.3 Erfolgreiche Gewichtsreduktion

Eine größere Studie an Teilnehmern eines Gewichtsreduktionsprogramms (Vier-Jahreszeiten-Kur) hat weiter gezeigt, daß *gezügeltes Essen/kognitive Kontrolle* und *Störbarkeit* sehr gute Indikatoren für eine erfolgreiche Gewichtsabnahme sein können. Die untersuchten Teilnehmer füllten den Fragebogen zum Eßverhalten (FEV) zu Beginn des Programms aus. Unter den Teilnehmern mit hohen Werten bei kognitiver Kontrolle/gezügeltem Essen und niedrigen Werten auf der Skala Störbarkeit konnte ein sehr viel höherer Prozentsatz erfolgreich abnehmen als unter den Teilnehmern mit hoher Störbarkeit und geringer kognitiver Kontrolle (Pudel & Westenhöfer 1989b 1989c; s. Abb. 6/6).

Bei einer Teilgruppe, die den Fragebogen zum Eßverhalten (FEV) nach einem Jahr am Ende des Programms nochmals ausfüllte, konnte weiter festgestellt werden, daß die erfolgreichen Teilnehmer ihre ohnehin schon höhere kognitive Kontrolle noch weiter steigern konnten und gleichzeitig ihre ohnehin geringere Störbarkeit noch weiter reduzierten. Die nicht erfolgreichen Teilnehmer steigerten ihre kognitive Kontrolle hingegen nicht und konnten ihre Störbarkeit nicht reduzieren. Damit können diese beiden Skalen als sehr bedeutsame Prädiktoren für eine erfolgreiche Gewichtsreduktion gewertet werden.

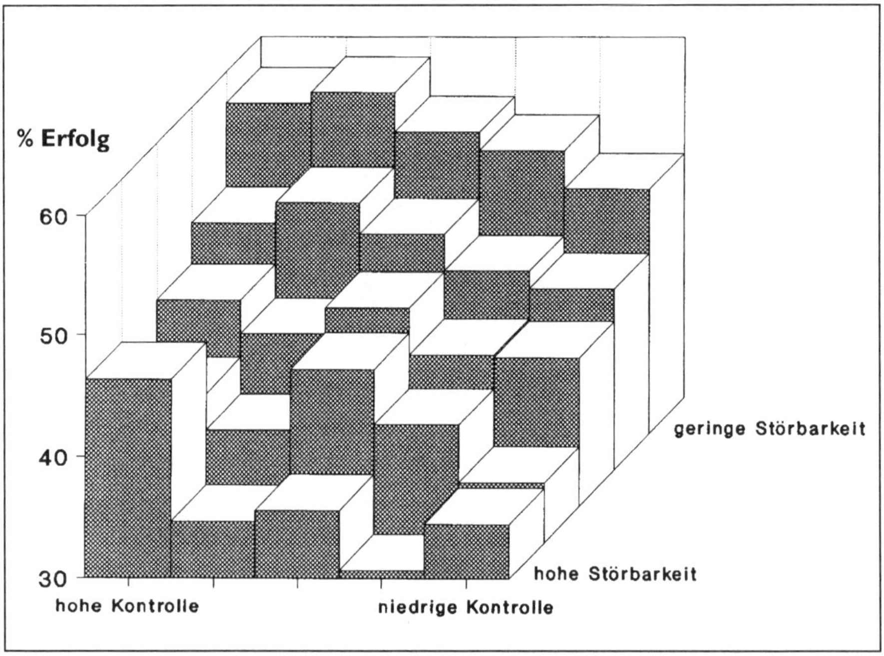

Abb. 6/6 vergleicht den Prozentsatz erfolgreicher und weniger erfolgreicher Teilnehmer in einem Trainingsprogramm zur Gewichtsreduktion in Abhängigkeit von den Ausgangwerten auf den Skalen „gezügeltes Essen/kognitive Kontrolle" und „Störbarkeit".

Insgesamt weisen die verschiedenen Befunde zum Körpergewicht und zum gezügelten Essen bzw. zur Störbarkeit einige Divergenzen auf. Diese können jedoch zum Teil dadurch erklärt werden, daß oftmals nur eine Skala – nämlich gezügeltes Essen/ kognitive Kontrolle – berücksichtigt wurde. Gleichzeitig hat sich jedoch gezeigt, daß auch die Skala Störbarkeit von Bedeutung für das Körpergewicht und den Abnahmeerfolg ist. Damit kann zusammenfassend die Schlußfolgerung gezogen werden, daß beide Skalen erst in ihrer Kombination und Interaktion einen signifikanten prognostischen Einfluß auf das Körpergewicht und seine Regulation haben.

6.11 Gezügeltes Essen und Störbarkeit des Eßverhaltens

6.11.1 Schwierigkeiten im Eßverhalten

Von Anfang an stand das Konstrukt *gezügeltes Essen* in Verbindung mit der – als Folge hieraus verstandenen – Störbarkeit des Eßverhaltens. In einer Untersuchung an einer für die deutsche Bevölkerung ab 14 Jahren repräsentativen Stichprobe von 2.000 Personen berichten über die Hälfte der Frauen und über 40 % der Männer über subjektiv erlebte Schwierigkeiten im Eßverhalten (Westenhöfer et al. 1987; DGE 1988, S. 219 ff). Dabei wird das *„Verlangen nach Süßem"* und *„plötzlicher Heißhunger"* von Frauen am häufigsten als Schwierigkeit genannt. Noch extremer sind die Nennungshäufigkeiten von Schwierigkeiten im Eßverhalten in einem Kollektiv von über 35.000 – zum Großteil diäterfahrenen – Leserinnen eines Frauenmagazins. Es ist auffällig, daß gerade das Verlangen nach Süßem – schließlich werden Süßigkeiten am ehesten aus einer Diät verbannt – und Heißhunger am häufigsten genannt werden: Beide Phänomene können als psychische und/oder physiologische Deprivationserscheinung verstanden werden.

Eine detailliertere Auswertung der Daten der befragten Frauen aus der Repräsentativuntersuchung (Westenhöfer & Pudel 1989) zeigt einen deutlichen Zusammenhang zwischen der Häufigkeit bereits durchgeführter Schlankheitsdiäten und der Häufigkeit von Schwierigkeiten im Eßverhalten. Je häufiger die Frauen bereits eine Diät durchgeführt haben, um so häufiger berichten sie auch von Schwierigkeiten im Eßverhalten. Lediglich Frauen mit einem nahezu permanenten Diätverhalten erleben weniger häufig subjektive Schwierigkeiten. Möglicherweise gelingt es Frauen mit einem chronischen Diätverhalten, im Lauf der Zeit Verhaltensstrategien zu entwickeln, die ihnen helfen, Schwierigkeiten im Eßverhalten besser zu bewältigen. Eine alternative

Erklärung könnte darin gesehen werden, daß nur über subjektiv erlebte Schwierigkeiten im Eßverhalten berichtet wurde, diese jedoch nicht zwangsläufig mit „objektiven" Schwierigkeiten korrespondieren müssen. Schließlich muß aber auch gesehen werden, daß von mehr als der Hälfte dieser Teilgruppe Schwierigkeiten zugegeben werden. Dieser Prozentsatz ist mehr als doppelt so hoch wie der entsprechende Anteil bei den Frauen, die noch nie eine Diät durchgeführt haben. Ein analoger Zusammenhang ergibt sich, wenn nicht nach der Anzahl der Diäten, sondern allgemeiner nach dem „Ausmaß der Kontrolle des Eßverhaltens" gefragt wird.

Wenngleich dieses Ergebnis nur korrelativer Art ist und keine Ursache-Wirkungs-Zusammenhänge aufzeigt, so steht es doch im Einklang mit der Hypothese, daß Diäthalten bzw. gezügeltes Essen als Risikofaktor für Schwierigkeiten oder Störungen im Eßverhalten verstanden werden kann.

Soziokulturelle Einflüsse

Für die Schwierigkeiten im Eßverhalten kann ein deutlicher Einfluß des sozio-kulturellen Hintergrunds festgestellt werden. In einer Repräsentativerhebung aus dem Herbst 1990 wurde die Häufigkeit von verschiedenen Eßproblemen zwischen den neuen und alten Bundesländern verglichen (Iglo-Forum 1991). Die Ergebnisse lassen erkennen (Tab. 6/5), daß die Befragten im Osten der Bundesrepublik sehr viel häufiger Schwierigkeiten erleben als die Probanden im Westen. Besonders deutlich wird dies an den hohen Prozentsätzen, mit denen *Süßhunger*[15], *Essen in Gesellschaft*, *Heißhunger* und *alkoholische Getränke* genannt wurden. Dagegen fällt jedoch auf, daß *Essen aus Langeweile* und *Essen bei Streß* im Osten deutlich seltener ein Problem darstellen als im Westen.

Diese Beobachtung wirft eine Reihe von Fragen auf, die bislang kaum schlüssig und auf einer gesicherten Datenbasis beantwortet werden können. Solche Phänomene wie *vermehrter Süßhunger* und die größere Häufigkeit von *Heißhunger* lassen sich unschwer mit einer generellen Einschränkung der Nahrungsverfügbarkeit in Verbindung bringen. Dies könnte jedoch nicht erklären, weshalb *Essen bei Streß* oder *Langeweile* im Osten seltener als Eßproblem empfunden wird.

15 Drewnowski (1989) macht darauf aufmerksam, daß die bevorzugten *süßen* Lebensmittel nicht etwa reine Kohlenhydratträger (Bonbons, reiner Zucker, etc.) sind, sondern zumeist einen höheren Prozentsatz an Nahrungsenergie durch Fett enthalten (Schokolade, Torte, etc.). Der Süßhunger wäre – ernährungsphysiologisch betrachtet – demnach eher ein „Fetthunger".

Tab. 6/5: Schwierigkeiten im Eßverhalten in Ost und West. Ergebnisse einer Repräsentativ-Erhebung im November 1990 (Mehrfachnennungen möglich)

	Männer		Frauen	
	West	Ost	West	Ost
Verlangen nach				
Süßem	22,1 %	36,3 %	33,7 %	46,0 %
Alkohol. Getränke	24,1 %	35,2 %	9,3 %	15,5 %
Essen in Gesellschaft	23,9 %	41,3 %	28,1 %	45,1 %
Langeweile	13,6 %	7,6 %	17,4 %	11,9 %
Streß	9,9 %	2,7 %	9,4 %	4,7 %
Heißhunger	20,1 %	33,2 %	23,2 %	35,8 %
Kalorienzählen	3,1 %	4,3 %	7,1 %	10,2 %
sich nicht trauen, sich satt zu essen	2,9 %	5,4 %	5,3 %	13,3 %
keine Schwierigkeit	42,3 %	24,2 %	36,5 %	20,3 %

Ein möglicher Erklärungsfaktor könnte im qualitativ sehr unterschiedlichen Lebensmittelangebot liegen, das lange Zeit die Versorgungssituation im Westen und Osten geprägt hat. So waren im Osten verschiedene Lebensmittel, die dem Luxuskonsum zuzurechnen sind, oder *„moderne Zwischenmahlzeiten"* mit ansprechenden sensorischen Qualitäten (die verschiedensten Riegel etc.) für die Mehrheit der Bevölkerung kaum verfügbar. Diejenigen Lebensmittel, die zur Verfügung standen, hatten jedoch möglicherweise nicht die Qualitäten, die notwendig sind, damit ein Lebensmittel zur Regulation von emotionalem Unbehagen eingesetzt wird. Oder um es einfacher und konkreter zu fassen: Kartoffeln oder belegte Brote laden weniger dazu ein, damit Langeweile zu überbrücken oder sich damit bei Streß zu beruhigen; Schokoriegel und Kräcker bieten sich hierfür viel eher an.

Solche Überlegungen verdeutlichen, daß in der kulturellen und ökonomischen Verfügbarkeit von Lebensmitteln, die über bestimmte hedonistische Qualitäten verfügen, auch ein Faktor für die Entwicklung oder Begünstigung bestimmter Problemmuster gesehen werden kann.

6.11.2 Zur Erfassung von Störbarkeit des Eßverhaltens

Mit der Subskala *Störbarkeit des Eßverhaltens/disinhibition* des *Fragebogen zum Eßverhalten* (FEV) bzw. *Three Factor Eating Questionnaire* steht eine Skala zur Verfügung, die den Verlust der Kontrolle über das Eßverhalten durch emotionale oder situative Umstände erfassen soll. Eine ähnliche Intention wird auch mit den Subskalen *emotionales Essen* und *externales Essen* des DEBQ verfolgt. Jedoch liegen für diese beiden Subskalen bislang keine Validitätsbelege vor. Die Bedeutung der Subskala *Störbarkeit* des FEV sowohl für die alltägliche Nahrungsaufnahme als auch für das Körpergewicht wurde bereits dargestellt. In einer Untersuchung von Shrager et al. (1983) war diese Subskala signifikant mit der Reaktion des Überessens im Laborexperiment korreliert. Auch findet sich eine deutliche Beziehung zur Schwere von Eßanfällen bei adipösen Patienten (Marcus, Wing & Lamparski 1985).

Weissenburger et al. (1986) konnten zeigen, daß diese Subskala deutlich mit Gewichtsveränderungen bei depressiven Patienten korreliert und Patientengruppen mit Gewichtsverlust bzw. Gewichtszunahme signifikant voneinander diskriminieren kann. Allerdings finden Lowe und Maycock (1988), daß die Eßmenge nach der Induktion dysphorischer Gefühle nicht von der *disinhibition*-Skala, sondern von der *Hunger*-Skala des *Three Factor Eating Questionnaire* abhängt. Dieser Befund ist überraschend, und es läßt sich nicht beurteilen, inwieweit hierfür die üblicherweise zu findende Korrelation zwischen *Hunger-* und *Störbarkeitsskala* verantwortlich ist. Schließlich konnten Westerterp et al. (1988) feststellen, daß normalgewichtige Probanden mit hohen Werten auf der *disinhibition/Störbarkeits*-Skala des *Three Factor Eating Questionnaire* beim Verzehr einer Mahlzeit eher lineare Essenskurven zeigen. Solche linearen Essenskurven werden gefunden, wenn sich die Eßgeschwindigkeit gegen Ende einer Mahlzeit nicht verlangsamt. Dies wiederum gilt als Indikator für das Vorliegen einer Sättigungsstörung (Pudel 1982).

Beim Vergleich bulimischer Patientinnen mit gezügelten Essern und ungezügelten Essern, beide Gruppen ohne klinische Störungen, finden Rossiter, Wilson und Goldstein (1989), daß bulimische Patientinnen und gezügelte Esser gleichermaßen über hohe Werte auf der Skala *kognitive Kontrolle, gezügeltes Essen* des Three Factor Eating Questionnaire verfügen. Der Mittelwert der Bulimiepatientinnen auf dieser Skala lag sogar noch geringfügig tiefer als der der nicht-bulimischen gezügelten Esser. Allerdings zeigten die Bulimie-Patientinnen deutlich höhere Werte auf der Skala *Störbarkeit/disinhibition.*

Diese Befunde können zusammenfassend als hinreichende Belege dafür gewertet werden, daß die Skala *Störbarkeit/disinhibition* des Fragebogens zum Eßverhalten (FEV) bzw. Three Factor Eating Questionnaire ein adäquates und valides Meßinstrument für die spezifische Störbarkeit des Eßverhaltens durch situative und/oder emotionale Bedingungen darstellt.

6.12 Gezügeltes Eßverhalten und Eßanfälle

Eßanfälle (engl. *binge eating*) gelten als ein Symptom manifest gestörten Eßverhaltens. Von den betroffenen Patientinnen wird der Begriff „Eßanfall" jedoch häufig als beschönigend abgelehnt, die entsprechenden Eßepisoden werden als „*Freßanfälle*" oder als „*Heißhungerattacken*" bezeichnet. Eßanfälle rückten seit Beginn der achtziger Jahre in den Blickpunkt der wissenschaftlichen Betrachtung, nachdem durch Russell (1979) die Eßstörung *Bulimia nervosa* bzw. durch Boskind-Lohdahl & Sirlin (1977) die *Bulimarexie* beschrieben wurden, deren auffälligstes Hauptsymptom Eßanfälle sind (siehe Kap. 7). Bei solchen Eßanfällen, die häufig als unkontrollierbar erlebt werden, werden große Nahrungsmengen verschlungen, selbst wenn die Betroffenen keinen Hunger verspüren (weshalb die Bezeichnung Heißhungerattacke eigentlich irreführend ist). Derartige Eßanfälle werden nicht nur von Bulimie-, sondern ebenfalls von Anorexiepatientinnen (Beumont, George & Smart 1976; Garfinkel, Moldofsky & Garner 1980), aber auch von Adipösen berichtet (Loro & Orleans 1981; Stunkard 1959).

Die klinische Literatur zu Eßstörung legt es nahe, einen Zusammenhang zwischen *gezügeltem Essen* und *Eßanfällen* zu vermuten: gezügeltes Essen bzw. eine Diätphase gehen dem erstmaligen Auftreten von Eßanfällen meistens voraus. So berichten anorektische Patientinnen mit bulimischer Symptomatik, also mit Eßanfällen, daß die Eßanfälle im Durchschnitt 19,2 Monate nach Beginn des „Diäthaltens" auftraten (Garfinkel et al. 1980). Nur bei 8 von 68 Patientinnen traten Eßanfälle vor oder zeitgleich mit Beginn des „Diäthaltens" auf. In einer Untersuchung an normalgewichtigen Bulimiepatientinnen geben 30 von 34 Frauen an, daß Eßanfälle erstmals nach einer Diätphase auftraten (Pyle, Mitchell & Eckert 1981). Auch Boskind-Lohdahl (1976) und Boskind-Lohdahl und Sirlin (1977) finden in einer Untersuchung an über 100 bulimischen Patientinnen, daß Eßanfälle fast immer erst nach einer Diätphase auftreten.

Für normalgewichtige, nicht klinisch eßgestörte Frauen wurde eine Korrelation zwischen der Tendenz zu Eßanfällen und dem Ausmaß des gezügelten Essens (gemessen durch die *Restraint Skala*) gefunden (Hawkins & Clement 1980). In einer Untersuchung an 38 jungen Männern und 30 jungen Frauen findet Wardle (1980) Korrelationen zwischen der *Restraint Skala* und der Häufigkeit von Eßanfällen ($r = 0,34$ bzw. $r = 0,52$), dem Ausmaß des starken Verlangens (engl. *craving*) nach Nahrung ($r = 0,34$

bzw. r = 0,45) und der Schwierigkeit, mit dem Essen aufzuhören (r = 0,31 bzw. r = 0,48), die jeweils bei den Frauen etwas höher ausgeprägt sind. Dieses Ergebnis läßt Wardle vermuten, daß das Phänomen der *Gegenregulation* im Laborexperiment als „laborexperimentelle Version" von Eßanfällen verstanden werden kann (Wardle 1980; Wardle & Beinart 1981).

Die Minnesota-Studie von Keys et al. (1950) hat gezeigt, daß bei gesunden Probanden mit einem ursprünglich normalen Eßverhalten Eßanfälle nach einer längeren Periode der Nahrungseinschränkung auftreten und selbst nach normaler Nahrungszufuhr am Ende der Hungerphase lange Zeit persistieren.

Diese Befunde deuten auf eine enge kausale Beziehung zwischen gezügeltem Essen einerseits und Eßanfällen andererseits hin. Da jedoch offenbar nicht alle Personen mit gezügeltem Eßverhalten auch Eßanfälle entwickeln, muß im gezügelten Essen wohl eher einer *notwendige Bedingung* als eine *hinreichende Bedingung* für die Entstehung von Eßanfällen gesehen werden.

Dabei ist bislang allerdings weitgehend ungeklärt, durch welche Mechanismen das *gezügelte Essen* zu Störungen im Eßverhalten führt. Klar scheint lediglich, daß gezügeltes Essen eine Beeinträchtigung der „normalen" psycho-physiologischen Regulation der Nahrungsaufnahme bewirkt (Tuschl 1990a). Allerdings ist auch die Funktionsweise dieser normalen psycho-physiologische Regulation bislang weitgehend ungeklärt (Booth, Lewis & Blair 1990). Dies macht es um so schwieriger, ihre Beeinträchtigung zu beschreiben. Es wurde die Hypothese vorgeschlagen, daß die Entstehung von Eßanfällen auf zwei parallelen Prozessen beruht: Durch das gezügelte Essen wird die Attraktivität bzw. Anreizvalenz bestimmter Speisen erhöht, während gleichzeitig die erlernten Komponenten der Sättigung zerstört werden (Tuschl 1990a; Tuschl et al. 1988).

6.12.1 Von gezügeltem Essen zu Eßanfällen

Gezügeltes Essen bedeutet per Definition, daß das Essen nicht durch das Erreichen von Sättigung beendet wird, sondern bereits vorher, wenn eine bestimmte, kognitiv gesetzte *Diätgrenze* erreicht wird. Es ist anzunehmen, daß durch fortgesetztes gezügeltes Essen nach und nach die konditionierten Stimuli der Sättigung gelöscht werden (Tuschl 1990a; s. Kap. 4). Die starken Schwankungen der Nahrungsaufnahme durch das Auslassen von Mahlzeiten oder intermittierendes Fasten schwächen die erlernten Kontingenzen möglicherweise weiterhin. Daß durch selbstinduziertes Erbrechen die konditionierten Stimuli von den normalen, physiologischen Folgen der Nahrungsaufnahme entkoppelt werden, ist unmittelbar einleuchtend. Auch die Verwendung von kalorienreduzierten Lebensmitteln, die sich geschmacklich kaum von ihren höherkalorischen Parallelprodukten unterscheiden, kann dazu beitragen, daß die vertrauten Geschmacksreize nicht mehr eine verläßliche Einschätzung des Energiegehalts ermöglichen (Tuschl et al. 1988). Auch kann eine Veränderung der Mikrostruktur des Eßverhaltens beobachtet werden, die sich in einer erhöhten Eßgeschwindigkeit mit gleichzeitig verringerter Kau-Aktivität niederschlägt und so zu erhöhter Nahrungsaufnahme führt (Bellisle et al. 1984). Schließlich kann der Deprivationszustand, der durch gezügeltes Essen entstehen kann, zu einer kompensatorisch erhöhten Nahrungsaufnahme führen (Tuschl et al. 1988).

Von Booth (1988) wird beschrieben, daß durch das Weiteressen bei vollem Magen, wenn dies nutritiv oder affektiv verstärkt wird, die Magenfüllung nicht mehr als Signal für die Beendigung des Essens dient, sondern eine Gegenkonditionierung stattfindet, in der der „gefüllte Bauch" schließlich zum Signal für Weiteressen wird („belly bulimia"). Häufig führen auch bestimmte emotionale Zustände zum Zusammenbruch der kognitiven Kontrolle über das Eßverhalten, die Betroffenen geben die Zurückhaltung auf und beginnen zu essen. Durch die Kopplung dieser emotionalen Zustände mit der Nahrungsaufnahme (inklusive der nutritiven Verstärkung) werden die emotionalen Zustände zu Auslösereizen für die konditionierte Reaktion „Essen". Als emotionale Stimuli werden von Booth (1988) insbesondere Angst („doom bulimia"), Niedergeschlagenheit und depressive Verstimmungen („gloom bulimia") und Ärger („boom bulimia") genannt.

Ein weiterer Wirkmechanismus liegt möglicherweise in psychischer Frustration (Herman & Polivy 1988). Bei der willkürlichen Einschränkung der Nahrungsaufnahme verzichtet die oder der Diäthaltende auf viele, auch leckere und gern gegessene Lebensmittel und das angesichts der vielfältigen Verlockungen, denen er oder sie immer wieder ausgesetzt sind. Durch dieses andauernde Widerstandleisten baut sich ein Zustand von Frustration auf, der es um so schwieriger macht, der nächsten *Versuchung* zu widerstehen. Andererseits ist dieser Widerstand gegen eigenes Verlangen eine wichtige *„Investition"*, die fortgesetzt werden muß, da ja sonst die bisherigen Anstrengungen und Bemühungen vergeblich und *„verschwendet"* wären. Schließlich steigert sich das Verlangen nach den *„verbotenen Früchten"*, und der Anreiz, sie zu essen, wird immer größer (Tuschl 1990a).

Ein Eßanfall kann dann die so aufgestaute Frustration befriedigen, indem ohne Zurückhaltung auch große Mengen gegessen werden (Herman & Polivy 1988). Allerdings ist ein Eßanfall bei weitem nicht so befriedigend, wie es möglicherweise erhofft wurde. Bei einem Eßanfall werden vor allem die Lebensmittel gegessen, die schnell und unproblematisch verfügbar sind, nicht notwendigerweise die, die sich der Diäthaltende die ganze Zeit versagt hat. Zum zweiten sind die Betroffenen bei einem Eßanfall häufig so emotional aufgewühlt, daß dieser kaum als befriedigend erlebt werden kann. Zum dritten werden durch Eßanfälle Schuldgefühle ausgelöst, die nur zu erneuten und um so stärkeren Bemühungen führen, die Nahrungsaufnahme einzuschränken. So führt ein Eßanfall letztlich weniger dazu, Erleichterung von Frustrationen zu verschaffen, als vielmehr dazu, diese zu verstärken.

Ein Zusammenwirken dieser verschiedenen Folgen des gezügelten Eßverhaltens begünstigt ein Verlernen und Übersteuern der normalen Regulation des Eßverhaltens und somit das Entstehen und das Aufrechterhalten von Eßanfällen. Dabei müssen keine besonderen pathologischen Prozesse unterstellt werden (Booth et al. 1990): Dieselben Lernprozesse, durch die der „ungezügelte", spontane Esser lernt, wann er was und wieviel davon essen kann, führen beim gezügelten Esser dazu, daß er sich von Zeit zu Zeit überißt (Wardle 1990).

6.12.2 Probleme in der kausalen Beziehung zwischen gezügeltem Essen und Eßanfällen

So plausibel die dargestellten Prozesse als vermittelnde Mechanismen zwischen gezügeltem Essen und Eßanfällen auch sein mögen, die empirische Evidenz, daß sie nicht nur theoretisch an der Entstehung von Eßanfällen beteiligt sein können, sondern auch tatsächlich beteiligt sind, ist bislang eher gering (Herman & Polivy 1990; Wardle 1990). Die Rolle von Deprivationszuständen wird kontrovers diskutiert: Während Wardle (1990) darauf hinweist, daß die Attraktivität bzw. Anreizvalenz von Nahrungsmitteln bei Nahrungsdeprivation auch vermindert sein kann, betont im Gegensatz dazu Blundell (1990b) die Rolle von Hunger bei der Entstehung von Eßanfällen.

Ein besonderes Problem besteht darin, daß Eßanfälle bzw. bulimische Symptomatik bislang nicht exakt definiert sind. In der durch Tuschl (1990a) ausgelösten Diskussion vertritt eine Reihe von Autoren die Ansicht, daß es problematisch, zumindest jedoch fraglich ist, wenn Eßanfälle lediglich als besonders lange oder umfangreiche Mahlzeiten verstanden werden (Blundell 1990b; Cooper & Charnock 1990; Herman & Polivy 1990; Westenhöfer et al. 1990). Auch eine simple Übertragung der experimentellen Befunde zur Gegenregulation auf Eßanfälle erscheint problematisch, da das Eßverhalten im Labor bestenfalls als Analogon zu klinisch relevanten Eßanfällen verstanden werden kann (Herman & Polivy 1990) oder eine Vergleichbarkeit gar völlig in Frage gestellt wird (Cooper & Charnock 1990; vgl. auch Charnock 1989a, 1989b). Eine

Störung des Sättigungsprozesses kann wohl eine notwendige Bedingung für das Überessen bei Eßanfällen sein, sie kann aber kaum als direkter Auslöser für Eßanfälle verstanden werden (Herman & Polivy 1990; Westenhöfer et al. 1990). In diesem Zusammenhang müssen auch die Rolle von Emotionen bei der Auslösung von Eßanfällen und die mögliche Funktion von Eßanfällen als inadäquater Coping-Mechanismus gesehen werden (McCluskey 1990; Westenhöfer et al. 1990; vgl. auch Herman & Polivy 1988; Westenhöfer & Pudel 1989; siehe auch Kap. 7).

6.13 Gezügeltes Essen ohne Störbarkeit des Eßverhaltens

Eines der schwerwiegendsten Probleme für eine kausale Beziehung zwischen gezügeltem Eßverhalten und Eßanfällen muß schließlich darin gesehen werden, daß

- gezügeltes Essen kein einheitliches Konstrukt ist,
- die Gruppe der gezügelten Esser kein einheitliches Kollektiv darstellt und
- nicht alle gezügelten Esser Eßanfälle bzw. überhaupt eine Störbarkeit des Eßverhaltens erleben (Agras 1990; Booth et al. 1990; Cooper & Charnock 1990; McCluskey 1990; Tuschl 1990a 1990b; Westenhöfer et al. 1990).

Lowe und Kleifield (1988) identifizierten eine Gruppe von Probanden, die erfolgreich abgenommen haben und ihr reduziertes Gewicht halten und die sie als „successful dieters" bezeichneten. In einer laborexperimentellen Untersuchung zeigten diese Probanden nicht das klassische Phänomen der *Gegenregulation.* Diese erfolgreichen gezügelten Esser hatten dennoch hohe Werte auf der Restraint-Subskala des *Three Factor Eating Questionnaire* (Stunkard & Messick 1985). Auch wenn Probanden nach der Restraint-Subskala des DEBQ (van Strien et al. 1986a) eingeteilt werden, tritt die *Gegenregulation* im Laborexperiment nicht auf (Wardle & Beales 1987). Diese Befunde zeigen, daß es zumindest Teilkollektive innerhalb der Gruppe der gezügelten Esser gibt, die ihre Nahrungsaufnahme einschränken, ohne die typischen Phänomene des gestörten Eßverhaltens zu erleben.

Westenhöfer und Pudel (1989) berichten, daß Frauen mit intermittierendem Diätverhalten, also einem häufigen Wechsel zwischen Diätphasen und Phasen normalen Essens, sehr viel häufiger über Schwierigkeiten im Eßverhalten berichten als Frauen mit einem eher permanent gezügelten Eßverhalten.

Schließlich wurden auch in verschiedenen Untersuchungen mit dem Three Factor Eating Questionnaire bzw. Fragebogen zum Eßverhalten (FEV) (Stunkard & Messick 1985; Björnvell, Rössner & Stunkard 1986; Ganley 1988; Pudel & Westenhöfer 1989b) immer wieder geringe bis mittlere Korrelationen ($|r| < 0{,}50$) zwischen den Subskalen *gezügeltes Essen* und *Störbarkeit des Eßverhaltens* gefunden. In Abhängigkeit von der jeweils untersuchten Stichprobe waren diese Korrelationen sowohl positiv als auch negativ. Auch wird in großen Probandenkollektiven bei stark gezügelten Essern gleichermaßen ein hoher Anteil von Probanden mit geringer wie mit starker Störbarkeit des Eßverhaltens gefunden (PUDEL & WESTENHÖFER 1989b).

Diese Befunde zeigen, daß das gezügelte Essen, insbesondere im Hinblick auf die Störbarkeit des Eßverhaltens, kein homogenes Konstrukt ist und daß die Population der gezügelten Esser aus unterscheidbaren Teilgruppen bestehen muß. Die Behauptung von HEATHERTON et al. (1988), daß gezügeltes Essen üblicherweise mit Störbarkeit wie der Enthemmung kognitiver Kontrolle verbunden ist, kann somit nicht unwidersprochen bleiben (vgl. CHARNOCK 1989a 1989b).

Einerseits legen also eine Vielzahl von Befunden und Überlegungen eine kausale Beziehung zwischen gezügeltem Essen und Störbarkeit nahe: Gezügeltes Essen ist möglicherweise ein notwendige Bedingung für die Entstehung und Aufrechterhaltung von Eßanfällen. Andererseits ist offensichtlich, daß gezügeltes Essen keine hinreichende Bedingung hierfür ist: Anscheinend kann gezügeltes Essen auch aufrechterhalten werden, ohne daß es zu einer Störbarkeit des Eßverhaltens kommt.

6.14 Rigide und flexible Kontrolle des Eßverhaltens

Eine Lösung dieses offenkundigen theoretischen wie praktischen Problems kann darin gesehen werden, daß verschiedene Arten des gezügelten Essens unterschiedenen werden. In einer Studie an über 54.525 Teilnehmern eines Gewichtsreduktionsprogramms konnte gezeigt werden, daß *gezügeltes Essen* tatsächlich kein homogenes Konstrukt ist. Vielmehr lassen sich zwei Gruppen von Verhaltensweisen und Einstellungen unterscheiden, die zwar beide zu gezügeltem Eßverhalten gezählt werden müssen, die aber eine sehr unterschiedliche Auswirkung auf die *Störbarkeit des Eßverhaltens* haben (WESTENHÖFER 1991, 1992).

6.14.1 Rigide Kontrolle

Die erste Gruppe von Verhaltensweisen und Einstellungen wurde als *rigide Kontrolle des Eßverhaltens* bezeichnet und geht mit einer erhöhten Störbarkeit des Eßverhaltens einher. Zu rigider Kontrolle gehören viele verschiedene Strategien wie Verhaltensweisen, die auf eine Kalorienkontrolle abzielen (Kalorienzählen), das Vermeiden bestimmter Lebensmittel, die aber eigentlich gerne gegessen werden, und das Bevorzugen kalorienarmer Lebensmittel, auch wenn sie nicht schmecken. Dieser Umgang mit Lebensmitteln, bei dem eigene Bedürfnisse weitgehend unberücksichtigt bleiben, äußert sich auch darin, daß von den Betroffenen die Notwendigkeit eines festen Diätplans betont wird: Die Steuerung des Eßverhaltens findet nicht mehr aufgrund eigener Motivationsstrukturen statt, sondern wird nach außen – auf vorgegebene Pläne und Grenzen – verlagert; Essen wird weniger als eigenes Interesse, sondern vielmehr als Pflicht erlebt, und Pflichtverletzungen provozieren ein *„schlechtes Gewissen"*.

Weiter gehören hierzu das häufige Diäthalten, wobei im Sinne eines dichotomen Alles-oder-Nichts-Prinzips Diät-Phasen mit Phasen abwechseln, in denen das Eßverhalten nicht besonders gezügelt wird. Auch in bezug auf einzelne Mahlzeiten findet sich dieses Alles-oder-Nichts-Prinzip wieder: Die Probanden lassen Mahlzeiten eher ausfallen, als daß sie bei den einzelnen Mahlzeiten weniger essen. Dabei sind die Erwartungen, die an den Erfolg des gezügelten Essens geknüpft werden, in ihrer zeitlichen Dimension und in ihrer gesamten Bedeutung für das eigene Leben hoch, wenn nicht unrealistisch überhöht. Das Scheitern der eigenen Diätbemühungen und das hieraus resultierende Frustrationserlebnis können im Sinn einer – für das eigene Selbstkonzept ungünstigen – Mißerfolgsorientierung interpretiert werden. Die Rigidität der Verhaltenskontrolle äußert sich bei diesen Strategien sowohl durch die Absolutheit, mit der eigene Eßbedürfnisse durch das Gewichtskontrollmotiv übersteuert werden, als auch durch die Ausrichtung der einzelnen kognitiven und Verhaltensstrategien an einem dichotomen Alles-oder-Nichts-Prinzip (Westenhöfer 1992).

6.14.2 Flexible Kontrolle

Die Aspekte des gezügelten Eßverhaltens, die als *flexible Kontrolle des Eßverhaltens* zusammengefaßt werden können, zeichnen sich durch insgesamt flexiblere und zeitlich überdauerndere Einstellungen und Verhaltensweisen aus: Im Zentrum steht hier das Bemühen, das alltägliche Essen einzuschränken, auch durch kleine Portionen, wobei dieses Bemühen nicht als zeitliche beschränkte (Diät-) Maßnahme verstanden wird. Wenn aus irgendeinem Grunde mehr gegessen wurde, wird dies bei den nächsten Mahlzeiten wieder ausgeglichen. Diese Flexibilität in der Verhaltenssteuerung zeigt sich auch in der Lebensmittelauswahl: Üblicherweise werden „leichte Lebensmittel" bevorzugt, wobei dennoch die Vielfalt aller Lebensmittel genossen werden kann; konsequenterweise stellt auch Einkaufen keine besonders problematische Situation dar, und das Einhalten einer bestimmten Mengengrenze beim Essen gelingt meistens. Allgemeine Aufmerksamkeit für die eigene Figur und für das, was gegessen wird, runden dieses Bild ab. Die Flexibilität der Verhaltenskontrolle bezieht sich hierbei sowohl auf die Nahrungsmenge der einzelnen Mahlzeiten als auch auf die Lebensmittelauswahl. Insgesamt sind solche Strategien stärker an der Vielzahl der Bedürfnisse des einzelnen Individuums orientiert und dürften damit die Berücksichtigung situativer Aspekte erleichtern. Eine stärkere flexible Kontrolle geht mit einer geringeren Störbarkeit des Eßverhaltens einher.

6.14.3 Kontrolle und Störungen des Eßverhaltens

Da die Beziehung zwischen diesen beiden Formen der Kontrolle und der Störbarkeit des Eßverhaltens in mehreren Untersuchungen unabhängig voneinander bestätigt werden konnte, kann sie als empirisch gut abgesichert gelten (Westenhöfer 1992). In einer dieser Studien, einer Repräsentativerhebung, konnte weiter gezeigt werden, daß stärkere *rigide Kontrolle* mit einer größeren Häufigkeit von Schwierigkeiten im Eßverhalten einhergeht. Auch haben Befragungspersonen mit mindestens 2–3 Eßanfällen pro Woche signifikant höhere Werte bei *rigider Kontrolle.* Beide Effekte wurden für *flexible Kontrolle* nicht bzw. nur in deutlich geringerem Außmaß gefunden. Zur Erfassung dieser beiden Aspekte gezügelten Essens wurden zwei Skalen konstruiert, die über eine ausreichende Reliabilität (Zuverlässigkeit) und Validität (Gültigkeit) verfügen.

Diese Ergebnisse haben immense Bedeutung im Hinblick auf viele Maßnahmen der Adipositastherapie. Eine Durchsicht der verschiedensten Gewichtsreduktionsprogramme macht deutlich, daß den Teilnehmern zumeist Strategien der rigiden Verhaltenskontrolle, zumindest jedoch eine *„bunte Mischung"* aus flexiblen und rigiden Verhaltensstrategien vermittelt werden. Nach den vorliegenden Befunden müssen damit erhebliche Anteile in vielen Abnahmeprogrammen als kontraindiziert und schädlich eingestuft werden, da sie zu einer Verstärkung von Störungen im Eßverhalten beitragen können. Solche Störungen des Eßverhaltens, zumal in Form von Eßanfällen, beeinträchtigen zum einen die Lebensqualität der Klienten und sind zum anderen mit eigenen gesundheitlichen Risiken behaftet. Schließlich dürften sie eine erfolgreiche und langfristige Gewichtsreduktion der adipösen Patienten zumeist erschweren, wenn nicht gar unmöglich machen. Die Mißerfolgsbilanzen der Adipositastherapie bezeugen die mögliche Wirksamkeit solcher Mechanismen jedenfalls nachdrücklich.

7

Gestörtes Eßverhalten – Von der Diagnose bis zur Therapie

Zu den Eßstörungen zählen vor allem die *Anorexia nervosa* und die *Bulimia nervosa*. Neuerdings wird auch die Möglichkeit diskutiert, daß die *Binge Eating Disorder*[16] eine eigene Eßstörung darstellt. Adipositas kann mit einer Eßstörung verbunden sein, ist es aber im allgemeinen nicht (s. Kap. 5).

7.1 Anorexia nervosa

7.1.1 Symptomatik und klinisches Bild

Zentrales Merkmal der *Anorexia nervosa* ist eine schwere Eßstörung, bei der sich die Patientinnen[17] weigern, eine ausreichende Nahrungsmenge zu sich zu nehmen. Dieses Eßverhalten läßt sich als extrem *gezügeltes Essen* beschreiben: Eine strenge und extrem knappe Kaloriengrenze wird eingehalten; Mahlzeiten werden ganz ausgelassen oder beschränken sich auf geringe Mengen „*guter*" und „*erlaubter*" Lebensmittel, die von „*schlechten*" oder „*fettmachenden*" Lebensmitteln deutlich unterschieden werden.

Zusätzlich zu dieser starken Einschränkung der Nahrungsaufnahme versuchen viele Patientinnen ihr Gewicht durch Erbrechen oder durch die Einnahme von Appetitzüglern, Abführmitteln oder Entwässerungstabletten zu kontrollieren.

Dieses extreme Eßverhalten führt zu einem starken Gewichtsverlust oder bewirkt, daß der natürliche Gewichtsanstieg in der Wachstumsphase ausbleibt. Der Gewichtsverlust führt zu einer meist offensichtlich abgemagerten Gestalt, die ein deutliches, äußerlich erkennbares Zeichen der *Anorexia nervosa* ist, auch wenn die Betroffenen oft versuchen, ihren abgemagerten körperlichen Zustand durch die Wahl entsprechender Kleidung zu kaschieren.

16 Mit binge eating bzw. eating binge werden in der englischsprachigen Literatur die Eßepisoden bezeichnet, die im Deutschen als Eßanfälle, Freßanfälle, Heißhungerattacken o.ä. bezeichnet werden.

17 Hier wird die weibliche Form der Bezeichnung gewählt, da die überwiegende Anzahl der Betroffenen Frauen sind.

Trotz ihres offensichtlichen Untergewichts empfinden sich Patientinnen als zu dick oder zu fett (Störung des Körperschemas) und weigern sich, an Gewicht zuzunehmen. Diese Furcht vor einer Gewichtszunahme kann als ein zentrales psychopathologisches Merkmal der *Anorexia nervosa* betrachtet werden, da sie das gestörte Eßverhalten motiviert und aufrechterhält. Die krankhaft übersteigerte Angst vor dem Zunehmen ist im Erleben und Verhalten der Patientinnen so zentral, daß Crisp (1984) die Anorexia nervosa als *„Normalgewichts-Phobie"* beschreibt.

Trotz ihres bedenklichen körperlichen Zustands haben die Betroffenen oftmals kein Krankheitsbewußtsein, verleugnen ihre Störung oder lehnen eine therapeutische Behandlung ab. Kennzeichnend sind auch die – angesichts ihres Zustands – hervorstechende Aktivität der Patientinnen, die damit verbundene Ruhelosigkeit und der gesteigerte Bewegungsdrang. Bewegung und exzessives sportliches Training werden auch häufig als Maßnahme zur Kontrolle des Körpergewichts eingesetzt.

Als Folge der Mangelernährung und des Gewichtsverlusts kommt es zu einer Reihe von körperlichen Folgeerscheinungen wie dem Absinken von Körpertemperatur (Hypothermie), von Blutdruck (Hypotonie), der Verlangsamung des Pulses (Bradykardie) und der Bildung von Flaumbehaarung (Lanugo). Charakteristisch sind auch eine Vielzahl von endokrinologischen Veränderungen (Pirke & Ploog 1986), in deren Zentrum eine Störung der Hypothalamus-Hypophysen-Gonaden-Achse steht. In deren Folge kann bei den weiblichen Patientinnen kann fast immer das Ausbleiben der Regelblutung (Amenorrhoe) festgestellt werden, bei Männern ein Libido- und Potenzverlust. Für Mädchen und Jungen vor der Pubertät hat die Anorexie eine nachhaltige Verzögerung der Entwicklung zur Folge. Dies kann mit einem Wachstumsstop verbunden sein, bei Mädchen fehlen die Brustentwicklung und das Bilden einer weiblichen Figur, bei Jungen bleiben die Genitalien kindlich. Nachdem sich das Eßverhalten und das Körpergewicht wieder normalisiert haben, bilden sich auch die körperlichen Symptome im Lauf der Zeit normalerweise zurück, auch die Pubertätsentwicklung kann häufig normal abgeschlossen werden.

LEXIKON

DSM und ICD

Das Kürzel DSM steht für „*D*iagnostic and *S*tatistical *M*anual of Mental Disorders". Dieses Handbuch wird von der Amerikanischen Psychiatrie-Gesellschaft herausgegeben und ist ein Klassifikationssystem für psychische Störungen. Dieses Klassifikationssystem ist recht umfangreich und differenziert, da die Patienten auf 5 unabhängigen *Achsen*, d. h. inhaltlichen Bereichen, beurteilt werden können. Im praktischen Gebrauch ist vor allem die Achse I bedeutsam, in der psychische Störungen als *„klinische Syndrome"* klassifiziert werden können. Dabei sind für jedes Störungsbild u. a. Kriterien aufgelistet, die erfüllt sein sollen, wenn die entsprechende Störung diagnostiziert wird. Dieses Handbuch wird von Zeit zu Zeit überarbeitet und neu herausgegeben. Von historischem Interesse ist die 1980 herausgegebene dritte Auflage, *DSM-III*, in der erstmals die *Bulimie* als eigenständige Eßstörung aufgenommen wurde. Diese dritte Auflage wurde nach einigen Veränderungen im Erkenntnisstand 1987 als „3rd edition, revised“ *DSM-III-R* neu herausgegeben. Aktuell ist die vierte Auflage dieses Handbuchs *DSM-IV* von 1994 (American Psychiatric Association 1994, deutsche Ausgabe: Saß et al. 1996). Die Weltgesundheitsorganisation (World Health Organisation WHO) hat die *International Classification of Diseases ICD* herausgegeben. Diese steht mittlerweile in der 10. Fassung als *ICD-10* zur Verfügung. In diesem das gesamte medizinische Feld umfassenden Klassifikationssystem werden die psychischen Störungen im fünften Kapitel beschrieben. Jeder *diagnostischen Kategorie* ist ein Code zugeordnet, der für die psychischen Störungen mit F beginnt, z. B. F50.0 für Anorexia nervosa. Eine deutsche Ausgabe der klinisch diagnostischen Leitlinien für psychische Störungen steht zur Verfügung (Weltgesundheitsorganisation, 1993). Wenngleich solche Klassifikationssysteme wie DSM oder ICD einen wichtigen Stellenwert haben, sind damit auch verschiedene Probleme verbunden, die in den Lehrbüchern der Klinischen Psychologie dargestellt und diskutiert werden (Baumann 1990; Schmidt 1984).

Die diagnostischen Kriterien der Anorexia nervosa nach DSM-IV und ICD 10 sind in den Tabellen 7/1 und 7/2 (siehe Folgeseiten) dargestellt.

Tab. 7/1: Diagnostische Kriterien für *Anorexia nervosa* nach DSM-IV (AMERICAN PSYCHIATRIC ASSOCIATION 1994)

A Weigerung, das Körpergewicht über einem minimalen Normalgewicht zu halten, das Alter und Größe entspricht (z. B. Gewichtsverlust, der dazu führt, daß das Körpergewicht bei weniger als 85 % des zu erwartenden Gewichts gehalten wird; Ausbleiben der Gewichtszunahme in der Wachstumsphase, was zu einem Körpergewicht führt, das weniger als 85 % des zu erwartenden Gewichts ausmacht)

B Intensive Furcht vor einer Gewichtszunahme oder davor, fett zu werden, obwohl Untergewicht besteht

C Störung in der Art und Weise, in der das eigene Körpergewicht oder die eigene Figur erlebt werden, übermäßiger Einfluß von Körpergewicht oder Figur auf die Bewertung der eigenen Person oder Leugnung des Ernstes des gegenwärtigen niedrigen Körpergewichts

D Amenorrhoe bei Frauen und Mädchen nach der Menarche, d. h. Ausbleiben von mindestens drei aufeinanderfolgenden Menstruationszyklen (Amenorrhoe wird bei einer Frau angenommen, wenn ihre Periode nur nach Hormongabe, z. B. von Östrogenen, auftritt.)

Subtyp angeben:

Restriktiver Typ: In der gegenwärtigen Phase der Anorexia nervosa hat die/der Betroffene keine regelmäßigen Eßanfälle und praktiziert nicht regelmäßig abführendes Verhalten (selbst-herbeigeführtes Erbrechen oder Mißbrauch von Abführmitteln, Diuretika und Einläufen).

Bulimischer Typ (Eßanfall/Abführ-Typ): In der gegenwärtigen Phase der Anorexia nervosa hat die/der Betroffene regelmäßige Eßanfälle oder praktiziert regelmäßig abführendes Verhalten (selbst-herbeigeführtes Erbrechen oder Mißbrauch von Abführmitteln, Diuretika und Einläufen).

18 Der Quetelets-Index ist mit dem Body Mass Index BMI identisch. Seine Anwendung wird ab 16 Jahren empfohlen.

Tab. 7/2 Diagnostische Leitlinien für Anorexia nervosa nach ICD-10 (Weltgesundheitsorganisation 1993)

F50.0 Anorexia nervosa

1. Tatsächliches Körpergewicht mindestens 15 % unter dem erwarteten (entweder durch Gewichtsverlust oder nie erreichtes Gewicht) oder Quetelets-Index[18] von 17,5 oder weniger. Bei Patienten in der Vorpubertät kann die erwartete Gewichtszunahme während der Wachstumsperiode ausbleiben.
2. Der Gewichtsverlust ist selbst herbeigeführt durch:
   a. Vermeiden von hochkalorischen Speisen sowie eine oder mehrere der folgenden Verhaltensweisen:
   b. selbst induziertes Erbrechen,
   c. selbst induziertes Abführen,
   d. übertriebene körperliche Aktivitäten,
   e. Gebrauch von Appetitzüglern oder Diuretika.
3. Körperschema-Störungen in Form einer spezifischen psychischen Störung: Die Angst, dick zu werden, besteht als eine tiefverwurzelte überwertige Idee; die Betroffenen legen eine sehr niedrige Gewichtsschwelle für sich selbst fest.
4. Eine endokrine Störung auf der Hypothalamus-Hypophysen-Gonaden-Achse: Sie manifestiert sich bei Frauen als Amenorrhoe und bei Männern als Libido- und Potenzverlust. (Eine Ausnahme ist das Persistieren vaginaler Blutungen bei anorektischen Frauen mit einer Hormonsubstitutionsbehandlung zur Kontrazeption.) Erhöhter Wachstumshormon- und Kortisolspiegel, Änderungen des peripheren Metabolismus von Schilddrüsenhormonen und Störungen der Insulinsekretion können gleichfalls vorliegen.
5. Bei der Erkrankung vor der Pubertät ist die Abfolge der pubertären Entwicklungsschritte verzögert oder gehemmt (Wachstumsstop; fehlende Brustentwicklung und primäre Amenorrhoe beim Mädchen; bei Knaben bleiben die Genitalien kindlich). Nach Remission wird die Pubertätsentwicklung häufig normal abgeschlossen, die Menarche tritt aber verspätet ein.

Zusätzlich können näher gekennzeichnet werden:

F50.00 *Anorexie ohne aktive Maßnahmen zur Gewichtsabnahme* (Erbrechen, Abführen etc.): asketische, passive oder restriktive Form der Anorexie.

F50.01 *Anorexie mit aktiven Maßnahmen zur Gewichtsabnahme* (Erbrechen, Abführen etc. u.U. in Verbindung mit Heißhungerattacken): aktive oder bulimische Form der Anorexie.

7.1.2 Bulimische Anorexie

Etwa die Hälfte aller Anorexia nervosa-Patientinnen zeigt eine ausgeprägte bulimische Symptomatik mit wiederholten Freßanfällen, zum Teil verbunden mit selbstinduziertem Erbrechen oder Laxantienabusus (Beumont et al. 1976; Casper et al. 1980; Garfinkel et al. 1980; Vandereycken & Pierloot 1983). Die anderen Anorexie-Patientinnen erreichen ihr niedriges Körpergewicht ausschließlich durch die extreme Einschränkung der Nahrungsaufnahme, eventuell verbunden mit übersteigertem sportlichen Training. Diese beiden Subgruppen werden auch als „*bulimische Anorexie*" bzw. „*restriktive Anorexie*" bezeichnet (Fairburn & Garner 1986). Diese Unterscheidung hat inzwischen Eingang in die diagnostischen Klassifikationssysteme DSM-IV und ICD-10 gefunden (siehe Tab. 7/1 und 7/2).

Obwohl die bulimische Anorexie (Anorexia nervosa, bulimischer Subtyp) hinsichtlich der Symptomatik eine offensichtliche Ähnlichkeit mit der Bulimia nervosa (siehe Abschnitt 7.2) hat, haben beide Klassifikationssysteme eine primär am Körpergewicht orientierte Systematik: Bulimische Symptome werden bei bestehendem Untergewicht als Anorexia nervosa bulimischer Subtyp klassifiziert und nicht als Bulimia nervosa (siehe auch Abschnitt 7.3.2). Diese Orientierung ist nicht unumstritten.

Eine Untersuchung von Garner et al. (1985a) zeigt, daß sich die bulimische und restriktive Subgruppe der Anorexie-Patientinnen in mehreren klinischen und psychopathologischen Merkmalen deutlich unterscheiden lassen, während sich bulimische Patientinnen mit Normalgewicht und bulimische Anorexie-Patientinnen in diesen Merkmalen sehr ähnlich sind, sich aber gemeinsam deutlich von den restriktiven Anorexien abheben. Fairburn und Cooper (1984a) finden, daß sich Bulimie-Patientinnen mit einer Vorgeschichte von *Anorexia nervosa* bzw. ohne eine solche Vorgeschichte nicht unterscheiden.

Schließlich ist bekannt, daß eine ganze Reihe von Patientinnen im Lauf ihrer Krankheitsgeschichte zwischen den verschiedenen Krankheitsbildern wechseln kann, z. B. eine anorektische Patientin zunimmt und dann zu einer normalgewichtigen Bulimie-Patientin wird oder eine normalgewichtige Bulimie-Patientin nach einem Gewichtsverlust zu einer Anorexie-Patientin wird (Vandereycken & Meermann 1984).

Von Fairburn und Garner (1986) wird weiter darauf hingewiesen, daß möglicherweise auch viele normalgewichtige Bulimie-Patientinnen „*untergewichtig*" sind, indem sie sich unter ihrem „*natürlichen*" Gewicht befinden. Somit scheint die Bedeutung des aktuellen Körpergewichts, bezogen auf soziale Normen oder Tabellenwerte, von geringer klinischer und therapeutischer Bedeutung zu sein, und es wurde vorgeschlagen, auf das aktuelle Körpergewicht als differentialdiagnostisches Kriterium völlig zu verzichten (Brand-Jacobi 1984b; Fairburn & Garner 1986).

Allerdings scheint es fraglich, ob ein solcher Wechsel der diagnostischen Priorität vom Gewichtsverlust zum Eßverhalten sinnvoll und möglich ist. Bei Patientinnen, die unter beiden Symptomen leiden, Gewichtsverlust und bulimischem Verhalten, ist vielmehr von einer gemischten Eßstörung auszugehen (Russell 1989). „*In klinischer Hinsicht sollte man einsehen, daß es unmöglich ist, zwischen den beiden Störungen eine klare Grenze zu ziehen*" (Russell 1989, S. 27).

7.1.3 Historische Aspekte

Die Anorexia nervosa kann auf eine vergleichsweise lange kulturhistorische Tradition zurückblicken, die von Vandereycken, van Deth und Meermann in einer lesenswerten Monographie (1992) dargestellt wird. Freiwilliges Hungern stellte sich im Lauf der abendländischen Geschichte u. a. als bestauntes Fastenwunder, als Teufelswerk und als einträgliche Hungerkunst dar. Als Krankheit hat sich die Medizin dieses Phänomens ab dem Ende des 17. Jahrhunderts bemächtigt.

Die erste detaillierte medizinische Beschreibung einer Anorexia nervosa wird Richard Morton (1637–1698) zugeschrieben (Strober 1986, Vandereycken et al. 1992). Er beschreibt als Atropia nervosa, die er auch „Phthisis nervosa" oder „nervous consumption" nennt, einen Zustand, der durch verminderten Appetit, Amenorrhoe, Nahrungsaversion, Auszehrung und Hyperaktivität gekennzeichnet ist: „Dahinsiechen des Körpers ohne nennenswertes Fieber, Husten oder Atemnot; aber sie geht mit Appetitmangel und schlechter Verdauung einher, gefolgt von einer erschlaffenden Schwächung des Körpers, der jeden Tag mehr Fleisch verliert" (Morton 1694, zitiert nach Vandereycken et al. 1992). Der Zusatz „nervosa" kennzeichnet, daß Morton eine fast als psychosomatisch zu bezeichnende Auffassung der Krankheit hat, deren Ursache er im Nervensystem sieht.

Die Frage, wem der Ruhm zukommt, Anorexia nervosa als eigenständiges Syndrom zuerst beschrieben zu haben, war oder ist ein Streit zwischen dem englischen Arzt William Wittney Gull (1816–1890) und dem französischen Arzt Ernest-Charles Lasègue (1816–1883). Gull beansprucht die Entdeckung, weil er in einem Vortrag vor der British Medical Association im Jahr 1868 offenbar beiläufig eine „hysterische Apepsie" bei jungen Frauen erwähnt hat (Vandereycken et al. 1992). Erst 1874 publiziert er dann einen ausführlicheren Beitrag zur Anorexia nervosa, wie er das Krankheitsbild dann nennt. Bereits im April 1873 publizierte Lasègue einen bemerkenswerten Artikel zur „Anorexie hystérique“, der noch im September in englischer Übersetzung erschien. Gull behauptete später, bei seinen Vorträgen Oktober 1873, auf denen der Artikel von 1874 basiert, nichts von diesem Artikel Lasègues gewußt zu haben. Unabhängig von diesem Streit um die erste Beschreibung, der nach der Darstellung von Vandereycken et al. (1992) wohl eher zugunsten Lasègues entschieden werden müßte, beschreiben beide übereinstimmend, fast zeitgleich und offenbar unabhängig voneinander das gleiche Krankheitsbild. Gulls Fallbeschreibung stellt ein 17jähriges Mädchen dar, bei dem eine starke Abmagerung vorliegt, verbunden mit Amenorrhoe und Bradykardie sowie Unruhe und Aktivität. Als Ursache vermutet Gull eine zentrale Ursache, einen krankhaften Geisteszustand, da er keine Anzeichen für eine periphere Ursache gefunden habe. Lasegue beschreibt den Fall eines Mädchens, das anfangs erklärte, sich nach Mahlzeiten unwohl zu fühlen und später die Nahrungsaufnahme verweigerte, gepaart mit einer auffälligen Aktivität. Auch Lasegue sieht die Ursache für diese Erkrankung, die er als „hysterisch“ bezeichnet, ganz klar im Psychischen.

Durch eine Arbeit des Hamburger Pathologen Simmonds (1914) setzte sich insbesondere in Deutschland, Frankreich und Skandinavien die Meinung durch, daß ein Schwund der Hypophyse für die Anorexie verantwortlich sei, die Gabe von Hormonen daher die kosequente Behandlung. Die Auffassung von einer psychischen Verursachung der Erkrankung wich somit einem somatischen Erklärungsmodell. Erst über dreißig Jahre später wurde dann deutlich, daß es sich hierbei um eine Verwechslung handelte. Der von Simmonds beschriebene Fall einer „hypophysären Kachexie“ unterschied sich in vielerlei Hinsicht deutlich von einer Anorexia nervosa, wie durch Sheehan und Summers (1949) gezeigt werden konnte (Strober, 1986). Nachdem im Anschluß an die Simmonds'sche Arbeit die Anorexia nervosa ein Gastspiel in den Handbüchern für Innere Medizin gegeben hatte, „... kehrte die Anorexia nervosa nach 1945 wieder in die Handbücher der Psychiatrie zurück“ (Vandereycken et al. 1992, S. 225).

In den 40er und 50er Jahren war die Beschäftigung mit der Anorexia nervosa vor allem durch die Anwendung psychoanalytischer Konzepte geprägt. Danach lagen der Störung unbewußte Konflikte und eine orale Fixierung zugrunde. Die Angst vor der Nahrungsaufnahme hinge mit unbewußten Phantasien über eine orale Befruchtung zusammen.

Der große moderne Durchbruch in der Beschäftigung mit Anorexia nervosa ist untrennbar mit Hilde Bruch verbunden. Basierend auf über drei Jahrzehnten klinischer Erfahrung veröffentlichte die amerikanische Psychotherapeutin 1973 ihr Buch „Eating Disorders: Obesity, anorexia nervosa, and the person within“. Nicht unbewußte Triebkonflikte, wie die klassische Psychoanalyse sie im Zentrum der Krankheit sah, sondern ungünstig verlaufene Lernerfahrungen in der frühen Kindheit stellen nach ihrer Auffassung die Ursache der Eßstörung dar. Aufgrund dieser frühkindlichen Erfahrungen lerne das Kind nicht ausreichend, eine eigenständige psychische Identität zu entwickeln. So entstünden grundlegende Ich- und Persönlichkeitsdefizite. Diese finden Ausdruck in einer unpräzisen Wahrnehmung und einer fehlerhaften Interpretation körperlicher Zustände und Gefühle, in einer falschen Wahrnehmung der eigenen Körpergrenzen, in fehlender Selbstständigkeit und in einem tiefverwurzelten Gefühl, nichts ausrichten und bewirken zu können (Ineffektivität). Das Hungern der Patientin kann auf diesem Persönlichkeitshintergrund als adaptiv und funktional verstanden werden: Mit dem Hungern kann das Gefühl von Passivität und Ineffektivität bekämpft werden, dem Gefühl, ständig von außen kontrolliert zu werden, wird die extreme Kontrolle der Nahrungsaufnahme entgegengestellt.

Bereits 1965 wurde die erste verhaltenstherapeutische Fallstudie der Behandlung einer Anorexia nervosa-Patientin veröffentlicht (Bachrach, Erwin und Mohr 1965). Die 37jährige und 162 cm große Patientin war im Lauf einer knapp 20jährigen Krankheitskarriere von ehemals 54,4 kg auf nunmehr 21,3 kg abgemagert und bei ihrer Einlieferung unmittelbar vom Tod bedroht. Zunächst unter stationären Bedingungen, später unter ambulanten Bedingungen wurden operante verhaltenstherapeutische Techniken angewendet, um das Eßverhalten der Patientin wiederherzustellen. In einer 16-Jahreskatamnese stellte Erwin (1977) fest, daß sich der Zustand der Patientin deutlich gebessert hatte, daß sie aber wieder extrem abgemagert war und eine erneute Behandlung dringend notwendig wäre.

7.1.4 Epidemiologie und Verlauf

Anorexia nervosa kommt in Industrieländern mit Nahrungsüberfluß offenbar viel häufiger vor als in anderen Ländern (American Psychiatric Association 1994). Die Betroffenen entstammen vorwiegend der Mittel- und Oberschicht (Garfinkel & Garner 1982). Betroffen sind vor allem Mädchen und junge Frauen. Der Anteil von Männern wird mit 5 % angegeben (Köhle & Simons 1990; Laessle 1990). Studien zur Prävalenz der Anorexia nervosa haben etwas unterschiedliche Ergebnisse erbracht. Bei Mädchen und Frauen in der Adoleszenz und im jungem Erwachsenenalter wurden Prävalenzen zwischen 0,1 % und 1 % gefunden (American Psychiatric Association 1994, Crisp, Palmer & Kalucy 1976).

Statistisch erkranken die meisten Patientinnen im Alter von 17 Jahren. Es gibt aber einige Hinweise darauf, daß dies auf zwei verschiedenen Erkrankungsgipfeln bei 14 Jahren und bei 18 Jahren beruht (AMERICAN PSYCHIATRIC ASSOCIATION 1994). Im Zusammenhang mit der Erkrankung um das 14. Lebensjahr herum wird im Deutschen auch sehr treffend von *Pubertätsmagersucht* gesprochen.

Verschiedene Studien, in denen behandelte Patientinnen über einen Zeitraum von vier Jahren beobachtet wurden, fanden, daß zwischen 40 % und 60 % als gut gebessert eingestuft werden konnten, d. h. ihr Gewicht und ihr Mentstruationszyklus hatten sich normalisiert. 20 % bis 30 % wurden als mäßig gebessert eingestuft, d. h. Gewicht oder Zyklus waren nicht vollständig normalisiert. Weitere 20 % bis 30 % waren weiter erkrankt, und zwischen 1 % und 5 % der Patientinnen war verstorben (SZMUKLER & RUSSELL 1986).

THEANDER (1970, 1983) hat den Verlauf von 94 Anorexie-Patientinnen über den Zeitraum von inzwischen 25 bis 50 Jahren (!) beschrieben. 2 Jahre nach Behandlungsbeginn waren nur 15 % der Patientinnen geheilt, nach drei Jahren 33 %, nach 6 Jahren 75 %, und nach 10 Jahren waren immer noch 12 % anorektisch. Wenn eine Patientin einmal geheilt war, war ein Rückfall in die Anorexia nervosa mit 12 % relativ selten, aber ca. ein Drittel der Patientinnen entwickelte zumindest vorübergehend eine Bulimia nervosa. Die Mortalität lag nach 10 Jahren bei 13 % und kletterte bei der zweiten Nachuntersuchung nach 25 bis 50 Jahren durch den Tod von 5 weiteren Patientinnen, die durch Mangelernährung oder Selbstmord starben, auf 18 %. Dramatisch war die Moralitätsrate bei den Patientinnen, die bei der ersten Nachuntersuchung nach 10 Jahren immer noch schwer an Anorexie erkrankt waren: Über 50 % von ihnen verstarben bis zur zweiten Nachuntersuchung, nachdem sie eine Krankheitsgeschichte von 20 Jahren und länger hinter sich gebracht hatten.

7.1.5 Erklärungsansätze

Obwohl es eine Fülle von Literatur zur Anorexia nervosa und ihrer Ätiologie gibt, kann diese kaum als vollständig geklärt angesehen werden. Bei MEERMANN und VANDEREYCKEN (1987) findet sich eine ausführliche und kritische Diskussion der verschiedenen Erklärungsansätze. Ätiologische Modelle, die diese Eßstörung auf einen einzelnen Ursachenfaktor zurückführen wollen, müssen als zu vereinfachend verworfen werden. Am ehesten werden wohl multikausale Erklärungsmodelle dem komplexen Krankheitsbild gerecht. Von GARNER und GARFINKEL (1980) wurde z. B. ein Prozeßmodell vorgeschlagen, das zwischen prädisponierenden, begünstigenden und aufrechterhaltenden Faktoren unterscheidet (Abb. 7/1).

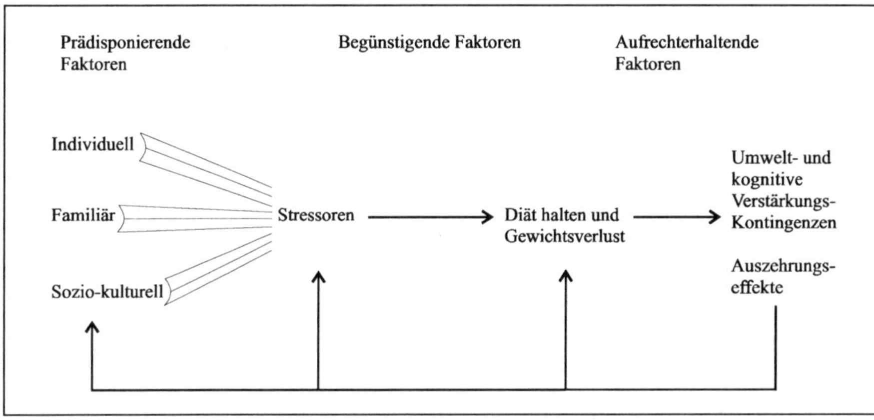

Abb. 7/1 zeigt ein Modell der Anorexia nervosa als multikausale Krankheit (nach Meermann & Vandereycken 1987 und Garner & Garfinkel 1980).

Moderne kognitiv-lerntheoretische Modelle beziehen sich auf organismische, soziale, kognitive und Verhaltensprozesse sowie deren Veränderung durch Lernprozesse. Im Hinblick auf die kognitiven Prozesse stehen charakteristische kognitive Defizite und Verzerrungen der anorektischen Patientinnen im Blickfeld. Solche dysfunktionalen Kognitionen werden von Garner und Bemis (1982) beschrieben. Bei der Verarbeitung von Informationen und Erlebnissen machen die Patientinnen Fehler wie z. B. dichotomes bzw. Alles-oder-Nichts-Denken, Personalisierung (Ereignisse werden auf die eigene Person bezogen, obwohl sie damit gar nichts zu tun haben) oder abergäubisches Denken (Zusammenhänge zwischen Dingen werden hergestellt, die nichts miteinander zu tun haben). Den Hintergrund für solche kognitiven Verzerrungen bilden irrationale oder dysfunktionale Grundannahmen wie „man sollte nach Perfektion streben" oder „Gewichtszunahme bedeutet, daß ich schlecht oder außer Kontrolle bin". Auf dem Hintergrund solcher Grundannahmen bestehen irrationale Überzeugungen, die sich auf Nahrung, Essen, Gewicht und Figur beziehen (z. B. „Wenn ich hungere, bin ich ein besserer Mensch", „Durch Nicht-Essen kann ich meine Schuldgefühle verringern"). Diese Überzeugungen führen dann zum anorektischen Verhalten, zu dem Hungern, Diät, Sport und evtl. Erbrechen gehören. Dieses Verhalten wiederum hat physiologische Veränderungen zur Folge, einschließlich der direkten Folgen des Hungerns.

Die zweite Komponente kognitiv-lerntheoretischer Modelle kann im Erlernen ungünstiger Problemlösestrategien gesehen werden. Diese Komponente wird in einem Modell von Otte, Basler und Schwoon (1978) thematisiert. Sie ordnen die anorektische Symptomatik in zwei Verhaltens- und Erlebnisebenen. Auf der ersten Verhaltens-Ebene (V_1) ordnen sie selbstunsicheres, abhängiges Verhalten, Mangel an Konfliktfähigkeit und fehlende bzw. verdeckte Aggressivität im Sozialverhalten, also Mängel an sozialer Kompetenz, an. Die hierzu gehörende erste Erlebnisebene (E_1) beschreibt das Selbstbild bzw. die Selbstschilderung der Patientin, die durch Kleinheit, Unfähigkeit, Abhängigkeit, Kontrollverlust und das Gefühl der Überflüssigkeit geprägt ist. Die zweite Verhaltensebene (V_2) beschreibt das symptomatische anorektische Verhalten im engeren Sinn, Nahrungsverweigerung, Gewichtsmanipulation und evtl. Hyperaktivität. Die zugeordnete zweite Erlebnisebene (E_2) beschreibt Angst- oder Ekelgefühle bei dem Gedanken an oder der Empfindung von Völle und Sättigung, bei der Wahrnehmung von Körperrundungen. Hierzu gehört weiterhin die gedankliche Präokkupation mit dem Thema „Essen". Zwischen der jeweils zusammengehörenden Verhaltens- und Erlebnisebene wird eine sich selbst verstärkende Verknüpfung in dem Sinn gesehen, daß z. B. sozial inkompetentes Verhalten (V_1) zu einer Beeinträchtigung des Selbstbildes führt (E_1), was wiederum weitere Mängel an sozialer Kompetenz nach sich zieht (V_1), die das Selbstbild weiter beeinträchtigen … Dabei kann letztlich nicht mehr entschieden werden, ob die Verhaltensebene Auslöser für die Veränderung der Erlebnisebene war oder umgekehrt. Allerdings gehen Otte et al. davon aus, daß die Veränderungen und Prozesse der ersten Ebene, soziale Inkompetenz und problematisches Selbstwertgefühl (E_1 und V_1), eine notwendige Bedingung für die Entstehung des „Anorexiekreislaufs" (E_2 und V_2) darstellen.

Die Entstehung der Anorexie wird dann durch zwei parallele und ineinandergreifende Prozesse beschrieben, die als „Angstreduktion" und „Durchsetzung" überschrieben werden. Am Ausgangspunkt des Prozesses der Angstreduktion steht die Angst vor dem Erwachsenwerden. Dabei werden äußere Merkmale der körperlichen Reifung als Signalreize für den gefürchteten Zustand gesehen. Wie bei einer normalen phobischen Reaktion entwickelt die Patientin Strategien zur Vermeidung der angstauslösenden Reize, nämlich das Hungern und die Gewichtsreduktion. Durch diese Verhaltensstrategien wird die Konfrontation mit den angstauslösenden Reizen erfolgreich vermieden (*Vermeidungsverhalten*). Wie jedes andere Vermeidungsverhalten stabilisiert sich auch dieses Verhalten durch einen Mechanismus, der in der Lernpsychologie als *negative Verstärkung* bezeichnet wird. Zusätzlich hat dieses Verhalten dadurch, daß der erwartete Effekt eintritt, die Betroffene also erlebt, daß sie Aspekte ihrer Lebenssituation kontrollieren kann, auch positive Konsequenzen. Schließlich wird in dem Maß, in dem das Hungern als angstreduzierend erlebt wird, die Nahrungsaufnahme selbst zu einem angstauslösenden Signal, so daß ein weiterer Teufelskreis geschlossen wird. Der Prozeß der „Durchsetzung" beschreibt, wie die Patientin erlebt, daß sie trotz ihrer Defizite an sozialer Kompetenz durch ihre Nahrungsverweigerung Beachtung und Aufmerksamkeit findet, daß sie damit die Möglichkeit der Kontrolle und Durchsetzung gegen ihre Eltern hat.

LEXIKON

Positive und negative Verstärkung, Bestrafung und Löschung
Ein wichtiges Teilgebiet der Lernpsychologie und ihrer Anwendung in der Verhaltenstherapie ist die Veränderung von Verhalten und Erleben durch seine Konsequenzen. Dabei können vier Fälle unterschiednen werden. (1.) Der einfachste und unmittelbar nachvollziehbare Fall ist der, daß ein Verhalten eine positive Konsequenz hat. Dies wird als *Belohnung* oder *positive Verstärkung* bezeichnet. Positive Verstärkung hat zur Folge, daß die entsprechende Verhaltensweise in Zukunft bei ähnlichen Gelegenheiten mit einer höheren Wahrscheinlichkeit wieder angewendet wird. (2.) Die zweite Möglichkeit ist, daß als Folge einer Verhaltensweise eine negative Konsequenz eintritt. Dieses Phänomen wird als *Bestrafung* bezeichnet. Unter bestimmten Voraussetzungen, die keineswegs einfach sind, kann Bestrafung dazu führen, daß ein Verhalten unterdrückt wird. Es wird aber nicht verlernt, sondern tritt wieder auf, wenn die Gefahr einer erneuten Bestrafung als gering eingeschätzt wird (Anhand der Erfahrungen mit der Bestrafung von Falschparkern oder „Tempo-Sündern" kann dieser Mechanismus leicht nachvollzogen werden). (3.) Wenn als Folge einer Verhaltensweise eine – möglicherweise erwartete – positive Konsequenz ausbleibt, wird die Auftretenswahrscheinlichkeit für diese Verhaltensweise unter den gegebenen Umständen immer unwahrscheinlicher. Diesen Prozeß bezeichnet man als *Löschung*. Durch Löschung wird Verhalten tatsächlich verlernt. (4.) Wenn schließlich als Folge einer Verhaltensweise eine befürchtete negative Konsequenz ausbleibt (bei Vermeidungsverhalten) oder ein bereits eingetretener negative Zustand aufhört (bei Fluchtverhalten), erhöht sich die Wahrscheinlichkeit, daß die Verhaltensweise in ähnlichen Situationen zur Vermeidung bzw. Beendigung des negativen Zustands wieder verwendet wird. Typische negative Zustände, die vermieden werden, sind Schmerzen, Angst (der Lernmechanismus wird dann als *Angstreduktion* bezeichnet) oder Anspannung (der Lernmechanismus wird dann als *Spannungsreduktion* bezeich-

net). Da durch diesen Lernprozeß die Auftretenswahrscheinlichkeit einer Verhaltensweise, nämlich des Vermeidungs- oder Fluchtverhaltens, erhöht wird, stellt dieser Prozeß eine *Verstärkung* dar. Da dies durch das Ausbleiben einer negativen Konsequenz geschieht, wird dieser Mechanismus – etwas unglücklich und kompliziert vielleicht – als *negative Verstärkung* bezeichnet. Das fatale an diesem Lernprozeß ist, daß die erworbenen Verhaltensweisen normalerweise sehr stabil sind: Da die negative Konsequenz erfolgreich vermieden wird, kann der Betroffene nicht die Erfahrung machen, daß die negative Konsequenz eventuell auch ausgeblieben wäre, wenn er sein Vermeidungsverhalten nicht durchgeführt hätte. Somit ist das Vermeidungs- und Fluchtverhalten auch selbstverstärkend.

7.1.6 Behandlungsansätze

Prinzipiell muß die Behandlung von Eßstörungen wie Anorexia nervosa auf zwei Ebenen erfolgen. Die erste Ebene umfaßt die direkte Intervention zur Wiederherstellung eines normalen Körpergewichts und eines normalen Eßverhaltens. Hierin kann eine wichtige Grundlage dafür gesehen werden, normale biologisch-physiologische Regulationsmechanismen wiederherzustellen. Auch wird ein wieder weitgehend normalisiertes Körpergewicht als Voraussetzung dafür gesehen, daß weiterführende Behandlungsansätze überhaupt möglich werden, da der Hungerzustand der Patientinnen mit kognitiven Verzerrungen verbunden ist (s.o.), die die therapeutische Arbeit erschweren oder unmöglich machen. Auf der zweiten Ebene müssen all jene psychologischen und psychosozialen Faktoren und Bedingungen bearbeitet werden, die zur Aufrechterhaltung der Eßstörung beitragen.

Als Verfahren der ersten Interventionsebene sind vor allem Programme zur Gewichtssteigerung bei Anorexia nervosa zu nennen. Verhaltenstherapeutische Programme zur Gewichtssteigerung bei Anorexia nervosa beruhen meist auf operanten Prinzipien, d. h. auf dem gezielten Einsatz von verschiedenen Verstärkern für die erreichte Gewichtszunahme. Üblicherweise erfolgt der Einsatz solcher Programme im Rahmen eines stationären Klinikaufenthalts. Ein weiteres wesentliches Element solcher Programme ist das Vertragsmanagement, d. h. in einem schriftlichen Behandlungsvertrag mit der Patientin werden die grundlegenden Prinzipien und konkreten Richtlinien des therapeutischen Programms genau festgelegt und damit für die Patientin von Anfang an transparent gemacht. Meermann und Vandereycken (1987) beschreiben ausführlich ein solches Programm. Mit der Patientin wird ein wöchentlicher Gewichtszuwachs von mindesten 700 g und höchstens 3 kg pro Woche vereinbart.

Solange die Patientin sich an diese Bedingungen hält, durchläuft sie das normale Programm, das in drei Phasen mit schrittweise größeren Freiheiten eingeteilt ist. In der ersten Phase, bis sie ein Drittel des zuzunehmenden Gewichts zugenommen hat, nimmt die Patientin festgelegte Mahlzeiten in ihrem Zimmer zu sich, darf die Station nicht verlassen werden und nur an einem Tag des Wochenendes Besuch empfangen werden. In der zweiten Phase, bis sie zwei Drittel des zuzunehmenden Gewichts zugenommen hat, werden die Mahlzeiten im Eßraum unter Aufsicht einer Krankenschwester eingenommen. Die Station darf nach den allgemeinen Regeln verlassen werden, und Besucher dürfen an beiden Wochenendtagen empfangen werden. In der dritten Phase, bis das Zielgewicht erreicht ist, darf im Eßraum unbeaufsichtigt gegessen werden, das Krankenhaus gemäß den allgemeinen Richtlinien für Spaziergänge, zum Ausgehen oder für ein Wochenende zu Hause verlassen werden, und Besucher sind an jedem Tag erlaubt. Während die Patientin in der ersten Phase täglich gewogen wird, reduziert sich dies auf zweimal pro Woche in der dritten Phase.

Wenn die Patientin die Bedingungen für das Normalprogramm nicht einhält, wird ein Einschränkungsprogramm mit mehreren Stufen durchgeführt. Unterschreitet die Patientin beispielsweise ihr Einlieferungsgewicht, darf sie sich nur noch in ihrem Zimmer aufhalten und muß dabei Nachtzeug tragen, darf keine Besucher, Anrufe oder Briefe empfangen, bekommt ihre Mahlzeiten plus täglich drei Proteingetränke auf ihrem Zimmer. Wenn die Patientin die vereinbarten Fortschritte macht, werden diese Einschränkungen wieder aufgehoben, und die Patientin kehrt ins Normalprogramm zurück, d. h. der Gewichtszuwachs wird nach dem Prinzip der negativen Verstärkung verstärkt.

Nach und neben diesem Programm zur Gewichtssteigerung werden auf der zweiten Ebene eine Reihe von Therapiezielen mit verschiedensten therapeutischen Interventionen (z. B. Einzelgespräche, Gruppentherapie, Körpertherapie, Entspannungsverfahren) verfolgt. Als bedeutsame Ziele werden von Meermann und Vandereycken (1987) herausgehoben: **1.** die Normalisierung der Eßgewohnheiten, **2.** die Verbesserung des Körperbildes, **3.** die Verbesserung des Selbstwertgefühls und **4.** eine Verbesserung des Verhältnisses zu den Eltern. Über die kognitiv-verhaltenstherapeutischen Interventionen, um die spezifisch anorektischen Kognitionen zu verändern, informieren sehr ausführlich Garner & Bemis (1982, 1985). In der Schlußphase der stationären Therapie muß die Patientin dann auf ihre Entlassung vorbereitet werden, die damit verbundenen Ängste und Schwierigkeiten thematisiert und bearbeitet werden. Schließlich ist es wichtig, daß eine ambulante Nachsorgetherapie für die Patientin gefunden werden kann, um diese bei ihrer Auseinandersetzung mit dem Alltag, zu dem ja auch die ursprünglich auslösenden Bedingungen der Eßstörung gehören, zu unterstützen.

7.2 Bulimia nervosa

7.2.1 Symptomatik und klinisches Bild

Seit Ende der siebziger Jahre wird die Eßstörung *Bulimia nervosa* (RUSSELL 1979) bzw. *Bulimarexie* (BOSKIND-LODAHL 1976) als eigenständiges Krankheitsbild beschrieben. Bulimia leitet sich aus den griechischen Wörtern *bous* (Ochse, Stier) und *limos* (Hunger) ab, und bedeutet wörtlich *Ochsenhunger*. Mit dieser Bezeichnung wird auf eines der Hauptsymptome dieser Eßstörung Bezug genommen: das wiederholte Auftreten von Eßepisoden, die als Eßanfall, Freßanfall oder Heißhungerattacke (engl.: *eating binge* bzw. *binge eating*) bezeichnet werden. Bei solchen Eßanfällen verschlingen die Patientinnen zumeist hastig größere Nahrungsmengen.

Die Häufigkeit solcher Eßanfälle reicht von einmal pro Woche bis zu mehrmals täglich, wobei die Mehrzahl der Patientinnen solche Heißhungerattacken fast täglich erlebt (PAUL, BRAND-JACOBI & PUDEL 1984b; PAUL & PUDEL 1985; RUSSELL 1979). Im Verlauf der meist zwischen 15 Minuten und 4 Stunden dauernden Eßanfälle werden durchschnittlich zwischen 3.000 und 4.000 Kalorien verschlungen (PAUL et al. 1984b; PAUL & PUDEL 1985; MITCHELL et al. 1986), wobei auch über Freßanfälle mit bis zu 15.000 Kalorien berichtet wird (Russell 1989).

Das Eßverhalten der Bulimie-Patientinnen ist neben episodischen Eßanfällen zumeist durch ein stark gezügeltes Eßverhalten charakterisiert: Sie essen sehr wenig oder auch gar nichts, bis eine solche Phase gezügelten Essens durch einen Eßanfall unterbrochen wird. Dieses Muster der Nahrungsaufnahme wurde auch als *intermittierendes Fasten* charakterisiert und kann dazu führen, daß sich bei den Patientinnen Anzeichen für den biologischen Zustand der Mangelernährung finden lassen (PIRKE et al. 1985). Während in Phasen des gezügelten Essens häufig solche Lebensmittel gemieden werden, die als ungesund oder dick-machend gelten, werden diese *„verbotenen"* Lebensmittel bei einem Eßanfall besonders häufig verzehrt (PAUL & PUDEL 1985).

Gemeinsam ist den Patientinnen, daß sie versuchen, die Folgen der Nahrungsaufnahme durch Maßnahmen der Gewichtskontrolle zu kompensieren. Ein Großteil der Betroffenen führt nach einem Eßanfall regelmäßig absichtliches Erbrechen herbei, um sich so der aufgenommenen Nahrung zu entledigen (Paul et al. 1984b; Russell 1989). Bei manchen Patientinnen finden sich statt dessen oder zusätzlich zum selbstinduzierten Erbrechen Laxantien- oder Diuretikaabusus, längere Fastenperioden zwischen den Eßanfällen oder eine übertriebene sportliche Betätigung (Russell 1989).

Die Patientinnen schämen sich zumeist für ihr Eß- und Brechverhalten, das sie selbst als unnormal ansehen. Aus Scham- und Schuldgefühlen heraus versuchen sie, ihr gestörtes Verhalten vor ihrer Umgebung (Familie, Partner, Wohngemeinschaft) zu verbergen und zu verheimlichen, was wiederum eine zusätzliche Belastung darstellt, zumal der Versuch, die Eßstörung zu verheimlichen, oft fehlschlägt, weil der Partner oder die Mitbewohner den geplünderten Kühlschrank nach einer nächtlichen Freßorgie kaum übersehen können. Das Resultat sind Hilflosigkeit und Unsicherheit bei den Mitbewohnern, die einerseits helfen möchten, andererseits nicht wissen, ob und – wenn ja – wie sie die Betroffene auf ihr Verhalten ansprechen sollen. Als Folge des großen Bedarfs an Nahrungs- und Genußmitteln für die Freßanfälle praktizieren manche Patientinnen Ladendiebstähle oder stürzen sich z.T. in immense Schulden.

Zentrales Merkmal der Psychopathologie ist – wie bei *Anorexia nervosa* – eine extreme, krankhafte Angst der Patientinnen vor dem Dicksein und eine übersteigerte Besorgnis um das Gewicht bzw. die Figur (Fairburn & Cooper 1984b; Fairburn & Garner 1986; Russell 1979, 1989). Dabei sind Gewicht und Aussehen von zentraler Bedeutung für das Selbstwertgefühl und die Selbstsicherheit der Patientinnen (Brand-Jacobi 1984b; Palmer 1987).

Das Gewicht der Bulimiepatientinnen ist oft unauffällig und liegt im Normalbereich (Paul et al. 1984b). Jedoch versuchen die Patientinnen oft verzweifelt, ihr Gewicht unter einer bestimmten Obergrenze zu halten (Russell 1989). Die meist normalgewichtigen Bulimikerinnen schätzen sich selbst als dicker ein, als dies normalgewichtige Frauen der Bevölkerung tun, und sie befürchten eine erhebliche Gewichtszunahme, wenn sie auf gewichtsregulierende Maßnahmen wie Erbrechen oder die Einnahme von Laxantien verzichten würden (Paul & Pudel 1985). Als Folge des intermittierenden Diätverhaltens der Patientinnen berichtet ein Großteil über deutliche Gewichtsschwankungen in der Anamnese (Paul et al. 1984b).

Das Eßverhalten der Patientinnen und ihre Maßnahmen zur Gewichtskontrolle können zu einer Reihe von körperlichen Folgeschäden und medizinischen Komplikationen führen (Überblick bei Mitchell & Pomeroy 1989). Hierzu zählen Verletzungen des Handrückens, die durch den Gebrauch der Hand zur Stimulation des Würgereflexes entstehen (Russell 1979), Entzündungen, manchmal auch Verletzungen der Speiseröhre, das Anschwellen der Speicheldrüsen und Schädigungen des Zahnschmelzes durch den häufigen Kontakt mit Magensäure beim Erbrechen (Mitchell & Pomeroy 1989; Russell 1989). Weiter werden Elektrolytstörungen, insbesondere Hypokaliämien, berichtet, die für Herzrhythmus-Störungen, Muskellähmungen, Nierenversagen sowie epileptische Anfälle verantwortlich sein können (Russell 1979, 1989). Bei der Mehrzahl der Patientinnen wurden Störungen des Menstruationszyklus gefunden (Pirke 1989).

Viele Patientinnen leiden unter einer depressiven Symptomatik, die sich in starken Stimmungsschwankungen, Gefühlen von Wert- und Sinnlosigkeit, Schuldgefühlen, Suizidgedanken bis hin zum Suizidversuch äußern (Laessle 1989). Dabei weisen sie auf Depressionsskalen häufig Werte auf, die sich von den entsprechenden Werten von Patienten mit einer *Major Depression* nicht unterscheiden. Gleichfalls wird in verschiedenen Untersuchungen ein hoher Anteil von Bulimie-Patientinnen gefunden, für die gleichzeitig eine *Major Affective Disorder* nach DSM-III diagnostiziert werden kann (Herzog 1984; Hudson et al. 1983; Laessle et al. 1987; Walsh et al. 1985).

Wenngleich von manchen Autoren die Möglichkeit diskutiert wird, daß Eßstörungen wie *Bulimia nervosa*, aber auch *Anorexia nervosa* eine Variante affektiver Störungen darstellen (Hudson et al. 1983), kommen andere Autoren zu dem Schluß, daß affektive Störungen eher sekundär zu Eßstörungen auftreten (Laessle 1989; Laessle et al. 1987).

Tab. 7/3: Diagnostische Kriterien für Bulimia nervosa nach DSM-IV (American Psychiatric Association 1994).

A Regelmäßige Eßanfälle. Ein Eßanfall ist durch folgende zwei Merkmale gekennzeichnet:
(1) In einem abgrenzbaren Zeitraum (z. B. innerhalb von 2 Stunden) wird eine Nahrungsmenge gegessen, die deutlich größer ist als die Menge, die die meisten anderen Leute im selben Zeitraum und unter den gleichen Umständen essen würden.
(2) Während des Eßanfalls wird der Verlust der Kontrolle über das Essen empfunden (z. B. das Gefühl, nicht mit Essen aufhören zu können oder nicht im Griff zu haben, wieviel gegessen wird).

B Regelmäßiges unangemessenes Kompensationsverhalten, um einen Gewichtsanstieg zu vermeiden, wie selbst-herbeigeführtes Erbrechen, Mißbrauch von Abführmitteln, Diuretika, Einläufen oder von anderen Medikamenten, Fasten oder exzessiver Sport.

C Die Eßanfälle und das unangemessene Kompensationsverhalten treten beide im Durchschnitt mindestens zweimal pro Woche für 3 Monate auf.

D Die Bewertung der eigenen Person wird durch Figur und Gewicht übermäßig beeinflußt.

E Die Störung tritt nicht ausschließlich während einer Phase der Anorexia nervosa auf.

Subtyp angeben:

Abführender Typ (purging subtyp): In der gegenwärtigen Phase der Bulimia nervosa praktiziert die Person regelmäßig selbst-herbeigeführtes Erbrechen oder den Mißbrauch von Abführmitteln, Diuretika oder Einläufen.

Nicht-abführender Typ (non-purging subtyp): In der gegenwärtigen Phase der Bulimia nervosa benutzt die Person anderes unangemessenes Kompensationsverhalten wie Fasten oder exzessiven Sport, praktiziert aber nicht regelmäßig selbst-herbeigeführtes Erbrechen oder den Mißbrauch von Abführmitteln, Diuretika oder Einläufen.

Tab. 7/4: Diagnostische Leitlinien für Bulimia nervosa nach ICD-10 (Weltgesundheitsorganisation 1993).

1. Eine andauernde Beschäftigung mit Essen, eine unwiderstehliche Gier nach Nahrungsmitteln; die Patientin erliegt Eßattacken, bei denen große Mengen Nahrung in sehr kurzer Zeit konsumiert werden.
2. Die Patientin versucht, dem dickmachenden Effekt der Nahrung durch verschiedene Verhaltensweisen entgegenzusteuern: selbstinduziertes Erbrechen, Mißbrauch von Abführmitteln, zeitweilige Hungerperioden, Gebrauch von Appetitzüglern, Schilddrüsenpräparaten oder Diuretika. Wenn die Bulimie bei Diabetikerinnen auftritt, kann es zu einer Vernachlässigung der Insulinbehandlung kommen.
3. Eine der wesentlichen psychopathologischen Auffälligkeiten besteht in der krankhaften Furcht davor, dick zu werden; die Patientin setzt sich eine scharf definierte Gewichtsgrenze, deutlich unter dem prämorbiden, vom Arzt als optimal oder „gesund" betrachteten Gewicht. Häufig läßt sich in der Vorgeschichte mit einem Intervall von einigen Monaten bis zu mehreren Jahren eine Episode einer Anorexia nervosa nachweisen. Diese frühere Episode kann voll ausgeprägt gewesen sein oder war eine verdeckte Form mit mäßigem Gewichtsverlust oder einer vorübergehenden Amenorrhoe.

7.2.2 Epidemiologie

Zur Prävalenz von *Bulimia nervosa* liegen eine Reihe von Untersuchungen vor, die jedoch im Hinblick auf die untersuchte Stichprobe und die methodischen Kriterien sehr unterschiedlich sind (Überblick bei: Connors & Johnson 1987; Fairburn & Beglin 1990). Entsprechend reichen die Prävalenzschätzungen von 2 % bei Klienten einer Beratungsstelle für Familienplanung (Cooper & Fairburn 1983) bis zu knapp 20 % in studentischen Populationen (Halmi, Falk & Schwartz 1981; Pope, Hudson, Yurgelun-Todd & Hudson 1984). In ihrer Überblicksarbeit schätzen Conners und Johnson (1987) aufgrund der methodisch besseren Studien die Prävalenz der Bulimie nach DSM-III für Frauen auf 8 %, für Männer auf 1 %. Der Anteil männlicher Patienten wird mit 3 % bis 12,8 % angegeben (Fichter & Hoffmann 1989). In ihrer neueren Übersichtsarbeit stellen Fairburn & Beglin (1990) fest, daß in den methodisch besseren Arbeiten, in denen die Prävalenzrate nicht aufgrund von Fragebögen, sondern aufgrund klinischer Interviews geschätzt wird, deutlich tiefere Prävalenzraten von ungefähr 1 % bei jungen Frauen gefunden werden.

Für die Bundesrepublik wurde die Prävalenz von *Bulimia nervosa* aufgrund einer mit Fragebogen durchgeführten Repräsentativerhebung auf 2,4 % geschätzt (Westenhöfer 1992). Überraschenderweise konnten dabei in der untersuchten Stichprobe keine bedeutsamen Unterschiede zwischen Männern und Frauen oder für verschiedene Altersgruppen gefunden werden. Wenngleich dieses Ergebnis mit einiger Vorsicht beurteilt werden muß, so kann es doch als Hinweis darauf gewertet werden, daß die Themen *Figur* und *Essen* in den letzten Jahren in zunehmendem Maße auch für Männer problematisch geworden sind und so zu einer Steigerung der Prävalenz von Eßstörungen bei Männern beigetragen haben.

Der Beginn einer bulimischen Eßstörung liegt zumeist in der Adoleszenz, und ein Großteil der Patientinnen ist zwischen 20 und 30 Jahren, wenn sie sich erstmals in Behandlung begeben (Paul et al. 1984b).

7.2.3 Einzelne Symptome gestörten Eßverhaltens

Gestörtes Eßverhalten ist jedoch offenbar verbreiteter, als diese Prävalenzraten vermuten lassen, und einzelne bulimische Symptome kommen deutlich häufiger vor.

Eßanfälle

Wöchentliche Eßanfälle scheinen bei Frauen mit einer Häufigkeit zwischen 5 % und 21 % vorzukommen (Conners & Johnson 1987). Hier ergibt sich jedoch die Schwierigkeit, daß selten klar definiert wird, was genau unter einem Eßanfall zu verstehen ist. Auch Diagnosekriterien wie DSM-IV sprechen hier sehr ungenau von einer großen Nahrungsmenge, die in einer relativ kurzen Zeitspanne verschlungen wird. Entsprechend reichen die Vorstellungen von einem Eßanfall von einem Riegel Schokolade bis zu einer massiven Freßattacke, in deren Verlauf mehrere tausend Kalorien verschlungen werden.

Westenhöfer (1992) untersuchte die Häufigkeit, mit der solche verschiedenen Ausprägungen von Eßanfällen in der Bevölkerung auftreten. Die Definition der verschiedenen Ausprägungen sind in Tab. 7/5 wiedergegeben. Eine Situation, die der

Beschreibung B (zwei Stück Kuchen) entspricht – die sicherlich nicht als klinisch relevant gewertet werden kann –, wird von 35,5 % der Frauen und von 33,8 % der Männer mindestens einmal pro Woche erlebt. Situation D (1 Tafel Schokolade plus 2 Stück Kuchen) erfahren 8 % der Frauen und 8,3 % der Männer mindestens einmal pro Woche. Ein Eßanfall, wie er in Situation G beschrieben wird, wird von 4,5 % der Männer und von 3,9 % der Frauen mindestens wöchentlich erlebt. Werden verschiedene Teilkollektive betrachtet, so ist ein kontinuierlicher Übergang von Eßepisoden, wie Situation A, bis zu Eßanfällen der Beschreibung G festzustellen.

In Abb. 7/2 wurden die Befragten in verschiedene Teilkollektive eingeteilt. Jedes Teilkollektiv umfaßt die Probanden, bei denen die Eßepisode A, B, C etc. mindestens 2–3mal pro Woche auftritt. Für jedes dieser Teilkollektive ist dargestellt, wie hoch der Anteil der Probanden ist, bei denen auch die anderen Eßepisoden mindestens einmal pro Woche auftreten. Es ist zu sehen, daß in jedem Teilkollektiv die verschiedenen Eßepisoden bei einem erheblichen Prozentsatz der Probanden auftreten, wobei von Teilkollektiv zu Teilkollektiv ein kontinuierlicher Anstieg der Häufigkeit auch schwerer Eßanfälle zu verzeichnen ist. Dieses Ergebnis deutet darauf hin, daß es keinen qualitativen Bruch, sondern vielmehr einen kontinuierlichen Übergang von harmlosem Überessen zu massiven Eßanfällen gibt.

Tab. 7/5: Situationsvorgaben zur Erfassung der Häufigkeit von Eßanfällen

Person X ist nachmittags allein zu Hause und verspürt auf einmal großen Appetit. Daraufhin ißt sie hastig ....

A: einen Schokoladeriegel oder

B: zwei Stücke Kuchen oder

C: eine ganze Tafel Schokolade oder

D: 1 Tafel Schokolade und 2 Stücke Kuchen oder

E: 1 Tafel Schokolade und 2 Stücke Kuchen und 2 belegte Brötchen und 1/2 Liter Cola oder

F: 1 Tafel Schokolade und 2 Stücke Kuchen und 2 belegte Brötchen und 1/2 Liter Cola und 1 Dose Ravioli oder

G: 1 Tafel Schokolade und 2 Stücke Kuchen und 2 belegte Brötchen und 1 Liter Cola und 1 Dose Ravioli und 1 Familienpackung Eis usw.

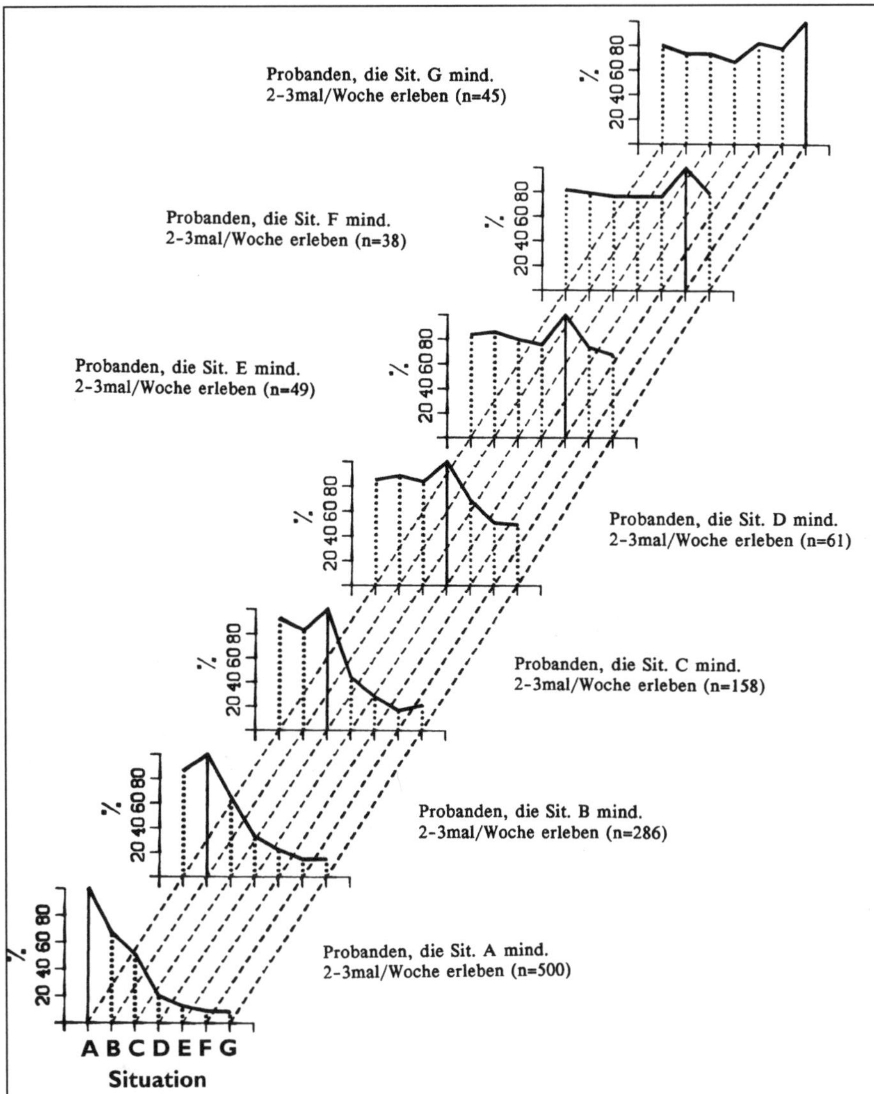

Abb. 7/2 zeigt den Anteil der Befragten in verschiedenen Teilkollektiven, die die Eßepisoden A bis G mindestens 4–5mal pro Monat erleben (aus WESTENHÖFER 1992).

Erbrechen und Medikamentenmißbrauch

Westenhöfer et al. (1987) schätzen die Häufigkeit von regelmäßigem Erbrechen als Maßnahme zur Gewichtsregulation in der weiblichen Bevölkerung auf ca. 3,5 %, in der Altersgruppe zwischen 18 und 23 Jahren knapp doppelt so hoch. Diese Schätzung konnte in einer Repräsentativerhebung bestätigt werden, in der wöchentliches und regelmäßiges Erbrechen bei 3,9 % der Befragten gefunden wurde (Westenhöfer 1992). Auch in anderen Untersuchungen wird wöchentliches Erbrechen bei 1 bis 4 % der Frauen gefunden (Connors & Johnson 1987).

Den mindestens wöchentlichen Gebrauch von Laxantien berichten 8,6 % der Frauen und 1,8 % der Männer, den mindestens wöchentlichen Gebrauch von Appetitzüglern gestehen 7,6 % der Frauen und 2,6 % der Männer ein (Westenhöfer 1992).

7.2.4 Erklärungsansätze

Der gegenwärtige Forschungsstand läßt keine eindeutigen Aussagen zur *Ätiologie* und *Pathogenese* der Bulimia nervosa zu. Allerdings kann davon ausgegangen werden, daß nicht ein einzelner Ursachenfaktor für die Entstehung und Aufrechterhaltung dieser Eßstörung verantwortlich ist, sondern nur eine Interaktion zwischen verschiedenen prädisponierenden Faktoren, auslösenden Bedingungen und aufrechterhaltenden Mechanismen das Krankheitsbild erklären kann (Fichter 1989; Laessle 1990).

Circulus vitiosus

Modellvorstellungen zur Entstehung und Aufrechterhaltung der Bulimia nervosa, die versuchen, diese verschiedenen Bedingungen zu integrieren, beinhalten stets das Element des selbst-perpetuierenden Teufelskreises, der für diese Eßstörung typisch ist (Fichter 1989; Paul & Jacobi 1986; Westenhöfer & Pudel 1989, 1990b, siehe Abb. 7/2): Die Einschränkung der Nahrungsaufnahme, das gezügelte Essen, führt zum Auftreten von Eßanfällen, die die Angst vor dem Dicksein verstärken und somit zu einer weiteren Einschränkung der Nahrungsaufnahme führen.

Die folgende Abb. 7/3 beschreibt das funktionale Modell der Bulimia nervosa (nach Westenhöfer & Pudel 1990b).

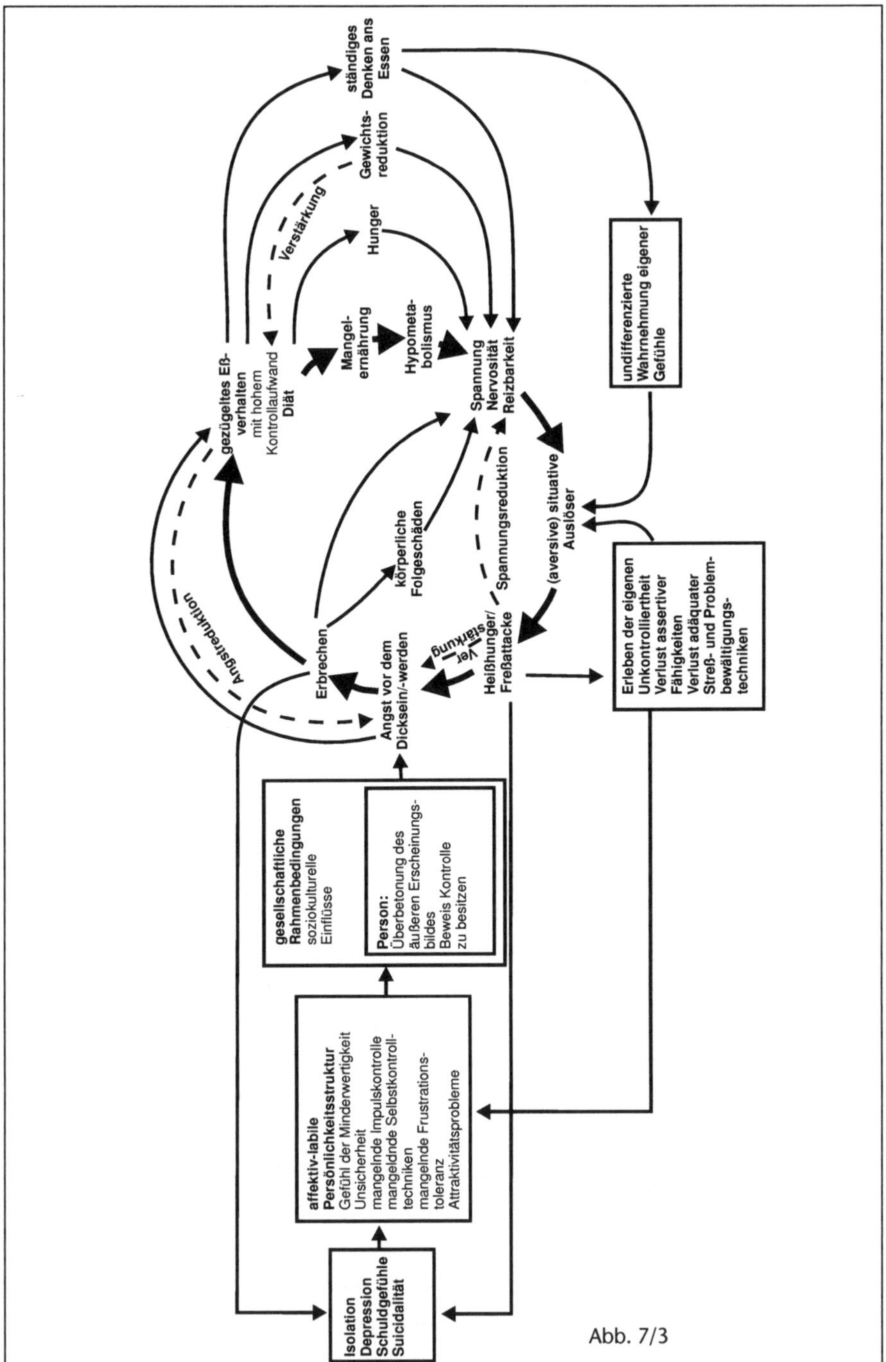
ständiges Denken ans Essen
Gewichtsreduktion
Verstärkung
Hunger
Mangelernährung
Hypometabolismus
gezügeltes Eßverhalten mit hohem Kontrollaufwand Diät
Spannung Nervosität Reizbarkeit
undifferenzierte Wahrnehmung eigener Gefühle
körperliche Folgeschäden
Spannungsreduktion
(aversive) situative Auslöser
Angstreduktion
Erbrechen
Angst vor dem Dicksein/-werden
Heißhunger/Freßattacke
Verstärkung
Erleben der eigenen Unkontrolliertheit Verlust assertiver Fähigkeiten Verlust adäquater Streß- und Problembewältigungstechniken
gesellschaftliche Rahmenbedingungen soziokulturelle Einflüsse
Person: Überbetonung des äußeren Erscheinungsbildes Beweis Kontrolle zu besitzen
affektiv-labile Persönlichkeitsstruktur Gefühl der Minderwertigkeit Unsicherheit mangelnde Impulskontrolle mangeldnde Selbstkontrolltechniken mangelnde Frustrationstoleranz Attraktivitätsprobleme
Isolation Depression Schuldgefühle Suicidalität

Abb. 7/3

Unter den prädisponierenden Faktoren wird soziokulturellen Einflüssen, die vor allem durch die Familie, Schule oder die Medien vermittelt werden, eine besondere Bedeutung eingeräumt. Hierbei wird vor allem auf die enorme Bedeutung des gesellschaftlichen Schlankheitsideals und des hieraus resultierenden kollektiven Diätverhaltens hingewiesen (s. Kap. 6). Vor allem von feministisch orientierten Autorinnen wird auch die Bedeutung der gesellschaftlichen Frauenrolle betont (Boskind-Lodahl 1976; Orbach 1978, Vorderbrügge & Groth 1981). Zu diesen gesellschaftlichen Rahmenbedingungen kann weiter die allgemeine Leistungsorientierung gezählt werden (Fichter 1989), die auch im deutlichen Gegensatz zur traditionellen Rollendefinition der Frauen steht, nach der diese eine Lebensperspektive vor allem in Ehe und Familie finden sollen (Eichenbaum & Orbach 1985).

Individuelle Voraussetzungen

Wenngleich solche soziokulturellen Bedingungen den Hintergrund für die Entstehung von Eßstörungen darstellen (Westenhöfer & Pudel 1989) und auch als Faktor für die Steigerung der Prävalenz in den letzten Jahren in Betracht kommen (Pyle et al. 1986), so können sie nicht erklären, weshalb die Mehrheit der Frauen, obwohl sie den gleichen gesellschaftlichen Einflüssen ausgesetzt sind, keine Eßstörungen entwickelt (Fichter 1989). Hierfür spielen offenbar eine Reihe von individuellen Faktoren eine besondere Rolle. Einer dieser Faktoren wird in einer bestimmten prämorbiden Persönlichkeitsstruktur, der *„affektiv-labilen Persönlichkeit“*, gesehen (Paul & Jacobi 1986). Unter diesen Oberbegriff werden Eigenschaften gefaßt wie erhöhte Depressivität, geringe Frustrationstoleranz, mangelnde Impulskontrolle und Schwierigkeiten, mit problematischen Situationen und Emotionen adäquat umzugehen. Hinzu kommen weitere individuelle Defizite: So wurde von Bruch (1973, 1982) und Selvini-Palazzoli (1982) auf Schwierigkeiten hingewiesen, eigene Gefühle, aber auch Hunger und Sättigung adäquat wahrzunehmen und auszudrücken. Kognitive Verzerrungen wie dichtomes Denken nach dem *„Alles-oder-Nichts“*-Prinzip werden als weiterer Faktor genannt (Fairburn 1985; Garner & Bemis 1985). Schließlich ist hier auch auf die Bedeutung individueller Lernerfahrungen im Zusammenhang mit der Nahrungsaufnahme hinzuweisen (Laessle 1990).

Als weitere prädisponierende Faktoren werden biologische Bedingungen wie eine möglicherweise genetische Vulnerabilität und chronische Belastungen (Fichter 1989) sowie bestimmte familiäre Interaktionsmuster genannt (Minuchin, Rosman & Baker 1978; Selvini-Palazzoli 1982).

Waffen gegen den eigenen Körper

Die genannten Faktoren führen dazu, daß es – häufig ausgelöst durch zusätzliche Verunsicherungen durch das Eintreten der Pubertät – zu einer starken Betonung der Figur bzw. des Körpergewichts kommt (PAUL & JACOBI 1986; WESTENHÖFER & PUDEL 1989). Das Streben nach Schlankheit kann als Lösungsversuch persönlicher Konflikte und Probleme verstanden werden: Indem die Kontrolle von Nahrungsaufnahme und Gewicht ins Zentrum des persönlichen Strebens gerückt werden, werden andere Problembereiche oft ausgeblendet (FICHTER 1989). Aus dem Wunsch heraus, Kontrolle über das eigene Leben zu erlangen, wird versucht, zumindest das eigene Gewicht zu kontrollieren und diese Kontrolle so nach außen zu demonstrieren. Als Mittel der Wahl, die Angst vor dem Dick-sein oder Dick-werden zu bekämpfen, steht das reichhaltige Arsenal der „*Waffen gegen den eigenen Körper*", die zahlreichen Einstellungen und Verhaltensweisen des gezügelten Essens, zur Verfügung.

Durch das gezügelte Essen wird meistens, zumindest kurzfristig, die gewünschte Gewichtsreduktion erreicht und hierdurch das gezügelte Essen positiv verstärkt und als Mechanismus zur Reduktion der Angst vor dem Dicksein etabliert. Als weitere Folge des gezügelten Essens stellen sich elementarer Hunger, eine gedankliche Präokkupation mit dem Thema „*Essen*" und ein durch Mangelernährung ausgelöster Hypometabolismus ein. Diese Prozesse führen zu einem Zustand erhöhter Nervosität, Reizbarkeit und Spannung.

Das Hungerexperiment von KEYS et al. (1950) hat gezeigt, daß bereits eine Mangelernährung und die damit verbundenen Folgen als Ursache für Eßanfälle in Frage kommen. Die Bedeutung des gezügelten Eßverhaltens bei der Entstehung und Aufrechterhaltung von Eßanfällen ist in Kap. 6 dargestellt. Von Bulimie-Patientinnen werden weiter Frustrationen, Langeweile, Ärger (PAUL et al. 1984b) sowie Angst und ein Gefühl innerer Leere (HERMAN & POLIVY 1988) als begünstigende Faktoren für Eßanfälle genannt. In einem solchen emotionalen Zustand können dann geringe, häufig aversive, situative Auslöser genügen, um die starre kognitive Kontrolle über das Eßverhalten zu enthemmen. Der Zusammenbruch des gezügelten Essens führt zum Eßanfall bzw. zur Freßattacke. Solche Eßanfälle reduzieren zunächst kurzfristig die aufgestaute Spannung und werden so als Mechanismus zur Spannungsreduktion erlernt.

Andererseits führt die teilweise extrem hohe Kalorienaufnahme während solcher Eßanfälle zu einer vermehrten Angst vor dem Dickwerden. Schließlich werden das selbstinduzierte Erbrechen oder der Mißbrauch von Laxantien und Diuretika als vermeintlich probates Mittel zur Gewichtsregulation entdeckt (FAIRBURN & COOPER 1982), und mit vermehrten Diät-Anstrengungen wird versucht, das Körpergewicht in den erwünschten Bereich zu bringen bzw. dort zu halten. Das Erbrechen und der Medikamente-Mißbrauch führen schließlich zu körperlichen Folgeschäden. Der Zustand ohnehin erhöhter Reizbarkeit, Spannung und Nervosität wird weiter eskaliert. Ein erster Teufelskreis von gezügeltem Essen, Freßanfall, Erbrechen und erneutem Diät-Halten ist geschlossen.

Angstreduktion durch Erbrechen

Eine besondere Rolle bei der Aufrechterhaltung dieses Teufelskreises spielt das Erbrechen als Mittel zur Reduktion der Angst vor dem Dickwerden (ROSEN & LEITENBERG 1985, 1988). Da durch die Kalorienaufnahme bei einem Eßanfall die Angst vor einer Gewichtszunahme zunimmt, führt das Erbrechen im Anschluß an einen solchen Eßanfall nach dem Prinzip der negativen Verstärkung zu einer Steigerung der Frequenz eben dieser Eßanfälle. Auch erleben Bulimie-Patientinnen meistens keine Eßanfälle, wenn sie wissen, daß sie keine Gelegenheit zu anschließendem Erbrechen haben.

Mit zunehmender Krankheitsdauer wird dann der Freßanfall als Methode zur Spannungsreduktion immer fester etabliert, und es kommt zu einem immer stärkeren Verlust adäquater Streß- und Problembewältigungsstrategien sowie assertiver Fähigkeiten (PAUL & JACOBI 1986). Die gedankliche Präokkupation mit *„Essen“* führt zur Verstärkung einer möglicherweise schon prämorbid vorhandenen undifferenzierten Wahrnehmung eigener Gefühlsmodulationen.

Diese Prozesse bewirken, daß Eßanfälle immer mehr zur *„exklusiven“* Methode der Spannungsreduktion werden. In Spannungssituationen verhindert die undifferenzierte Wahrnehmung eigener Gefühle das rechtzeitige Erkennen von eigener Anspannung und verhindert so die rechtzeitige Realisierung von Strategien zur Spannungsreduktion. Der Verlust adäquater Streß- und Problembewältigungsstrategien und der Verlust assertiver Fähigkeiten vermindern die Verfügbarkeit adäquater Strategien (*„outcome-expectation“*, BANDURA 1977) sowie die Überzeugung, solche Strategien wirksam einsetzen zu können (*„efficacy-expectation“*, BANDURA 1977). Essen bzw. Fressen wird hingegen als einerseits verfügbare, andererseits wirksame Methode zur Spannungsreduktion erlernt und so ein zweiter, sich selbst aufschaukelnder Teufelskreis geschlossen.

Affektiv-labile Persönlichkeit

Schließlich führen die schuldhafte Verarbeitung der Freßanfälle als „*Versagen*", in dem Bemühen, das Eßverhalten zu kontrollieren, sowie das selbst-induzierte Erbrechen zu sekundären Beeinträchtigungen wie sozialem Rückzug und Isolation, zu starken Stimmungsschwankungen bis hin zur Depression. Hierdurch wird ein Symptomkomplex verstärkt, der unter dem Oberbegriff einer „*affektiv-labilen Persönlichkeit*" als charakteristisch für Bulimia nervosa-Patientinnen beschrieben wird und durch Gefühle der Minderwertigkeit, Unsicherheit, mangelnde Impulskontrolle, mangelnde Selbstkontrolltechniken, mangelnde Frustrationstoleranz und Attraktivitätsprobleme gekennzeichnet ist. Auf dem Hintergrund einer solchen Persönlichkeitsstruktur werden schließlich die Betonung des äußeren Erscheinungsbildes und der Wunsch, beweisbar Kontrolle zu besitzen, immer weiter als grundlegende Handlungsmotivation verfestigt. Diese Kette bildet somit das Bindeglied für einen dritten *circulus vitiosus.*

Inwieweit der affektiv-labilen Persönlichkeitsstruktur, der undifferenzierten Wahrnehmung eigener Gefühle und der Nicht-Verfügbarkeit adäquater Streß- und Problembewältigungsstrategien im Sinne prämorbider Charakteristika eine pathogenetische Bedeutung zukommt oder inwiefern es sich hierbei um sekundäre Krankheitserscheinungen handelt, kann allerdings nach dem gegenwärtigen Wissensstand noch nicht schlüssig beurteilt werden.

7.2.5 Behandlungsansätze

Einen Überblick über die verschiedenen Behandlungsansätze bieten Garner und Garfinkel (1985). Ausgehend von dem funktionalen Modell der Bulimia nervosa lassen sich mehrere Ansatzpunkte für therapeutische Interventionen definieren. Das Ernährungsmanagement bei Bulimia nervosa zielt darauf, das gezügelte Eßverhalten der Patientinnen direkt zu modifizieren. Wesentliche Prozesse in dieser Behandlungsform sind die Selbstbeobachtung des Eßverhaltens, die Vermittlung von Information über die psychologischen und physiologischen Mechanismen der Regulation des Eßverhaltens (z. B. Folgen der Mangelernährung) und das schrittweise Einüben von normalem, ungezügeltem Eßverhalten (Beumont et al. 1989, Waadt et al., 1992). Um Defizite in der Streß- und Problembewältigungsfähigkeit anzugehen, stehen eine Reihe von bewährten verhaltenstherapeutischen Standardverfahren zur Verfügung (z. B. Feldhege & Krauthan 1979). Im Rahmen der Bulimietherapie sollen solche Trainings im Problemlösen und zur Streßbewältigung den Patientinnen helfen, mit belastenden Situationen anders umzugehen, so daß sie nicht mehr auf die Strategie des Essens angewiesen sind (Fairburn et al. 1986, Laessle et al. 1988b). Schließlich können verzerrte und irrationale Annahmen und Überzeugungen zu den Themen Essen, Nahrungsmittel, Figur und Gewicht mit kognitiv-verhaltenstherapeutischen Strategien verändert werden (Fairburn 1985). Von Waadt et al. (1992) wurde ein Therapiemanual für die strukturierte Gruppentherapie bei Bulimia nervosa veröffentlicht, das diese drei Elemente beinhaltet und ausführlich beschreibt. Beschrieben wird das therapeutische Vorgehen in 25 strukturierten Gruppensitzungen, das empirisch evaluiert ist (Laessle et al. 1988b, 1991).

7.3 Binge Eating Disorder

7.3.1 Eßanfälle ohne Erbrechen

Im Rahmen der vorbereitenden Forschungsarbeiten zur Einführung der 4. Auflage des DSM wurde die Diskussion um eine „neue" Eßstörung aufgegriffen (vgl. Walsh, 1992), die bereits 1959 von Stunkard beschrieben wurde, die aber in der Folgezeit wenig Beachtung fand, um nicht zu sagen, sie wurde weitgehend ignoriert. Diese Eßstörung hat große Ähnlichkeit mit der Bulimia nervosa: Ihr Hauptmerkmal sind ebenfalls wiederkehrende Eßanfälle, aber bei den betroffenen Patienten fehlt das für Bulimia nervosa ebenfalls charakteristische Kompensationsverhalten. Angesichts der hochkalorischen Nahrungsaufnahme während solcher Eßanfälle steigt das Risiko, Übergewicht zu entwickeln, wenn die Kalorienzufuhr nicht durch entsprechendes Verhalten kompensiert wird. Und so erfüllen von den Teilnehmern an amerikanischen Gewichtsreduktionsprogrammen ca. 30 % der Patienten die diagnostischen Kriterien für eine Binge Eating Disorder (BED). In einigen Studien wurde ein Zusammenhang zwischen einem höheren Anteil von BED-Patienten mit steigendem Body Mass Index (BMI) gefunden (Telch et al., 1988, Spitzer et al., 1992, Bruce & Agras, 1992). Da Untersuchungen in der Allgemeinbevölkerung ergaben, daß der Anteil von BED-Patienten unter den Übergewichtigen ca. 10 % beträgt (Bruce & Agras, 1992), deutet dies darauf hin, daß sich BED-Patienten überproportional unter den Teilnehmer von Gewichtsreduktionsprogrammen befinden, daß hier also ein spezifischer Selektionsfaktor wirksam ist.

Tabelle 7/6: Diagnostische Kriterien für Anorexia nervosa nach DSM-IV (American Psychiatric Association, 1994).

A Regelmäßige Eßanfälle. Ein Eßanfall ist durch folgende zwei Merkmale gekennzeichnet:
  (1) In einem abgrenzbaren Zeitraum (z. B. innerhalb von 2 Stunden) wird eine Nahrungsmenge gegessen, die deutlich größer ist als die Menge, die die meisten anderen Leute im selben Zeitraum und unter den gleichen Umständen essen würden.
  (2) Während des Eßanfalls wird der Verlust der Kontrolle über das Essen empfunden (z. B. das Gefühl, nicht mit Essen aufhören zu können oder nicht im Griff zu haben, wieviel gegessen wird).

B Die Eßanfälle sind mit drei (oder mehr) der folgenden Merkmale verbunden:
  (1) Es wird wesentlich schneller gegessen als normal,
  (2) es wird gegessen, bis man sich unangenehm voll fühlt,
  (3) es werden große Mengen gegessen, obwohl man sich nicht körperlich hungrig fühlt,
  (4) es wird allein gegessen, weil es einem peinlich ist, wieviel man ißt,
  (5) man fühlt sich von sich selbst angeekelt, depressiv oder sehr schuldig nach dem Überessen.

C Es besteht hinsichtlich der Eßanfälle merkliche Verzweiflung.

D Die Eßanfälle treten im Durchschnitt an mindestens 2 Tagen pro Woche über 6 Monate auf.
  Anmerkung: Das Häufigkeitskriterium unterscheidet sich von Bulimia nervosa. Künftige Forschung sollte untersuchen, ob eher die Anzahl der Tage mit Eßanfällen oder eher die Anzahl der Eßanfälle für eine Häufigkeitsgrenze gewählt werden sollten.

E Die Eßanfälle sind nicht mit der regelmäßigen Anwendung von unangemessenem Kompensationsverhalten (z. B. abführende Maßnahmen, Fasten oder exzessiver Sport) verbunden und treten nicht im Verlauf einer Anorexia nervosa oder Bulimia nervosa auf.

Die BED ist häufig mit weiteren psychischen Störungen wie Depressionen, Angststörungen oder Persönlichkeitsstörungen verbunden. Der diskutierte Selektionsfaktor könnte im Zusammenhang hiermit auch erklären, warum epidemiologische Studien im Vergleich von Übergewichtigen mit Normalgewichtigen normalerweise keine Unterschiede in der Psychopathologie finden, während beim Vergleich von Teilnehmern in Übergewichtsprogrammen mit Kontrollpersonen gelegentlich eine höhere Psychopathologie bei den Programmteilnehmern zu finden ist: Möglicherweise wäre dies auf den höheren Anteil von BED-Patienten in diesen Programmen zurückzuführen, wenngleich hier noch abschließende Untersuchungen fehlen (Telch & Agras, 1994).

Die Binge Eating Disorder wurde noch nicht endgültig als eigene Diagnose in das DSM-IV aufgenommen, sondern lediglich als ein Diagnosenvorschlag, der aber noch weiterer Forschung bedarf. Die Diagnosekriterien sind in Tab. 7/6 wiedergegeben.

7.3.2 Abgrenzung und Beziehung der Eßstörungsdiagnosen

Die Darstellung der verschiedenen Störungsbilder und der zugehörigen diagnostischen Kriterien hat bereits deutlich gemacht, daß es enge Beziehungen zwischen den verschiedenen Eßstörungen gibt. So kann eine anorektische Patientin vom bulimischen Subtyp gleichzeitig die wesentlichen Kriterien für Bulimia nervosa erfüllen. In diesem Fall hat allerdings die Diagnose Anorexia nervosa Vorrang. Wenn ein Patient die Kriterien für eine BED erfüllt und kompensatorisches Verhalten hinzukommt, würde er auch die Bulimia nervosa-Kriterien erfüllen und diese Diagnose den Vorrang erhalten. Diese Beziehungen können wie in Abb. 7/4 graphisch veranschaulicht werden. In den Überlappungsbereichen zwischen den Diagnosen kommt jeweils die darüberliegende Diagnose zum Tragen. Die Größe der Kreise, durch die die verschiedenen Diagnosen symbolisiert werden, korrespondieren dabei mit der Prävalenz der verschiedenen Störungen.

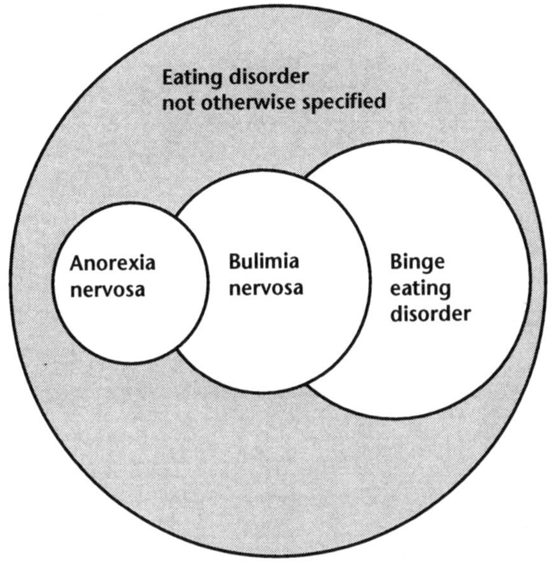

Abb. 7/4 zeigt die Beziehungen zwischen den verschiedenen Eßstörungsdiagnosen nach DSM-IV (nach Spitzer et al., 1993a).

7.3.3 Hintergrund und Therapie der Binge Eating Disorder

Da die Binge Eating Disorder erst in jüngster Zeit intensiv diskutiert wird, können über die Ätiologie und Therapie dieser Eßstörung noch weniger gesicherte Ergebnisse als bei den anderen Eßstörungen berichtet werden. Sicher scheint zu sein, daß auch hier Diät-Halten oder gezügeltes Eßverhalten in der Entstehung eine wichtige Rolle spielen (Agras 1995, Loro & Orleans 1981). Allerdings scheinen die Betroffenen das gezügelte Eßverhalten im Lauf der Zeit immer mehr aufzugeben, so daß sie schließlich geringere Werte auf der Skala „gezügeltes Essen" haben als Adipöse ohne Binge Eating Disorder (de Zwaan et al. 1994, Yanovski & Sebring 1994). Dafür haben sie deutlich höhere Werte auf der Skala „Störbarkeit" (ebd.). Agras (1995) vermutet, daß mit dem Nachlassen der kognitiven Kontrolle das Eßverhalten der Betroffenen immer mehr chaotisiert. Übereinstimmend berichten Agras et al. (1994) sowie Yanovski und Sebring (1994), daß eine Gewichtsreduktionstherapie bei adipösen BED-Patienten zu einem Anstieg der kognitiven Kontrolle und zu einer Verringerung der Eßanfälle führt. Allerdings sind hier sicherlich noch langfristige Verlaufskontrollen notwendig. Erfolgreich sind offenbar auch kognitiv-verhaltenstherapeutische Interventionen, wie sie sich bei der Behandlung der Bulimia nervosa bewährt haben (TELCH et al, 1990), wobei AGRAS (1995) anmerkt, daß bei adipösen BED-Patienten sicherlich auch die Reduktion des Körpergewichts thematisiert werden muß. Allerdings kann damit gerechnet werden, daß mit dem Verschwinden der Eßanfälle ein weiterer Anstieg des Körpergewichts meist vermieden werden kann und oft eine langsame, aber kontinuierliche Gewichtsreduktion von allein einsetzt.

7.4 Weiterführende Literatur

Brownell, K.D. & Foreyt, J.P. (eds.): Handbook of eating disorders. Physiology, psychology, and treatment of obesity, anorexia, and bulimia. New York: Basic Books 1986.

Fichter, M.M. (Hrsg.): Bulimia nervosa. Stuttgart: Enke 1989.

Garner, D.M. & Garfinkel, P.E. (eds.): Handbook of Psychotherapy for Anorexia nervosa and Bulimia. New York: Guilford 1985.

Meermann, R. & Vandereycken, W.: Therapie der Magersucht und Bulimia nervosa. Berlin, New York: Walter de Gruyter 1987.

Waadt, S., Laessle, R.G. & Pirke, K.M. (1992). Bulimie. Ursachen und Therapie. Berlin: Springer.

8

Ernährungsberatung – Standort, Aufgaben, Ziele, Perspektiven

8.1 Was ist alles nicht Ernährungsberatung?

Ein Blick in die Praxis der Ernährungsberatung zeigt, daß höchst unterschiedliche Aufgaben und Tätigkeitsfelder unter dem Begriff der *Ernährungsberatung* zusammengefaßt werden. Noch unübersichtlicher wird eine Aufgabendefinition der *Ernährungsberatung*, wenn in einer repräsentativen Erhebung anhand von Beispielen die Bevölkerung gebeten wird, ihr Urteil abzugeben, was Ernährungsberatung *ist* und was Ernährungsberatung *nicht ist.* So ist für die Bevölkerung interessanterweise nahezu jede Maßnahme und Aktivität bereits dann *Ernährungsberatung*, wenn sie etwas mit Ernährung zu tun hat – angefangen bei gesetzgeberischen Aufgaben über ärztliche Ratschläge bis hin zur Werbung (Agrarsoziale Gesellschaft 1988).

In einer für die Bundesrepublik Deutschland repräsentativen Erhebung im Jahre 1985 wurde gefragt: *„Ein bestimmtes Wort kann für verschiedene Menschen ganz unterschiedliche Bedeutung haben. Was stellen Sie sich persönlich unter Ernährungsberatung vor?"*

Die folgende Tab. 8/1 nennt den Anteil Befragter in %, die auf die Vorgaben mit *„sehr viel"* oder *„viel"* antworten.

Da die unterschiedlichen Aufgabenfelder jedoch unterschiedliche Methoden und professionelle Kompetenz voraussetzen, sie zudem auch divergierende Zielvorstellungen haben, sollte eine schärfere begriffliche Abgrenzung für die *Ernährungsberatung* vorgenommen werden. Dies ist auch im Hinblick auf die Berufsbezeichnung *Ernährungsberaterin* bzw. *Ernährungsberater* nützlich, die zwar nicht geschützt ist, die sich jedoch im Bereich der Prävention durchgesetzt hat und damit auch ein klares Profil ihrer *Professionalität* haben sollte. Der Versuch der Deutschen Gesellschaft für Ernährung (DGE 1990), verschiedene Ausbildungsgänge als mehr oder weniger geeignet für *Ernährungsberatung* zu klassifizieren, muß allein schon deshalb scheitern, zumindest aber äußerst problematisch bleiben[20], weil zuvor nicht konkret definiert wurde, welches Anforderungsprofil an die praktische Tätigkeit der Ernährungsberatung überhaupt gestellt wird. In Abschnitt 8.7 wird auf der Basis der Strukturanalyse der Ernährungsberatung in der Bundesrepublik Deutschland 1988 darauf weiter eingegangen.

Tabelle 8/1: Vorstellungen von Ernährungsberatung

Ernährungsberatung ist ...	
über Schadstoffe in Lebensmitteln warnen	82,8 %
Auskunft über die eigene Ernährung geben	77,6 %
in Zeitungen über gesunde Ernährung schreiben	75,4 %
Sprechstunde für Bürger mit Ernährungsfragen	72,6 %
Übergewichtigen eine Diät empfehlen	71,0 %
ein gutes Lebensmittelgesetz machen	70,7 %
viel Informationen auf der Lebensmittelpackung	70,5 %
zuckerkranke Menschen behandeln	65,8 %
Kindern beibringen, weniger Süßes zu essen	61,9 %
Hausfrauen Tips geben, wie man Reste verwertet	61,0 %
Küchen in Restaurants kontrollieren	58,5 %
Bevölkerung über Fleischpreise informieren	52,8 %
leckere Rezepte anbieten	48,7 %
neues Kochbuch über „Grillen im Garten"	46,6 %
für Lebensmittel werben	41,0 %
Kindern gute Tischmanieren beibringen	32,7 %

20 Für die Berufsgruppe der klinischen Psychologen wird dort u. a. ausgeführt: „Aufgrund des Berufsbildes keine besondere Qualifikation zur Ernährungsberatung...". Auf der anderen Seite betont der Arbeitskreis, „der Begriff der Ernährungsberatung umfaßt hierbei alle Maßnahmen, die eine Veränderung des Ernährungsverhaltens zum Ziel haben" (DGE 1990, S. 250). Als Ausbildungsgrundlagen werden ernährungsphysiologische Grundkenntnisse, vor allem in den Fächern Anatomie, Physiologie und Pathophysiologie des Menschen, Biochemie, Ernährungslehre, Diätetik, Lebensmittellehre und -technologie als *notwendig* vorausgesetzt. Grundkenntnisse in Ernährungspsychologie gelten als *zusätzliche Qualifikationen*.

Der gesamte Bereich, in dem im weitesten Sinne die Ernährungsthematik mit Blick auf die Bevölkerung oder einzelne Personen angesprochen und behandelt wird, kann unterteilt werden in Ernährungs*aufklärung*, Ernährungs*information*, Ernährungs*beratung* im engeren Sinne, Ernährungs*therapie* und schließlich Ernährungs*erziehung* (Tab. 8/2, vgl. dazu PUDEL 1991).

Tab 8/2: Übersicht über Maßnahmen, in denen die Ernährungsproblematik behandelt wird

Kategorie	**Voraussetzungen**	**Methoden/ Maßnahmen**	**Ziele**
Ernährungs-aufklärung	Vorliegen wissenschaftlich gesicherter Erkenntnisse über Ernährungsdefizite in der Bevölkerung	Unspezifische Mitteilungen „an alle", zumeist über Massenmedien	Weckung eines größeren Ernährungsbewußtseins. Sensibilisierung für Ernährungsfragen
Ernährungs-information	Ernährungsbewußtsein, Vorhandensein von subjektiv bewußten Ernährungsfragen in der Bevölkerung	Spezifische Mitteilungen aufgrund von Nachfragen an bestimmte Zielgruppen über schriftliche Informationsträger (Broschüren, Brief, elektronische Medien), aber auch mündlich in einen Informationsgespräch (Auskunft geben)	Erweiterung des Ernährungswissens und Klärung der günstigen Voraussetzungen für das Ernährungsverhalten
Ernährungsberatung	Persönliche Inanspruchnahme von Einzelpersonen bei subjektiv nicht lösbaren Verhaltens- oder Einstellungsproblemen sowie bei Entscheidungskonflikten	Klientenzentrierte Erarbeitung der individuellen Ernährungsprobleme im Gespräch bzw. Verhaltensdiagnose mit speziellen Hilfsmitteln (Fragebögen, Tagebücher)	Lösung des Ernährungsproblems unter Berücksichtigung der Persönlichkeit und der Lebenssituation des betreffenden Klienten

(Forts.)

Tab. 8/2 (Fortsetzung)

Kategorie	**Voraussetzungen**	**Methoden/ Maßnahmen**	**Ziele**
Ernährungstherapie	Ernährungsabhängige Erkrankungen bzw. Risikofaktoren	Klärung von Maßnahmen, die für die besondere Konstellation geeignet und realisierbar sind; grundsätzlich wie bei der Ernährungsberatung, ergänzt durch langfristige Verhaltenstherapie, durch unterstützende Diätetika (ggf. auch Medikamente), durch Einsatz ärztlicher Intervention	Heilung bzw. Besserung ernährungsabhängiger Erkrankungen bzw. Risikofaktoren
Ernährungserziehung	Pädagogisch sinnvolle Möglichkeiten für Erziehungsmaßnahmen liegen vor.	Anleitung zu bestimmten Verhaltensweisen durch: Vorbildfunktion, Lob und Tadel, argumentative Begründungen, Training, Einführung von „Moden" z. B. im Kindergarten	Stabilisierung eines günstigen Ernährungsverhaltens „von Beginn an". Vermeidung von ungünstigen Verhaltensweisen. Modifikation der Eßbedürfnisse

8.1.2 Ernährungsaufklärung

Ernährungsaufklärung bezieht sich auf Maßnahmen, die den Bürger, ohne daß er selbst nachfragt, ansprechen und anregen sollen, über bestimmte Ernährungsthemen und Sachverhalte nachzudenken. Ernährungsaufklärung will also das Ernährungsinteresse und -bewußtsein wecken, sozusagen für Ernährungsfragen sensibilisieren.

Die Ernährungsaufklärung nutzt für diese Ziele die Möglichkeiten der Massenkommunikation (Postwurfsendungen, Anzeigen, Beiträge in Massenmedien wie Radio, Fernsehen, Printmedien). Sie richtet sich einseitig an den Bürger. Dieser kann auch nicht zurückfragen, um in ein Gespräch über die Inhalte der Ernährungsaufklärung einzutreten. Ernährungsaufklärung ist die Basis für alle weiteren Maßnahmen, denn Aufklärung macht *Fragen fragenswert*, indem sie Motivation schafft.

Ernährungsaufklärung untersteht einer besonderen ethischen Verpflichtung, denn wirkungsvolle, motivationsschaffende Aufklärung schafft immer auch Verunsicherung, denn erst die Verunsicherung bildet die Basis für die erwünschte Motivation. Die Inhalte der Ernährungsaufklärung müssen daher wissenschaftlich geprüft, gesichert und für die Ernährung der Bevölkerung in gesundheitlicher Hinsicht tatsächlich auch notwendig sein[21].

8.1.3 Ernährungsinformation

Ernährungsinformation beschreibt alle Angebote, die einem Bürger zu gezielten Ernährungsfragen Antworten zur Verfügung stellen. Hierzu rechnen Broschüren und Faltblätter, die themenspezifisch angefordert werden können, aber auch persönlich vorgetragene Fragen an eine Fachkraft, die diese aufgrund ihres Fachwissens beantwortet. Die Instrumente der Ernährungsinformation müssen pädagogisch-didaktisch ausgearbeitet sein, um komplizierte Sachverhalte in den Erkenntnishorizont des Bürgers zu übersetzen, um Wissenslücken zu schließen oder falsche Inhalte zu korrigieren.

Von ihrer eigentlichen Aufgabenstellung her benötigt die Ernährungsinformation nicht notwendig den persönlichen Einsatz von Beratungskräften, denn didaktisch gut aufbereitete Information kann auf Nachfragen auch schriftlich oder mit Rechnerunterstützung durch individualisierte Textaufbereitung vermittelt werden.

Ernährungsinformation reagiert also nachfragebezogen; damit ist sie eine notwendige, aber noch keine hinreichende Voraussetzung für die eigentliche Ernährungsberatung.

21 Es gibt Beispiele dafür, daß Aufklärung (insbesondere über die elektronischen Medien) vorgenommen wurde, die überraschend große Verhaltenswirksamkeit hatte, ohne daß hier durch wissenschaftlich gesicherte Grundlagen eine verantwortbare Legitimation für diese Aufklärungsmaßnahme bestand (z. B. "Nematoden im Fisch" im Frühsommer 1987 durch das TV-Magazin MONITOR; die Propagierung des Idealgewichts in den 60/70er Jahren aufgrund unzureichender epidemiologischer Daten).

8.1.4 Ernährungsberatung

Ernährungsberatung[22] ist auf den persönlichen Kontakt zwischen Berater und Klient abgestellt. Sie erfolgt im kommunikativen Wechselspiel, also im Dialog. Es geht darum, *Ernährungsempfehlungen* und *Eßverhalten* in nähere Übereinstimmung zu bringen. Ernährungsberatung hat also mit Verhaltensproblemen zu tun. Ihr Ziel besteht darin, die im Klienten vorhandenen Kräfte zu aktivieren, um Hilfe zur Selbsthilfe zu geben. Sie ist ein *Serviceangebot*, das die Prinzipien der freiwilligen Inanspruchnahme, der Eigenverantwortlichkeit des Klienten und seiner kompetenten Selbstentscheidung in den Vordergrund stellt. Auf eine genauere Darstellung der Aufgaben und Methoden wird in Abschnitt 8.2 eingegangen.

8.1.5 Ernährungstherapie

Eine trennscharfe Abgrenzung der Ernährungstherapie zur Ernährungsberatung ist nicht möglich – zumal, wenn der eingeführte Begriff der *Diätberatung* mitgesehen wird. Ernährungstherapie und Diätberatung richten sich an die Zielgruppe *Patienten*, während die Ernährungsberatung *gesunde Klienten* als Zielgruppe anspricht. Doch diese Abgrenzung hängt ihrerseits davon ab, wer als *gesund* oder *krank* gilt. Die Einführung des Begriffs *Risikofaktor* zeigt, daß eine Einteilung in Klienten oder Patienten häufig nicht möglich ist. Gilt der Diabetiker sicher als *Patient*, so ist bei einem Menschen mit leichter Hypercholesterinämie die Entscheidung schwierig und bei einem Übergewichtigen ohne weiteren Risikofaktor kaum möglich.

Ziele und Aufgaben von Ernährungs- und Diätberatung sowie Ernährungstherapie sind vergleichbar: Erreicht werden soll ein Eßverhalten, welches ernährungsbedingte Risiken mindert oder aufhebt. In den Maßnahmen, die angewendet werden können, bestehen jedoch Unterschiede: Der unterstützende Einsatz von Medikamenten, die Verordnung bestimmter Formuladiäten, der stationäre Aufenthalt unter kontrolliertem Diätregime sind die typischen Elemente der Ernährungstherapie. Die Diätberatung basiert auf der ärztlichen Verordnung und ist daher mit mehr *Verbindlichkeit* dem Patienten gegenüber ausgestattet als die Ernährungsberatung, die mehr Service-Charakter besitzt.

---

22 In der deutschen Sprache gilt für zusammengesetzte Substantive, daß der nachgesetzte Begriff die hauptsächliche Spezifikation liefert. So auch bei der Ernährungsberatung, deren charakteristisches Kennzeichen die Beratungstätigkeit ist.

Auch eine Verhaltenstherapie bei Patienten mit ernährungsabhängigen Krankheiten oder gestörtem Eßverhalten geht über eine Ernährungsberatung hinaus. Maßnahmen wie Therapieverträge, Vereinbarung von Kautionen, kontrollierte Übungen zusammen mit dem Therapeuten sind ebenfalls Elemente, die der Therapie vorbehalten bleiben. Ernährungstherapie und Diätberatung müssen aber mindestens eine gute Ernährungsberatung sein, auch wenn dies im Einzelfall nicht ausreicht, um den Erfolg sicherzustellen.

8.1.6 Ernährungserziehung

Ernährungserziehung richtet sich an Kinder bis zum Beginn des Jugendalters und beinhaltet das gesamte Spektrum an pädagogischen Maßnahmen, um das Eßverhalten entsprechend den sozio-kulturellen Normen, den familiären Traditionen und ggf. auch den Empfehlungen der Ernährungsaufklärung zu prägen. Ernährungserziehung geschieht, insbesondere in der Familie, oft unsystematisch, auch häufig ungeplant, spontan und intuitiv und ist zumeist ein Teil allgemeiner Erziehungsmaßnahmen (vgl. auch Kap. 2.3).

In außerfamiliärer Umgebung (Kindergarten, Schule, etc.) wird immer wieder eine nachhaltigere Ernährungserziehung gefordert, wobei *erprobte* Konzepte für ein integratives soziales Lernen kaum zur Verfügung stehen. Dagegen wird häufiger den kognitiven und restriktiven Maßnahmen (Unterricht, Anordnung, Verbote, Erlasse) der Vorzug gegenüber einem *Learning by doing* gegeben. Diese Orientierung gegenwärtiger Ernährungserziehung erscheint nicht dazu angetan, die Möglichkeiten für ein gesundheitsgerechteres Eßverhalten der nachwachsenden Generation auszuschöpfen. Auf das Kontinuitätstraining wurde bereits in Kap. 2 hingewiesen, das dazu beiträgt, daß überholte Eßtraditionen trotz einer radikal veränderten Ernährungsumwelt in den Erziehungsprozeß einfließen.

8.2 Ernährungsberatung als soziales Management

Der Rahmen für Ernährungsberatung ist eingrenzbar zwischen Information und Aufklärung auf der einen und Therapie und Erziehung auf der anderen Seite. Das klärt den Anspruch an Ernährungsberatung: Sie muß mehr sein als Informationsvermittlung, indem sie wirksam hilft, daß Wissen und Kenntnisse vom Klienten in seine Einstellungen übernommen und in seinem Alltag umgesetzt werden können. Sie hat aber weder einen therapeutischen Anspruch noch einen erzieherischen Auftrag. Ernährungsberatung ist ein *professionelles Dienstleistungsangebot für erwachsene, selbstverantwortliche Menschen!*

Als Handwerkszeug benötigt die Ernährungsberatung neben dem Fachwissen, das sie zumeist reichlich zur Verfügung hat, eine Fähigkeit, die als *soziales Management* zu bezeichnen ist:

■ **Es gilt, die physiologische und psychologische Dimension des Ernährungsverhaltens eines Klienten zu erkennen und zu bewerten, dem Klienten dann mit geeigneter Gesprächsführung zur Problemanalyse zu verhelfen, individuell zugeschnittene Maßnahmen zu erarbeiten und Hemmfaktoren festzustellen, um schließlich dem Klienten selbst eine realistische Umsetzung in seine Einstellung und in sein Verhalten zu ermöglichen mit dem Ziel eines gesundheitsgerechteren Eßverhaltens.** ■

Indikation zur Ernährungsberatung

Die *Indikationsstellung* für Ernährungsberatung ist prinzipiell immer gleich und daher in einem einfachen Schema zu fassen:

Die Diskrepanz zwischen dem
Bedarf des Organismus

(definiert über ernährungsphysiologische Parameter)
Ziel: bedarfsgerechte Ernährung

und den
Bedürfnissen des Menschen

(definiert über ernährungspsychologische Motive)
Ziel: bedürfnisgerechtes Essen

ergibt die Indikation für Ernährungsberatung.

Das Eßverhalten wird durch die Bedürfnisse des Klienten gesteuert. In Kap. 2 wurde bereits modellhaft die Ernährungsentscheidung dargestellt:

$$EE(s_1) = f(s_1 g_1 F_1, s_1 g_2 F_2, s_1 g_3 F_3, s_1 g_4 F_4, \ldots, s_1 g_n F_n)$$

Die verschieden stark gewichteten Motive (F) führen in Abhängigkeit einer bestimmten Situation (s_i) zu einer konkreten Ernährungsentscheidung, die als *subjektiver Optimierungsprozeß* verstanden wurde.

Dieser Ernährungsentscheidung steht auf der anderen Seite ein Anforderungskatalog gegenüber, der von der Ernährungswissenschaft definiert wurde und der den *Bedarf des Organismus* an Nahrungsenergie, Nähr- und Inhaltsstoffen beschreibt, der durch die tägliche Ernährung erfüllt sein sollte.

Wenn durch das bedürfnisgesteuerte Eßverhalten eine Ernährungsweise realisiert wird, die diesen ernährungsphysiologischen Parametern nicht genügt, dann entsteht die beschriebene Diskrepanz zwischen dem *Bedarf* des Organismus und den *Bedürfnissen* des Essenden. Genau dann stellt sich die Indikation für Ernährungsberatung.

Damit ist aber unmittelbar einsichtig, daß sich Ernährungsberatung in keinem Fall darauf beschränken kann, lediglich den Nährstoffbedarf des menschlichen Organismus zu *beschreiben*. Das Ziel der Ernährungsberatung besteht vielmehr darin, die *Diskrepanz* zwischen dem realen Verhalten und den wissenschaftlich begründeten Empfehlungen zu verringern. Das aber wiederum heißt – da die Bedarfsparameter nicht willkürlich modifiziert werden können –, daß allein eine *Änderung der Eßbedürfnisse* im Sinne einer Anpassung an den Bedarf stattfinden kann.

Im Blickpunkt der Ernährungsberatung steht damit die konkrete Ernährungsentscheidung (EE) des Klienten. Im *Prozeß* der Ernährungsberatung spielt diese individuelle Verhaltenssteuerung die Hauptrolle. Die Ernährungsberatung muß zunächst erkennen und verstehen, welche Gewichtungsfaktoren bei einem Klienten für die verschiedenen Eßmotive bestehen. Nur dann sind Änderungen (d. h. Veränderungen der Gewichtungsfaktoren) überhaupt planbar.

Kurz gesagt: Ernährungsberatung besteht in einer Modifikation von Motiven, die das Eßverhalten steuern. Sie kann sich nicht darauf beschränken, die Grundzüge gesundheitsgerechter Ernährung zu beschreiben. Sie sollte sich allerdings auch nicht darauf einlassen, das gesamte Eßverhalten ausschließlich gesundheitlichen Kriterien zu unterwerfen, weil dieses Ziel unrealistisch ist. Ernährungsberatung ist ein permanenter Dialog, der einen Trainingsprozeß der *Annäherung* an dieses Ziel begleitet.

8.3 Der Beratungsprozeß in Schritten

8.3.1 Schritt 1: Verhaltensdiagnose

Der Beratung eines Patienten in der ärztlichen Praxis geht zumeist eine umfassende *Labordiagnostik* voraus, um festzustellen, wie es um die gesundheitliche Verfassung des Patienten steht. Völlig analog dazu besteht eine Notwendigkeit zu einer umfassenden *Verhaltensdiagnostik* in der Ernährungsberatung, ohne die keine wirkungsvolle Ernährungsberatung durchgeführt werden kann. Die Verhaltensdiagnose ist also die unverzichtbare Voraussetzung für Ernährungsberatung. Sie klärt, *wann* und *wo* der Klient *was* ißt und trinkt.

Diese Verhaltensdiagnose kann in einem *Verhaltensgespräch* (ähnlich einer Anamnese) erhoben werden. Es hat sich jedoch für die Ernährungsberatung gezeigt, daß hier aus mancherlei Gründen wie Zeitersparnis, zutreffenderen Angaben etc. auf formalisierte Verfahren zurückgegriffen werden sollte. Hierfür bieten sich verschiedene Ernährungserhebungs-Methoden (*Lexikon*) an, wie z. B. eine Food-Frequency-List (Auflistung von Lebensmitteln, die der Klient nach Häufigkeit seines Verzehrs skaliert) oder – in gewisser Weise präziser – ein Ernährungstagebuch, in das der Klient für eine Woche einträgt, was er ißt und trinkt. Zusätzlich können Fragebögen verwendet werden, die spezielle Verhaltensaspekte erfassen, wie *Kontrolle* oder *Störbarkeit* des Eßverhaltens (z. B. FEV, Fragebogen zum Eßverhalten). Es sind bereits eine Reihe von rechnergestützten Verfahren vorhanden, die eine ökonomische und informative Auswertung solcher verhaltensdiagnostischer Verfahren zulassen.

LEXIKON

Ernährungserhebungen
Ernährungserhebungen dienen in der Ernährungsberatung als diagnostische Hilfsmittel. Ihr Ziel besteht darin, möglichst genau und umfassend das Ernährungsverhalten eines Klienten zu erfassen. Verschiedene Methoden erfüllen unterschiedliche Ansprüche. Die einfachste Methode besteht in dem sog. „24-Stunden-Recall“, der retrospektiven Befragung über den Lebensmittelverzehr der gerade vergangenen 24 Stunden. Diese Methode ist im Einzelfall wenig brauchbar, sie unterliegt Erinnerungsfehlern, subjektiven Umdeutungen und bezieht sich insgesamt auf eine zu kurze Zeitspanne, um einen repräsentativen Eindruck des Ernährungsverhaltens zu vermitteln. In der Forschung kann der 24-h-Recall mitunter sinnvoll eingesetzt werden. Als Vorteil des 24-Stunden-Recalls gilt, daß diese Methode weniger *reaktiv* ist, also das Eßverhalten nicht direkt beeinflußt, da retrospektiv gefragt wird.

Die verbreitetste Methode ist das Ernährungstagebuch. Hier wird der Klient gebeten, seinen Lebensmittelverzehr über eine gewisse Zeitspanne (meist 1 Woche) zu notieren. Freie Notizen, u. a. mit einem genauen Abwiegen der Verzehrsmengen (*precise weighting method*), sind ebenso möglich wie das Eintragen auf vorgegebenen Lebensmittellisten (Formularmethode). Bei dieser Methode besteht das Problem der *reaktiven Messung*, d. h. das Verfahren verfälscht die Messung, da der Klient möglicherweise anders ißt und trinkt, wenn er notiert. Je präziser diese Methode erfassen will (z. B. durch Wiegen oder Vorgabe von Schablonen zur quantitativen Bestimmung der Verzehrsmenge wie bei der Nationalen Verzehrsstudie), um so *reaktiver* fällt die Messung aus. Bewährt hat sich die Formularmethode, bei der ca. 100 übliche Lebensmittel, Speisen und Getränke vorgegeben werden, deren Konsum als Strichliste für gängige Haushaltsmaße geführt wird. Die Auswertung mit Nährwertprogrammen ist zudem bei solchen standardisierten Formularen sehr einfach.
Einfache Lebensmittellisten, die der Klient checkt und wo er angibt, „*wie gerne er diese Lebensmittel ißt*" oder „*wie häufig er diese Lebensmittel verzehrt*", können direkt in der Beratungssituation eingesetzt und ausgewertet werden. Sie dienen dazu, einen ersten qualitativen Überblick über die Verzehrsmuster des Klienten zu erhalten. Ein ausführlicher Überblick über die methodischen Aspekte der verschiedenen Erhebungsmöglichkeiten findet sich bei Sichert et al. (1984).

Als Resultat der Verhaltensdiagnostik sind zwei Aspekte von Bedeutung:

- *Objektiver Aspekt*: Die Beschreibung der individuellen Ernährungssituation in ernährungsphysiologischen Parametern, z. B. Energieaufnahme, Nährstoffrelation, Zufuhr von Mikronährstoffen, bevorzugte Lebensmittel oder Lebensmittelgruppen, Lebenssituation des Klienten, Bedingungen für die Ernährung.
- *Subjektiver Aspekt*: Die Ermittlung des subjektiven Stellenwertes für den Verzehr bestimmter Lebensmittel und/oder Zubereitungsformen sowie die Situationsgebundenheit des Eßverhaltens. Besondere Probleme im Eßverhalten wie Süß- und Heißhunger, Essen in Streßsituationen etc.

8.3.2 Schritt 2: Zieldefinition

Die Verhaltensdiagnose führt zur *individuellen Ist-Analyse* und ermöglicht dadurch die Zielplanung der erforderlichen Veränderungen im konkreten Fall. Die *Beschreibung* dieser Zielstruktur, dies sei nochmals betont, ist aber noch keine Ernährungsberatung, sondern lediglich die *notwendige Voraussetzung* für Ernährungsberatung.

Die individuelle Ist-Analyse muß im nächsten Schritt mit den ernährungsphysiologischen Soll-Werten abgeglichen werden. Dieser *Ist-Soll-Vergleich* liefert der Ernährungsberatung die konkreten und quantitativ bestimmbaren *Ziele*, denen sich ein geändertes Eßverhalten des Klienten annähern soll. In aller Regel finden sich mehrere Zielgrößen, die miteinander in Beziehung stehen, so daß ein Ziel durch Veränderung verschiedener Parameter erreichbar ist, z. B. Reduzierung der Energieaufnahme durch Fett- und/oder Alkoholaufnahme. Auf die Problematik der objektiven Zieldefinition aufgrund von Nährstoffempfehlungen wird in Abschnitt 8.8 eingegangen.

Dieser zweite Schritt im Prozeß der Ernährungsberatung ist einerseits für die Planung und andererseits zur Überprüfung der Wirkung der Ernährungsberatung wichtig, um zu dokumentieren, welche Änderungen durch den Beratungsprozeß erfolgt sind.

8.3.3 Schritt 3: Zielhierarchie

Nach *Verhaltensdiagnostik* und *Zielplanung* geht es im dritten Schritt darum, gemeinsam mit dem Klienten eine *Zielhierarchie* festzulegen. Die anzustrebenden Ziele durch eine Veränderung des Ernährungsverhaltens werden daraufhin bewertet, welchen *Verhaltensaufwand* sie für den Klienten bedeuten. Dazu muß konkret genannt werden, mit welcher Verhaltensmaßnahme ein Ziel zu erreichen ist. Es reicht nicht aus, den Klienten einstufen zu lassen, „*wie schwer es ihm fallen würde, fettärmer zu essen*", sondern es muß z. B. aufgrund der Verhaltensdiagnose gefragt werden, „*wie schwer es ihm fallen würde, morgens statt Streichwurst einen fettarmen Käsebelag zu essen*".

Die verschiedenen Ziele können nach Verhaltensaufwand bepunktet oder in eine Rangreihe gebracht werden. Es muß erkennbar sein, welche Maßnahmen vom Klienten subjektiv eher leichter und welche eher schwerer realisiert werden können (*antizipatorischer Aufwand für eine konkrete Verhaltensänderung*).

8.3.4 Schritt 4: Maßnahmenplanung

Beginnend bei jener Veränderung, die für den Klienten mit vergleichsweise *geringem* Verhaltensaufwand zu leisten ist, werden im gemeinsamen Dialog konkrete *Maßnahmen* geplant, mit denen diese Ziele in kleinen Schritten erreichen werden können. Dabei ist es ausschlaggebend, daß die *Schrittgröße* so dosiert angesetzt wird, daß ein Verhaltenserfolg wahrscheinlich wird. Je häufiger der Klient nämlich mit den geplanten Maßnahmen einen Erfolg erlebt, um so nachhaltiger wird sich sein in kleinen Schritten geändertes Eßverhalten stabilisieren. Wichtig dabei ist, daß der Klient selbst beurteilen kann, ob er die geplanten Ziele auch erreicht hat, damit er sich den Erfolg auch zuschreiben kann (*positive Kausalattribuierung*). Das ist eine der wesentlichen Grundlagen für eine bessere Verhaltenskontrolle.

Diese *Maßnahmenplanung* ist außerordentlich wichtig, sie ist die eigentlich *kreative* Aufgabe der Ernährungsberatung. Zu häufig beschränkt sich die Ernährungsberatung nämlich darin, dem Klienten lediglich die Verhaltensziele zu erläutern, ohne ihm zu erklären, über *welchen Weg* er diese Ziele erreichen kann. So sind die sicher richtigen Empfehlungen „*Essen Sie weniger Fett*“, „*Nehmen Sie 10 Kilogramm ab*“, „*Steigern Sie Ihre Ballaststoffzufuhr*“ oder „*Essen Sie abwechslungsreich*“ allesamt Zielbeschreibungen, die nicht erkennen lassen, mit welchen Maßnahmen dieses Ziel erreicht werden kann[23].

Maßnahmen wären: „*Stellen Sie Ihre Brotschneidemaschine um 3 Millimeter weiter*“ oder „*Führen Sie eine Strichliste, und streichen Sie immer dann an, wenn Sie Getreideprodukte, Gemüse, Kartoffeln, Salat, Obst oder Milchprodukte verzehrt haben. Wenn am Abend insgesamt mindestens 12 Striche zusammengekommen sind, ist das Ziel erreicht*“.

Solche konkreten Maßnahmen sind kaum pauschal zu formulieren, da sie auf die individuelle Situation des Klienten abgestimmt sein müssen.

Erst wenn ein Zwischenziel mittelfristig etabliert ist, kann sinnvollerweise mit der Erarbeitung der nächsten Stufe auf der Zielhierarchie begonnen werden. Damit ist deutlich, daß Ernährungsberatung ein kontinuierlicher Kommunikations- und Trainingsprozeß ist, der – je nach Diskrepanz in der primären Ist-Soll-Analyse – auch nicht in jedem Fall mit einer vollständigen Zielerreichung abgeschlossen werden kann. Eine partielle, langfristige Erreichung der Ernährungsziele sollte jedoch positiver be-

---

23 Dies ist auch ein Kennzeichen von allgemeinen Ernährungsempfehlungen an die Bevölkerung, wie sie von der Deutschen Gesellschaft für Ernährung in den „10 Regeln" oder in den USA in den „Dietary Guidelines" gegeben werden. Sie benennen Ziele, ohne konkrete Maßnahmen zu beschreiben. Dies ist sicher ein Grund mit, warum sie von der Bevölkerung nicht so wirkungsvoll umgesetzt werden können.

wertet werden als der Versuch, unter massiver Fremdkontrolle ein zu hoch gestecktes Ziel durchzusetzen, das nur kurzfristig realisiert werden kann.

Diese Überlegungen lassen unschwer erkennen, daß erfolgreiche Ernährungsberatung immer ein *Trainingsprozeß* in mehreren Stufen sein muß. Der in der Praxis häufig noch anzutreffende Fall einer kurzen „Einmalberatung", z. B. nach Beendigung eines stationären Kuraufenthaltes in einer Rehabilitationseinrichtung, kann nicht als Ernährungsberatung bezeichnet werden. Es ist bestenfalls eine Kurzinformation, von der eine verhaltensändernde Wirkung nicht erwartet werden kann.

8.3.5 Das Prinzip der flexiblen Kontrolle

Auf eine grundlegend wichtige, in der Verhaltenswissenschaft relativ neu erkannte Bedingung zur wirksamen Veränderung des Eßverhaltens wurde bereits in Kap. 6 ausführlich eingegangen. So sind alle Maßnahmen, die das Verhalten *rigide* steuern, zu vermeiden und Maßnahmen, die auf eine *flexible Kontrolle* hinauslaufen, eindeutig zu bevorzugen. Im Beratungsprozeß sollten Klienten, die von sich aus einen Totalverzicht auf bestimmte Lebensmittel spontan anbieten, motiviert werden, davon abzusehen. Die Empfehlungen der Ernährungsberatung sollten grundsätzlich auf Maßnahmen hinauslaufen, die der flexiblen Verhaltenskontrolle genügen.

Unter dem Begriff der *Gegenregulation* (*Counterregulation*, Herman & Polivy 1980, 1984) ist das Prinzip beschrieben worden, wonach rigide Verhaltensvorschriften – werden sie aus irgendeinem Grund aktuell nur einmal nicht eingehalten – zu einem entgegengesetzten „*Nachholverhalten*" führen. Sind Verhaltensziele dagegen so angesetzt, daß ein gewisser Spielraum in quantitativer Hinsicht zugelassen ist, so kann es jenen *qualitativen Punkt*, der einen *Verstoß* dagegen kennzeichnet, nicht geben.

Die Vereinbarung z. B., in der kommenden Woche mit einer Tafel Schokolade als *Mittel im Kampf gegen den Süßhunger auszukommen*, ist eine eher flexible Maßnahme, die mit viel höherer Wahrscheinlichkeit durchgehalten werden kann als der Vorsatz, in den nächsten sieben Tagen auf Schokolade völlig zu verzichten. Auch nur der Verzehr eines *einzigen* Stückchens (was für die Ernährungssituation überhaupt nichts bedeutet) kann die *Gegenregulation* auslösen und zu einem dann unkontrollierten Essen großer Schokoladenmengen beitragen.

Flexible Kontrolle gegen Süß

*Eine in der **Vier-Jahreszeiten-Kur**[24] erprobte Maßnahme gegen den Süßhunger besteht darin, den Klienten zu empfehlen, ab montags ständig eine zunächst gefüllte Streichholzschachtel bei sich zu tragen. Wenn Süßhunger erlebt wird, sollte auch tatsächlich ein zuckerhaltiges Lebensmittel verzehrt werden. Zuvor jedoch müßte immer für jeden „Bissen" oder für jedes „Stückchen" ein Streichholz abgebrannt werden. Ziel ist, möglichst lange, z. B. eine Woche, mit den Streichhölzern „auszukommen". Diese Maßnahme ist ein paradigmatisches Beispiel für flexible Kontrolle und erklärt ihre wesentlichen Vorteile: Der Klient wird sich selbst stärker beobachten, da die Süßhungerwahrnehmung durch dieses „Spiel mit den Streichhölzern" geschärft wird. Erlebt er Süßhunger, dann wird von ihm eine Entscheidung verlangt, die er ohne Bedenken und Verstoß gegen Vorsätze auch für die Süßigkeit fällen kann. Diese Entscheidung wird wiederholt, denn nachdem er das Streichholz angezündet hat, wird er angehalten, während des Abbrennens seine Entscheidung nochmals zu beurteilen (wirkungsvolle Selbstreflexion). Solche Maßnahmen beugen einer Gegenregulation vor und trainieren eine verstärkte Selbstkontrollfähigkeit. Sie bietet überdies den Vorteil, daß der Klient sich „Reserven" schaffen kann. So könnte er am ersten Tag vielleicht ganz auf Süßes verzichten (fällt ihm leichter, da er keinem Verbot unterliegt!), um „Streichhölzer" für spätere Tage zu sparen. Wenn ein Mensch etwas „darf", ist es für ihn leichter, es nicht unbedingt auch zu wollen, als wenn ihm etwas verboten wird.*

Betont wurde bereits, daß die Maßnahmenschritte so zu konzipieren sind, daß sie mit großer Wahrscheinlichkeit auch realisiert werden können, um Erfolgserlebnisse zu fördern, die das Verhalten stabilisieren. Eine wichtige Voraussetzung dafür, daß Maßnahmenschritte realisiert werden können, ist neben der *Schrittgröße*, daß sie nach dem Muster der *flexiblen Kontrolle* konzipiert sind.

24 Die Vier-Jahreszeiten-Kur ist ein rechnergestütztes 12monatiges Trainingsprogramm zur Gewichtsreduktion (Pudel & Westenhöfer 1989c).

8.3.6 Ein konkretes Beispiel

Der Ablauf des Beratungsprozesses soll an einem konkreten Beispiel veranschaulicht werden. Ein Klient sucht die Ernährungsberatung auf, weil sein Arzt einen erhöhten Cholesterinspiegel (280 mg/dl) festgestellt hat.

Die *Verhaltensanalyse*, durchgeführt mit einem 7-Tage-Ernährungsprotokoll, dem FEV (Fragebogen zum Eßverhalten) und einem Gespräch über den Stellenwert des Essens, ergibt folgende Beschreibung (in Auszügen):

> *Frau G., 38 Jahre, Größe 174 cm, Gewicht 92 kg, Gewichtszunahme von 70 auf 82 kg kontinuierlich in den letzten 5 Jahren, ißt gerne* („Halte mich aber bewußt zurück"), *hat verschiedentlich Diäten ohne langfristigen Erfolg durchgeführt, leidet häufig unter Süßhunger* („dann nasche ich Schokolade"), *kocht mittags für ihren Mann* („der will deftig essen"). *Der FEV ergibt für Kontrolle des Eßverhaltens einen mittleren, für Störbarkeit einen hohen Punktwert. Das Ernährungsprotokoll liefert folgende Durchschnittswerte für die Nahrungsaufnahme: 2.200 kcal, 120 Gramm Fett (davon 60 % gesättigte Fettsäuren), 70 Gramm Protein, 200 Gramm Kohlenhydrate (davon 80 Gramm Mono- und Disaccharide), kein Alkohol. Bevorzugte Lebensmittel bzw. Gerichte mit Verzehrsfrequenz in einer Woche: Schokolade, Stückchen (32), Wurstbrot (12), Kuchen (7), Bratwurst (4), Gulasch (3), Pommes frites (2), Apfelsine (2) etc.*

In Kenntnis dieser Daten wird eine ernährungsphysiologisch orientierte Zielplanung vorgenommen: Gewichtsreduktion von 10 Kilogramm; Reduktion des Fettverzehrs von 120 auf 70 Gramm, wobei insbesondere gesättigte Fette verringert werden müssen; Steigerung der Kohlenhydrate von 200 auf 260 Gramm. Damit müßte sich ein positiver Einfluß auf den Cholesterinspiegel ergeben. Zusätzlich wäre die Verhaltenskontrolle zu steigern, um auf die Störbarkeit des Eßverhaltens positiv einzuwirken.

Im Gespräch mit der Klientin wird jetzt versucht, eine *Zielhierarchie* nach Verhaltensaufwand zu erstellen. Die Klientin bewertet, wie schwer ihr der spezielle Verhaltensaufwand fallen würde, z. B. durch Einstufung auf einer Prozentrangskala (0 % *könnte ich gut machen*, 100 % *könnte ich nie durchhalten*):

- den Nachmittagskuchen durch ein Stück Obst zu ersetzen („*also, da hänge ich schon dran, das ist so gemütlich, dann habe ich richtig Zeit für mich*" – 80 %)
- ihr Brot morgens und abends nicht mit Wurst, sondern mit magerem Käse und/oder Tomaten, Gurke, o.ä. zu belegen („*Das habe ich nicht im Haus, weil mein Mann ist ein Wurstesser. Ich mag eigentlich Käse. Also wenn es sein muß*" – 20 %)

- statt Pommes frites Salzkartoffeln zu essen („*Ja, das könnte ich schon, ich esse ohnehin nur selten Pommes frites*“ – 10 %)
- sich statt Bratwurst eine Frikadelle zu braten („*Bratwurst esse ich für mein Leben gern, um ehrlich zu sein*“ – 70 %)
- grundsätzlich für sich ein anderes Essen zu kochen als für ihren Mann („*Theoretisch könnte ich das, aber das ist natürlich doppelte Arbeit*“ – 60 %)
- zum Frühstück ein Müsli zu verzehren („*Na ja, gelegentlich esse ich schon ‘mal Müsli, das kann ganz gut schmecken*“ – 30 %)
- abends nur eine Scheibe Brot und einen großen Salat zu essen („*Bei meinen Diäten habe meistens den ganzen Tag nur Salat gegessen. Also, abends könnte ich das schon durchhalten*“ – 10 %)

Damit ist eine klare, subjektiv definierte Zielhierarchie festgelegt worden. Beste Chancen für eine erste, einleitende Verhaltensänderung bestehen beim *Abendessen* (Salat) und beim Tausch *Pommes frites* gegen *Salzkartoffeln.*

Damit können jetzt Maßnahmen und Schrittabfolge geplant werden. Der Klientin könnte vorgeschlagen werden:

„Wenn Sie in den nächsten 14 Tagen für Ihren Mann zu Mittag Pommes frites zubereiten, könnten Sie einmal für sich selbst Salzkartoffeln kochen. Probieren Sie doch einmal aus, ob das geht und was Ihr Mann dazu sagt. Für Ihr Abendessen möchte ich Ihnen vorschlagen, in den nächsten 14 Tagen siebenmal einen großen Salat und dazu eine Scheibe Brot mit einer Diätmargarine zu essen. Machen Sie den Salat mit etwas Olivenöl und Essig an. Schreiben Sie nach dem Abendessen in Ihren Kalender, wie gut Ihnen diese ‘neue’ Mahlzeit geschmeckt hat. Dann treffen wir uns in 14 Tagen wieder und besprechen Ihre Erfahrungen“.

Die anderen Ziele werden anschließend ebenfalls schrittweise nach erfolgreicher Durchführung der ersten Maßnahmen geplant, wobei dann auch auf den „*Süßhunger*“ eingegangen würde (vgl. dazu Abschnitt 8.3.5). Entsprechend der Anforderung nach *flexibler* Kontrolle werden die Vorschläge zur Veränderung des Eßverhaltens an eine bestimmte Zeitspanne geknüpft, ohne den Zeitpunkt der Realisierung vorzuschreiben. Bezogen auf eine reale Situation der Ernährungsberatung wären im obigen Beispiel für den *ersten Schritt* bereits zu viele Maßnahmen angesprochen.

8.4 Prinzip der Selbstkontrolle

Das übergeordnete Prinzip, das auch die Ernährungsberatung nachhaltiger anwenden sollte, ist die Ausprägung einer verstärkten Selbstkontrolle im Sinne einer adäquaten

Selbstregulation. Neuere Untersuchungen mit dem *Fragebogen zum Eßverhalten*, der den Grad an *Selbstkontrolle* und an *Störbarkeit* des Eßverhaltens mißt, weisen die Kompetenz zur Kontrolle des eigenen Eßverhaltens als eine sehr entscheidende Determinante für Körpergewicht, Energieaufnahme und Zusammensetzung der Nahrung aus (s. Kap. 6). Auch als Kriterien für z. B. den Abnahmeerfolg nach einem 12monatigen Training für Gewichtsreduktion erwiesen sich Kontrolle und Störbarkeit des Eßverhaltens als prognostisch ergiebig (DGE 1988).

Das Training für eine gesteigerte Selbstkontrolle ist eine bewährte Strategie der Verhaltenstherapie. In seinen Grundzügen kann es auch mit Erfolg in die Ernährungsberatung integriert werden. Das Training durchläuft grundsätzlich drei aufeinander aufbauende Stufen: Beginnend mit einer verstärkten *Selbstbeobachtung* führt es zu einer intensiveren *Selbstbewertung*, die schließlich dann eine kompetente *Selbstverstärkung*, auch Selbstbekräftigung genannt, ermöglicht (Kanfer & Phillips 1975).

Diese Schritte wurden zuvor bereits für die Ernährungsberatung konkretisiert. Das Ernährungstagebuch nämlich, Lebensmittel- und Präferenzlisten, Strichlisten über den Konsum bestimmter Lebensmittel, aber auch Gespräche über Nahrungsvorlieben trainieren die *Selbstbeobachtung*. Der Klient lernt zu registrieren, was und warum er etwas Bestimmtes ißt. Die Maßnahmenplanung entsprechend der subjektiven Zielhierarchie nach der Methode der kleinen Schritte (verhaltenstherapeutisch: *Verhaltensformung, „behavior shaping"*) gibt ihm dann *Beurteilungskriterien* an die Hand, die er auf seine Selbstbeobachtung anwenden kann. So wird er in die Lage versetzt, sein Verhalten für sich zu *bewerten*. Die dargestellte Zuschreibung der eigenen Erfolge bzw. Mißerfolge führt konsequenterweise zu einer vermehrten *Selbstverstärkung*. Menschliches Verhalten schließlich, das über den Mechanismus der Selbstverstärkung bekräftigt wird, stabilisiert sich kontinuierlich und nachhaltiger. Dies ist ein wesentlicher Unterschied zu fremdbekräftigtem Verhalten, das von seiner „externen" Bekräftigungsquelle abhängig bleibt und damit weniger Autonomie erreicht.

Die Verhaltensbekräftigung also ist ein ganz nachhaltiges Element, das auf die Stabilität des Verhaltens wirkt. Je häufiger sich ein Klient selbst über einen Erfolg verstärkt, um so nachhaltiger verstärkt sich sein Verhalten, das diesen Erfolg gebracht hat. Maßnahmen nach dem Muster der *flexiblen* Kontrolle führen zu ungleich häufigeren Erfolgserlebnissen als Maßnahmen mit rigiden Einschränkungen, die die Gegenregulation und damit den Mißerfolg fördern. Darum ist auch unter dem Aspekt des Trainings in verstärkter Selbstkontrolle nochmals der Hinweis auf das *Prinzip der flexiblen Kontrolle* angebracht.

8.5 Ernährungsberatung ist Kommunikation

Das wesentliche *Werkzeug* der Ernährungsberatung (neben wichtigen Hilfsmitteln wie Tagebuch, Listen, Rechenprogrammen etc.) ist die Sprache, also die sprachliche Kommunikation. Hier gilt es, einige Prinzipien zu bedenken, damit diese Kommunikation nicht durch Barrieren, Mißverständnisse und Fehlinterpretationen gestört wird (ausführliche Darstellungen zu Methoden der Ernährungsberatung als Kommunikationsprozeß finden sich bei DIEDRICHSEN 1993 und PUDEL 1991).

8.5.1 Anspruch an die Beratungssprache

Die Anforderungen an die Sprache in der Ernährungsberatung sind vergleichsweise hoch, allein schon deshalb, weil die ernährungsphysiologischen Funktionszusammenhänge kompliziert und abstrakt sind und zudem in einer eigenen Fachsprache dargestellt werden. Die Ernährungsberatung hat daher im Beratungsprozeß mit dem Klienten die Aufgabe, eine eigene *Beratungssprache* zu benutzen, die auf die Voraussetzungen des Klienten abgestellt ist. Diese Beratungssprache muß folgende Forderungen erfüllen:

- KONKRET:
  Weil Essen und Trinken Verhaltensweisen sind, die sich in konkreten Handlungen vollziehen. Diese Handlungen müssen Gegenstand des Gesprächs sein. Nicht über Nährstoffe, sondern über Lebensmittel muß gesprochen werden.
- KNAPP:
  Empfehlungen müssen sich einprägen. Daher knappe und eindeutige Formulierungen verwenden.
- EINFACH:
  Die „*Quintessenz*“ des Beratungsgesprächs muß einfach, d. h. auf das Wesentliche beschränkt sein. Jedes „*wenn und aber*“ verwässert und verringert den Behaltenseffekt.
- ERKLÄREND:
  Wirkungs- und Funktionszusammenhänge müssen erklärt werden. Dazu können auch einfache Modellvorstellungen genutzt werden, die ernährungsphysiologisch kaum haltbar sind, aber die den Wirkungsmechanismus richtig verstehen lassen.

- FREMDWORTFREI:
  Vor allem Fachausdrücke, die in der Umgangssprache ebenfalls, aber mitunter anders, zumeist unschärfer, verwendet werden, behindern den Informationstransport.
- GEGLIEDERT:
  Informationen und Empfehlungen müssen nach ihrer Wichtigkeit getrennt und erkennbar abgestuft sein. Die Rangreihe nach der Nützlichkeit von Ratschlägen ist dem Berater immer klar, nicht aber dem fachfremden Klienten.
- INTERESSANT:
  Nur bei ausreichender Motivation bildet sich die notwendige Aufnahmebereitschaft heraus. Interessante Sachverhalte schaffen Motivation.
- PERSÖNLICH:
  Aspekte, die persönlich betreffen, fordern zum Engagement heraus und schaffen erst die persönliche, gefühlsmäßige Bereitschaft, sich mit ihnen auseinanderzusetzen.

So...

Die Ballaststoffaufnahme bei der typisch deutschen Ernährungsweise ist unter gewissen Voraussetzungen defizitär, was die Obstipation erklärt, ebenso defizitär ist die Zufuhr an essentiellen Vitaminen, die in Zusammenhang gebracht werden kann mit psychischen Befindlichkeitsstörungen. Dieser Zusammenhang ist aber wissenschaftlich noch nicht gesichert, aber es existieren jedoch ernste Hinweise darauf. Ich würde raten, diese Defizite zu kompensieren, da das mögliche Risiko einer Überdosierung durchaus vernachlässigt werden kann.

... oder so?

Sie fühlen sich nicht wohl, nicht leistungsstark? Da können Sie sich helfen! Mit zwei Maßnahmen. Erstens: wenn Sie mehr Pflanzenfasern essen, durch Gemüse, Kartoffeln, vor allem Brot, dann wird Ihre Verdauung besser. Viel Brot und viel Gemüse, dann erleben Sie die Wirkung in wenigen Tagen. Am besten sind vier Scheiben Vollkornbrot am Tag und mittags eine große Portion Gemüse zusammen mit einer Portion Kartoffeln. Pfanzenfasern sorgen nämlich für einen schnellen, reibungslosen Transport durch den Darm. Zweitens: Essen Sie zweimal täglich Obst. Damit essen Sie viel Vitamin C. Sie werden sich besser und leistungsstärker fühlen. Das ist schon alles. Was halten Sie davon?

Etwas erstaunt fragt sich die wissenschaftsorientierte Ernährungsberatung, warum manche Außenseiterautoren mit ihren Ernährungs- und Diätempfehlungen mitunter einen so großen Erfolg in der Bevölkerung haben. Eine Analyse solcher Bücher zeigt aber sehr schnell, daß die oben aufgeführten Kriterien in aller Regel umfassend erfüllt werden. Es werden einfache, konkrete Verhaltensanweisungen gegeben; sie werden verständlich (wenngleich auch falsch) erklärt; sie sind interessant geschrieben, einfach strukturiert; auch wenn die Bücher einen großen Umfang haben, so wird aber lediglich mit anderen Worten das gleiche Prinzip nochmals dargestellt (*erhöhte Redundanz*). Abgesehen vom Inhalt sind solche '*gegnerischen*' Vorlagen gelungene Beispiele für ernährungsbezogene *Kommunikation*.

8.5.2 Kausalitätsbedürfnis des Klienten

Das menschliche Bestreben nach ursächlichen Erklärungen von Vorgängen, die in der Welt beobachtet werden, ist vielfach als ein *Kausalitätsbedürfnis* des Menschen aufgefaßt worden, als ein *natürlicher Zwang*, die Veränderungen in uns und in unserer Umgebung als *Ursache-Wirkung-Zusammenhänge* verstehen zu wollen. Der Mensch stellt bereits als kleines Kind und offensichtlich auch später als Erwachsener immer die *Warum-Frage*. Dahinter verbirgt sich der Wunsch, irgend etwas als Ursache für die erlebten oder beobachteten Veränderungen oder Sachverhalte verantwortlich zu machen.

Einfache Vorgänge, die darum einfach sind, weil sie nur von ein oder zwei überschaubaren Faktoren abhängen, lassen sich auf ihre Ursachen zurückführen, wobei selbst hier *pseudokausale* Erklärungen im Alltag ausreichen: „*Warum springt das Brot aus dem Toaster?*" – „*Der Toaster läßt das Brot herausspringen, weil es fertig ist.*" Diese formal *kausale* Erklärung stellt zufrieden, obwohl natürlich der Toaster nicht *weiß*, wann das Brot fertig ist, und der Bimetallschalter, unabhängig vom Bräunungsgrad des Toasts, zeitabhängig den Stromkreis öffnet.

Es gibt Situationen, in denen sich der Mensch selbst eine *Idee* verschaffen muß, um sich etwas zu erklären, was er beobachtet hat und wofür er zunächst keine Erklärung hat. Die Alternative wäre zu sagen: „*Das weiß ich auch nicht.*" Doch entsprechend des Kausalbedürfnisses (und gemäß der *Theorie der kognitiven Dissonanz*) wird genau das, was man nicht weiß und was darum verunsichert, selbst *erklärt*. So auch bei Ernährungsfragen, die emotional stark betreffen können.

Diese kausalen Schlußfolgerungen haben den Vorteil, sehr rasch und nachvollziehbar die subjektiv aufgeworfene *Warum-Frage* aus der Welt zu schaffen und mit einer einfachen *Darum-Antwort* Überblick und Durchblick wieder herzustellen. Erklärungsmodelle nach dem Muster *Warum? – Darum!* sind also entlastend, weil sie Antworten geben. Sie sind subjektiv wertvoll, weil sie für zukünftiges Verhalten herangezogen werden können, um Nachteile zu vermeiden.

Denken in Ursache – Wirkung

Dieser Punkt trifft den Nerv der Ernährungsberatung. Denn was kann in der Ernährungswissenschaft so eindeutig und kausal mit dem Anspruch auf Allgemeingültigkeit gesagt werden, wie es die klassische Physik mit den Fallgesetzen kann?

Und damit ist der *wunde Punkt* getroffen, der die Verwendung wissenschaftlicher Argumentation in der Ernährungsberatung problematisch macht. Die Art der wissenschaftlichen Beweisführung in der Ernährung unterliegt größtenteils nicht der gewohnten und geforderten einfachen Ursache-Wirkung-Denkweise. Es geht um korrelative, epidemiologisch gesicherte Beziehungen zwischen Kochsalz und Hochdruck, um Energiezufuhr und Übergewicht, um Ballaststoffe und Obstipation, um Cholesterin und Herzinfarkt, um Mahlzeitenfrequenz und Sättigungsgefühl. Es geht also auch um *Beziehungen.* Doch die Art dieser Beziehungen kann weder einfach noch direkt kausal noch allgemeingültig noch sicher gefaßt werden.

Den ernährungswissenschaftlichen Argumenten liegen Studien zugrunde, die zunächst einmal Zusammenhänge aufgezeigt haben, die gleichzeitig nebeneinander existieren. Für den Wissenschaftler sind Statistiken und Signifikanzen aussagekräftig, für den Laien sind sie keine geeignete Antwort auf seine *Warum-Frage.* Das *Präventions-Paradoxon,* aber auch das *Risikofaktoren-Modell* sind typische Beispiele (näher dazu in Kap. 10), die die Legitimation für primäre Prävention abgeben, obschon ihre Grundannahmen auf einem Wahrscheinlichkeitsmodell beruhen, das der alltäglichen Erklärungsgewohnheit fremd ist. Wahrscheinlichkeitsaussagen widersprechen dem zuvor beschriebenen kausalen Erklärungsbedürfnis des Menschen.

Die von der Wissenschaft durch epidemiologische Studien festgestellten Wahrscheinlichkeiten sind objektive Wahrscheinlichkeiten. Der Mensch allerdings kalkuliert für Zukunftsperspektiven, wenn keine kausal ableitbaren Erfahrungswerte vorliegen, mitunter auch in Wahrscheinlichkeiten, die allerdings sehr subjektiv *berechnet* werden. So wird von Millionen Lottospielern ein Gewinn für *wahrscheinlich* gehalten (sonst würde man nicht spielen), andererseits wird für *unwahrscheinlich* gehalten, daß man ermordet wird, obwohl die objektive Wahrscheinlichkeit für Mord sieben Mal *größer* ist als für den Lotto-Hauptgewinn.

Die auch in der Ernährungsberatung oft als beweisendes Argument angeführte „*Übersterblichkeit*" der Übergewichtigen wird durch jeden *Dicken* widerlegt, der mit erkennbar grauem Haar, gebeugt von den Jahren seines Lebens, angetroffen wird. Genau damit hat die Ernährungsberatung, insbesondere die Glaubwürdigkeit ihrer Argumente, zu konkurrieren.

Lebendige Gegenbeispiele

Ihre wissenschaftliche Grundlage, also ihre Legitimation zu Empfehlungen, schöpft sie aus statistisch gesicherten Ergebnissen, die Wahrscheinlichkeiten angeben, und sie bietet sie an in einer Welt, in der *lebendige Gegenbeispiele* allenthalben anzutreffen sind. Selbst der Klient, der sich zur Gültigkeit wissenschaftlicher Erkenntnisse bekennen mag, kann anhand dieser lebendigen Gegendarstellungen leicht hoffen, auch selbst zu der berühmten *Ausnahme von der Regel* zu zählen.

Außerdem scheint es überhaupt ungünstig, in der Beratung von *Wahrscheinlichkeiten* zu sprechen. Dieser Begriff ist in der Wissenschaft anders definiert als er in der Umgangssprache genutzt wird. „*Ihre Wahrscheinlichkeit zu erkranken steigt an, wenn Sie nicht abnehmen.*" Dieser Satz wird erlebnismäßig verstanden in dem Sinne: „*Ich werde bestimmt krank, wenn ich nicht abnehme.*" Denn das „*wahrscheinlich*" der Umgangssprache ist schon dicht an der Gewißheitsgrenze, denn üblicherweise behauptet kein Roulettespieler bei der Chance 1:36: „*Ich werde wahrscheinlich gewinnen*". Ein Student dagegen, der fast alle Prüfungen bereits gut bestanden hat, würde eher sagen: „*Ich werde wahrscheinlich bestehen.*"

Was im üblichen Sprachgebrauch also als *wahrscheinlich* bezeichnet wird, ist nahezu sicher. Dagegen, was *unwahrscheinlich* ist, ist auch eigentlich nicht zu erwarten. Doch den Begriff der *Unwahrscheinlichkeit* kennt die Wissenschaft nicht. In diesem Fall spricht sie von einer geringen Wahrscheinlichkeit. Das ist für Klienten schwer nachzuvollziehen.

Die *Überzeugungsstrategie* von Außenseitern berücksichtigt in hohem Maße das Bedürfnis nach Nachvollziehbarkeit der Argumente. Auch wenn dann „*Tatsachen bewiesen*" werden, die wissenschaftlich unhaltbar sind, so kommt doch die Art der Darstellung der *naiven* menschlichen Erfahrungsbildung recht nahe. Da wird weder mit Wahrscheinlichkeitsaussagen operiert, noch wird der Sachverhalt differenziert dargestellt. Die Aussagen haben einen sehr hohen Verbindlichkeitsgrad, sie sind allgemeingültig für alle formuliert, ihre Begründung wird zumeist an nachvollziehbaren Beispielen *aus dem Leben* oder *aufgrund der klinischen Erfahrung* vorgenommen, häufig geschieht dies per Analogieschluß. Das heißt, man stellt einen bereits bekannten Sachverhalt dar, der unzweifelhaft ist, und überträgt diese Wirkungsweise auf einen noch unbekannten Sachverhalt, womit dieser dann per Analogie geklärt wird.

8.6 Gesprächsformen in der Ernährungsberatung

In der Ernährungsberatung sind im wesentlichen zwei Gesprächsformen von Bedeutung: das *Verhaltensgespräch* und das *klientenzentrierte* Gespräch.

8.6.1 Verhaltensgespräch

Das Verhaltensgespräch hat das Ernährungsverhalten zum Thema. Andere Lebensbereiche werden nur insoweit einbezogen, als sich Verbindungen zum Ernährungsverhalten ergeben. Darüber hinaus geht es um das Verhalten zum gegenwärtigen Zeitpunkt oder um Zeitspannen, die nur sehr kurz zurückliegen. *Verhalten* wird weit gefaßt und schließt auch Meinungen, Einstellungen, Wünsche und Überzeugungen mit ein.

Ziel des Verhaltensgesprächs ist es, eine umfassende, vor allem konkrete Bestandsaufnahme über das Ernährungsverhalten des Klienten zu erlangen. Dabei können auch andere methodische Hilfsmittel neben dem Gespräch, z. B. ein schriftliches Ernährungsprotokoll oder eine schriftliche Situationsbeschreibung, erfolgreich zusätzlich angewendet werden.

■ **Zu beachten bleibt in einem solchen Verhaltensgespräch, daß sich die Äußerung des Klienten als *Beobachtungen darstellen und keine bereits vorgenommenen Bewertungen sind.*** ■

Der Klient soll also beschreiben, wie er z. B. sein Frühstück zubereitet, was er alles ißt und in welcher Situation er sich dabei befindet. Normalerweise würde eine solche Aufgabe nicht im Sinne eines Verhaltensgesprächs gelöst, denn die meisten Klienten würden spontan nach folgendem Muster berichten:
„Also, ich habe morgens immer wenig Zeit, darum esse ich nur etwas Toast und trinke eine Tasse Kaffee“ oder:
„Also, mein Frühstück fällt meist knapp aus, weil ich nicht viel Zeit habe. Kaum eine Scheibe Toast mit Marmelade, eine Tasse Kaffee. Und dann muß ich schon gehen“.

Hier sind keine direkten *Beobachtungen* mitgeteilt worden, sondern *Bewertungen*. Das Frühstück fällt „*knapp*" aus, er hat nicht „*viel Zeit*", ißt „*nur wenig Toast*".

Berichten Sie bitte ganz genau ...

In einem Verhaltensgespräch würde das letzte Frühstück als Berichtsbeispiel genommen: „*Bitte berichten Sie doch einmal ganz genau, wie und was Sie heute morgen gefrühstückt haben. Fangen Sie ganz vorn an, nachdem Sie aufgestanden sind. Berichten Sie alles so genau wie möglich*".

Diese Aufforderung an den Klienten mit gelegentlichem Nachfragen ergibt eine Verhaltensbeschreibung. Das Verhaltensgespräch liefert somit konkrete Anhaltspunkte, die der Berater bewerten kann. Wäre es für diesen Klienten aus ernährungsphysiologischer Sicht angebracht, einen anderen Brotaufstrich zu verwenden, so weiß der Berater nun, daß dieses Problem nicht einfach darin besteht, die Empfehlung auszusprechen, ab morgen doch Käse zu verwenden, sondern es wird darum gehen, gemeinsam zu erörtern, welchen Stellenwert das *Marmeladenproblem* subjektiv hat.

Würde eine strenge Restriktion der Energieaufnahme beim Frühstück für diesen Klienten angezeigt sein, so müßte der Berater mit dem Klienten besprechen, wie diese Kontrolle trotz z. B. intensiven Zeitunglesens eingehalten werden kann. Das Verhaltensgespräch könnte ergänzt werden durch eine Feststellung der persönlichen Geschmackspräferenzen des Klienten, seine Vorstellungen über ein *gutes Frühstück* und seine Gedanken, wie er aus seiner Sicht mögliche Veränderungen beurteilt und welche Gründe er vermutet, die gegen solche Veränderungen wirken.

Das Verhaltensgespräch, das wirklich auf der Ebene von Beobachtungen und konkreten Feststellungen bleibt, eröffnet nicht selten Tatbestände, die der Berater aus einem beurteilenden Bericht des Klienten nicht entnehmen könnte.

Die häufige Feststellung: „*Ich esse nicht viel*" läßt zu mancher (unerfreulichen) Diskussion verleiten. Sinnvoller wäre, anhand eines konkreten Tages (z. B. des gerade vergangenen Tages) eine vollständige Aufstellung vorzunehmen.

Die Angabe: „*Ich kann das einfach nicht durchhalten*" sollte Anlaß zu einer beispielhaften Beschreibung einer solchen Situation sein, in der eine bestimmte Ernährungsempfehlung nicht durchgehalten werden konnte.

Der Wunsch: „*Ich möchte unbedingt abnehmen*" kann Gesprächsbeginn sein, über Situationen, in denen das Übergewicht als unangenehm erlebt wird; über Bemerkungen und Ansichten anderer, die der Klient gehört hat, zu sprechen; über seine Vorstellungen, welche Abnahme in welcher Zeit realistisch ist; welche Hinderungsgründe für eine Gewichtsabnahme er in seinem Leben befürchtet und welche Gedanken sich bei ihm mit *Übergewicht*, *Dicksein* und *Schlankheit* verbinden.

Immer dann, wenn es um konkrete Maßnahmen geht, die mit einem Klienten zusammen geplant werden sollen, bedarf es zuvor eines Verhaltensgesprächs, um fördernde und auch hemmende Faktoren kennenzulernen, die die Durchsetzung der geplanten Maßnahmen betreffen.

Ein Weg zur Verhaltensdiagnose

Das Verhaltensgespräch ist seiner Struktur nach eigentlich ein lenkendes Gespräch, recht ähnlich dem Diagnosegespräch. Doch hat der Berater im Verhaltensgespräch lediglich die Aufgabe, das Gespräch so zu lenken, damit es beim Thema, also beim Verhalten in der gegenwärtigen Situation, bleibt. Inhaltlich greift er aber nicht ein, weil er einen möglichst breiten Einblick in die Verhaltenswirklichkeit des Klienten bekommen will und um dem Klienten selbst Gelegenheit zu geben, im Sinne einer Bestandsaufnahme sein eigenes Verhalten auch vor sich selbst zu beschreiben.

Der Berater hat also nicht – wie beim Diagnosegespräch – eine bestimmte Hypothese *vorrätig*, die er anhand der Klientenäußerungen bestätigen oder verwerfen will. Es geht um die Abklärung einer zunächst nicht bekannten individuellen Lebenssituation, und aus der allgemeinen Lebenssituation interessiert bei diesem Verhaltensgespräch der Ausschnitt des Eßverhaltens.

Zusammengefaßt hat die Ernährungsberatung mit dem Verhaltensgespräch also eine Methode zur Verfügung, die

- eine möglichst umfassende individuelle Situations- und Zustandsbeschreibung des Eßverhaltens eines Klienten ergibt;
- den Klienten anregt, sich selbst eine Bestandsaufnahme vorzulegen und sein eigenes Verhalten in der Rolle eines Beobachters darzulegen;
- Möglichkeiten erkennen läßt, wo fördernde und hindernde Bedingungen in der individuellen Situation vorliegen, die bei der Planung von verändernden Maßnahmen bedacht werden müssen;
- Bedingungen feststellen läßt, warum das gegenwärtige Ernährungsverhalten so und nicht anders ist, also die stabilisierenden Faktoren erkennen läßt, die auch Grund zur Beratung sind.

Das Verhaltensgespräch ist Bestandteil der Verhaltensdiagnose. Es kann ergänzt und vereinfacht werden durch Fragebögen oder Protokolle. Damit ist die Voraussetzung für weitere Maßnahmen in der Ernährungsberatung geschaffen.

8.6.2 Das klientenbezogene Gespräch

Das Verhaltensgespräch hebt im wesentlichen auf Tatsachen ab, also auf *abrufbare Beobachtungen*. Diese sind „*vorgefertigt*" beim Klienten vorhanden. Daneben gibt es Situationen, in denen das Anliegen, die Fragestellung oder auch Zielvorgaben unbekannt sind.

Das Anliegen des Klienten besteht dann sozusagen in einer Art „*offenem Problem*", das zwar genannt, aber nicht weiter definiert werden kann. Die Problemlösung erscheint zunächst subjektiv blockiert, weil sich u.U. Hoffnungen und Befürchtungen gleichzeitig gegenüberstehen oder weil Vorteile und Nachteile einander die Waage halten, oder es ist überhaupt nicht deutlich, was der Klient eigentlich will, er weiß nur, daß ihm etwas fehlt; Situationen also, in denen weder spontane Ratschläge vom Berater ausgesprochen noch Informationen oder gar Maßnahmen beschrieben werden können, da es zunächst einer gemeinsamen Abklärung bedarf.

Subjektives Erleben im Vordergrund

In solchen „*offenen*" Situationen hat sich das *klientenzentrierte* Gespräch bewährt. In diesem Falle versucht der Berater die Mitteilung des Klienten zu verstehen, indem er in seiner Antwort herausstellt, wie er die subjektive Problemsicht des Klienten aufgefaßt hat. Er konfrontiert also den Klienten nochmals mit seiner eigenen Aussage, die aber zusammengefaßt und auf den wesentlichen Punkt gebracht wird. Dabei gilt, daß nicht versucht wird, das Problem in seinen *objektiven* Dimensionen abzuklären, sondern die *Erlebensweise* des Klienten bezüglich dieses Problems zu verstehen.

Die Gesprächshaltung des Beraters, möglichst gut den Klienten verstehen zu können, versetzt diesen in die Situation, abklären und ausdrücken zu müssen, was zunächst noch unklar ist. Konfrontiert mit seinen eigenen Darstellungen, die er dann bestätigt oder vielleicht verändert, kommt er so zu einer eigenständigen Problemanalyse und im weiteren Verlauf mitunter auch zu einer Problemlösung.

Für Beratungsgespräche, in denen nicht klar ist, worin das „*eigentliche Problem*" besteht, in denen widerstreitende Vor- und Nachteile bestimmter Maßnahmen erörtert werden müssen, in denen es um Fragen der Motivation zur Veränderung des Ernährungsverhaltens geht, in all jenen mehr offenen Situationen, die weder durch konkrete Informationsmitteilungen noch durch handfeste und bewährte Ratschläge zu bewältigen sind, und bei all jenen Gelegenheiten, bei denen geeignete Maßnahmen erarbeitet sind, die nun „*draußen*" umgesetzt werden müssen, in jenen Situationen erscheint eine Gesprächsphase nach diesem *klientenbezogenen* Vorgehen günstig.

Ein Beispiel: Wem hilft Ananas?

Ein Beispiel mag das Prinzip des klientenzentrierten Gesprächs veranschaulichen:

Klient: *„Das ist mir alles klar, was Sie gesagt haben. Ohne eine richtige Umstellung in der Ernährung kann ich nicht abnehmen. Aber man liest doch auch davon, daß Ananaspillen gut helfen können, wenn man abnehmen will."*

Diese Klientenäußerung beinhaltet zwei Aspekte. Zum einen betont der Klient, daß er dem Berater recht gibt und daß er seinen Rat nicht in Frage stellen will. Er ist ein *gehorsamer* und *verständiger* Klient. Im zweiten Teil seiner Äußerung läßt er aber durchblicken, daß er auf andere Methoden hofft, die ihm die Gewichtsabnahme erleichtern. Eine kurze fachliche Belehrung, daß Ananasenzyme diese Wirkung nicht haben, würde nicht grundsätzlich auf die geheimen Hoffnungen nach irgendeiner hilfreichen Methode eingehen. Klientenzentriert zu antworten heißt, dem Klienten die Gelegenheit zu geben, seine Hoffnungen und Erwartungen zu präzisieren.

Berater: *„Sie empfinden die Ernährungsumstellung als eine zu große Aufgabe, die Sie sich noch nicht zutrauen. Sie hoffen darauf, daß ich Ihnen einen einfacheren Weg sage, wie Sie abnehmen können."*

Allerdings kann auch eine als sehr sachlich formulierte Beratungsfrage gerade als „*Einstieg*" in die Beratung verkennen lassen, daß das „*eigentliche*" Anliegen anders gelagert ist. Klienten versuchen nämlich häufig, zunächst eine sachbezogene Frage vorzubringen, wenn sie der Auffassung sind, daß man mit so persönlichen Dingen einen Berater nicht „*belästigen*" darf. Auch kann mangelndes Vertrauen einen sachlichen Beratungsanlaß hervorbringen. Ein klientenbezogenes Gespräch wird in diesen Fällen sehr rasch zum eigentlichen Anliegen führen, das eben nur dem Klienten bekannt ist.

Klient: *„Ich wollte Sie fragen, ob es gesund ist, jeden Morgen einen Frischkornbrei zu essen".*

Die sachliche Frage verlangt nach einer sachlichen Antwort. Es könnte sich aber auch um eine rational verpackte *Einstiegsfrage* handeln, hinter der ein ganz anderes Problem verborgen ist.

Berater (sachbezogen): *„Dagegen ist nichts zu sagen, das ist schon gesund".*
Damit ist das Thema *abgehandelt.*
Berater (klientenzentriert): *„Ich vermute einmal, daß Sie sich überlegen, Ihre Ernährung auf Vollwertkost umzustellen und auch morgens einen solchen Frischkornbrei zu essen."*
Klient: *„Nein, eigentlich nicht, ich meine, ich mag das gar nicht. Meine Frau spricht immer davon, und ich glaube gar nicht, daß das so gesund ist."*
Diese *Wendung* im Gespräch wäre bei sachbezogener Antwort nicht möglich.

8.6.3 Beraterreaktionen im Vergleich

An zwei weiteren Beispielen sollen die Prinzipien des klientenzentrierten Gesprächs im Vergleich zu anderen Beraterreaktionen veranschaulicht werden. Weitere Einzelheiten, Gesprächs- und Übungsbeispiele können Interessierte bei Pudel 1991 finden.

Klient: ***„Mein Cholesterinspiegel ist zu hoch, sagt der Arzt. Jetzt bin ich zu Ihnen gekommen, um mal nachzufragen, was ich alles Falsches esse."***

1. Berater: *„Das ist gut, daß Sie kommen, denn mit richtiger Ernährung kann man tatsächlich den Cholesterinspiegel senken."*
Bewertende Antwort, in dem das Klientenverhalten gelobt wird. Dann folgt eine problemzentrierte Teilantwort, die auf grundsätzliche Mechanismen zwischen Cholesterin und Ernährung abhebt.

2. Berater: *„Ihre Ernährung bietet sicherlich die Chance, Ihren Cholesterinspiegel zu senken."*
Problemzentrierte Antwort mit helfender, tröstender, Mut zusprechender Intention aufgrund von Berater-Optimismus.

3. Berater: *„Sie befürchten, daß Sie falsche Lebensmittel essen, ohne aber genau zu wissen, welche es sein könnten."*
Eher *klientenzentrierte* Antwort, da die momentane Erlebensweise des Klienten reflektiert wird und damit auffordert, weiter darüber zu sprechen, welche Erwartungen der Klient hat.

4. Berater: *„Im Grunde hoffen Sie aber, daß es doch nicht an Ihrer Ernährung liegt."*
Interpretierende Antwort, die auf eine vermeintlich „hintergründige" Absicht des Klienten abhebt. Wenig klärend, da sich der Klient eingeengt fühlt.

5. Berater: *„Wie hoch liegt denn Ihr Cholesterinwert?"*
Sachliches *Nachfragen*, ohne daß das Gespräch dadurch vertieft wird, bringt für den Berater Informationen, wirkt zumeist aber nicht klärend für den Klienten.

Klient: ***„Sie raten mir abzunehmen. Mmh, ob ich das schaffen werde? Ich habe mir das auch schon überlegt, aber so einfach geht das bei mir nicht."***

1. Berater: *„Sie würden damit Ihre Risikofaktoren wirkungsvoll senken können."*
Schiebt ein Argument nach, um sachlich stärker zu überzeugen. Geht dabei aber nicht auf das eigentliche Thema ein, nämlich das mangelnde Zutrauen des Klienten zu den eigenen Möglichkeiten.

2. Berater: *„Warum soll das bei Ihnen nicht gut gelingen, gibt es Gründe?"*
Problemzentrierter Versuch, durch eine Nachfrage mehr über die Gründe zu erfahren, die hindern können. Leitet wahrscheinlich eine kontroverse Diskussion über die *Gewichtigkeit* solcher Gründe ein.

3. Berater: *„Sie trauen sich eine Gewichtsabnahme nicht so recht zu, obschon Sie selbst daran schon gedacht haben?*
Klientenzentrierte Reflexion, um über die eigene Motivation zur Gewichtsabnahme nachzudenken. Regt an, über Selbstvertrauen und mögliche Schwierigkeiten nachzudenken.

4. Berater: *„Na, so pessimistisch dürfen Sie nicht sein. Es haben schon ganz andere Leute abgenommen".*
Spricht Mut zu und will über die Erfolge anderer Menschen motivieren, ohne aber dem Klienten Gelegenheit zu

geben, seine Befürchtungen klar zu formulieren. Isoliert den Klienten als Sonderfall, da er als anders als die anderen herausgestellt wird.

5. Berater: *„Sie sind innerlich gar nicht bereit abzunehmen und glauben deshalb, daß bei Ihnen ein Versuch auch nicht gelingen kann".*
Interpretierende Mutmaßung, die weit über das hinausgeht, was der Klient verbalisiert hat. Blockt den Klienten ab, weil „über seinen Erfahrungshorizont hinaus" diskutiert wird.

Ein letztes Beispiel, das zwei deutlich unterschiedliche Gesprächsverläufe gegen einander setzt:

non-direktiv, klienten-zentriert

Berater: Wie würden Sie selbst Ihr Eßverhalten beschreiben?

Klientin: Ja, also viel esse ich nicht. Das ist es ja. Ich ernähre mich nur von Äpfeln und Knäckebrot. Meistens jedenfalls.

Berater: Sie sind überzeugt, daß Sie eigentlich nicht noch weniger essen können. Nur Äpfel und Knäckebrot?

Klientin: Na ja, manchmal sündige ich schon. Da nasche ich eine ganze Tafel Schokolade. Wenn ich mich aufgeregt habe.

Berater: Sie haben dann ein schlechtes Gewissen, weil Sie glauben, daß die Schokolade dann zur Gewichtszunahme führt?

Klientin: Irgendwoher muß es ja herkommen. Aber meine Mutter war immer schon dick.

direktiv, problem-zentriert

Berater: Wieviel essen Sie denn am Tag?

Klientin: Also, das kann ich Ihnen genau sagen. Morgens Knäckebrot, mittags einen Apfel. Abends wieder Knäckebrot. Da bin ich ganz eisern.

Berater: Das kann aber nicht alles sein. Was kommt auf das Knäckebrot drauf?

Klientin: Meistens esse ich das pur. Manchmal etwas Butter, aber ganz dünn. Wurst esse ich überhaupt nicht.

Berater: Übergewicht entsteht aber nur, wenn zuviel Kalorien aufgenommen werden. Von Knäckebrot und Äpfeln kann man unmöglich zunehmen.

Klientin: Sie glauben mir nicht. Fragen Sie meinen Mann, der kann Ihnen das bestätigen!

non-direktiv, klienten-zentriert

Berater: Sie sind überzeugt, daß aufgrund Ihrer Erbanlagen die Schokolade besonders schnell ansetzt?

Klientin: Könnte sein, ich meine, so sicher bin ich auch nicht. Aber was soll ich tun?

Berater: Sie sind selbst einfach ratlos. Sie essen wenig und können sich daher nicht erklären, warum Sie so übergewichtig sind.

Klientin: Irgendwie ist es so. Darum bin ich ja bei Ihnen. Ich bin ganz verzweifelt, weil mir nichts hilft. Wenn ich die Schokolade esse, dann will ich das eigentlich gar nicht. Ich stehe dann so neben mir. Verstehen Sie das?

Berater: Es ist wie ein Zwang? Ich möchte Ihnen vorschlagen, daß Sie einmal für eine Woche alles genau aufschreiben. Damit wir einen Ausgangspunkt haben, um zu planen. Einverstanden?!

Klientin: Gut, da mache ich gerne mit.

direktiv, problem-zentriert

Berater: Wieviel Alkohol trinken Sie denn?

Klientin: Eigentlich nie.

Berater: Also hin und wieder doch. Wieviel ist es dann?

Klientin: Ein Gläschen Wein, vielleicht einmal in der Woche. Daran kann es nicht liegen.

Berater: Also, so kommen wir nicht weiter. Sie kochen doch für Ihren Mann. Essen Sie dann nicht auch zusammen?

Klientin: Ja, ich knabbere dann meinen Apfel, und mein Mann, ach, übrigens, der kann essen, ohne zuzunehmen. Ich gucke nur hin und nehme zu.

Berater: Das gibt es nicht. Das zeigen alle wissenschaftlichen Studien. Was essen Sie abends beim Fernsehen?

Klientin: Ich, nichts. Mein Mann, der will immer Nüsse haben, Chips und so. Da rühre ich nichts von an. Was glauben Sie von mir?

Damit sind wesentliche Prinzipien der Ernährungsberatung angesprochen worden, die bereits in dieser Kürze deutlich werden lassen, daß Ernährungsberatung ein Kommunikationsprozeß ist, der relativ hohe und auch komplexe professionelle Anforderungen stellt.

8.7 Ernährungswissenschaft und Ernährungsberatung

Die typische Indikation für Ernährungsberatung war (vgl. Absatz 8.2) dadurch gekennzeichnet, daß aufgrund individueller Eßbedürfnisse eine Ernährungsweise resultiert, die den Bedarf des Organismus an z. B. Nährstoffen nicht ausreichend deckt. Auf den ersten Blick ist damit das Ziel der Ernährungsberatung eindeutig: Modifikation des Eßverhaltens, damit eine bedarfsgerechte Ernährung realisiert wird. Auf den zweiten Blick aber besteht in der Definition einer bedarfsgerechten Ernährung im Einzelfall ein bislang nicht gelöstes Problem.

8.7.1 Die Empfehlungen als Zielgrößen

Die nationalen Ernährungsgesellschaften vieler Länder, aber auch die WHO und das Institute of Nutrition for Central America and Panama (INCAP) haben sogenannte *Empfehlungen für die Nährstoffzufuhr* herausgegeben, die auch dem Fortschritt wissenschaftlicher Erkenntnisse in Revisionsauflagen immer wieder angepaßt werden (einen Vergleich dieser nationalen Empfehlungen stellt der Ernährungsbericht 1988 zur Verfügung).

Doch diese *Empfehlungen*, die relativ übereinstimmend quantifiziert werden, da sie sich zumeist an den amerikanischen *Recommended Dietary Allowances* (National Research Council 1989) orientieren, beziehen sich im Grunde auf *die Bevölkerung*. Sie beschreiben also einen Soll-Zustand für die Nährstoffzufuhr, der als *Durchschnittswert* der Nährstoffaufnahme in einer Population zu erreichen ist.

In der Einleitung der fünften Überarbeitung der *Empfehlungen für die Nährstoffzufuhr* der Deutschen Gesellschaft für Ernährung (1992) heißt es daher auch folgerichtig: *„Die Empfehlungen sind demnach geeignet für die Planung einer bedarfsdeckenden Ernährung und als Bezugswerte bei der Beurteilung der Nährstoffversorgung in verschiedenen Bevölkerungsgruppen und zu verschiedenen Zeiten sowie bei der Erkennung einer Über- oder Unterversorgung in Risikogruppen der Bevölkerung"*. Und dann heißt es weiter: ***„Der tatsächliche Versorgungszustand einzelner Personen muß mit anderen Methoden überprüft werden"*** (1992, S. 8).

Die Ernährungsberatung in dem hier definierten Aufgabenfeld hat aber grundsätzlich mit dem Einzelfall zu tun. Sie braucht also notwendigerweise eine Orientierung, um festzulegen, welche Zielgrößen im Beratungsprozeß durch Verhaltensmodifikation anzustreben sind. Erfahrungsgemäß dienen in der gegenwärtigen Praxis der Ernährungsberatung die *Empfehlungen* als solche Zielgrößen, deren Gültigkeit aber zur Beurteilung des Einzelfalles explizit von den wissenschaftlichen Autoren der *Empfehlungen* in Frage gestellt wird. Es wird übersehen, daß zwischen einer *Empfehlung* für eine Nährstoffaufnahme und dem tatsächlichen *Nährstoffbedarf* ein wesentlicher Unterschied besteht. Auch alle Software-Programme, die zur Nährwertberechnung im Handel sind, bringen „auf Mausklick" den Abgleich individueller Nährstoffaufnahme mit den *Empfehlungen* der Deutschen Gesellschaft für Ernährung, zumeist als „Nährstoffdeckung in Prozent". In der Praxis entsteht so leicht die Anscheinsvermutung, daß ein Proband, der nach seinem Ernährungsprotokoll im Durchschnitt 50 mg Vitamin C aufgenommen hat, eine Unterversorgung von 28 % aufweist. Wenn die *Empfehlungen* der Deutschen Gesellschaft für Ernährung in der Praxis also mit dem *Nährstoffbedarf* gleichgesetzt werden, so ist dies unter verhaltenstheoretischen Aspekten problematisch, weil es dazu führt, die Anforderungen an die Ernährung sehr hoch zu schrauben, womit (möglicherweise) ein zu großer Verhaltensaufwand vom Klienten abverlangt wird, der objektiv nicht gefordert werden muß. Diese Gleichsetzung ist zudem wissenschaftlich nicht korrekt.

Die Recommended Dietary Allowances (National Research Council 1989) geben zu diesem Aspekt folgende Erklärung: „Obwohl die RDAs in angemessener Weise auf Gruppen angewendet werden, erlaubt ein Vergleich der RDA mit dem individuellen Verzehr, wenn er über eine genügend lange Zeit gemittelt wird, eine Schätzung über mögliche Risiken einer Unterversorgung dieses Individuums" (S. 9). Was ist „genügend lang", und wie genau ist diese „Schätzung"? Darauf wird noch eingegangen.

8.7.2 Definition der Bedarfsparameter

Grundsätzlich ist also zwischen den *Feststellungen zum Nährstoffbedarf* und den *Empfehlungen für die Nährstoffzufuhr* zu unterscheiden, da sie unterschiedliche Zielrichtungen betreffen. Ein Überblick über diese Zusammenhänge findet sich im Ernährungsbericht 1988 (Seite 259 ff). Die wesentlichen Schlußfolgerungen seien hier auszugsweise dargestellt.

Minimalbedarf

Als *Minimalbedarf* (minimum requirement) eines bestimmten Nährstoffes ist genau jene Zufuhrdosis definiert, die dazu geeignet ist, eine für diesen Nährstoff typische Mangelerscheinung zu verhindern. Bekannte ernährungsbedingte Mangelerscheinungen wie *Skorbut* (Vitamin C), *Rachitis* (Vitamin D), *Beriberi* (Vitamin B_1) oder *Pellagra* (Nicotinamid) sind heute in den Industrienationen äußerst selten, da der Minimalbedarf grundsätzlich in mehr als ausreichendem Maße gewährleistet ist. Doch selbst die Bestimmung des *Minimalbedarfs* läßt große interindividuelle Unterschiede erkennen, d. h. es existiert kein einheitlicher Grenzwert, der für den menschlichen Organismus schlechthin festgelegt werden kann. Es bestehen also biologische Variationsbreiten, von denen – weil zumeist unbekannt – angenommen wird, daß sie der GAUSS'SCHEN Normalverteilung folgen.

Durchschnittsbedarf

Als *Durchschnittsbedarf* (average requirement) wird eine auf eine Bevölkerungsgruppe bezogene Nährstoffaufnahme bezeichnet, die dazu führt, daß 50 % dieser Bevölkerungsgruppe mit diesem Nährstoff ausreichend versorgt sind, d. h. aber auch, daß dann für 50 % keine ausreichende Versorgung gewährleistet wäre. Der Durchschnittsbedarf für sich allein stellt demnach einen wenig brauchbaren Standard als Orientierungsgröße für die Praxis dar.

Gruppenbedarf

Als dritte Größe schließlich wird der *Gruppenbedarf* (group requirement) definiert. Der *Gruppenbedarf* basiert auf dem *Durchschnittsbedarf*, berücksichtigt aber die Verteilungsform, d. h. die Streuung um diesen Mittelwert. Ein Maß für die Streuung um einen Mittelwert ist die *Standardabweichung*. Diese ist so normiert, daß genau 68 % der Menschen in dem Bereich liegen, der durch eine Standardabweichung nach rechts bzw. links vom Mittelwert festgelegt ist. Der *Gruppenbedarf* wird – basierend auf dem Streuungsmaß der Standardabweichung – genau dort festgelegt, wo der Durchschnittsbedarf um zwei Standardabweichungen *überschritten* wird. Damit ist rechnerisch ein Punkt unter der Verteilungskurve definiert, der einen Grenzwert der Nährstoffzufuhr bezeichnet, bei dem 97,5 % der Bevölkerung ausreichend und nur noch 2,5 % unzureichend versorgt sind.

Festlegung der Empfehlungen

Da diese *Berechnungen* wegen unzureichender Kenntnis der interindividuellen biologischen Variationsbreiten, der tatsächlichen Verteilungsfunktion und ihrer Standardabweichung eher als *Schätzungen* aufgefaßt werden müssen, wird der *Gruppenbedarf* nochmals um einen *Sicherheitszuschlag* hochgesetzt, der je nach Nährstoff bei 20 % bis 30 % liegt, um zu den *Empfehlungen* zu gelangen. Damit ist die Basis kurz umrissen dargestellt, die den Empfehlungen für Nährstoffzufuhr zugrunde liegt. Pauschal kann darauf vertraut werden, daß die Empfehlungen weitaus höher angesetzt sind, als es dem tatsächlichen Bedarf an Nährstoffen bei den meisten Menschen entspricht!

Nahezu unlösbare Probleme ergeben sich natürlich dann, wenn sich Empfehlungen auf Parameter beziehen sollen, bei denen sowohl eine Unter- als auch eine Überversorgung riskant sein können, wie z. B. bei der Energiezufuhr. Hier bietet der *„Sicherheitszuschlag nach oben"* keine Sicherheit – im Gegenteil. Daher gibt die Deutsche Gesellschaft für Ernährung auch seit 1985 keine Empfehlungen für die Energiezufuhr, sondern nur *„Durchschnittswerte, die als Rechengrößen (z. B. für die Berechnung der Nährstoffdichte oder für die Planung von Großverpflegungen) notwendig sind"* (DGE 1986).

8.7.3 Konsequenzen für die Individualberatung

Die *Philosophie der Empfehlungen* basiert also immer auf der Betrachtung von *Bevölkerungsgruppen.* So kann im Hinblick auf die Ergebnisse der Nationalen Verzehrsstudie (NVS 1991) z. B. für die Gruppe der 19- bis 35jährigen Frauen, deren durchschnittliche Vitamin C-Aufnahme bei 91 mg/d festgestellt wurde, eindeutig geschlossen werden, daß hier eine ausreichende Versorgung vorliegt, da die *Empfehlungen* bei 75 mg/d ansetzen. Die NVS stellte u. a. fest: *„Durchschnittlich 1/3 der untersuchten Probanden erreichten die Vitamin* B_1*-Empfehlung nicht"* (NVS 1991, S. 38). Diese Ergebnisse rechtfertigen ohne weitere Kenntnisse über die Verteilungsform der Thiaminaufnahme (= Vitamin B_1) nicht, bereits von einer *Unterversorgung* in dieser Gruppe zu sprechen.

Die Referenzgröße der Empfehlungen für Thiamin bei 1,2 mg/d ist – wie oben beschrieben – zunächst um zwei Standardabweichungen über den Durchschnittsbedarf gesetzt und dann um einen Sicherheitszuschlag erhöht worden. Danach ist es *statistisch* betrachtet sogar *zulässig,* daß bis zu 50 % der Bevölkerung durchaus *unter* diesem Grenzwert liegen, ohne daß von einer *unzureichenden* Versorgung dieser Bevölkerungshälfte ausgegangen werden muß. Die *Empfehlungen*[25] nennen nämlich einen Wert, der als *Mittelwert* in der Bevölkerung erreicht werden sollte, um auf eine ausreichende Versorgung der nahezu gesamten Bevölkerung schließen zu können. Der 'Natur' von Mittelwerten zufolge teilen diese eine Verteilungskurve grundsätzlich bei etwa 50 % der Fläche (je nach Algorithmus der Mittelwerts). Somit liegen definitionsgemäß ca. 50 % der Bevölkerung unter dem Mittelwert, der andererseits aber anzeigt, daß eine zureichende Versorgung der Bevölkerung angenommen werden kann.

Die Konsequenzen für die Beurteilung des Einzelfalls in der Ernährungsberatung sind damit deutlich: Es erscheint unmittelbar unzulässig, die Referenzwerte der *Empfehlungen* als Sollkriterien für die Ernährung eines einzelnen Klienten anzuwenden. Damit steht die Ernährungsberatung vor einem ungelösten Problem, das die Ernährungswissenschaft bislang nicht ausreichend bearbeitet hat: Wo liegen die Grenzwerte, die die Ernährungsberatung im Einzelfall zur Bestimmung der Sollwerte für eine ausreichende Nährstoffaufnahme benutzen kann? Hier gibt es bislang keine schlüssigen und praktikablen Antworten!

Diese unbefriedigende Situation hat – wie beschrieben – in der Praxis dazu geführt, daß die *Empfehlungen* (obschon für Bevölkerungsgruppen erstellt) schlichtweg als Meßlatte für den Einzelfall, mitunter zur Beurteilung einer einzelnen Mahlzeit, herhalten mußten.

Um aus dieser unbefriedigenden Situation bei der Beurteilung der Ernährung im Einzelfall *herauszukommen*, soll ein Vorschlag beschrieben werden, der zumindest in gewisser Weise die erwähnte *Philosophie der Empfehlungen* berücksichtigt. Bezugsgröße der Empfehlungen waren Bevölkerungs*gruppen*. Über die Beurteilung ihres Mittelwertes wird auf den Versorgungszustand der Gruppe geschlossen. Genau dieses Vorgehen ist analog auf den Einzelfall zu übertragen, wenn nicht ein einzelner Tag oder gar eine isolierte Mahlzeit, sondern eine *Gruppe von Ernährungsereignissen* betrachtet werden.

25 Mitunter darf kritisch nachgefragt werden, ob die Empfehlungen für die Nährstoffzufuhr tatsächlich ihrer Philosophie entsprechend definiert sind. Beim Kalzium z. B. wird von Osteologen betont, daß die Menge von 1200 mg/d von jedem jungen Menschen aufgenommen werden solle, um eine maximale Knochendichte zu erzielen. Damit wäre diese Dosis die Zielvorgabe für den Einzelfall. Der Philosophie der Empfehlungen entsprechend müßte nun der Mittelwert für die gesamte Bevölkerung so hoch festgesetzt werden, daß bei der Streuung in der Kalziumaufnahme kaum jemand mehr unter den Grenzwert von 1200 mg/d fällt, so daß sich als Empfehlung für den Durchschnitt der Bevölkerung (je nach Spreizung der Verteilungskurve) ein Wert zwischen 3 bis 5 Gramm/d ergeben müßte.

Technisch schwierig, biologisch nicht sinnvoll

Darauf weisen auch die *Recommended Dietary Allowances* (NATIONAL RESEARCH COUNCIL 1989, S. 22) ausdrücklich hin: „*Bei der Menüplanung ist es technisch schwierig und biologisch nicht notwendig, eine Tagesverpflegung so zu planen, daß alle RDAs für alle Nährstoffe enthalten sind. Darüber hinaus gibt es kein biologisches Argument zu fordern, daß jede Mahlzeit einen bestimmten Prozentsatz der RDAs für einen Nährstoff enthalten muß. Wie zuvor dargestellt, benennen die RDAs Zielgrößen, die über eine gewisse Zeit erreicht werden sollen – so erscheinen sogar drei Tage bei Nährstoffen, die einen schnellen Turn-over haben, ausreichend, während ein Monat oder mehrere Monaten für Nährstoffe angesetzt werden können, die langsamer metabolisiert werden. In der Praxis sollten Speisepläne für die Gemeinschaftsverpflegung so konzipiert sein, daß die RDAs in 5- bis 10-tägiger Abfolge erfüllt sind*“.

Die individuelle Nährstoffaufnahme unterliegt ebenso einer Variationsbreite wie die Nährstoffaufnahme von Person zu Person. Daher ist das einmalige Erfassen der Nährstoffzufuhr eines Tages bei einer Person ein mehr zufälliges Ergebnis, das kaum zuverlässig bewertet werden kann. Werden dagegen mehrtägige Ernährungsprotokolle erhoben (über 7 oder gar 14 Tage), dann lassen sich Mittelwert und Standardabweichung für die individuelle Nährstoffzufuhr berechnen.

Der Stichprobenfehler im Einzelfall

Je nach dem wie repräsentativ das erhobene Protokoll für das übliche Ernährungsverhalten des Klienten ist, gibt dieser Mittelwert einen mehr oder weniger gültigen Schätzwert über die durchschnittliche Nährstoffaufnahme ab. Grundsätzlich aber ist bei einer solchen Verhaltensmessung davon auszugehen, daß dem Mittelwert ein nicht abschätzbarer „*Stichprobenfehler*“ anhaftet. Der „*Standardfehler des Mittelwertes*“ (*Standard Error of Mean, SEM*) ist ein Maß für diesen Meßfehler und kann leicht geschätzt werden: Die Standardabweichung ist durch die Quadratwurzel aus der Anzahl der Messungen (also der *Tage*) zu dividieren. Dieser Quotient wird verdoppelt, um dann ein Vertrauensintervall mit einer Verläßlichkeit von 95 % zu haben.

Der „*wahre*“ Bereich der Nährstoffaufnahme pro Tag liegt dann mit etwa 95 %-Wahrscheinlichkeit im Bereich „*Mittelwert plus/minus dem Zweifachen des Standardfehlers*“. Konkret an einem Beispiel heißt das:

Ein Klient führt über sieben Tage ein Protokoll. Für die Vitamin B_1-Zufuhr ergibt sich ein Mittelwert von 0,9 mg/d mit einer Standardabweichung von 0,3 mg. Der

Standardfehler beträgt somit 0,3/(Wurzel 7) = 0,1. Multipliziert mit 2 (= 0,2), ergibt sich als Intervall für den „*wahren*“ Mittelwert (0,9 +/- 0,2) ein Bereich zwischen 0,7 und 1,1 mg/d Thiaminaufnahme, der auch als Konfidenzintervall der Mittelwertschätzung bezeichnet wird. Es ist unschwer einzusehen, daß das Konfidenzintervall um so kleiner wird, je mehr Protokolltage für diese Berechnung zur Verfügung stehen. Stünden im Extremfall nur zwei Tage zur Verfügung, dann läge der „wahre“ Mittelwert in obigem Beispiel im Intervall zwischen 0,5 und 1,3 mg/d, bei drei Tagen zwischen 0,5 und 1,3 mg/d.

Für die Ernährungsberatung gilt es nun, dieses errechnete Intervall zu bewerten und Konsequenzen für das Beratungsziel daraus zu ziehen. Hier sollten auch pragmatische Aspekte eine Rolle spielen, da es nicht nur um die *Definition* des Zieles, sondern – noch wichtiger – um die *Realisierungsmöglichkeiten* des Ziels geht:

■ **Eine bestimmte, mittlere Nährstoffzufuhr, deren Konfidenzintervall mit seiner oberen Grenze die *Referenzwerte der Empfehlungen erreicht, sollte im Hinblick auf den Sicherheitszuschlag der Empfehlungen als ausreichend angesehen werden. Vorausgesetzt, die untere Grenze des Konfidenzintervalls liegt nicht (aufgrund nur weniger Erfassungstage) um mehr als 30 % unterhalb der Referenzwerte der Empfehlungen.*** ■

Dieser Vorschlag läuft implizit darauf hinaus, daß die *Empfehlungen* der Deutschen Gesellschaft für Ernährung dennoch einen *Orientierungswert* für die Nährstoffaufnahme im Einzelfall darstellen, so wie dies von den *Recommended Dietary Allowances* (National Research Council 1989) vorgeschlagen wird. Durch die Beachtung des Stichprobenfehlers bei der Diagnose der individuellen Nährstoffaufnahme wird jedoch vermieden, daß zu hohe Forderungen an das Klientenverhalten gestellt werden, die sich letztlich nur aus dem zu kleinen Ausschnitt seines Ernährungsverhaltens begründen, der zur Diagnose herangezogen wurde.

Bei diesen Überlegungen sollte zusätzlich bedacht werden, daß über die statistische Unsicherheit in Abhängigkeit der Stichprobengröße hinaus die Sicherheit der Abschätzung für die einzelnen Nährstoffe unterschiedlich *ist* und zudem unterschiedlich zu *bewerten* ist. Nährstoffe wie Thiamin und Ascorbinsäure werden nur in geringen Mengen vom Körper gespeichert, während Speicherkapazitäten fürVitamin B_{12} oder Vitamin A über sehr lange Zeit ausreichen. Außerdem ist die Abschätzung für die Energieaufnahme grundsätzlich präziser als die für die Vitamin A-Zufuhr, was allein schon von der Gültigkeit der Nährstoffdatenbanken und der Regelmäßigkeit der Aufnahme abhängt.

In einer grundlegenden Arbeit haben Basiotis et al. (1987) bereits vor Jahren die Nahrungsaufnahme von 29 Personen über ein Jahr notieren lassen. Die Mittelwerte aus der Verrechnung von 365 Tagen wurden als die „*wahre*“ Nährstoffaufnahme bewertet. Unter Berücksichtigung der Standardabweichung dieser Mittelwerte konnte berechnet werden, nach jeweils wie vielen Einzeltagen bereits eine Schätzung des „*wahren*“ Wertes mit einer Trefferquote von +/- 10 % gegeben war. Die Ergebnisse überraschen: Für die Energieaufnahme sind 27 Tage (Männer) und 35 Tage (Frauen) notwendig. Im Extremfall des Vitamins A sind 390 Tage (Männer) und 474 Tage (Frauen) erforderlich. Die anderen Nährstoffe liegen zumeist im Bereich zwischen 50 und 100 Tagen, wie Tab. 8/3 angibt. Im Vergleich dazu werden deutlich geringere Stichproben benötigt, wenn es um die Bestimmung der Nährstoffzufuhr von Gruppen geht. Dies ist ebenfalls aus Tab. 8/3 erkennbar. Dennoch werden auch hier Beobachtungszeiträume genannt, die in praktischen Erhebungen nur schwer zu realisieren sind.

Tab. 8/3 gibt die Anzahl der Protokolltage für ein Ernährungstagebuch an, die notwendig sind, um mit einer Schätzgenauigkeit von +/- 10 % die spezifische Nährstoffaufnahme zu erfassen (Tabelle wurde gekürzt, nach Basiotis et al. 1987).

Wie richtig sind Ernährungstagebücher?

Bisher wurde die Zuverlässigkeit und Interpretierbarkeit von „Food-Records“ unter der Voraussetzung besprochen, daß alles detailgetreu notiert, codiert und analysiert wird, was gegessen und getrunken wurde. Jeder, der selbst einmal ein Ernährungstagebuch geführt hat, wird aber unmittelbar erfahren haben, wie verhaltensaufwendig, lästig und kompliziert diese Methode ist. Die unüberschaubare Vielfalt an Lebensmitteln, insbesondere im Convenience-Bereich, macht es schwer, die verzehrten Speisen genau zu bezeichnen. Zutreffende Mengenabschätzungen in Gramm sind für ungeübte Personen nicht möglich. Vorgaben in Haushaltsgrößen, Scheiben oder Portionen besitzen hinreichende Ungenauigkeit. Menschen, für die das Gewicht und/oder das Essen ein Problem darstellen, essen und trinken während der Protokollperiode anders oder lassen Speisen und Getränke bewußt oder unbewußt aus. Gerade Patienten, denen zur Kontrolle ihres Ernährungsverhaltens ein Tagebuch auferlegt wird, dokumentieren häufig über 7 Tage, wie wenig sie essen.

Tab. 8/3: Anzahl der Protokolltage für ein Ernährungstagebuch um die durchschnittliche Jahreszufuhr mit 10%iger Genauigkeit vorherzusagen (mod. nach Basiotis et al. 1987)

Komponente	Mann	Frau	Gruppe Männer (n = 13)	Gruppe Frauen (n = 16)
Energie	27	35	3	3
Eisen	68	66	7	6
Vitamin A	390	474	39	44
Protein	36	48	4	4
Fett	57	71	6	6
Cholesterin	139	200	13	15
Ballaststoffe	82	86	9	9
Kalzium	74	88	10	7
Thiamin	138	198	13	16
Riboflavin	57	90	7	7
Vitamin C	249	222	33	19

So wundert es nicht, daß in den letzten Jahren zunehmend mehr Befunde publiziert wurden, die nachhaltigen Zweifel an der Korrektheit von Ernährungsprotokollen („self-reported data") aufkommen ließen. Mit mehr exakten und objektiven Methoden wurde z. B. der Gesamtenergieumsatz gemessen (Doubly labelled water) und zu den Tagebuchdaten in Verbindung gesetzt (Schoeller & Fjeld 1991). Über den 24-Stunden-Urin wurde die Proteinaufnahme bestimmt und mit den Tagebuchangaben verglichen. Zumeist liefen diese Vergleiche darauf hinaus, daß die Angaben in den Ernährungsprotokollen eine mindestens 20%ige Unterschätzung (in Einzelfällen noch deutlich höher) erkennen ließen. Dieses Phänomen wurde inzwischen als „underreporting" oder auch als „underestimating" definiert (Prentice et al. 19989, Lichtman et al. 1992).

Auf Ernährungstagebücher wird nicht verzichtet werden können, da sie ein wichtiges Instrument für die Verhaltensdiagnostik, aber auch zur Einleitung der Selbstbeobachtung darstellen. Ihre Anwendung macht allerdings nur Sinn, wenn der Klient dieses Instrument nicht als Kontrolle empfindet und der Berater die Daten aus der Analyse mit Vorsicht als Anhaltspunkte für eine erste Beschreibung des Ernährungsverhaltens betrachtet. Jede Interpretation der Analysendaten „hinter dem Komma“ verbietet sich allein aus den der Methode innewohnenden Unzuverlässigkeiten. Eine Diskussion über die Richtigkeit der Daten mit den Klienten ist eher konfliktreich, da die Klienten zumeist subjektiv sehr sicher sind, ein präzises Protokoll geschrieben zu haben. Selbst der Wissenschaft ist bis heute nicht klar, auf welchen Bedingungen das „Underreporting“ im Einzelfall beruht.

Zusammenfassung

Zusammenfassend kann nochmals festgestellt werden, daß nicht jeder Tag oder gar jede Mahlzeit in der Nährstoffzusammensetzung die Referenzwerte der *Empfehlungen* erfüllen muß. Nur die *Mittelwerte* der Nährstoffzufuhr von Bevölkerungsgruppen sind geeignet, an diesen *Empfehlungen* direkt gemessen zu werden. Im Einzelfall können die Empfehlungen *hilfsweise* als Bezugsgrößen dienen, wenn hier eine Stichprobe von mehreren Tagen vorliegt, die eine mittlere Nährstoffzufuhr in einem bestimmten Konfidenzintervall schätzen lassen. Es ist anzustreben, daß das Konfidenzintervall die Referenzgröße überlappt, ohne daß in jedem Falle der Mittelwert diese Referenzgröße erreichen oder gar übersteigen muß, da ein *Sicherheitszuschlag* in den Referenzgrößen der Empfehlungen enthalten ist.

Natürlich spricht bei essentiellen Nährstoffen nichts dagegen, auch die mittlere Zufuhr im Einzelfall auf die Referenzgröße der Empfehlungen für die Bevölkerung „*hochzubringen*“, wenn dies im Ernährungsverhalten des Klienten unschwer realisiert werden kann. Diese theoretisch und aus ernährungsphysiologischer Sicht absolut zutreffende Ansicht, auch im Einzelfall einen großzügigen Sicherheitszuschlag einzuplanen, widerspricht der verhaltenswissenschaftlichen Erkenntnis, bei der ohnehin nicht einfachen Modifikation des Eßverhaltens nicht die Ziele unnötig hochzuschrauben, was dann wegen des gesteigerten Verhaltensaufwandes den gesamten Erfolg der Ernährungsberatung gefährdet. Sind also Barrieren zu erkennen, die eine solche Maximal-Forderung behindern, dann wird ein gewisser *Spielraum* um die Referenzwerte der Empfehlungen zu berücksichtigen sein. Dieser *Spielraum* wird die Ernährungsberatung solange als ungewisse Zielgröße belasten, wie keine verläßlichen Methoden zur Verfügung stehen, den tatsächlichen Nährstoffbedarf im Einzelfall konkret zu diagnostizieren.

Grundsätzlich muß deutlich erkannt werden, daß jede individuelle Bestimmung der Nährstoffzufuhr durch *Food-Recording-Methods* nur eine grobe Schätzung sein kann, die für die Nährstoffe höchst unterschiedlich sicher bzw. unsicher ist. Daher muß eine ernährungswissenschaftliche Bewertung im Einzelfall erfolgen, bevor scheingenaue Analysenergebnisse aus Ernährungsprotokollen vorschnell als defizitäre Versorgung gedeutet werden.

Zudem können zahlreiche weitere Einflüsse die Angaben im Ernährungsprotokoll verzerren (Underreporting), wie viele Studien zeigen. Unklar ist jedoch, warum es zu solchen mitunter erheblichen Unterschätzungen kommt. Daß es sich dabei in der Regel um einen vorsätzlichen Versuch der Klienten handelt, ein gutes Bild abzugeben, muß allerdings auch bezweifelt werden. Ernährungstagebücher sind ein hilfreiches Instrument, wenn es mit Vorsicht und Einfühlungsvermögen in der Praxis eingesetzt und ausgewertet wird.

8.8 Wer leistet Ernährungsberatung?

Die letzte Bestandsaufnahme zu Fragen der Struktur der Ernährungsberatung in der Bundesrepublik Deutschland geht auf das Jahr 1987 zurück (Agrarsoziale Gesellschaft 1988). Seither hat sich in Fragen der Ernährungsberatung als Teil der Gesundheitsförderung sehr viel verändert. Eine neue Strukturanalyse allerdings liegt nicht vor.

1993 wurden durch eine Änderung des Sozialgesetzbuches V die gesetzlichen Krankenkassen in § 20 mit der Verantwortung für die Gesundheitsförderung (Prävention) beauftragt. In dessen Folge weiteten die Krankenkassen ihr Gesundheitsangebot u. a. auch im Bereich der Ernährungsberatung umfassend aus. So wurden die Krankenkassen für den Großteil der Fachkräfte für Ernährung zu den neuen Arbeitgebern, die die Berufsgruppen der Diätassistenten und Oekotrophologen (Abschluß Fachhochschule/Universität) fast ausnahmslos als feste Fachkräfte oder auf Honorarbasis einstellten (Schätzzahl: ca. 4000 bis 6000 Berater). Ernährungsberatung wurde zugänglich für alle Bevölkerungsgruppen. Kochkurse, Seminare, Vorträge, aber auch gezielte Trainingsprogramme z. B. zur Gewichtsabnahme füllten seither die Gesundheitsangebote der Krankenkassen (in Ergänzung vor allem zur Rückenschule, Bewegungstrainings und Entspannungsseminaren).

Noch bevor eine Evaluation dieses umfassenden Angebots im Gesundheitsbereich durchgeführt werden konnte, hat der deutsche Gesetzgeber beschlossen, die gerade erst 1993 eingefügte Formulierung in § 20 SGB V zum Jahresbeginn 1997 substantiell so zu verändern, daß es weiterhin fraglich sein wird, ob Krankenkassen ihre Angebote in der Ernährungsberatung weiterhin finanzieren dürfen. So ist zum Zeitpunkt der Drucklegung der 2. Auflage dieses Buches in keiner Weise abzusehen, wie sich die Struktur der Ernährungsberatung in der Bundesrepublik Deutschland zukünftig organisieren wird.

Parallel ist zu beobachten, daß die Ernährungsmedizin in den Kreisen der deutschen Ärzteschaft erheblich an Aktualität gewonnen hat. Akademien für Ernährungsmedizin bieten in Zusammenarbeit mit den Landesärztekammern inzwischen 120-Stunden-Seminare mit dem Ziel an, darüber die „Fachkunde Ernährungsmedizin" erwerben zu können (1996 bereits in Schleswig-Holstein realisiert). Der Zuspruch zu diesen Seminaren läßt erkennen, daß sich die Ärzte der Bedeutung der Ernährung bewußt werden. Ähnliche Tendenzen sind in der deutschen Apothekerschaft zu konstatieren.

Trotz aller Veränderungen im Bereich der Ernährungsberatung besteht allerdings ein Problem nach wie vor: Das ist die Frage der Beratungskompetenz der Fachkräfte, gleich aus welchem Ursprungsberuf sie in die Ernährungsberatung gehen. Bereits in der Strukturanalyse von 1988 wurde festgestellt, daß der Ernährungswissenschaft, der Medizin und der Oekotrophologie oft die ausreichenden Fachgrundlagen für die psycho-sozialen Aspekte der Beratung fehlen – in der Regel eine Vertiefung in sozial- und verhaltenspsychologischem Theorien- und Erfahrungswissen. *„Der 'Allround-Spezialist' müßte somit Kenntnisse in mindestens sieben wissenschaftlichen Disziplinen aufweisen". (S. 160)*

Ernährungsberatung wird ausgehend von der Struktur der gegenwärtigen Hochschulausbildung in der Bundesrepublik Deutschland erst durch spezielle Aus- und Fortbildung zu leisten sein, indem der jeweils defizitäre Bereich der verschiedenen Grundstudien nachgeholt wird. Die andere Möglichkeit besteht darin, in das Studium der Ernährungswissenschaft und/oder der Verhaltenswissenschaft anwendungsorientierte Schwerpunkte hinsichtlich der Ernährungspsychologie mit aufzunehmen. Dies aber darf – wie schon verschiedentlich geschehen – nicht durch ein bis zwei Semesterwochenstunden abgedeckt werden, die die notwendige Vertiefung und die Ausbildung der verlangten Fertigkeiten nicht leisten können. Diese Forderungen hat auch die Deutsche Gesellschaft für Ernährung in Zusammenarbeit mit den Berufsverbänden aufgegriffen und ein Fortbildungscurriculum entwickelt, um Fachkräften in der Ernährungsberatung die Möglichkeit zu bieten, diese zusätzlichen Kompetenzen zu erwerben.

8.9 Weiterführende Literatur

Deutsche Gesellschaft für Ernährung: Empfehlungen für die Nährstoffzufuhr. 5. Überarbeitung. Frankfurt: Umschau-Verlag, 1992

Diedrichsen, I.: Ernährungsberatung. Psychologische Basiskonzepte. Göttingen, Stuttgart: Verlag für angewandte Psychologie, 1993

Pudel, V.: Praxis der Ernährungsberatung. Berlin, Heidelberg, New York: Springer, 1991

9

Soziales Marketing – Königsweg der Prävention ?

9.1 Ernährung bietet große Chance

Das Ernährungsverhalten der Bevölkerung in den westlichen Industrienationen drängt sich als Gegenstand für präventive Maßnahmen geradezu auf. Würde es nämlich gelingen, das Ernährungsverhalten der gesamten Bevölkerung so zu gestalten, wie es der derzeitige Kenntnisstand der Ernährungsmedizin nahelegt, würde damit ohne jeden Zweifel der sicher größte Schritt zu mehr Gesundheit erreicht werden, der durch irgendeine Verhaltensänderung gegenwärtig überhaupt möglich ist. Reduziert werden kann theoretisch durch Ernährungsfaktoren die Prävalenz von Hypertonie, Hyperlipidämien, Adipositas, metabolischem Syndrom, Hyperurikämie, Diabetes und höchstwahrscheinlich auch für einige Krebsarten. Damit würde folgerichtig u. a. die Inzidenz für Herztod und Schlaganfall reduziert.

Die Epidemiologie hat überzeugend nachgewiesen, daß die ernährungsphysiologischen Parameter der durchschnittlichen Nahrungsaufnahme nicht den Kriterien genügen, die die Ernährungsmedizin als günstig für langfristiges Wohlbefinden und dauerhafte Gesundheit erkannt hat. Folgerichtig weisen auch die führenden Todesursachen den ernährungsabhängigen Erkrankungen eine dominante Rolle zu. Neben den epidemiologischen Beobachtungen liegen auch klinische Erkenntnisse vor, die die Wirkmechanismen zwischen bestimmten Ernährungsweisen und dem Entstehen von Risikofaktoren und Krankheiten erklären können (Kasper 1987). Diese Zusammenhänge sind verschiedentlich dokumentiert worden und müssen hier nicht wiederholt werden. Eine sehr umfassende Darstellung wurde bereits 1988 vom U.S. Department of Health and Human Services unter dem Titel: *The Surgeon General's Report on Nutrition and Health* herausgegeben. Für „die Gesundheit der Deutschen" liegt seit 1994 ein detaillierter Ost-West-Vergleich vor, der vom Bundesgesundheitsamt herausgegeben wurde (BGA 1994).

Im Auftrag des Bundesministeriums für Gesundheit wurden ebenfalls die Kosten für ernährungsabhängige Krankheiten ermittelt. Die Expertengruppe berechnete die direkten Kosten (ambulante und stationäre Behandlung, Arzneimittel und Kuren) auf 47.265 Millionen DM und die indirekten Kosten (Mortalität, Arbeitsunfähigkeit, Invalidität) auf 36.246 Millionen DM pro Jahr (Kohlmeier et al. 1993). Die Gesamtsumme von 83.511 Millionen DM gilt in dem Bezugsjahr 1990 für die Bundesrepublik ohne die neuen Länder (Bevölkerungsanteil 29,1%), so daß sich die Kosten insgesamt auf über 100 Milliarden DM hochrechnen lassen. Bei der Interpretation dieser extrem hohen Kosten für ernährungsabhängige Krankheiten muß aber berücksichtigt werden, daß nur ein gewisser Teil tatsächlich auf die Ernährung zurückgeht, der aber nicht berechnet werden kann. Die Autoren haben nämlich in die Berechnungen alle Krankheiten einbezogen, für die nach wissenschaftlichen Erkenntnissen den Ernährungsgewohnheiten eine (Mit-)Verursachung zukommt, wobei nicht bestimmt werden kann, *wie* erheblich der Ernährungsfaktor für die Entstehung der Krankheit ist. So ist der Umkehrschluß nicht gerechtfertigt, daß diese gesamte Summe eingespart werden könnte, wenn sich die Bevölkerung bedarfsgerecht ernährt, denn auch ernährungsabhängige Krankheiten können durch andere Bedingungen entstehen.

Die Prävention im Bereich Ernährungsverhalten verfolgt den klassischen Grundsatz der Medizin „*Vorbeugen ist besser als Heilen*". Damit ist sie zumeist – in der Definition von Caplan (1964) – eine Maßnahme der *primären Prävention*, die daraufhin abzielt, die Zahl von Neuerkrankungen zu senken oder aber auch das Ersterkrankungsalter hinauszuschieben (Becker 1990; vgl. S. 23). Maßnahmen der *sekundären Prävention* zielen darauf ab, durch Früherkennung von Risikofaktoren und rechtzeitige Behandlung von Krankheiten eine Chronifizierung zu verhindern, während Maßnahmen der tertiären Prävention mit dem Begriff der Rehabilitation zu umreißen wären. Präventionsmaßnahmen beziehen sich zumeist auf Bevölkerungs*gruppen*. Daher ist im Bereich der Ernährung zunächst an primärpräventive Konzepte zu denken, weil Maßnahmen im Bereich der sekundären und tertiären Prävention bereits stärker auf den individuellen Fall abgestellt sein müssen und daher – gegenwärtig zumindest – eher in den Bereich der Ernährungs- und Diätberatung hineinreichen.

Die Ausgangslage und die Zielvorstellung für präventive Maßnahmen im Ernährungsbereich sind konkret zu beschreiben (und werden seit Jahren in der immer wiederkehrenden Fassung auch beschrieben): *Die Deutschen essen zu fett, zu süß, zu salzig, zuviel, zu einseitig, zu wenig Ballaststoffe.* Daraus folgt die Zielbeschreibung: *weniger Fett, weniger Süßes, weniger überhaupt, ausgewogener, mehr Ballaststoffe.* Möglicherweise liegt schon in dieser Beschreibung der Ausgangslage und der Zielvorstellung ein Kardinalfehler für Präventionsbemühungen.

In diesem Kapitel sollen die ernährungspsychologischen Bedingungen diskutiert werden, die präventiven Maßnahmen im Bereich des Ernährungsverhaltens zu mehr Wirkung verhelfen können. Es wird auch zu klären sein, warum bisherige Anstrengungen nicht den gewünschten Erfolg gebracht haben.

9.2 Anforderung an Ernährungsprävention

Wenn das Eßverhalten der Menschen zum Zielobjekt präventiver Maßnahmen wird, müssen einige Besonderheiten berücksichtigt werden, die typisch für den Verhaltensbereich *Essen (bzw. Ernährung)* sind und nicht uneingeschränkt auch für andere Präventionsaufgaben gelten.

1. Eine grundsätzliche Bedingung besteht darin, daß das *Abstinenzprinzip*, ein gebräuchliches Ziel präventiver Bemühungen um gesundheitsgerechtes Verhalten (beim Rauchen, Alkohol und anderen Drogen), beim Essen und Trinken nicht realisiert werden kann. Es geht also nicht um die *Alles-oder-Nichts-Frage*, sondern es kann nur um eine Modifikation des Verhaltens gehen. Damit besteht grundsätzlich die verhaltensverstärkende Wirkung, die durch Essen und Trinken unmittelbar ausgelöst wird, weiterhin fort und muß *„in Rechnung gestellt“* werden.
2. Essen und Trinken sind so elementare Verhaltensweisen mit hoher Frequenz und ständiger Wiederholung zumeist im sozialen Bezug, daß allein dadurch von einer hohen Verhaltensstabilität (Habitualisierung) ausgegangen werden muß.
3. Das Eßverhalten steht in der Genußhierarchie an bevorzugter Stelle und besitzt im Vergleich zu anderen, lustvoll erlebten Verhaltensweisen, die auch häufiger erlebt werden können, den höchsten Genußwert. Auch dadurch besteht eine hohe Resistenz gegenüber Änderungen, da diese zu noch ungewissen Erlebnissen führen und dadurch leicht mit Genußeinbuße assoziiert werden.
4. Risiken, die durch ungünstiges Ernährungsverhalten entstehen können, sind im üblichen Erfahrungshorizont der Menschen nicht nachvollziehbar und auch nicht zuzuordnen. Lerntheoretisch bestehen hier ungünstige *Kontingenzverhältnisse*, d. h. zwischen Verhalten und Konsequenz besteht ein großer Abstand, der eine Verbindung zwischen Verhalten und Konsequenz nicht erleben läßt. Die Beweiskraft der eigenen Erfahrung reicht zwar aus, den Zusammenhang zwischen Alkoholkonsum und morgendlichem „Kater“ wahrzunehmen, wohl aber kaum, um Bluthochdruck und Kochsalzkonsum in ursächlichen Zusammenhang zu bringen.
5. Die gesundheitsrelevanten Kriterien der Ernährung definieren sich über die ernährungsphysiologischen Parameter. Diese sind aber mit den Sinnen nicht erfahrbar, sondern nur als kognitive Informationen an das Lebensmittel anzulegen. Somit setzt ein gesundheitsgerechtes Ernährungsverhalten fortlaufende kognitive Steuerung anhand abstrakter Kennwerte voraus.
6. Eine einfache Klassifikation in „gesunde“ und „ungesunde“ Lebensmittel ist per se nicht möglich. Es sind die Zusammenstellung und die Dosierung über eine Zeit-

spanne, die den gesundheitlichen Wert der Gesamternährung bestimmen. Dieser Inhalt ist als anschauliches Konzept schwer kommunizierbar.

7. Essen und Trinken nach den etablierten Gewohnheiten stellt ein subjektiv optimiertes Verhalten dar. Jede Veränderung führt zu einer Beeinträchtigung der Verstärkerbilanz. Eine Verzichtsempfehlung für besonders gerne konsumierte Lebensmittel kann zum permanenten Denkinhalt werden und die Attraktivität erhöhen.

Die Punkte 4, 5 und 6 verleiten dazu, Präventionsempfehlungen zur Veränderung des Ernährungsverhaltens informativ-kognitiv zu konzipieren. Broschüren, Faltblätter und Bücher bieten sich an, um die wissenschaftlichen Zusammenhänge zwischen Ernährung und Gesundheit zu erläutern, Speisepläne für eine richtige Ernährung zu begründen und allgemeingültige Tips zu geben nach dem Muster „*Essen Sie weniger Fett!*“. Auch Nährwert- und Kalorientabellen werden als Hilfsmittel eingesetzt, um die nicht unmittelbar erfahrbaren Bewertungskriterien für Lebensmittel zu demonstrieren. Auch wird nicht selten nach der Einführung eines Unterrichtsfaches Ernährungslehre für alle Schüler gerufen. Dahinter verbirgt sich der implizite Ansatz des Rationalitätsprinzips, wonach die Kenntnis der ernährungsphysiologischen Funktionszusammenhänge zu einer adäquaten Verhaltenssteuerung führt.

Die Punkte 1, 2, 3 und 7 dagegen lassen bereits die Vermutung aufkommen, daß solche kognitiv-argumentativen Konzepte wenig verhaltenswirksam sind, da das Eßverhalten nicht primär kognitiv, sondern emotional, auf Erfahrungen (und biologischen Dispositionen) aufbauend, gesteuert wird. Sicher wird ein Einfluß von Information und konkreten Verhaltensvorschlägen nicht ohne jeden Einfluß sein, doch muß zusätzlich der Gesamtzusammenhang miteinbezogen werden, in dem Essen und Trinken stattfinden. Die Reduktion des Ernährungsverhaltens auf den Aspekt der Nährstoffaufnahme greift zu kurz.

9.3 Schwachstellenanalyse

Eine kommunikationstheoretische Schwachstellenanalyse mancher der bisher durchgeführten Präventionskonzepte im Ernährungsbereich müßte auf folgende Punkte hinweisen:

1. Prävention erfolgt zu wenig zielgruppenspezifisch, sondern orientiert sich an statistischen Bundesmittelwerten in ihren Aussagen. (Beispiel: Hinweise zur Gewichtsreduktion erfolgen zu breit und sind im Bevölkerungssegment figurbewußter Frauen eher kontraindiziert). Diese Mittelwertsorientierung stellt sicher ein besonderes

Hindernis für die Identifikation des einzelnen mit Präventionsempfehlungen da. So richtig solche Empfehlungen aufgrund statistischer Datenlage auch sein mögen, so falsch können sie im Einzelfall sein.

2. Prävention postuliert (aus ihrem eigenen Selbstverständnis heraus), daß das dominante Motiv für „*Essen und Trinken*" das Gesundheitsmotiv sei, dem man durch fachwissenschaftliche Argumente „*zum Durchbruch*" verhelfen müsse. Diese Ansicht verbaut den Konzepten ebenso den Weg, als wenn Automobilhersteller ihr Marketing allein auf den Aspekt des „*Sichfortbewegens*" abstellen.
3. Prävention fühlt sich mehr der epidemiologischen Fachwissenschaft als dem „Markt" verbunden und geht so den Weg rationaler Aufklärung zum Thema „Ernährung" und negiert dabei, daß „Essen und Trinken" weitgehend emotional gesteuerte Verhaltensweisen sind, also auf anderen Motiven basieren, als es die Motive sind, die zur Prävention Anlaß geben.
4. Präventionsempfehlungen erschöpfen sich häufig in der Beschreibung der ernährungsphysiologisch wünschbaren Ernährungsparameter, ohne konkrete *Maßnahmen* anzugeben, wie diese Ziele zu erreichen sind. Das Beispiel: „*Essen Sie weniger Fett*" ist ebenso richtig wie „*Fahren Sie mit weniger Reifenabrieb*", doch beide Ratschläge nennen keine Maßnahmen zur Zielerreichung. Dieser Aspekt wurde bereits bei der Einzelberatung in Kap. 8 besprochen.

9.4 Grundzüge sozialen Marketings

Der Ansatz des sozialen Marketings (*Lexikon*) beschreibt einen anderen Weg als den der kognitiv-rationalen Ansprache. Soziales Marketing versucht die Rahmenbedingungen so zu gestalten, daß Menschen dazu motiviert werden, selbst Veränderungen zu wollen, von denen sie sich einen *Vorteil* versprechen. Damit ist im Konzept des sozialen Marketing immer die *Motivation der Zielgruppe* (und nicht die Motivation der Präventionsgestalter) der zentrale Ausgangspunkt für präventive Maßnahmen („Der Köder muß dem Fisch und nicht dem Angler schmecken!").

LEXIKON

Marketing

Marketing bezeichnet in umfassender Weise die geplante Gestaltung aller Voraussetzungen und Maßnahmen, die geeignet sind, die Entscheidung eines Menschen gezielt zu beeinflussen. Im kommerziellen Produktmarketing geht es im wesentlichen um die Beeinflussung von Kaufentscheidungen. Eine wesentliche Erkenntnis des Marketings basiert darauf, daß weder Argumente und Überzeugungstrategien in der Regel ausreichen noch daß Entscheidungen herbeigeführt werden können, die an den Bedürfnissen des Menschen vorbeigehen. Eine gängige Definition beschreibt das Marketing-Ziel wie folgt: „Dem richtigen Menschen zur richtigen Zeit das richtige Produkt zum richtigen Preis in der richtigen Situation anbieten". Damit wird deutlich, daß Marketing weit mehr als nur Produktaussagen umfaßt. Es wird auch deutlich, daß Marketing nicht jedes beliebige Produkt jedem beliebigen Menschen „verkaufen" kann, sondern daß es auch eine fundierte Marketing-Voraussetzung ist, ein Produkt auf das Bedürfnisprofil einer Zielgruppe hin zu entwickeln. Alle Elemente (Mix-Faktoren) zusammen ergeben die Marketing-Konzeption. Das soziale Marketing arbeitet im Prinzip vergleichbar – unterliegt aber einer wesentlich größeren ethischen Verantwortung bei der Absicherung der Marketingziele.

Im Ernährungsbericht 1988 (DGE 1988, S. 171 ff) wurde bereits eindeutig darauf hingewiesen, daß *„man die Ebene gesundheitspolitischer Vorgaben verlassen und sich die Sichtweise des Verbrauchers zu eigen machen"* muß, um zu verstehen, warum sich weite Bevölkerungsteile nicht gesundheitsgerecht ernähren. Da ein gesundheitsgerechtes Ernährungsverhalten zu den Zielen der Gesundheits- und Ernährungspolitik gehört, *„wird häufig angenommen, der Verbraucher akzeptiere dieses Ziel im Grundsatz, wolle sich also gesund ernähren und sei nur z. B. durch Wissenslücken daran gehindert, es zu realisieren"*. Es wird weiter ausgeführt: *„Er kann nicht nur daran gehindert sein, sich gesundheitsgerecht zu ernähren, sondern er hat auch die Freiheit, andere als die Gesundheitsaspekte seines Ernährungsverhaltens nützlich zu finden und sie zur Grundlage seiner Ernährungsentscheidung zu machen"*.

9.4.1 Die wesentlichen Mix-Faktoren

Analog zum klassischen, absatzorientierten Marketing versucht auch das soziale Marketing, die *Mix-Faktoren* im gesamten Kommunikationsprozeß zu definieren und zu gestalten. Diese sogenannten Mix-Faktoren sind die tragenden und jeweils unverzichtbaren Säulen der Gesamtkonzeption.

Die vier wesentlichen Faktoren im *Mix* des sozialen Marketings sind – natürlich im übertragenen Sinn: *Produkt, Preis, Public Relations, Distribution.*

Produkt

Das *„Produkt"*, welches jede Ernährungsprävention *„verkaufen"* möchte, heißt selbstverständlich *„gesunde"* oder *„vollwertige Ernährung"*. Die entscheidende Frage aber stellt sich dadurch, ob die entsprechende Zielgruppe, die für die Präventionsmaßnahme interessiert werden soll, dieses Produkt überhaupt *„kaufen"* möchte. Besteht in der Zielgruppe überhaupt ein Motiv für ein solches *„Produkt"*? Es ist zu fragen, ob der größte Teil jener Frauen, die eine Diät halten, über ihr Gesundheitsmotiv dazu veranlaßt werden (oder doch eher über den Wunsch nach gesellschaftskonformer Körperfigur). Steht bei Verbrauchern, die bevorzugt „Bio-Produkte" wählen, tatsächlich das Gesundheitsmotiv im Vordergrund, oder ist es nicht vielmehr das Streben nach Sicherheit, ausgelöst durch Schlagzeilen über Lebensmittelrisiken?

Die Auswirkungen einer *vollwertigen Ernährung* auf die Gesunderhaltung und Leistungsfähigkeit des Organismus lassen sich, wie wissenschaftliche Erkenntnisse belegen, auch in andere *„Produktvorteile"* ummünzen: z. B. Fitneß, Schlankheit, Schönheit, ökologische Verantwortung, Potenz, Eßgenuß, Sicherheit, Könnerschaft, Kennerschaft, Sozialkontakte etc. Die Wahl einer zutreffenden Produktbeschreibung wird in der entsprechend motivierten Zielgruppe zumindest *Aufmerksamkeit* erzeugen. Das ist der erste, aber unverzichtbare Schritt auf dem langen Weg der Verhaltensänderung.

Solche Überlegungen zielen darauf ab, einen „added value", also einen Zusatznutzen, zu formulieren, der einer bestimmten Zielgruppe attraktiver erscheint als der eigentliche Hauptnutzen. Dazu liefert das absatzorientierte Marketing eine Fülle von Beispielen. So werden z. B. Autos mit einem bestimmten Image belegt, das einen Fahrzeugtyp unter allen anderen Fahrzeugen als „das sportliche Auto" herausstellt, um die anzusprechen, die nicht nur fahren, sondern dabei sportlich sein wollen. Häufig wird ein Produkt (auch im Lebensmittelbereich) mit einem besonderen Life-Style assoziiert, so daß der Konsument nicht nur ein Getränk erhält, um seinen Durst zu löschen, sondern (als added value) gleichzeitig erleben kann, wie jung und dynamisch er sein muß, wenn er diese Getränkedose in der Hand hält.

Preis

Der *Preis* ist im sozialen Marketing zumeist keine monetäre Größe, sondern er steht für die *Kosten*, die der Mensch aufbringen muß, wenn er das „Produkt" haben möchte. Diese Kosten sind *psychische Kosten*, die als Verzicht, Aufwand, Gewohnheitsänderungen, ungewohnte Erfahrungen, Lernen, Nachdenken, Enttäuschung, Ängste, Unsicherheit etc. antizipiert werden und dann die *„psycho-ökonomische"* Bilanzierung einleiten, wenn es um die Entscheidung für oder gegen das angebotene *„Produkt"* geht.

Es ist unmittelbar einsichtig, daß auch im sozialen Marketing die *Preis-Nutzen-Relation* die ausschlaggebende Rolle spielt, ob die Präventionsempfehlung letztendlich akzeptiert wird. Natürlich ist diese Kalkulation schwierig nachzuvollziehen, da es sich um subjektive Bewertungen handelt. Die Gestaltung eines Zusatznutzens spielt eine große Rolle, da dadurch das Produkt attraktiver und auch etwas teuer werden kann.

Allein die Formulierungen vieler Ernährungsempfehlungen mit negativen oder limitierenden Begriffen wie *„nicht"*, *„nie"*, *„nicht so viel"*, *„nur einmal in der Woche"*, *„zuviel"*, *„weniger"* erwecken den Eindruck, als handele es sich bei der Realisierung einer ausgewogenen Ernährung um ein *hochpreisiges Produkt*, also um ein Produkt, das erheblichen Verhaltensaufwand abverlangt.

Public Relations

Maßnahmen im sozialen Marketing *„verkaufen"* sich nicht selbst. Sie müssen von verschiedenen Seiten dargestellt, kommentiert und erläutert werden. Der Produktvorteil muß erklärt und attraktiv herausgestellt werden. Der Preis, der unvoreingenommen möglicherweise als zu hoch vermutet wird, sollte als vertretbar kommuniziert werden. Die PR-Maßnahmen dienen dazu, die Attraktivität des Angebots zu erhöhen, Bereitschaft zu verstärken, den Schritt zur Eigenbeteiligung zu erleichtern und nachfolgend auch das Interesse im Verlauf der Maßnahme zu unterstützen.

Distribution

Die Distribution ist letztlich entscheidend: Sie muß sicherstellen, daß sich Angehörige der angesprochenen, durch Produktgestaltung, Preiswürdigkeit und PR motivierten Zielgruppe auch tatsächlich aktiv an der Selbstausgestaltung der konzipierten Maßnahmen beteiligen können. Doch der Aspekt der Distribution ist erstaunlich oft nicht erfüllt. Beispiele: Attraktive Rezeptvorschläge benötigen Lebensmittel, die es in Kleinstädten oder auf dem Land nicht zu kaufen gibt. Oder: Eine Rundfunkkampagne wird nur zu den gewöhnlichen Arbeitszeiten ausgestrahlt. Oder: Nach einer motivierenden

TV-Sendung über ein attraktives Schlankheitsprogramm wird die Adresse für die Anmeldung nicht eingeblendet. Oder: Eine mit finanzieller Unterstützung von Dritten erprobte und erfolgreiche Präventions-Kampagne wird zur „*Forschungsruine*", weil bei der Konzeption nicht daran gedacht wurde, wie die Kosten für die Weiterführung nach Einstellung der Förderung zu decken sind. Oder: Die Propagierung ballaststoffreicher Brötchen oder einer mageren Wurst „*läuft leer*", weil der Handel diese Produkte nicht flächendeckend anbietet. Oder: Der Veranstalter eines Vortrags über „moderne Ernährung" vergaß, den Zeitpunkt mit dem Fahrplan der öffentlichen Verkehrsmittel abzustimmen.

Nicht austauschbar

Diese vier Mix-Faktoren des sozialen Marketing sind von vergleichbar wichtiger Bedeutung. Sie können sich nicht gegenseitig ersetzen. Kommt einer der vier Mix-Faktoren zu kurz, so ist damit der Erfolg der gesamten Maßnahme in Frage gestellt. Stimmt das Produkt nicht, helfen weder Preis, PR noch Distribution. Stimmt das Produkt, aber ist der Preis zu hoch, wird die Maßnahme ebenfalls nicht ankommen. Genauso ist es, wenn PR oder Distribution nicht sinnvoll geplant und gestaltet sind.

Jede Präventionsmaßnahme sollte also bereits im Vorfeld auf diese vier Mix-Faktoren hin untersucht werden. Nützlich ist es, bereits vor der Realisierung einer meist auch kostspieligen Kampagne in einer kleineren Zielgruppe einen „Produkttest" durchzuführen und den Preis zu testen. Manche Broschüre wurde gedruckt, weil der Autor wichtige Antworten auf wichtige Fragen geben wollte. Nur hatte er vergessen, bei seinen potientiellen Lesern nachzufragen, was ihnen „wichtig" ist. Das Instrument der Marktforschung hat auch im Bereich des sozialen Marketing seine Berechtigung.

9.4.2 Zwei konkrete Aktionen

An einer konkreten Aktion sollen diese Konzeptionsmerkmale des sozialen Marketings veranschaulicht werden.

In Niedersachsen war eine Präventions-Kampagne zur Verbesserung der ernährungsphysiologischen Qualität des Schulfrühstücks in Grundschulen zu planen. Mittel stellte zunächst der Minister für Ernährung, Landwirtschaft und Forsten zur Verfügung.

Die Analyse des Ist-Zustandes ergab, daß folgende unterschiedliche Sachverhalte zu berücksichtigen sind: Manche Kinder bekommen nur Geld mit. Manche Kinder bekommen ein zu großes Frühstück mit. Manche Kinder bekommen zu wenig mit. Manche Kinder essen nicht in der Pause, sondern wollen lieber spielen. Manche Kinder werfen ihr Pausenbrot weg. Manche Kinder bekommen ungünstige Pausenverpflegung von zu Hause mit.

Die mehr kognitiv-rationale Aufklärungsstrategie besteht darin, Faltblätter für Eltern, Kinder und Lehrer zu verteilen, um auf die Vorteile eines vollwertigen Pausenfrühstücks hinzuweisen und Anleitungen zu geben, wie dies zusammengesetzt ist. Ein andere Möglichkeit, die häufiger praktiziert wird, besteht in einer Frühstückswoche in der Schule mit *„mustergültiger Pausenverpflegung"*. Zumeist ist die Fortsetzung nicht gewährleistet (Distributionsaspekt). Diese beiden Wege wurden zugunsten einer Maßnahme nach dem sozialen Marketing-Konzept nicht bestritten.

Gemeinsam schmausen in den Pausen

Welches „Produkt" interessiert Kinder in diesem Zusammenhang? Es wurde nach Prüfung möglicher Varianten auf das *soziale Motiv* des gemeinsamen Essens mit dem Lehrer gesetzt. Der Slogan der Aktion heißt entsprechend: *„Gemeinsam schmausen in den Pausen"*.

Welches „Produkt" interessiert Hausmeister in diesem Zusammenhang? Ein Vortest ergab, daß Hausmeister die Pausengetränke rationell verkaufen und möglichst wenig Aufwand bei der Entsorgung von Leergut und z. B. feuchten Strohhalmhüllen, die in den Pausenhallen auf dem Boden kleben, haben möchten. Das gemeinsame Frühstück in den Klassenräumen, mit klassenweiser Auslieferung der Schulmilch, kommt den Hausmeisterwünschen entgegen.

Welches „Produkt" interessiert Eltern in diesem Zusammenhang? Hier fanden sich keine eindeutigen Voraussetzungen, außer der Feststellung, daß viele Eltern eine Information durch Dritte über die Mitgabe eines vollwertigen Pausenbrotes als Einmischung in ihre Elternverantwortung empfinden.

Welches „Produkt" interessiert Lehrer in diesem Zusammenhang? Das war der schwierigste Punkt, der auch gegenwärtig immer noch über den Einsatz der Aktion entscheidet. Der Lehrer ist eher die Instanz, die die *Kosten* zu tragen hat, weil fünf Minuten seiner Pausenzeit abgehen. Eine Einbindung geschieht über das Sachgeschenk (siehe unten), über den Appell an sein Verantwortungsmotiv für seine Schüler und die soziale Situation, neben der Unterrichtszeit mit seinen Schülern täglich für zehn Minuten zusammen zu sein.

Die Aktion „*Gemeinsam schmausen in den Pausen*", die inzwischen mit einem Abdeckungsgrad von über 70 % der Grundschulen läuft, wird jährlich allen Schulen neu angeboten. Lehrer können kostenlos einen Klassensatz an Unterlagen abfordern. Die Finanzierung übernahm nach der ministeriellen Anfangsförderung die Landesvereinigung der Milchwirtschaft in Niedersachsen.

Jedes Kind erhält ein attraktiv bedrucktes, abwaschbares Frühstücksset, damit die Schreibfläche sauber bleibt. Ein Faltblatt mit der Beschreibung von Vor- *und* Nachteilen des gemeinsamen Frühstücks gibt es für Eltern und Lehrer. Die Klasse frühstückt mit dem Lehrer (fünf Minuten Unterricht plus fünf Minuten der folgenden Pause), anschließend beginnt die zehnminütige Spielpause. Als Effekt ist zu beobachten, daß die Kinder ihre mitgebrachten Pausenbrote vergleichen, austauschen, ihren Eltern Anregung geben, was sie selbst gerne haben möchten. Hier wird das soziale Selbstregulativ ausgenutzt, um eine ernährungsphysiologische Verbesserung des Schulfrühstücks zu erreichen.

Bleibt noch übrig, eine kleine verhaltenspsychologische Maßnahme zu erwähnen: Wenn die Klasse gemeinsam mit Lehrer 50 Frühstücke durchgeführt hat, gibt es ein Sachgeschenk in Form von kleinen Naturkundetafeln für jedes Kind zum Sammeln und einer großen Wandtafel für die Klasse. Dies motiviert auch den Lehrer durchzuhalten, weil sonst die Belohnung für die Klasse ausbliebe.

PfundsKur '96 „Lust auf Leben"

Über 10 Wochen sollte eine Ernährungskampagne durchgeführt werden. Initiatoren waren der Süddeutsche Rundfunk und die AOK Baden-Württemberg. Ziel: Veränderung des Ernährungsverhaltens, Reduktion des Nahrungsfettes. Naheliegend wäre, zu diesem Thema einige Rundfunksendungen auszustrahlen und Begleitbroschüren auszugeben, die das Thema vertiefen. Statt dessen wurde versucht, eine Kampagne nach den Anforderungen des sozialen Marketings zu planen und durchzuführen.

„Produkt": Zielgruppe sind die Hörer und Hörerinnen des SDR 1. Das Produkt „PfundsKur" wurde bereits 1990 und 1993 angeboten. Der Begriff signalisiert, daß es auch um Gewichtsabnahme geht. Dieses Produkt „gute Figur machen" wurde wieder ausgelobt (Zusatznutzen). Der Slogan „Lust auf Leben" sollte die Botschaft transportieren, daß es um Eßgenuß und um Lebensfreude geht, also um das Gegenteil dessen, was üblicherweise mit „gesunder Ernährung“ und „Diäten“ angesprochen wird. Die Jahreszahl ’96 diente der Aktualisierung der Kampagne. „Lust auf Leben“ ist sicher ein universelles „Produkt“, das eine große Zielgruppe positiv anspricht.

„Preis“: Die Herausstellung von „Lust“, „Leben“ und „Genuß“ sowie die nahegelegte Assoziation, daß es auch um „die gute Figur“ geht, motivieren und lassen den Verhaltensaufwand gering erscheinen. Die Detailbotschaften „Es ist verboten, sich Lebensmittel zu verbieten“ oder „Fett mit Augenmaß, und dann essen Sie, was Sie wollen“ lassen Liberalität erwarten. Die Laufzeit der Kampagne von 10 Wochen erschien zumutbar. Zusatzthemen „Walking“ und „Selbstvertrauen“ sollen vor allem im Verlauf der Kampagne für anhaltende Motivation sorgen und die „Preiswürdigkeit“ der Kampagne belegen. Der tatsächliche (monetäre) Preis für Begleit- (Pudel 1996) und Kochbuch (Braden & Pittelkow 1996) wurde bewußt knapp kalkuliert.

„Public Relations“: Die Kampagne und deren Inhalte wurden im Vorfeld durch Rundfunkspots, Großflächenplakate, Flyer, regionales Fernsehen, Tageszeitungen und Einführungsveranstaltungen kommuniziert. Sie erreichte einen Bekanntheitsgrad von 51 % in der Gesamtbevölkerung in Baden-Württemberg. Nachträgliche Analysen belegten, daß die Tageszeitungen (57 %) vor Prospekten und Anzeigen (55 %) als Informationsquelle genutzt wurden. 47 % erhielten ihre Informationen aus dem Radio. Jeder Dritte verfolgte die Pfundskur im Fernsehen. Die Bücher nutzten nur etwa 10 % der Bevölkerung.

„Distribution“: Wöchentliche Rundfunk- und TV-Sendungen zu festen Zeiten informierten über die Wochenschritte und kommunizierten die Erfahrungen anderer Teilnehmer. Berichte in den lokalen Tageszeitungen ergänzten das „flüchtige Medium“ Rundfunk. Das Begleitbuch, ergänzt durch ein Kochbuch, bildete das Trainingsprogramm, das für alle im Buchhandel erhältlich war. Gruppentreffs vor Ort (Ernährung, Walking, Entspannung) wurden von der AOK organisiert. Kantinen und Restaurants boten entsprechende Gerichte an. Fettarme bzw. fettreduzierte Produkte wurden ebenfalls im Lebensmittelhandel sowie von Metzgern und Bäckern als „PfundsKur-Produkte“ gekennzeichnet und angeboten.

Das Zusammenspiel aller dieser Faktoren und Maßnahmen trug zum Gelingen der Kampagne bei, die eine breite Motivation zur Eigenbeteiligung auslöste. 10.000 Menschen nahmen regelmäßig an den Gruppentreffs teil. Nach Schätzungen haben ca. 200.000 Menschen in irgendeiner Form aktiv mitgemacht. Eine unbekannte Größe bleibt, wie viele Menschen die konkrete Botschaft der Pfundskur gehört haben und gelegentlich fettarme Produkte gekauft oder Pfundskur-Gerichte im Restaurant oder in ihrer Kantine verzehrt haben. Die Auswertung des im Begleitbuch eingehefteten

Fragebogens (von 426 Einsendern) ergab: Gewichtsabnahme 4,8 kg, BMI-Veränderung von 29,1 auf 27,5; mittlere Bewertung auf Schulzensurenskala 1,6.

Leider liegen zu diesen beiden Ernährungskampagnen keine echten Wirkungsmessungen vor, die es erlauben könnten, auf die effektive Wirksamkeit dieser Maßnahmen hinsichtlich einer Veränderung des Ernährungsverhaltens zu schließen. Solche empirischen Wirkungsmessungen sind aber auch für andere Aktionen nicht bekannt. Damit ist ein typischer Punkt angesprochen, der in der Bundesrepublik verbreitet ist: Kampagnen oder Aktionen, die mit hohen Kosten durchgeführt werden, bleiben letztlich ohne Evaluation. So fehlen bisher Erkenntnisse, mit welchen (auch langfristigen) Effekten nach solchen Interventionen zu rechnen ist. Der Grund liegt oft darin, daß die Kampagnen selbst als Marketingmaßnahme von einer Institution (z. B. Krankenkasse oder Rundfunksender) durchgeführt werden, so daß die vorgesehenen Mittel ausschließlich für die erkennbare Aktion eingesetzt werden, ohne daß weitere Mittel bereitgestellt werden, um das „unsichtbare" Hintergrundgeschehen (also die tatsächliche Wirksamkeit) zu erfassen.

Dieser verbreitete Mangel an gesicherten Wirkungsmessungen trat 1996 als erhebliches Defizit ins Bewußtsein der Ernährungsberatung, als durch politische Maßnahmen die Präventionsverpflichtung der Krankenkassen z. B. auch im Bereich der Ernährungsberatung gestrichen wurde. Hätten Studien zur Wirkungsmessung zur Verfügung gestanden, so wären diese als fundierte Argumente gegen diese Sparmaßnahmen zu nutzen gewesen, denn man hätte dann zeigen können, wie teuer diese Sparmaßnahmen langfristig werden. Allein die Überzeugung, daß Ernährungsberatung wirkungsvoll ist, reicht als Argument für politisch-ökonomische Diskussionen nicht aus. Zudem werden keine Ergebnisse bekannt, die erlauben, bestimmte Strategien der Ernährungsberatung als effektiv bzw. weniger effektiv zu erkennen. Es ist daher in Zukunft notwendig, den puren Aktionismus der Ernährungsberatung und Ernährungsaufklärung durch wissenschaftlich kontrollierte Wirkungsmessungen zu begleiten. Solange solche Wirkungsmessungen unterbleiben, kann sich auch der Verdacht festigen, daß eine Wirkung kaum eintritt und darum solche Messungen unterbleiben. Doch dieses Argument darf nicht einfach im Raum stehen bleiben.

9.5 Ausblick

Maßnahmen nach dem Muster des sozialen Marketings scheinen geeignet, das Ernährungsverhalten der Menschen nachhaltiger zu modifizieren, da sie das Eßverhalten und nicht die Nahrungsaufnahme in den Vordergrund rücken. Außerdem geht soziales Marketing von realistischen Ansprüchen aus, weil nicht nur das Ziel, sondern auch die *Kosten* der Zielerreichung in Betracht gezogen werden. Im Zentrum allen Bemühens stehen die Bedürfnisse und Motive der Zielgruppen, die angesprochen werden sollen. Diese sind aber in aller Regel bei der Thematik „*Essen und Trinken*" kaum direkt einem ausschließlichen Gesundheitsmotiv zuzuordnen (außer bei Patientengruppen, die aber nicht Zielgruppe der primären Prävention sind). Darum setzt das soziale Marketing auch auf andere Motive, die mittelbar mit dem Eßverhalten in Beziehung stehen.

9.5.1 Dilemma Nr. 1

Eine besondere Schwierigkeit im Bereich der Ernährung besteht darin, daß sich die Zielvorgaben für eine als sinnvoll erachtete Verhaltensänderung zumeist aus epidemiologischen Befunden herleiten. Diese aber bieten für die Anwendung auf den Einzelfall selten eine stringente Überzeugung, noch lassen sie – nach erfolgreicher Modifikation des Ernährungsverhaltens – ihre positive Wirkung unmittelbar erkennen. Der immer wieder zitierte „*alte Urgroßopa, der mit Übergewicht, Rauchen und einigen Gläschen Wein 92 Jahre alt wurde*" ist für die alltägliche Erfahrungsbildung einfach wesentlich eindrucksvoller als jede epidemiologische Studie mit ihren abstrakten Risikokurven. Es ist ein Dilemma, daß vollwertige Ernährung nicht unmittelbar durch positive Konsequenzen, die man sofort erlebt, beeindruckt.

9.5.2 Dilemma Nr. 2

Ein zweites Dilemma, nicht minder größeren Ausmaßes, beschreibt auch das „Paradoxon der Prävention" (eingeführt durch Rose, zit. nach Keil 1990): „*Eine präventive Maßnahme, welche für den einzelnen oft nur von geringem Nutzen ist, kann für die Bevölkerung einen großen Gewinn bringen*". Diese Ansicht stellt das soziale Marketing vor kaum lösbare Probleme, wenn es sich der Argumentation der Epidemiologie bedienen wollte.

Das Präventions-Paradoxon kann als das wichtigste Charakteristikum der Prävention gelten: „*Auch beim Anlegen von Sicherheitsgurten im Auto oder beim Impfen ganzer Bevölkerungsgruppen gilt das Prinzip, daß sehr viele Menschen etwas tun müssen, um wenigen zu helfen*" (Keil 1990).

Diese beiden Beispiele sind zutreffend, doch unterscheiden sie sich von den Forderungen, die für das Ernährungsverhalten erhoben werden. Der Verhaltensaufwand („Kosten") bei der Umstellung des Ernährungsverhaltens ist ungleich größer, und Essen und Trinken sind deutlich stärker genußbesetzte Verhaltensweisen. Es muß daher gefragt werden, ob es überhaupt realistisch (und ethisch gerechtfertigt) ist, entsprechend dem Präventionsparadoxon große Bevölkerungsteile dazu zu motivieren, die von der Epidemiologie festgestellten *optimalen* Benefizparameter (z. B. beim Gewicht, beim Cholesterinspiegel) mit Ernährungsstrategien zu verwirklichen, die mit der absolut geringsten Morbidität und Mortalität korrespondieren, wenn der erzielbare Gewinn *„rein bevölkerungsstatistischer Natur"* und für das Individuum mit keiner *„Garantie auf Nutzen"* verbunden ist.

Die Abwägung von *Pro und Kontra* wird nicht zuletzt rein akademischer Natur bleiben, weil ein so hochgestecktes Ziel bei zu hohen Verhaltenskosten nicht realisierbar ist. Für das soziale Marketing bleibt jedoch die Frage offen, ob mit dem Sachverhalt, der zutreffend als das Paradoxon der Prävention umschrieben wird, überhaupt eine aktionsfähige Basis gegeben ist. Im absatzorientierten Marketing jedenfalls würde man sich keine Chancen ausrechnen, wenn Produkte ausgelobt werden, deren Verwendung für den Käufer kaum nachvollziehbaren Nutzen haben, sondern nur die Absatzstatistik aufbessern.

9.5.3 Epidemiologie dient der ethischen Legitimation

Es sieht vielmehr so aus, als könnten die epidemiologischen Befunde für Präventionskampagnen zu ihrer ethischen Legitimation herangezogen werden. Diese Befunde aber als direkte Zielvorgaben zu kommunizieren und auf ihre Überzeugungskraft zur Motivation des Individuums zu vertrauen erscheint wenig aussichtsreich. Damit würde sich die Prävention überdies wieder als Kommunikationsstrategie auf Zahlen, Argumente und Korrelationen einlassen, die wenig verhaltenswirksam sind.

Die Zukunft einer nachhaltigeren primären Prävention liegt in der konsequenten Anwendung der Prinzipien des sozialen Marketings. Dieses nutzt, wie ausgeführt wurde, auch emotionale Bereiche, indem es auf die Bedürfnisse der Zielgruppen eingestellt ist. Die Zielvorgaben werden realistisch bemessen, um die Verhaltensänderung in kleinen Schritten zu fördern. Die Kommunikationsstrategien sind frei von Angst und Drohung, da diese zumeist nur Reaktanz und Abwehr auslösen (Reschke 1990).

Die Propagierung neuer Eßstile („die regionale Küche", die „neue deutsche Küche"), positive Imagegestaltung bei günstigen Lebensmittelgruppen, deutliche, klare und widerspruchsfreie Informationen über Ernährung, aber auch Produktinnovationen, schonende Gartechnologien, eine weitere Flexibilisierung der Eßgewohnheiten etc. erscheinen geeigneter, das Ernährungsverhalten der Bevölkerung zu ändern. Die Kommunikation muß über das *Essen und Trinken* geführt werden, auch wenn dabei als Ziel im Hintergrund steht, den Konsum von Kohlenhydraten um ca. zehn Energieprozent zu steigern und den Fettkonsum um 20 Gramm/Tag zu senken.

Dieses ernährungsphysiologisch definierte Ziel, Schritt für Schritt im Kontext von *Essen und Trinken* umgesetzt, erscheint erreichbar und würde die gesundheitliche Situation (bevölkerungsrepräsentativ, aber auch individuell betrachtet) u.U. entscheidend verbessern, ohne dem Individuum *„zu hohe Verhaltenskosten"* aufzubürden. Die Pfundskur (s.o.) war ein erster Ansatz, dieses Ziel nach den Vorgaben des sozialen Marketings zu erreichen.

9.6 Präventionspyramide

Abschließend soll kurz noch der Gedanke einer Präventionspyramide (Abb. 9/1) vorgestellt werden. Häufig überziehen Präventionskampagnen die gesamte Bevölkerung mit gleichen kommunikativen Strategien. Andererseits begreifen sich unterschiedliche Angebote im präventiven Bereich als konkurrierende Maßnahmen. Dabei wird vergessen, daß nicht jedermann angeboten werden soll, was nicht für jedermann richtig ist. Umgekehrt sollten nicht alle vor Risiken gewarnt werden, die nicht für jeden riskant sind. Schließlich ist in Rechnung zu stellen, daß Präventionsmaßnahmen unterschiedliche ökonomische Ressourcen verlangen, unterschiedliche Wirkungsgrade haben und nicht alle Menschen aufgrund ihrer Voraussetzungen eine vergleichbaren Aufwand an Intervention benötigen.

Dies führt dazu, von einer Pyramide der verschiedenen Möglichkeiten auszugehen, die an der Basis breit und ökonomisch vertretbare Angebote enthält, die zur Spitze hin aber spezieller, wirksamer, aber auch teuer werden. Am Beispiel der Angebote für eine Abnahmetraining soll dieses Modell erläutert werden.

Diese Pyramide enthält Angebote, die eben keine konkurrierenden Interventionen darstellen. Es sollte nur sichergestellt sein, daß ein Mensch entsprechend seiner Ausgangslage möglichst treffsicher das Angebot der Stufe erhält, das er mindestens benötigt. Dazu müssen in Zukunft eine Reihe von Screening-Verfahren entwickelt werden, um die *„Eingangsvoraussetzungen"* besser erfassen zu können. So macht es wenig Sinn, einen 150 kg schweren, in Streßsituationen gerne essenden Menschen die Vier-Jahreszeiten-Kur oder gar nur Broschüren anzubieten. Selbst diese geringen Kosten wären vertan. Andererseits muß eine Frau mit sieben Kilogramm Übergewicht und einem relativ unauffälligem Eßverhalten nicht in die Einzelberatung bei einer Fachkraft, hier würde das Angebot von Selbsthilfegruppen zureichend sein.

Damit ist abschließend noch eine Basisvoraussetzung des sozialen Marketings angesprochen, nämlich möglichst „*paßgenaue*" Angebote an bestimmte Zielpersonen anzubieten. Dies ist einerseits unter ökonomischen Aspekten sinnvoll, aber auch zur Vermeidung von Mißerfolgserlebnissen durch Angebot der falschen Maßnahme aus psychohygienischen Gründen notwendig. Doch solche Erkenntnisse, die eine Prognose für bestimmte Maßnahmen hinsichtlich der verschiedenen Problemsituationen zulassen, sind bisher kaum erarbeitet worden.

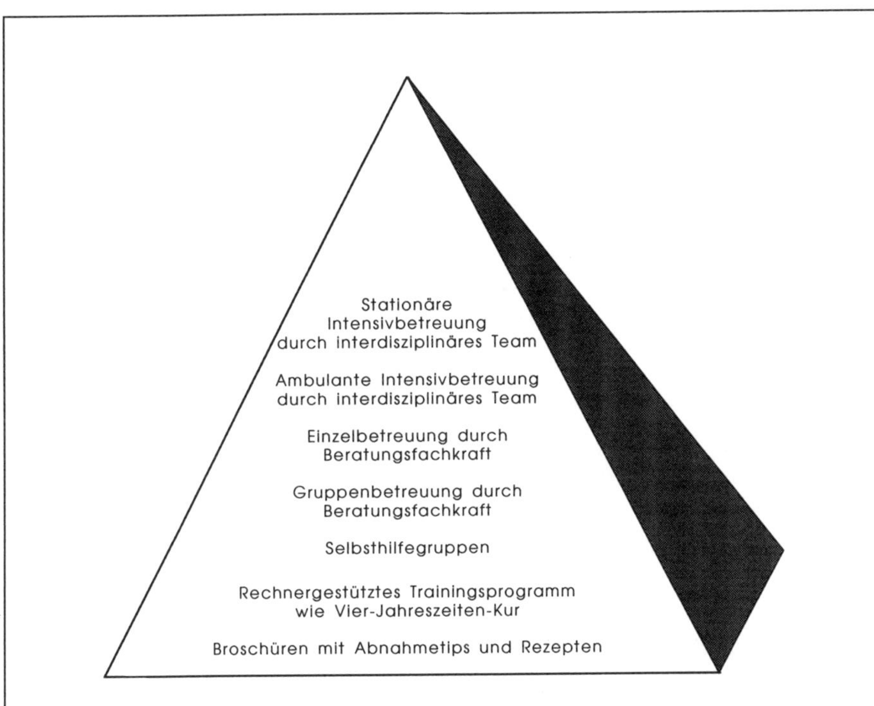

Abb. 9/1: Präventionspyramide am Beispiel Übergewicht

10

Nutritional Marketing – zwischen Ökonomie und Biologie ?

10.1 Biologische Regulation begrenzt Absatz

Es sind über 80.000 Milliarden Kalorien, die jährlich in der gesamten Bundesrepublik Deutschland konsumiert werden. Diese Zahl ist seit Jahrzehnten konstant und liegt – auf die Bevölkerung umgerechnet – auch in den anderen westlichen Industrienationen, die ein reichliches Lebensmittelangebot zur Verfügung haben, in gleicher Höhe. Auf jeden Menschen entfallen im Durchschnitt ca. 1 Million Kalorien pro Jahr. Dies stellt offenbar eine biologische Begrenzung der Energieaufnahme beim Menschen dar, die bei *ad libitum*-Verzehr nicht überschritten wird. Wie in Kap. 4 dargelegt wurde, muß davon ausgegangen werden, daß die Energieaufnahme eine langfristig biologisch regulierte Größe ist, die nur bei verknapptem Angebot *herunterreguliert* wird.

Von dieser Tatsache ausgehend kann das Marketing nicht auf eine quantitative Steigerung des Absatzes auf dem Lebensmittelmarkt abzielen, da die auf die Energieaufnahme ansetzende biologische Regulation des Menschen den limitierenden Faktor bildet. So gesehen führt theoretisch jede Tafel Schokolade, die als Sonderangebot abgesetzt wird, zu einer Kompensation von ca. 500 Kalorien in anderen Lebensmittelsegmenten. Diese Begrenzung ist eine wesentliche Bedingung des Food-Marktes im Gegensatz zu Non-Food-Produkten, deren zusätzlicher Absatz durch Marketing prinzipiell gefördert werden kann.

Wenngleich auch die Nahrungsenergie implizit das Konsumvolumen bestimmt, so stellt sie als direkter kalkulatorischer Parameter für das Marktgeschehen keine Grundlage dar. Rechnerisch ergibt sich für eine *„Kalorie Lebensmittel“* im Durchschnitt ein Betrag von ca. 0,5 Pfennig, der erheblichen Schwankungen unterliegt. So kann Butter unter dem Kalorienaspekt für 0,1 Pfennig/kcal, Trinkmilch für 0,2 Pfennig/kcal gekauft werden bis hin zu *Light-Getränken* mit Preisen im Bereich von ein bis zwei Mark für 1 Kilokalorie. Auf die *Light-Variante* wird noch eingegangen, da sie paradoxerweise die Probleme der Ernährung im Überfluß zu lösen versucht.

10.2 Nutritional Marketing prägt Image

Die Orientierung des Nutritional Marketings muß daher an einem anderen Kriterium erfolgen, das letztlich darauf hinausläuft, die Kalorie, die den begrenzenden Faktor darstellt, so attraktiv und umsatzstark wie möglich zu gestalten. Dabei unterliegt das Nutritional Marketing weiteren Anforderungen, Begrenzungen und Verpflichtungen, wie sie gegeben werden

- durch das Lebensmittel- und Bedarfsgegenstände-Gesetz (LMBG),
- durch den Stand
  a) wissenschaftlich gesicherter Erkenntnisse und
  b) der verfügbaren Technologien,
- durch Anforderungen des Konsumenten an Genußwert, Convenience und Gesundheitserwartungen,
- durch ernährungsphysiologische Prinzipien wie u. a. Limitation durch Energieaufnahme, Verträglichkeit, Sättigungswert etc.,
- durch die ökonomischen Rahmenbedingungen des Marktes.

Innerhalb dieser Spielräume greift das Nutritional Marketing in ganz erheblicher Weise in die Ernährungsentscheidung der Konsumenten ein.

10.3 Erweiterung des kognitiven Modells der Ernährungsentscheidung

In Kap. 3.5 wurde bereits ein kognitives Modell der Ernährungsentscheidung vorgestellt. Dieses Modell soll hier unter Berücksichtigung des situationsspezifischen Aspektes ergänzt werden. Daten, die zur Modellentwicklung herangezogen werden, lieferte eine für die Bundesrepublik Deutschland repräsentative Erhebung in den alten Bundesländern (Stichprobe n = 2.000), die im November 1990 durchgeführt wurde.

10.3.1 Methode und Nomenklatur

Von jedem Befragten waren im mündlichen Interview drei Arten von Beurteilungen abzugeben:

- Situationsbewertungen
- Lebensmittelbewertungen
- situationsbezogene Lebensmittelpräferenzen

Den Zielpersonen wurden auf einzelnen Karten fünf Situationen mit der Aufgabe vorgegeben, diese auf jeweils neun Beurteilungsdimensionen zu bewerten. Diese *Situationsdarstellungen* waren:

1. Kurzbezeichnung ➔ *zu Hause:*
   »Stellen Sie sich vor, Sie essen eine ganz übliche Mahlzeit zu Hause. Wie wichtig bzw. nicht wichtig wäre für Sie ...«
2. Kurzbezeichnung ➔ *Restaurant:*
   »Stellen Sie sich vor, Sie gehen mit Freunden in ein Restaurant zum Essen. Wie wichtig bzw. nicht wichtig wäre für Sie ...«
3. Kurzbezeichnung ➔ *zwischendurch:*
   »Stellen Sie sich vor, Sie sind unterwegs und wollen schnell etwas zwischendurch essen. Wie wichtig wäre für Sie ....«
4. Kurzbezeichnung ➔ *Kantine:*
   »Stellen Sie sich vor, Sie würden Tag für Tag in einer Kantine essen. Wie wichtig bzw. nicht wichtig wäre für Sie ...«
5. Kurzbezeichnung ➔ *allein:*
   »Stellen Sie sich vor, Sie sind allein im Urlaub und gehen abends aus zum Essen. Wie wichtig bzw. nicht wichtig wäre für Sie ...«

Jede dieser Situationen war hinsichtlich der folgenden neun *Beurteilungskriterien* zu bewerten:

1. Kurzbezeichnung ➔ *schmeckt:*
   »... daß es besonders gut schmeckt.«
2. Kurzbezeichnung ➔ *gesund:*
   »... daß die Gesundheit dadurch gefördert wird.«
3. Kurzbezeichnung ➔ *preiswert:*
   »... daß es preiswert ist.«
4. Kurzbezeichnung ➔ *kalorienarm:*
   »... daß es wenig Kalorien hat.«
5. Kurzbezeichnung ➔ *naturbelassen:*
   »... daß es naturbelassene Bioprodukte sind.«

6. Kurzbezeichnung ➔ *frisch:*
   »... daß die Zutaten frisch und schonend zubereitet sind.«
7. Kurzbezeichnung ➔ *fettarm:*
   »... daß es fettarm ist.«
8. Kurzbezeichnung ➔ *vitaminreich:*
   »... daß es einen hohen Vitamingehalt hat.«
9. Kurzbezeichnung ➔ *ausgefallen:*
   »... daß es etwas Ausgefallenes und Besonderes ist.«

Die *Beurteilungskategorien* wurden nacheinander auf Karten vorgelegt. Die Zielpersonen hatten ihre Bewertung nach ihrer subjektiven Wichtigkeit auf einer ebenfalls vorgelegten 6-stufigen Ratingskala abzugeben. Für die Auswertung wurden die Beurteilungen so rekodiert, daß die Beurteilung von 5 bis 0 reicht, wobei hohe Werte eine hohe Wichtigkeit anzeigen. In der folgenden Darstellung werden die *Situationsbewertungen* als

■ **S_{sk}: 5 = sehr wichtig ... 0 = unwichtig** ■

bezeichnet, wobei sich der Index s auf eine der 5 *Situationsdarstellungen* und der Index k auf eine der 9 *Beurteilungskategorien* beziehen.

Für die fünf *Situationsdarstellungen* sind jeweils neun *Beurteilungskategorien* vorgegeben. Es werden daher 5 x 9 = 45 Beurteilungen nach folgendem Muster vorgenommen, z. B. Situationsdarstellung 1 (*zu Hause*) kombiniert mit Beurteilungskategorie 1 (*schmeckt*): *„Stellen Sie sich vor, Sie essen eine ganz übliche Mahlzeit zu Hause. Wie wichtig bzw. nicht wichtig wäre für Sie, daß es besonders gut schmeckt?“*. Das Rating erhält den Index S_{11}.

Nach Abgabe der *Situationsbewertungen* wurden den Zielpersonen wiederum auf Karten sechs exemplarisch ausgewählte *Lebensmittel* vorgelegt. Diese waren: Pommes frites, belegtes Brot, Eisbecher, Steak, Salat/Rohkost und frisches Obst.

Jedes dieser sechs Lebensmittel war auf jeder der neun *Beurteilungskategorien* zu bewerten. Hierzu wurden wiederum die Karten mit den Beurteilungskategorien vorgelegt und die Einstufung anhand einer 6-stufigen Ratingskala vorgenommen. Für die Auswertung wurden auch diese *Lebensmittelbewertungen* rekodiert zu:

■ **L_{lk}: +2,5 = trifft zu ... -2,5 = trifft nicht zu** ■

Der Index l bezieht sich auf die sechs verschiedenen *Lebensmittel*, der Index k auf die neun *Beurteilungskategorien*.

Im letzten Durchgang wurden wiederum die fünf *Situationsdarstellungen* vorgelegt, und für jede der 5 Situationen war jedes der sechs Lebensmittel einzuschätzen: *„Wie wahrscheinlich ist es, daß Sie dieses Lebensmittel (Name wurde eingesetzt) zu diesen Gelegenheiten verzehren?“* Diese Einschätzungen, ebenfalls auf einer 6-stufigen Ratingskala, werden im folgenden als *Situationspräferenzen* bezeichnet. Für die Auswertung wurden auch diese Situationspräferenzen rekodiert zu:

P_{sl}: +2,5 = sehr wahrscheinlich ... -2,5 = unwahrscheinlich

wobei sich der Index s wieder auf die fünf verschiedenen Situationsdarstellungen, der Index l auf die sechs verschiedenen Lebensmittel beziehen.

Dieser Befragungskomplex liefert also subjektive Einschätzungen der Bevölkerung

- zum Image der sechs ausgewählten Lebensmittel,
- zum Anforderungsprofil verschiedener Essenssituationen und
- zur Wahrscheinlichkeit des Verzehrs der ausgewählten Lebensmittel in den fünf Situationen.

Insgesamt liegen von jeder Befragungsperson 129 Ratings vor: 45 Situationsbewertungen, 54 Lebensmittelbewertungen und 30 Situationspräferenzen.

10.3.2 Ergebnisübersicht

Lebensmittelbewertung

Die sechs exemplarisch ausgewählten Lebensmittel werden auf den neun Beurteilungskategorien von den verschiedenen Befragungspersonen sehr unterschiedlich bewertet. Bei jedem Lebensmittel und jeder Beurteilungsdimension wird das volle Urteilsspektrum von -2,5 bis +2,5 abgedeckt. Die Standardabweichungen der Ratings liegen zwischen 0,8 (z. B. *gesundheitlicher Wert* von Obst) und 1,7 (*Frische* von Pommes frites) und zeigen damit die erhebliche interindividuelle Variation der abgegebenen Urteile an.

Tab. 10/1: Durchschnittliche Bewertungen der sechs Lebensmittel auf den neun Beurteilungskategorien (– 2,5 bis + 2,5)

	Pommes	bel. Brot	Eisbecher	Steak	Salat	Obst
schmeckt	0,48	1.10	1.57	1.62	1.67	1.83
gesund	– 0,81	0,54	– 0,54	0,83	1.86	1.93
preiswert	0,73	0,89	– 0,27	– 0,39	0,98	0,97
kalorienarm	– 0,95	0,28	– 0,86	0,66	1.67	1.56
naturbelassen	– 0,74	0,29	– 0,46	0,35	1.45	1.43
frisch	– 0,18	0,94	0,46	1.24	1.89	1.79
fettarm	– 0,99	0,40	– 0,26	0,98	1.67	1.65
vitaminreich	– 0,93	0,27	– 0,39	0,47	1.94	1.98
ausgefallen	– 1.11	– 0,40	0,65	0,87	0,57	0,44

Auffällig ist hierbei die in gewisser Weise stereotype Beurteilung der Lebensmittel, was ihren gesundheitlichen Wert und verwandte Kriterien angeht. Pommes frites und Eisbecher gelten als die paradigmatisch *ungesunden* Lebensmittel, Obst und Salat dagegen entsprechen der Vorstellung eines *gesunden* Lebensmittels in besonderer Weise. Es wird jedoch auch deutlich, daß Obst und Salat nicht nur als Verkörperung *gesunder* Lebensmittel verstanden werden, sondern auch im Geschmack sehr hoch bewertet werden. Demgegenüber werden Pommes frites in ihrem Geschmackswert gering eingestuft. Bei der Exklusivität (etwas Ausgefallenes und Besonderes) wird das Steak am höchsten bewertet, während Pommes frites auch hier sehr gering eingestuft werden. Erstaunlich ist weiterhin die insgesamt positive Beurteilung belegter Brote. Der Eisbecher wird ambivalent beurteilt: einerseits ungesund, aber andererseits gut im Geschmack.

Diese Lebensmittelbewertungen zeigen, daß es gelungen ist, mit den sicherlich nicht immer vergleichbaren Beispiellebensmitteln einen weiten Kombinationsbereich der Beurteilungskriterien abzudecken.

Situationsbewertung

Die Beurteilung der Situationsdarstellungen (Tab. 10/2) zeigt ebenfalls eine erhebliche interindividuelle Varianz, wobei jeweils das gesamte Wertespektrum ausgenutzt wird. Als genereller Trend läßt sich feststellen, daß die neun Kriterien in ihrer Wichtigkeit über alle Situationen hinweg in drei Gruppen geordnet werden können. Der geschmacklichen Bewertung kommt in allen fünf Situationen die höchste Wichtigkeit zu. Zur Gruppe der situationsübergreifend wichtigen Kriterien gehört weiter, daß die Lebensmittel *frisch* und *schonend zubereitet* sind. Zu den eher mittelwichtigen Kriterien zählen, daß die Lebensmittel *vitaminreich*, *fettarm*, *gesund* und *preiswert* sind. Zu den relativ unwichtigen Kriterien gehört, daß die Speisen *kalorienarm* sind, daß sie etwas *Ausgefallenes und Besonderes* darstellen und daß sie möglichst *naturbelassen* sind.

Allerdings zeigt sich auch eine erhebliche Variation in der Beurteilung dieser Kriterien hinsichtlich ihrer Wichtigkeit in den verschiedenen Situationen. Diese ist für das Kriterium etwas „Ausgefallenes und Besonderes" besonders ausgeprägt. Hierauf wird lediglich in der Eßsituation „Restaurant", sei es mit Freunden oder allein, besonders Wert gelegt. In den drei Alltagssituationen hingegen spielt dieses Kriterium keine Rolle. Ein umgekehrter, jedoch hierzu passender Trend findet sich für das Kriterium „preiswert": Während in den Alltagssituationen darauf Wert gelegt wird, daß das Essen preiswert ist, darf es ruhig etwas teurer sein, wenn man zum Essen ausgeht.

Tab. 10/2: Mittelwerte der Situationsbewertungen (5 = sehr wichtig; 0 = nicht wichtig).

	zu Hause	Restaurant	zwischendurch	Kantine	allein	Ø
schmeckt	4,29	4,56	3,54	3,96	4,50	4,17
gesund	3,76	3,16	2,80	3,58	3,27	3,31
preiswert	3,28	2,75	3,57	3,92	2,75	3,25
kalorienarm	3,19	2,83	2,85	3,31	2,98	3,03
naturbelassen	3,13	2,88	2,63	3,12	2,98	2,94
frisch	4,08	4,13	3,46	3,96	4,09	3,94
fettarm	3,50	3,36	3,09	3,52	3,34	3,36
vitaminreich	3,90	10,31	3,21	3,73	10,34	10,31
ausgefallen	2,67	3,79	2,19	2,52	3,94	3,02
Durchschn. (Ø)	**3,53**	**3,45**	**3,03**	**3,51**	**3,49**	**3,40**

Situationspräferenzen

Die von den Befragten angegebenen Situationspräferenzen (Tab. 10/3) decken sich weitgehend mit den Erwartungen. Belegte Brote werden vor allem zu Hause gegessen, spielen aber auch als Mahlzeit zwischendurch eine wichtige Rolle. In den erlebnisorientierten Eßsituationen „Restaurant" und „allein" ist die Wahrscheinlichkeit für den Verzehr belegter Brote sehr gering. Der Eisbecher und das Steak sind hingegen Lebensmittel, die ganz bevorzugt in solchen Erlebnissituationen verzehrt werden. Die Wahrscheinlichkeit, Pommes frites zu wählen, ist in den Eßsituationen „zwischendurch" am höchsten, zu Hause werden sie kaum gegessen. Obst und Salat werden in nahezu jeder Situation gegessen. Lediglich im „Restaurant" spielt Obst keine Rolle, was aber wohl vor allem auf die Angebotslage zurückgeführt werden kann.

Tab. 10/3: Mittelwerte für die angegebene Präferenz der Lebensmittel in den verschiedenen Situationen (Situationspräferenzen von -2.5 bis +2,5)

	zu Hause	Restaurant	zwischendurch	Kantine	allein
Pommes	– 0,46	0,15	0,42	0,04	0,11
bel. Brot	1,01	– 1,15	0,75	– 0,02	– 0,83
Eisbecher	– 0,65	0,32	– 0,60	– 0,74	0,66
Steak	0,41	1,04	– 0,55	0,14	1,11
Salat	1,28	1,37	0,42	1,20	1,41
Obst	1,28	– 0,09	0,79	0,80	0,76

10.3.3 Weitere Entwicklung des Modells

Bereits im Ernährungsbericht 1988 war ein hypothetisches Modell der Ernährungsentscheidung vorgeschlagen worden (S. 206 f.), das im folgenden empirisch weiterentwickelt und überprüft wird. Das ursprüngliche Modell hatte die Form:

$$EE = f(g_1 s_1 F_1, g_2 s_2 F_2, \dots g_n s_n F_n)$$

wobei mit EE die individuelle Ernährungsentscheidung bezeichnet wurde. Die Ernährungsentscheidung wurde als Funktion von einer Reihe von Motivationsfaktoren F_i

aufgefaßt, wobei diese durch individuelle und situative Faktoren (g_i bzw. s_i) gewichtet werden.

Die Ernährungsentscheidung entspricht in dem Modell der Wahrscheinlichkeit, mit der ein Lebensmittel in einer bestimmten Situation gegessen wird, also der *Situationspräferenz*. Die verschiedenen Motivationsfaktoren würden den verschiedenen Beurteilungskategorien entsprechen, und die individuelle *und* situative Gewichtung kommt in den von jeder Befragungsperson angegebenen Situationsbewertungen zum Ausdruck[7].

Exkurs Auswertungsstrategie

Für die verschiedenen Lebensmittel wird für jede Situation s eine multiple Regressionsanalyse berechnet:

$$Ps_l = b_{0s} + b_{1s}S_{s1}L_{l1} + b_{2s}S_{s2}L_{l2} + \dots + b_{9s}S_{s9}L_{l9}$$

Dabei ist P_{sl} die Situationspräferenz für Lebensmittel in Situation s; S_{sn} die Situationsbewertung für das n-Kriterium in Situation s; L_{ln} die Lebensmittelbewertung für das n-Kriterium bei Lebensmittel l und b_l ... der zugehörige Regressionskoeffizient.

Hieraus resultieren 5 verschiedene Gleichungen und Lösungen (eine für jede Situation), die es zulassen, die Situationspräferenzen für die sechs Lebensmittel vorherzusagen. Die Korrelationen zwischen den durch das Modell vorhergesagten Situationspräferenzen und den von den Befragungspersonen angegebenen Präferenzen liegen zwischen r = 0,49 und r = 0,18 (signifikant bei alpha = 0,01). Insgesamt ist das Modell in der Lage, die Situationspräferenzen für die Eßsituationen „Restaurant", „Kantine" und „allein" mit jeweils über 15 % aufgeklärter Varianz und für die Eßsituation „zu Hause" sogar mit 32 % aufgeklärter Varianz vorherzusagen. Für die Eßsituation „zwischendurch" ist das Modell mit 13 % aufgeklärter Varianz am schlechtesten.

Die resultierenden Modellgleichungen lassen weiter eine Beurteilung zu, wie stark die neun verschiedenen Beurteilungskategorien („*schmeckt*" ... „*ausgefallen*") in den verschiedenen Eßsituationen gewichtet sind und so die jeweilige Eßentscheidung beeinflussen. Hierbei geben die standardisierten Regressionskoeffizienten (Beta-Gewichte) Aufschluß darüber, wie stark die jeweiligen Kriterien die Gesamtpräferenz beeinflussen.

Tab. 10/4 zeigt, daß in der Eßsituation „zu Hause" bei den Entscheidungskriterien an erster Stelle die Einschätzung des gesundheitlichen Wertes steht, gefolgt von der Einschätzung des Vitamingehalts und des Geschmacks. Die resultierende Modellgleichung zeigt weiter, daß „zu Hause" darauf Wert gelegt wird, daß das Essen eher etwas Normales und nichts Ausgefallenes ist. Keinen signifikanten Beitrag zur Vorhersage liefern die Kriterien „naturbelassen", „frisch" und „fettarm".

In der Eßsituation „Restaurant" sind nur wenige Kriterien für die Auswahl des Essens ausschlaggebend (Tab. 10/5). Dominant ist hier, daß es etwas Ausgefallenes und Besonderes ist. An zweiter Stelle steht der Geschmack. Als drittes Kriterium wird im Restaurant noch darauf geachtet, daß es keine *„Kalorienbombe"* ist. Alle anderen Kriterien, etwa die Qualität oder der gesundheitliche Wert, leisten keinen signifikanten Beitrag zur Vorhersage.

Tab. 10/4: Regressions-Koeffizienten für die Situation „zu Hause"

		B	Beta	
1.	schmeckt	0,036	0,130	***
2.	gesund	0,061	0,250	***
3.	preiswert	0,024	0,079	***
4.	kalorienarm	0,030	0,112	***
5.	naturbelassen	0,000	0,001	
6.	frisch	0,005	0,022	
7.	fettarm	– 0,002	– 0,006	
8.	vitaminreich	0,039	0,169	***
9.	ausgefallen	– 0,021	– 0,066	***
	Konstante	– 0,096		

B = Regressionskoeffizient, Beta = standard. Regressionskoeffizient, *** $p < 0{,}001$

Tab. 10/5: Regressionskoeffizienten für die Situation „Restaurant"

		B	Beta	
1.	schmeckt	0,049	0,177	***
2.	gesund	0,006	0,021	
3.	preiswert	- 0,004	- 0,011	
4.	kalorienarm	0,023	0,074	***
5.	naturbelassen	0,007	0,022	
6.	frisch	0,000	0,000	
7.	fettarm	-0,006	- 0,024	
8.	vitaminreich	0,001	0,004	
9.	ausgefallen	0,060	0,239	***
	Konstante	- 0,153		

B = Regressionskoeffizient, Beta = standard. Regressionskoeffizient, *** p < 0,001

Beispiel für eine eigene Simulation

Mit den Regressionskoeffizienten (Spalte „B") und den in Tab. 10/2 (für die *Gesamtbevölkerung*) bzw. den in Tab. 10/11 (für die einzelnen *Bevölkerungscluster*) angegebenen durchschnittlichen Situationsbewertungen können Simulationen für konkrete oder fiktive Lebensmittel durchgeführt werden. Das Ergebnis benennt jeweils die Situationspräferenz für ein solches Lebensmittel.

Beispiel für eine Situationspräferenz „Restaurant", Gesamtbevölkerung und für ein neues Lebensmittel „Premium-Frischmilch".

Schritt 1:

Es wird die Regressionsgleichung anhand der für die Situation „Restaurant" signifikanten Regressionskoeffizienten (B) aufgestellt (aus Tab. 10/5):

Situationspräferenz = 0,049 x S [„schmeckt"] x L [„schmeckt"]
+ 0,023 x S [„kalorienarm"] x L [„kalorienarm"]
+ 0,060 x S [„ausgefallen"] x L [„ausgefallen"]
- 0,153 (Konstante)

Schritt 2:

Für S (Situationsbewertung) werden die entsprechenden Werte aus der Tab. 10/2 (Gesamtbevölkerung) eingesetzt.

Schritt 3:

Für L (Lebensmittelbewertung) werden die entsprechenden Werte eingesetzt, die wir für die „Premium-Frischmilch“ wie folgt annehmen: „schmeckt“ = + 1,5; „kalorienarm“ = 0,0; „ausgefallen“ = + 2,5. Damit wird das Image einer Milch beschrieben, der ein relativ guter Geschmack, ein mittlerer Energiegehalt und insbesondere eine hohe Exklusivität zugeschrieben wird.

Schritt 4:

Damit ist folgende Regressionsgleichung zu berechnen:

Situationspräferenz für „Premium-Frischmilch“	
im Restaurant	= 0,049 x [S = 4,56] x [L = 1,5]
	+ 0,023 x [S = 2,83] x [L = 0,0]
	+ 0,060 x [S = 3,79] x [L = 2,5]
	– 0,153 [Konstante]

Es errechnet sich ein Wert von + 0,75, der für eine positive Situationspräferenz steht. Würde das Image der „Normalmilch“ mit „schmeckt“ = – 0,5; „kalorienarm“ = + 0,5 und „ausgefallen“ = – 1,5 angenommen, sinkt die Situationspräferenz im Restaurant auf – 0,57 ab. Dieses Beispiel zeigt auch, daß die Präferenz im Restaurant durch das Kriterium „gesund“ nicht verändert wird.

Die Eßsituation „zwischendurch“ ist offenbar ein komplexe Entscheidungssituation, die durch nahezu alle Kriterien beeinflußt wird, wobei durchaus auch widersprüchliche Einflüsse zur Geltung kommen (Tab. 10/6). Wird weiter berücksichtigt, daß in dieser Situation durch das Präferenzmodell die geringste Varianz aufgeklärt wird, so ist zu vermuten, daß hier noch weitere Gesichtspunkte und Kriterien, die nicht erfaßt wurden, wirksam sind.

In der Gewichtung der verschiedenen Kriterien weist die Eßsituation „Kantine“ (Tab. 10/7) deutliche Übereinstimmung mit der Eßsituation „zu Hause“ auf. Besonders ausschlaggebend für die Eßentscheidung ist, daß die Lebensmittel gesund und vitaminreich sind, daß das Essen preiswert und kalorienarm ist. Im Gegensatz zur Situation „zuhause“, wo diese Kriterien keine Rolle spielten, dürfen die Speisen in der Kantine durchaus fetthaltiger und nicht so frisch sein.

Tab. 10/6: Regressionskoeffizienten für die Situation „zwischendurch"

		B	Beta	
1.	schmeckt	0,023	0,070	***
2.	gesund	0,037	0,116	***
3.	preiswert	0,063	0,220	***
4.	kalorienarm	0,009	0,031	*
5.	naturbelassen	0,016	0,049	***
6.	frisch	– 0,010	– 0,035	**
7.	fettarm	– 0,023	– 0,082	***
8.	vitaminreich	0,032	0,118	***
9.	ausgefallen	– 0,017	– 0,044	***
	Konstante	– 0,129		

B = Regressionskoeffizient, Beta = standard. Regressionskoeffizient, * $p < 0,05$, ** $p < 0,01$, *** $p < 0,001$

Tab. 10/7: Regressionskoeffizienten für die Situation „Kantine"

		B	Beta	
1.	schmeckt	0,025	0,087	***
2.	gesund	0,043	0,177	***
3.	preiswert	0,029	0,117	***
4.	kalorienarm	0,032	0,128	***
5.	naturbelassen	0,006	0,021	
6.	frisch	– 0,011	– 0,046	***
7.	fettarm	– 0,012	– 0,052	***
8.	vitaminreich	0,036	0,162	***
9.	ausgefallen	0,000	0,001	
	Konstante	– 0,152		

B = Regressionskoeffizient, Beta = standard. Regressionskoeffizient, *** $p < 0,001$

Tab.10/8: Regressionskoeffizienten für die Situation „allein".

		B	Beta	
1.	schmeckt	0,066	0,242	***
2.	gesund	0,015	0,053	***
3.	preiswert	- 0,010	- 0,028	**
4.	kalorienarm	0,008	0,029	*
5.	naturbelassen	0,010	0,034	**
6.	frisch	0,001	0,005	
7.	fettarm	- 0,002	- 0,008	
8.	vitaminreich	0,013	0,054	***
9.	ausgefallen	0,047	0,195	***
	Konstante	- 0,152		

B = Regressionskoeffizient, Beta = standard. Regressionskoeffizient, * $p < 0{,}05$, ** $p < 0{,}01$, *** $p < 0{,}001$

Die Eßsituation „allein" (Tab. 10/8) ähnelt in der Gewichtung der Entscheidungskriterien der Situation „Restaurant", da die Präferenz vor allem durch die Kriterien etwas „Besonderes und Ausgefallenes" sowie „Geschmack" dominiert wird. Im Gegensatz zur Situation „Restaurant" spielen hier jedoch auch Gesichtspunkte wie gesundheitlicher Wert und Vitamingehalt eine Rolle. Schließlich darf es in dieser Situation auch etwas teurer sein. Der geringe Kaloriengehalt und die Naturbelassenheit gehen schließlich als untergeordnete Gesichtspunkte ebenfalls in die Entscheidung ein. Dieses komplexe Entscheidungsgefüge spiegelt möglicherweise wider, daß hier die Motivationsstruktur der Situation „Restaurant" durch die Komponenten der alltäglichen Eßsituationen („zu Hause" und „Kantine") überlagert wird.

10.3.4 Vorhersage und Simulation der Situationspräferenzen

In einem weiteren Auswertungsschritt wurde für jedes der sechs ausgewählten Lebensmittel in jeder der fünf Eßsituationen die vorhergesagte Situationspräferenz nach den Regressionsgleichungen berechnet. Ein Vergleich der tatsächlichen mit der vorhergesagten Situationspräferenz ist in Tab. 10/9 dargestellt. Dieser Vergleich zeigt, daß es teilweise deutliche Abweichungen zwischen den tatsächlichen und den vorhergesagten Situationspräferenzen gibt. Eine nähere Betrachtung zeigt, daß diese Abweichungen jedoch keineswegs unsystematisch sind. Sie sind auf Gewohnheits- und Traditionsmuster, aber auch auf die Verfügbarkeit der Lebensmittel in den typischen Situationen zurückzuführen (z. B. Obst „im Stück“ wird üblicherweise nicht im Restaurant angeboten).

Tab. 10/9: Mittelwerte für die *angegebene* Situationspräferenz (1. Zeile) und die *vorhergesagte* Situationspräferenz (2. Zeile)

	zu Hause	Restaurant	zwischend.	Kantine	allein
Pommes	- 0,46	0,15	0,42	0,04	0,11
	- 0,29	- 0,36	0,01	- 0,30	- 0,21
bel. Brot	1,01	- 1,15	0,75	- 0,02	- 0,83
	0,43	0,06	0,28	0,21	0,31
Eisbecher	- 0,65	0,32a	- 0,60	- 0,74	0,66
	- 0,12	0,35a	- 0,16	- 0,24	0,56
Steak	0,41	1,04	- 0,55	0,14a	1,11
	0,47	0,52	- 0,02	0,17a	0,78
Salat	1,28	1,37	0,42	1,20	1,41
	1,16	0,54	0,55	0,77	0,87
Obst	1,28	- 0,09	0,79	0,81a	0,76
	1,20	0,54	0,58	0,79a	0,89

a = Mittelwerte unterscheiden sich nicht bei alpha = 0,01

Simulationsbeispiele

Unter Anwendung dieses Präferenzmodells lassen sich schließlich auch Präferenzen anderer Lebensmittel in den unterschiedlichen Situationen vorhersagen, sofern die Einstufung dieser Lebensmittel nach den gewählten neun Beurteilungskategorien bekannt ist.

Dieses Vorgehen soll am Beispiel von *Mousse au Chocolat* demonstriert werden. Dabei wird unterstellt, daß das Image von *Mousse au Chocolat* von der Bevölkerung im Geschmack als *sehr gut* (+ 2,5), aber als *sehr ungesund* (– 2,5), als mittelmäßig *teuer* (+ 0,5), als sehr *kalorienreich* (– 2,5), als sehr *unnatürlich* (– 2,5), als überhaupt nicht *frisch* und *schonend* (– 2,5), als sehr *fettreich* (– 2,5), als völlig *vitaminarm* (– 2,5), aber als etwas sehr *Ausgefallenes* und *Besonderes* (+ 2,5) eingestuft wird.

Werden diese Werte in die Modellgleichung des Modells eingesetzt und die jeweils individuellen Bewertungen der Situationen zugrunde gelegt, so ergibt sich folgende Präferenz für *Mousse au Chocolat*: zu Hause – 1,0; im Restaurant + 0,81; zwischendurch – 0,33; in der Kantine – 0,62; allein im Urlaub + 0,38.

Dieses Beispiel verdeutlicht, daß *Mousse au Chocolat* aufgrund ihres Images vor allem in den erlebnisorientierten Außer-Haus-Situationen verzehrt wird. Die *Mousse au Chocolat* trifft, wenn das postulierte Image stimmt, im Restaurant auf eine Situationsbedingung, die zu einer eindeutigen Bevorzugung vor allen anderen Speisen führt.

Nun bietet das Modell den Vorteil zu simulieren, welche Veränderung in der Präferenz eintritt, wenn dieses Lebensmittel in seinen Eigenschaften bzw. in der subjektiven Bewertung dieser Eigenschaften (Gesamt-Image) verändert wird. Zwei Modelltests werden simuliert:

- Einmal wird die *Mousse au Chocolat* durch Marketing-Maßnahmen von ihrem Image des „Besonderen, Ausgefallenen" *befreit* (+ 0,5 statt 2,5), indem sie als *Billigprodukt* in den Handel kommt.
- Im anderen Fall wird die *Mousse au Chocolat* durch technologische Verfahren zu einer „Light-Mousse" mit folgender Imageänderung: „gesund" (+ 0,5 statt – 2,5), „kalorienarm" (+ 1,5 statt – 2,5) und „fettarm" (+ 1,5 statt – 2,5).

Die durch das Modell errechneten Präferenzen sind in der Tab. 10/10 gegenübergestellt. Diese Simulation zeigt, daß durch die Veränderung des exklusiven Charakters von *Mousse au Chocolat* zwar die Akzeptanz in den Eßsituationen „zu Hause" und „zwischendurch" geringfügig steigt, ohne aber in den positiven Bereich zu gelangen. Auf der anderen Seite würde eine solche Imageveränderung jedoch zu einer deutlichen Verringerung der Akzeptanz in den erlebnisorientierten Eßsituationen „Restaurant“ und „allein“ führen. Kurz: *Mousse au Chocolat* als alltägliches Dessert hätte in keiner Situation mehr eine hohe Verzehrswahrscheinlichkeit.

Für die Einführung einer Light-Variante errechnen sich jedoch erhebliche Auswirkungen auf die Akzeptanz. Die *Light-Mousse au Chocolat* würde nicht nur für die Alltagssituationen „zu Hause“ und „Kantine“ in den positiven Bereich gelangen, sondern auch in den bereits positiv besetzten Eßsituationen „Restaurant“ und „allein“ in ihrer Akzeptanz erheblich gesteigert.

Tab. 10/10 : Präferenzänderung für verschiedene Varianten von *Mousse au Chocolat*

Mousse au Chocolat	original	gewohnheitsmäßig	light
zu Hause	– 1,00	– 0,89	+ 0,07
Restaurant	+ 0,81	+ 0,36	+ 1,07
zwischendurch	– 0,33	– 0,25	– 0,20
Kantine	– 0,62	– 0,62	+ 0,10
allein	+ 0,67	+ 0,30	+ 0,91

Mit diesen Simulationsbeispielen wird deutlich, daß das kognitive Modell der Lebensmittelentscheidung zu praxisrelevanten Schlußfolgerungen führt. Es macht deutlich, daß insbesondere das Lebensmittelimage ein entscheidender Faktor ist, der solche Entscheidungen beeinflußt. Es zeigt darüber hinaus, daß auch situationsspezifische Anforderungsprofile an Speisen existieren, die ebenfalls die Lebensmittelentscheidung beeinflussen.

Mit den dargestellten Regressionsgleichungen, die aufgrund der empirischen Datenerhebung einer für die Bundesrepublik Deutschland repräsentativen Stichprobe errechnet wurden, kann die situationsspezifische Verzehrswahrscheinlichkeit eines beliebigen Lebensmittels simuliert werden, wenn sein Image auf den neun Beurteilungskategorien bekannt ist bzw. erhoben wird.

10.3.5 Typologie nach Entscheidungsdeterminanten

Eine clusteranalytische Typologie, bezogen auf die Entscheidungskriterien für die Auswahl von Lebensmitteln, wurde im Abschnitt 3.5 bereits vorgestellt. Dabei wurde jedoch nicht auf spezifische Eßsituationen eingegangen. Zudem wurden einige Kriterien verwendet, deren Bedeutsamkeit in verschiedenen Eßsituationen wenig ausgeprägt ist: Z. B. spielt die richtige Verpackung im Restaurant keine Rolle, ebenso wie der Aspekt der Haltbarkeit.

Diese Überlegungen und die aufgezeigten unterschiedlichen Entscheidungsgründe in verschiedenen Eßsituationen ließen es als wünschenswert erscheinen zu untersuchen, ob auch über verschiedene Eßsituationen hinweg eine spezifische Typologie gefunden werden kann und welche Bedeutung hierbei die Situationsvarianz hat. Durch eine Clusteranalyse über die gesamte situationsspezifische Ratingbatterie wurden fünf „Typen" konfiguriert.

Typologie Cluster 1

Diesem Eßtyp bzw. Cluster 1 wurden insgesamt 421 Probanden (21,1 %) zugeordnet. Besonderes Gewicht legt er auf den Geschmack und die Frische der Lebensmittel. Der Geschmack ist ihm besonders bei Erlebnismahlzeiten (Restaurant, allein) wichtig, während er bei Versorgungsmahlzeiten (zwischendurch, Kantine) kleine Abstriche macht. Die Kriterien gesund und kalorienarm sind ihm eher unwichtig, lediglich zu Hause und in der Kantine legt er auf etwas gesündere Kost Wert. Dieser Eßtyp kann als *„der unbekümmerte Esser"* charakterisiert werden. Die mittleren Situationsbewertungen sind in Tab.10/11 dargestellt.

Typologie Cluster 2

Die Personen in Cluster 2 (N = 538; 27,0 %) finden nahezu alle Kriterien in nahezu jeder Situation recht wichtig. Es gibt eine deutliche Betonung von naturbelassenen Bioprodukten, und selbst bei Mahlzeiten zwischendurch wird (im Gegensatz zu den anderen Typen) auf gesundes und kalorienarmes Essen Wert gelegt. Damit läßt sich dieser Eßtyp als *„der Prinzipien-Esser"* bezeichnen. Die mittleren Situationsbewertungen sind in Tab. 10/11 dargestellt.

Typologie Cluster 3

Das dritte Cluster umfaßt eine sehr kleine Gruppe von Menschen (N = 60; 3 %) mit allerdings einer sehr markanten und ausgeprägten Einstellung zur Eßentscheidung. Wichtig ist ihnen eigentlich nur der Geschmack, in der alltäglichen Versorgung auch noch der Preis. Kriterien wie gesund, fettarm, vitaminreich und naturbelassen werden (in allen Situationen) geradezu als extrem unwichtig eingestuft. Die Probanden dieser Gruppe können plakativ als „*der Gesundheitsignorant*" eingestuft werden. Die mittleren Situationsbewertungen sind in Tab. 10/11 dargestellt.

Typologie Cluster 4

Der vierte Eßtyp (N = 762; 38,2 %) kann als Repräsentant der aktuellen Eßmode betrachtet werden: Geschmack ist das wichtigste Entscheidungskriterium, aber auch Gesundheit, Frische, Vitamine, Bioprodukte und Exklusivität werden hoch gewertet. Es zeigen sich situationsbezogen relativ variable Entscheidungsgründe. Dieser Eßtyp kann daher als „*der dynamische Exklusiv-Esser*" bezeichnet werden. Die mittleren Situationsbewertungen sind in Tab.10/11 dargestellt.

Typologie Cluster 5

Typ 5 (N = 212; 10,6 %) ist schließlich dadurch gekennzeichnet, daß vor allem „kalorienarm" ein wichtiges Kriterium ist, auf das in jeder Situation geachtet wird. Ebenso spielen gesund, fettarm und vitaminreich eine wichtige Rolle. Lediglich auf naturbelassene Bioprodukte wird (im Gegensatz zu Typ 2) kein großer Wert gelegt. Da gleichzeitig auch für ihn der gute Geschmack ein wichtiges Kriterium ist, kann davon ausgegangen werden, daß er in vielen Eßsituationen widerstrebenden Motivationen ausgesetzt ist. Dieser Eßtyp kann als „*der diätbewußte Konflikt-Esser*" betrachtet werden. Die mittleren Situationsbewertungen sind in Tab.10/11 (siehe Folgeseiten) dargestellt.

Simulation der kognitiven Eßentscheidung

Auf der Basis der vorstehenden Überlegungen lassen sich die Lebensmittelentscheidungen der verschiedenen Eßtypen analog zum Vorgehen in Tab.10/10 berechnen und

Tab.10/11: Mittlere Situationsbewertungen für alle Cluster

	ZU	R	ZW	K	A
Der „unbekümmerte Esser"					
schmeckt	4,1	4,6	3,3	3,8	4,5
gesund	3,2	2,1	1,8	3,1	2,4
preiswert	2,9	2,2	3,3	3,8	2,2
kalorienarm	2,1	1,5	1,6	2,3	1,8
naturbelassen	2,0	1,6	1,3	2,0	1,8
frisch	10,3	3,7	2,7	10,3	3,8
fettarm	2,5	2,3	2,0	2,6	2,2
vitaminreich	3,3	2,9	2,3	3,3	3,0
ausgefallen	2,1	3,5	1,5	1,9	3,7
Der „Prinzipien-Esser"					
schmeckt	4,6	4,7	4,0	4,4	4,7
gesund	4,4	4,2	3,9	4,3	4,3
preiswert	3,7	3,4	4,0	4,2	3,5
kalorienarm	4,1	4,0	4,0	4,3	4,2
naturbelassen	4,3	4,3	4,0	4,3	4,3
frisch	4,7	4,7	4,4	4,6	4,7
fettarm	4,4	4,4	4,0	4,4	4,4
vitaminreich	4,5	4,5	4,2	4,5	4,5
ausgefallen	3,4	4,3	3,1	3,3	4,4
Der „Gesundheitsignorant"					
schmeckt	4,3	4,5	3,4	4,0	4,6
gesund	2,0	0,9	0,5	1,6	1,1
preiswert	2,8	1,7	3,3	3,3	2,1
kalorienarm	0,8	0,4	0,5	0,9	0,5
naturbelassen	0,8	0,5	0,5	1,0	0,7
frisch	2,8	2,8	1,6	2,4	2,8
fettarm	1,1	0,9	0,6	1,1	0,9
vitaminreich	1,9	1,2	0,8	1,5	1,1
ausgefallen	1,2	2,7	0,7	1,0	3,2

Fortsetzung Tab. 10/11

	ZU	R	ZW	K	A
Der „dynamische Exclusiv-Esser"					
schmeckt	4,1	4,4	3,3	3,7	4,3
gesund	10,3	3,0	2,7	3,4	3,1
preiswert	3,2	2,7	3,4	3,7	2,6
kalorienarm	3,2	2,8	2,8	3,2	2,9
naturbelassen	3,2	2,9	2,7	3,2	3,1
frisch	4,0	4,0	3,2	3,7	3,8
fettarm	3,5	3,3	2,9	3,4	3,3
vitaminreich	3,8	3,4	3,0	3,4	3,4
ausgefallen	2,7	3,7	2,7	2,5	3,8
Der „diätbewußte Konflikt-Esser"					
schmeckt	4,6	4,8	3,7	4,2	4,7
gesund	4,2	10,3	3,0	3,9	3,7
preiswert	3,5	2,7	3,8	4,3	2,7
kalorienarm	3,8	3,2	3,3	3,8	3,4
naturbelassen	2,5	2,2	2,0	2,7	2,3
frisch	4,5	4,5	3,9	4,5	4,5
fettarm	4,1	4,0	3,8	4,2	4,0
vitaminreich	4,5	4,1	3,8	4,3	4,1
ausgefallen	2,2	3,8	1,5	2,1	4,0

ZU = zu Hause, R = Restaurant, ZW = zwischendurch, K = Kantine, A = allein simulieren. Ohne allzu große Genauigkeitsverluste ist eine Simulation aufgrund der Kenntnis der entsprechenden Mittelwerte in der Situationsbewertung je Cluster möglich.

So wurden für das bereits verwendete Beispielprodukt *Mousse au Chocolat* die verschiedenen Situationspräferenzen der Eßtypen und ihre Reaktion auf die Image-Veränderung des Produktes simuliert. Die Ergebnisse sind in Tab. 10/12 wiedergegeben. Die Resultate zeigen, daß die verschiedenen Typen in den verschiedenen Situationen sehr spezifische Reaktionen, d. h. unterschiedliche Veränderungen der Situationspräferenzen, zeigen.

Typ 1, der als „unbekümmerter Esser“ bezeichnet wurde, reagiert auf eine Veränderung der Exklusivität (Mousse gewohnheitsmäßig) ausschließlich in den erlebnisorientierten Eßsituationen „Restaurant“ und „allein“: Durch die Verringerung des Exklusivitätsfaktors sinkt seine Präferenz für Mousse in diesen Situationen. In den anderen drei Eßsituationen kann kein Einfluß der Imageveränderung festgestellt werden. Für Typ 1 hätte die Einführung einer Light-Variante in allen Eßsituationen weitreichende Konsequenzen. Hierdurch würde die Präferenz in den Versorgungssituationen „zu Hause“ und „Kantine“ aus dem ausgeprägt negativen Bereich in den neutralen Bereich angehoben; in der Erlebnissituation „Restaurant“ könnte keine weitere Steigerung der bereits hohen Präferenz beobachtet werden, in der Eßsituation „allein“ erreichte eine solche *Mousse light* die Spitzenpräferenz.

Typ 2, der als „Prinzipien-Esser“ charakterisiert wurde, zeigt für *Mousse au Chocolat* in den Alltagssituationen zunächst die negativste Präferenz von allen fünf Eßtypen. Gleichzeitig ist bei ihm der Unterschied zur eindeutig positiven Präferenz in den Erlebnissituationen besonders hoch ausgeprägt. Die Gewöhnung oder Verringerung der Exklusivität würde bei ihm sowohl eine Verringerung seiner negativen Einstellung zu *Mousse* in den Alltagssituationen als auch eine Verringerung seiner positiven Präferenz in den Erlebnissituationen bewirken. Die Einführung einer *Light-Variante* würde auch für ihn die Probleme mit *Mousse au Chocolat* in den meisten Alltagssituationen verringern und die Präferenz in den neutralen Bereich bringen. Lediglich beim Imbiß „zwischendurch“ lehnt er auch weiterhin die *Mousse light* ab.

Der plakativ als „Gesundheitsignorant“ apostrophierte Typ 3 zeigt schon bei „normaler“ *Mousse au Chocolat* in Alltagssituationen eine zumindest neutrale Präferenz, die in den Erlebnissituationen eine deutlich positive Ausprägung hat. Während sich an seiner neutralen Alltagspäferenz durch Verringerung der Exklusivität nichts verändert, würde die Präferenz in den Situationen „Restaurant“ und „allein“ vermindert. Auch die Einführung einer *Mousse Light* würde wenig an seinen Präferenzen ändern:

neutral in den Versorgungssituationen und „zwischendurch“, positiv besetzt in den Erlebnissituationen.

Der als „dynamischer Exklusiv-Esser“ bezeichnete Typ 4, der zunächst in seinen Präferenzurteilen dem „unbekümmerten Esser“ recht ähnlich ist, reagiert besonders ausgeprägt auf die Veränderung der Exklusivität bei der *Gewohnheits-Mousse*: Während ihre Bedeutung in Alltagssituationen nahezu unverändert ist, verringert sich ihre positive Präferenz bis fast in den neutralen Bereich. Die *Mousse light* brächte seine Präferenz in Alltagssituationen aus dem negativen in den neutralen Bereich, lediglich beim Imbiß „zwischendurch“ wird er sie eher nicht verzehren. In der Eßsituation „allein“ würde ein solches Produkt die ohnehin schon positive Präferenz noch weiter steigern.

Für den „diätbewußten Konflikt-Esser“ ist die normale *Mousse au Chocolat* in Alltagssituationen völlig unakzeptabel. In den Erlebnissituationen „Restaurant“ und „allein“ besteht im Gegensatz hierzu eine besonders hoch ausgeprägte positive Präferenz. An diesem Präferenzmuster ändert auch die Verringerung der Exklusivität wenig, lediglich die positive Präferenz in den Erlebnissituationen wird etwas geringer. Die Variante der *Mousse light* wäre für ihn jedoch eine echte Bereicherung: In den alltäglichen Eßsituationen würde die Präferenz aus dem negativen in den neutralen Bereich angehoben, und in den Erlebnissituationen „Restaurant“ und „allein“ hätte er (im Vergleich zu den anderen Eßtypen) die höchste Präferenz für ein solches Produkt.

Zusammenfassend lassen diese Simulationsergebnisse erkennen, daß neben den globalen durchschnittlichen Situationspräferenzen die einzelnen Eßtypen recht spezifische Reaktionsmuster haben. Verallgemeinernd kann davon ausgegangen werden, daß eine Imageveränderung des Beispielproduktes *Mousse au Chocolat* im Sinn einer Verringerung der Exklusivität bei fast allen Eßtypen zu einer geringeren Präferenz in den Erlebnissituationen führen würde. Auf alltägliche Eßsituationen hätte eine solche Veränderung jedoch typspezifisch unterschiedliche Auswirkungen.

Die Einführung einer *Light-Variante* würde die Präferenz in der Erlebnissituation „Restaurant“ generell nicht verändern, hätte jedoch in der Erlebnissituation „allein“ zumeist eine weitere Präferenzsteigerung zur Folge. Die Akzeptanz in den Alltagssituationen würde generell erhöht, wobei das jeweilige Ausmaß dieser Veränderung wiederum typspezifisch verschieden ausfällt.

Tab. 10/12: Simulierte Situationspräferenzen für die fünf Eßtypen für verschiedene Images von *Mousse au Chocolat*

	ZU	R	ZW	K	A
Mousse au Chocolat					
unbekümmerter Esser:	– 0,77	0,84	– 0,16	– 0,50	0,75
Prinzipien-Esser:	– 1,23	0,82	– 0,51	– 0,77	0,62
Gesundheitsignorant:	– 0,29	0,77	0,07	– 0,13	0,87
dynam. Exclusiv-Esser:	– 0,99	0,77	– 0,36	– 0,59	0,63
diätbew. Konflikt-Esser:	– 1,12	0,88	– 0,28	– 0,69	0,68
Mousse gewöhnlich					
unbekümmerter Esser:	– 0,68	0,42	– 0,10	– 0,50	0,40
Prinzipien-Esser:	– 1,09	0,30	– 0,41	– 0,77	0,21
Gesundheitsignorant:	– 0,24	0,45	0,10	– 0,13	0,57
dynam. Exclusiv-Esser:	– 0,88	0,33	– 0,27	– 0,59	0,27
diätbew. Konflikt-Esser:	– 1,03	0,42	– 0,23	– 0,69	0,31
Mousse light					
unbekümmerter Esser:	0,07	0,84	– 0,08	0,07	0,91
Prinzipien-Esser:	0,06	0,82	– 0,30	0,13	0,95
Gesundheitsignorant:	0,17	0,77	0,09	0,13	0,93
dynam. Exclusiv-Esser:	0,05	0,77	– 0,23	0,09	0,86
diätbew. Konflikt-Esser:	0,10	0,88	– 0,18	0,10	0,96

ZU = zu Hause, R = Restaurant, ZW = zwischendurch, K = Kantine, A = allein

Die Funktion und Bedeutsamkeit dieses kognitiven Modells der Eßentscheidung, auch bezogen auf unterschiedliche Eßtypen und damit Gruppen von Verbrauchern, kann weiterhin am Imagewandel des Mineralwassers demonstriert werden. Früher hatte Mineralwasser kein besonderes Image, seine Bewertung war daher weder besonders positiv noch besonders negativ besetzt. Unterstellt man als durchschnittliche Lebensmittelbewertung somit den Wert 0 für jedes der neun Beurteilungskriterien, so resultiert hieraus eine durchschnittliche Situationspräferenz von -0,10 bis -0,15 je nach Situation für alle fünf Eßtypen. Dieser Wert liegt somit ebenfalls im neutralen Bereich.

Unterstellt man weiterhin, daß der stattgefundene Imagewandel des Mineralwassers durch die Beurteilung als gesund (+2,0), kalorienarm (+2,5), naturbelassen (+2,5) und fettarm (+2,5) beschrieben werden kann, so ergeben sich deutlich veränderte Situationspräferenzen (Tab. 10/13). Mineralwasser ist zu einem Getränk geworden, das vor allem zu Hause (von allen Typen) präferiert wird. Am geringsten ist diese Präferenz zu Hause noch beim „Gesundheitsignoranten" (Typ 3) ausgeprägt, am stärksten beim „Prinzipien-Esser" (Typ 2) und beim „diätbewußten Konflikt-Esser" (Typ 5). Aufgrund der hier untersuchten Kriterien liegt Mineralwasser in den erlebnisorientierten Eßsituationen immer noch im neutralen Bereich, lediglich der „Prinzipien-Esser" (Typ 2) hat hier eine geringfügig höhere Präferenz. Bei Mahlzeiten als Imbiß „zwischendurch" wäre Mineralwasser wohl kaum das Getränk der Wahl, sieht man vom „Prinzipien-Esser" (Typ 2) ab, bei dem für Mineralwasser sogar in dieser Eßsituation eine positive Präferenz errechnet wird.

Tab. 10/13: Die simulierte Situationspräferenz von Mineralwasser

	zu Hause	Restaurant	zwischendurch	Kantine	allein
Gesamtstichprobe	0,60	0,01	0,07	0,32	0,08
unbekümmerter Esser:	0,45	- 0,06	- 0,02	0,22	0,00
Prinzipien-Esser:	0,75	0,09	0,18	0,43	0,17
Gesundheitsignorant:	0,21	- 0,12	- 0,10	0,02	- 0,09
dynam. Exclusiv-Esser:	0,58	0,01	0,08	0,29	0,08
diätbew. Konflikt-Esser:	0,70	- 0,03	0,03	0,36	0,08

10.3.6 Zusammenfassung

Die empirische Erhebung von Präferenzdaten, bezogen auf verschiedene Situationen und einige beispielhafte Lebensmittel, liefert für die verschiedenen Simulationsberechnungen sehr plausible Ergebnisse. Es kann als Validitätskriterium angesehen werden, daß mit diesem kognitiven Modell der Ernährungsentscheidung ein gewisser Varianzteil im Ernährungsverhalten der Bevölkerung aufgeklärt und durch Simulation für andere Lebensmittelimages vorhergesagt werden kann.

Damit ist auf die Bedeutung der Einstellungen hingewiesen, die für konkrete Lebensmittel bei der Bevölkerung existieren. Die Aufgabe des Entscheidens basiert in Abhängigkeit unterschiedlicher Situationsanforderungen auf der Einstellung zu bestimmten Lebensmitteln oder Speisen (Image). Eine Veränderung der Ernährungsentscheidung ist also möglich, wenn sich die Einstellungen gegenüber den Lebensmitteln ändern. Dieses ist ein vergleichsweiser neuer Aspekt, der bislang in der Ernährungsaufklärung kaum bedacht wurde.

Modellgemäß hat es z. B. wenig Zweck, das *„gesunde Image"* der Milch weiter zu steigern oder zu profilieren, da Milch auf dieser Dimension ohnehin hoch skaliert wird. Es soll dem Leser überlassen bleiben, falls sein Interesse geweckt wurde, mit einem Taschenrechner zu simulieren, wie die Situationspräferenz von *Trinkmilch* sich ändert, wenn dieses Getränk

- ein stärker exklusives Image bekommt oder wenn durch
- entsprechende kommunikative Maßnahmen der relativ hohe Gehalt an Vitamin B_2 herausgestellt würde oder wenn
- Trinkmilch durch *„lose"* Abgabe aus der *„stählernen Kuh"* ein gesteigertes Frische-Image bekäme.

Das hier vorgestellte und anhand von empirischen Daten zur Simulation genutzte Modell erweitert das Handlungsfeld für Ernährungsaufklärung und Ernährungsberatung. Bislang lag die *Aufklärungs-* und *Beratungsarbeit* vor allem darin, die Einstellungen des Bürgers bzw. des Klienten zu verändern. Er wurde in Überzeugungstrategien hereingezogen, damit er gesundheitliche Faktoren höher gewichtet und entsprechend seine Lebensmittelwahl verändert. Dieser Ansatz hat natürlich nach wie vor seine Berechtigung. Er ist jedoch vergleichsweise schwer zu realisieren.

Der neue, zusätzliche Weg, der durch das kognitive Modell der Ernährungsentscheidung gewiesen wird, besteht darin, die Images der Lebensmittel – nach den Vorgaben des Modells – aktiv zu verändern, um über diese Maßnahmen zu einer Änderung des Eßverhaltens beizutragen. In diesem Fall werden die Einstellungen des Verbrauchers akzeptiert, die Images der Lebensmittel allerdings entsprechend verändert. Bei der aufgezeigten, eher vagen und wenig konkreten Einstellungs- und Kenntnisstruktur, die die Bevölkerung gegenüber verschiedenen Lebensmitteln hat, erscheint dieser Weg nicht ohne Aussicht.

10.3 Soziales und Nutritional Marketing

Das Nutritional Marketing sieht seine Zielgröße in der Prägung von Lebensmittelimages, um durch Anpassung der Images an das Anforderungsprofil der Konsumenten die Verzehrswahrscheinlichkeit zu erhöhen. Dieses Anforderungsprofil allerdings ist keine feste Größe, sondern es unterliegt Veränderungen, die von gesellschaftlichen Strömungen, Informationen, Lebensstilvarianten, etc. abhängen. Hierauf jedoch hat das Nutritional Marketing im engeren Sinne nur sehr bedingt einen Einfluß, da es sich primär um Aussagen in Produktnähe bemüht, aber z. B. keine grundsätzliche Kampagne zum Gesundheitsbewußtsein der Bevölkerung durchführt.

Diese Aufgabe wiederum entspricht dem sozialen Marketing (Kap. 9), dessen Ziel es ist, die Bedürfnisse und Motivationsstrukturen der Menschen, also ihr Anforderungsprofil an die Ernährung, zu modifizieren. Unter dieser Prämisse arbeiten im günstigen Fall soziales und Nutritional Marketing zusammen. Diese *Zusammenarbeit* ist aber nicht zwangsläufig gegeben, zumal die übergeordneten Ziele von sozialem und Nutritional Marketing nicht identisch sind.

Der Konfliktbereich ist immer dann berührt, wenn es um die Prägung von Images für Lebensmittel gibt, deren Aussageinhalte sich nicht mit der objektiv nachweisbaren Funktion dieses Lebensmittels decken. Konfliktreich insbesondere wird diese Divergenz dann, wenn z. B. positive gesundheitliche Attributionen durch das Lebensmittelimage signalisiert werden, die real nicht nachweisbar sind. Dazu werden Beispiele gegeben.

10.4 Meinung über Tatsachen

In der mehr theoretischen Betrachtung ist hiermit die Aufgabe des Nutritional Marketing umrissen. Der Verbraucher hat innerhalb seines eigenen Erfahrungshorizontes nur relativen Zugang zu einigen wenigen Kriterien, die in seine Lebensmittelentscheidung einfließen, wie Preis und Geschmack. Andere, ebenfalls wichtige Entscheidungskriterien, wie Verpackung, Frische, Natürlichkeit, Gesundheitswert, Fett- und Vitamingehalt, Kalorien sowie Exklusivität sind Kriterien, die über die Modifikation des

Lebensmittelimages mehr oder weniger stark zu beeinflussen sind, wie nachfolgend an wenigen Beispielen zu zeigen ist. Hier trifft die Formulierung von Alexander von Humboldt: *„Nicht die Tatsachen selbst, sondern die Meinung, die sich Menschen* über *diese Tatsachen bilden, entscheiden ihr Verhalten*".

➜ **Verpackung:**

Die Zweckmäßigkeit der Verpackung hinsichtlich ihrer ökologischen Verträglichkeit kann kommunikativ variiert werden, wie das Beispiel der Glasflasche für die Schulmilch zeigt, deren objektive ökologische Bilanz nach allen bisher vorliegenden Daten ungünstiger ausfällt als die des Kartons. Dennoch besitzt *der Karton* ein umweltunfreundliches, die Glasflasche ein umweltfreundliches Image.

➜ **Frische:**

Unverpackte Eier, die auf dem Markt angeboten werden, *sind* ihrem Image nach grundsätzlich frischer als jene Eier, die im 6er Pack im Supermarkt zu kaufen sind. Auch ein leicht angewelkter Spinat auf dem Wochenmarkt gilt als frisch, wo hingegen ein tiefgekühlter Spinat kein Frische-Image besitzt (dazu ausführlich: Westenhöfer 1990).

➜ **Natürlichkeit:**

Dem Begriff der Natürlichkeit ist implizit ein höherer gesundheitlicher Wert bzw. eine geringere gesundheitliche Beeinträchtigung assoziativ zugeordnet worden. Die Imageausgestaltung für manche Lebensmittel unter der Vorsilbe *„Bio..."* nutzt den erhöhten Stellenwert im Anforderungsprofil mancher Verbraucher.

➜ **Gesundheitswert:**

Durch partielle Hervorhebung von wertgebenden, oft zugesetzten Inhaltsstoffen, insbesondere von Vitaminen, die der Verbraucher als paradigmatisches Kriterium für den Gesundheitswert von Lebensmitteln begreift, wird das Image von Softdrinks, Bonbons, Nußnougatcremes etc. auf diesen Bereich des Anforderungsprofils des Konsumenten abgestellt.

➜ **Vitamin- und Fettgehalt:**

Diese Kriterien sind im Anforderungsprofil bestimmter Verbrauchersegmente hoch gewichtet. Durch Zusatz von Vitaminen, aber auch durch ungewöhnliche Deklaration des Fettgehaltes (nicht % i.Tr., sondern % Fett absolut, wodurch sich der Eindruck eines mindestens halbierten Fettgehaltes ergibt) wird das Image dieser Lebensmittel auf das Anforderungsprofil hin modifiziert.

➜ **Kaloriengehalt:**

Auch dieses Kriterium kann als Attribut des Images eines Lebensmittels modifiziert werden, wenn z. B. ein zunächst sehr energiereiches Dessert in neuer Variante als *„Light-Version"* angeboten wird, die immer noch beträchtlich mehr Kalorien besitzt als andere Desserts. Auch die Label *„leichte Küche"*, *„leichte Kost"* sind dazu angetan, die Kalorien im Image des Lebensmittels zu reduzieren.

➔ **Exklusivität:**

Der Grad der Exklusivität eines Lebensmittels ist in direkter Weise von seinem Image abhängig. Die Premiumvarianten mancher Produkte, bei denen der Exklusiv-Anspruch bereits lediglich durch aufwendige Verpackung erzielt wird, sind Beispiele dafür, wie vergleichbare Produkte ein in diesem Punkt differenziertes Image erhalten können.

10.5 Begriffe bilden Realität ab

In diesem Zusammenhang scheint ein kurzer Exkurs in die Sprachpsychologie angebracht, denn imagebildende Maßnahmen basieren auf der Vermittlung und/oder Ausgestaltung von Begriffen. Kein Mensch hat je im Blattgemüse und in der Milch ein BECQUEREL sehen können. Geschmacklos, ohne Geruch und trotzdem bedrohlich. Was eigentlich ist es, was den Verbraucher das BECQUEREL als so bedrohlich empfinden läßt? Er kann es nicht definieren, er weiß nicht, ob 10 wenig, 100 viel oder sehr viel ist, er weiß auch nicht, wie es wirkt. Er hat aber *Bauchschmerzen*, die durch diesen *Begriff* aktiviert werden, weil dieser wiederum eine Vielzahl negativer, bedrohlich wirkender Assoziationen auslöst. Dies ist kein Einzelbeispiel dafür, wie Begriffe das Ernährungsverhalten beeinflussen können.

Einstellungen bilden sich über Begriffe, die – im eigentlichen Sinne des Wortes – *„die Welt begreifen lassen"*. Worte und Begriffe also dienen als Medium, um die Wirklichkeit denkerisch zu vermitteln. Oder auch umgekehrt, wie NIETZSCHE schreibt: *„Wir drücken unsere Gedanken immer mit den Worten aus, die uns zur Hand sind."* Mit JASPERS ließe sich hinzufügen: *„Es ist keineswegs gleichgültig, wie man die Sachen nennt ... Der Name schon bringt eine Auffassungstendenz mit sich, kann glücklich treffen oder in die Irre führen. Er legt sich wie Schleier oder Fessel um die Dinge"*.

Ascorbinsäure in Zitronen

Gerade in der Sprache über Ernährung wurden und werden durch Begriffsumdeutungen sprachliche Realitäten geschaffen, die sich mit der naturwissenschaftlichen Realität häufig nicht mehr decken. Die Verwendung von Fachtermini der Chemie, die bekanntermaßen unaussprechliche und befremdend klingende Worte enthält, wird

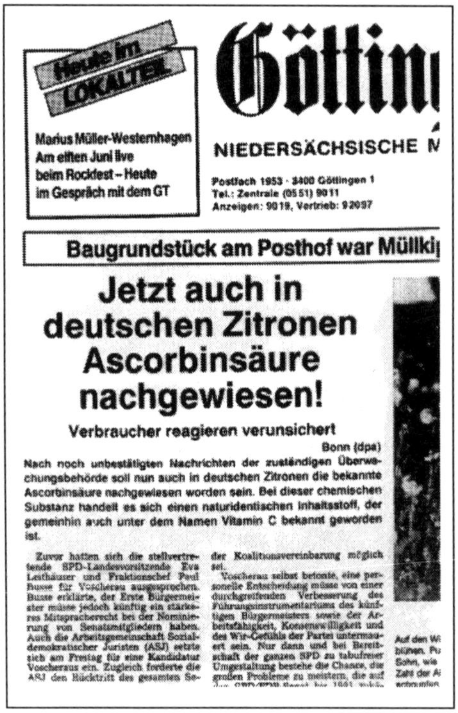

Heute im LOKALTEIL

Marius Müller-Westernhagen
Am elften Juni live
beim Rockfest – Heute
im Gespräch mit dem GT

Göttin

NIEDERSÄCHSISCHE

Postfach 1953 · 3400 Göttingen 1
Tel.: Zentrale (0551) 9011
Anzeigen: 9019, Vertrieb: 92097

Baugrundstück am Posthof war Müllki

Jetzt auch in deutschen Zitronen Ascorbinsäure nachgewiesen!

Verbraucher reagieren verunsichert

Bonn (dpa)

Nach noch unbestätigten Nachrichten der zuständigen Überwachungsbehörde soll nun auch in deutschen Zitronen die bekannte Ascorbinsäure nachgewiesen worden sein. Bei dieser chemischen Substanz handelt es sich einen naturidentischen Inhaltsstoff, der gemeinhin auch unter dem Namen Vitamin C bekannt geworden ist.

Zuvor hatten sich die stellvertretende SPD-Landesvorsitzende Eva Leithäuser und Fraktionschef Paul Busse für Voscherau ausgesprochen. Busse erklärte, der Erste Bürgermeister müsse jedoch künftig ein stärkeres Mitspracherecht bei der Nominierung von Senatsmitgliedern haben. Auch die Arbeitsgemeinschaft Sozialdemokratischer Juristen (ASJ) setzte sich am Freitag für eine Kandidatur Voscheraus ein. Zugleich forderte die ASJ den Rücktritt des gesamten Se-

der Koalitionsvereinbarung möglich sei.

Voscherau selbst betonte, eine personelle Entscheidung müsse von einer durchgreifenden Verbesserung des Führungsinstrumentariums des künftigen Bürgermeisters sowie der Arbeitsfähigkeit, Konsenswilligkeit und des Wir-Gefühls der Partei untermauert sein. Nur dann und bei Bereitschaft der ganzen SPD zu tabufreier Umgestaltung bestehe die Chance, die großen Probleme zu meistern, die auf

Abb. 10/1

häufig nicht mehr zur treffenden Kennzeichnung eines Sachverhaltes genutzt, sondern gezielt ausgenutzt, um assoziative Vermutungen zu aktivieren. Die fiktive Schlagzeile *„Jetzt auch in deutschen Zitronen Ascorbinsäure festgestellt"* (Abb. 10/1) wäre ein Beispiel, wie auf latente Befürchtungen aufbauend ein Fremdwort genutzt wird, um eine Vermeidungsreaktion auszulösen.

Wenn *„natürliche"* Lebensmittel wie *Rohmilch* und *„biologisch erzeugte"* Lebensmittel wie die *Öko-Kartoffel* erst einmal Begriffe sind, dann erhalten sie bald auch objektive Wirklichkeit, und dann wird die pasteurisierte Milch zum *„unnatürlichen"* und die gewohnte Akker-Kartoffel zum *„unbiologischen Nahrungsmittel"*. Diese Sprachwirklichkeit geht in Ernährungsentscheidungen über den Bedürfnisfaktor *„Sicherheit"* ein. Es entsteht dann allein durch neue Sprachwirklichkeiten die eben beschriebene emotionale Bedrohung, insbesondere, wenn es dabei um so etwas Alltägliches, aber Notwendiges geht wie das *„tägliche Brot"*.

Einstellungsuntersuchungen zu gentechnisch veränderten Lebensmitteln lassen auch erkennen, daß der Begriff „Gentechnik" selbst pauschal negativ besetzt ist und die Bevölkerung verunsichert. Auf die Frage „Welche Erwartungen gegenüber gentechnisch veränderten Lebensmitteln haben Sie?" wurden in einer bevölkerungsrepräsentativen Erhebung im Dezember 1994 folgende Antworthäufigkeiten (in Prozent) ermittelt:

**Tab. 10/14: Einstellung gegenüber gentechnisch veränderten Lebensmitteln
Zustimmung zu den vorgegebenen Statements in Prozent**

Statements	Gesamt	Alter 14-34 J.	Alter 65+ J.
gefährden die Gesundheit	68,3	67,9	69,2
können Allergiereaktionen hervorrufen	74,0	76,8	76,0
bieten die Chance, mehr Nahrung für die 3. Welt zu produzieren	49,9	49,2	51,3
können das ökologische Gleichgewicht stören	74,6	76,7	74,3
können die Erbinformationen verändern	63,9	62,9	64,8
sind länger haltbar	67,8	66,6	61,9
haben einen besseren Geschmack	15,8	16,9	15,0
sind aus reineren Rohstoffen hergestellt	20,0	18,0	21,5
bereiten Probleme bei der Verdauung	36,1	35,5	37,6
haben einen veränderten Nährwert	73,1	73,8	69,4
tragen dazu bei, daß Energie gespart wird	31,3	30,5	28,7

Die Auswertung läßt erkennen, daß junge wie ältere Menschen in ihrer Ablehnung vergleichbar sind. So fordern auch jeweils 70 % bis 80 % der Bevölkerung, daß gentechnisch veränderte Tomaten bzw. Zucker aus gentechnisch veränderten Rüben deklariert werden müssen. 60 % verlangen, daß eine Pizza, die Salami als Belag enthält, die mit gentechnisch verändertem Pfeffer gewürzt wurde, als *gentechnisch verändert* gekennzeichnet wird.

Nahrungs- kontra Lebensmittel

Die Argumente der Vollwertkost, der Vollwerternährung, die Begründungen vieler Außenseiterkostformen liefern anschauliche Beispiele, wie über die Neu-Schaffung von Begriffen oder eine Umdeutung bekannter Worte die begriffliche Realität umgestaltet und dadurch Sicherheitsmotive aktiviert werden, um den Verbraucher über die realitätsgebende Kraft der Worte zu anderen Ernährungsentscheidungen zu zwingen – eben über das Kommunikationswerkzeug der emotionalen Verunsicherung. Es ist sicher bedenklich, wenn diese Begriffsbesetzungen jetzt allmählich im wahrsten Sinne des Wortes „*Schule machen*" und die nachfolgende Generation nicht mehr anders denken kann, als daß sie *Nahrungsmittel* und *Lebensmittel* unterscheidet. Da Meinungen die Wirklichkeit reflektieren, wird man sich beim täglichen Einkauf die Frage zu beantworten haben, ob man *Lebensmittel* beim Bauern abholen oder *Nahrungsmittel* im Supermarkt einkaufen will.

Diese Überlegungen reichen unmittelbar in den Bereich des Nutritional Marketings hinein. Die Begriffe „*Light*" und „*leicht*", „*frisch*" und „*bio*" signalisieren Lebensmittelattribute allein über die dadurch ausgelösten Assoziationen. Sie zielen auf bestimmte Partitionen im Anforderungsprofil des Verbrauchers, um die Konsumwahrscheinlichkeit für genau diese Produkte zu steigern. Im weitesten Sinne signalisieren sie einen positiven gesundheitlichen Wert.

Verbot Gesundheitswerbung

Nun mag es auf den ersten Blick paradox erscheinen, daß der deutsche Gesetzgeber mit seinem Verbot der gesundheitsbezogenen Werbung in § 18 LMBG eine Kommunikation über die wichtigste biologische Funktion der Ernährung, nämlich die Gesunderhaltung, untersagt. Im einzelnen geht der § 18 LMBG in Absatz 5 sogar so weit, daß er bildliche Darstellungen von Personen in der Berufskleidung von Angehörigen der Heilberufe verbietet. So gesehen müßte es dem Kaufmann im Supermarkt verwehrt sein, einen „weißen Kittel" zu tragen.

Es bleibt zu prüfen, ob dieses generelle Werbeverbot mit Gesundheitsbezug für die Lebensmittelentscheidung des Verbrauchers eine sinnvolle Maßnahme ist. Denn manche Gesetze und Verordnungen, die einer besseren Information des Verbrauchers dienlich sein sollten, haben nicht ihren Zweck erfüllt. Beobachtbar ist ein immer gleicher Prozeß: Der Gesetzgeber will über Restriktionen der Werbung und Verpflichtungen zur Deklaration den Verbraucher schützen und ihm helfen. Dieser gute Wille wird alsdann in juristisch möglichst klare und unangreifbare Formulierungen gefaßt mit dem Resultat, daß Lösungen resultieren, die informationspädagogisch ihren Zweck kaum mehr erfüllen und mitunter ins Gegenteil, eine Desinformation, umschlagen.

Die Zutatenliste ist für viele Verbraucher wenig informativ, weil er bestimmte Begriffe nicht kennt und z. B. *Stabilisatoren* und *Emulgatoren* schlichtweg als *zuge-*

setztes Gift mißdeutet. Die dadurch nahegelegte und inzwischen häufig anzutreffende Deklaration „*frei von ...*" reflektiert genau diesen Sachverhalt, den sich das Nutritional Marketing zunutze macht. Die Einführung der Zutatenliste führt über ihre mögliche mißverständliche Deutung dazu, sie kurz zu halten und auf Zusatzstoffe zu verzichten, die im Sinne einer erhöhten Lebensmittelsicherheit aber angebracht wären.

So kann eine klare und konkrete Information des Verbrauchers häufig an der Möglichkeit ihrer juristischen Abgrenzung scheitern. So ist das Werbeverbot mit *Selbstverständlichkeiten* juristisch logisch, aber es impliziert, daß das, was Juristen im Gesetzeskontext als *selbstverständlich* definiert haben, auch dem Verbraucher ebenso selbstverständlich bekannt ist. Das ist es aber in den meisten Fällen nicht, so daß diese Restriktion mitunter dazu führt, dem Verbraucher wichtige Information nicht vermitteln zu dürfen.

Zum Informationsnutzen der Lebensmitteldeklaration für den Verbraucher wurden im Ernährungsbericht 1996 (Deutsche Gesellschaft für Ernährung 1996, S. 307–325) die Ergebnisse einer repräsentativen Erhebung an haushaltsführenden Personen vorgestellt. Der Bericht kommt zu dem Schluß, daß die Lebensmittelkennzeichnung für den Verbraucher subjektiv wichtig ist, da er Entscheidungs- und Orientierungshilfen bei der Lebensmittelauswahl haben möchte. Gleichwohl erscheint der objektive Informationsnutzen, den der Verbraucher tatsächlich durch die Lebensmittelkennzeichnung erhält, recht bescheiden. In Abb. 10/2 sind die Ergebnisse zusammengefaßt dargestellt.

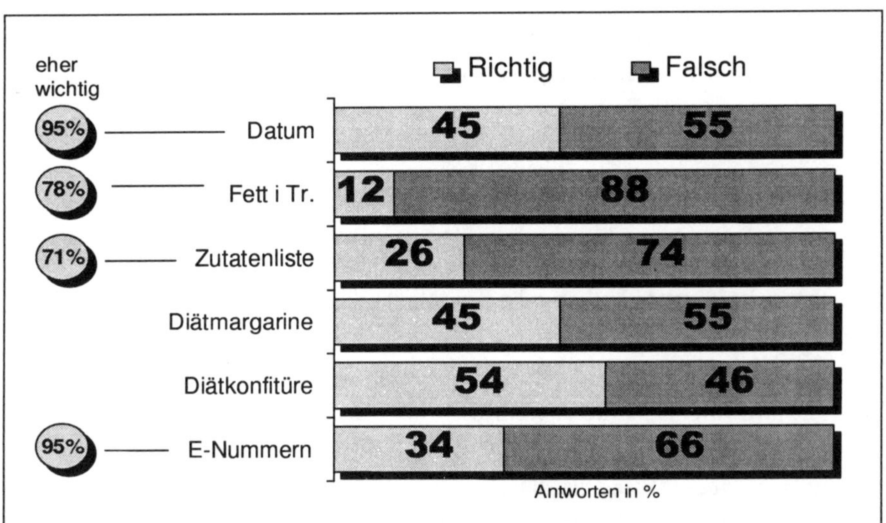

Abb. 10/2

Abb. 10/2 läßt erkennen, daß die unterschiedlichen Angaben auf der Lebensmittelpackung vom überwiegenden Teil der Bevölkerung für wichtig gehalten werden (linke Spalte). Im rechten Teil der Abbildung ist dargestellt, wieviel Prozent der haushaltsführenden Personen das Mindesthaltbarkeitsdatum, die Abkürzung „Fett i. Tr.", die Zutatenliste oder die E-Nummern richtig verstehen bzw. erklären können. Bei Diätmargarine und Diätkonfitüre galt als unzutreffende Antwort, wenn auf einen niedrigeren Kaloriengehalt dieser Produkte abgehoben wurde.

Weiterhin ist zu bedenken, daß mit der Informationsfülle auch die Wahrscheinlichkeit der Desinformation wächst. Je mehr Kriterien herausgestellt werden, die tatsächlich oder angeblich den Wert eines Lebensmittels bestimmen, um so schwerer fällt dem Verbraucher die Entscheidung. Wer für Joghurt rechts- und linksdrehende Milchsäuren herausstellt, für Wurst und Aufstrichfette auf gesättigte und ungesättigte Fettsäuren abhebt, beim Brot physikalische oder chemische Konservierungsmethoden zur Meßlatte der Qualität macht, wer die Abwesenheit von Substanzen überhaupt als wertgebenden Bestandteil bewirbt, *Omega-3* als Zauberwort für infarktverhütenden Fischverzehr (geschickt) in Umlauf bringt (weil es ein Verstoß gegen § 18 LMBG wäre), der erreicht mit solcher Information eher Desinformation.

Die Information *„frei von..."* gibt dem Lebensmittel ein positives Image, legt aber gleichzeitig für diesen Zusatzstoff negative Assoziationen nahe, unter denen andere Lebensmittel *„zu leiden"* haben, bei denen aus zwingenden Gründen auf diesen unbedenklichen Zusatzstoff nicht verzichtet werden kann.

Insgesamt gesehen findet über die verschiedenen Gestaltungsmöglichkeiten des Images von Lebensmitteln eine implizite gesundheitsbezogene Kommunikation statt, auch wenn diese dem Grunde nach vom Gesetzgeber untersagt ist.

10.6 Nutritional Marketing ändert Ernährungsverhalten

Nach dieser kurzen Abklärung wird ersichtlich, daß dem Nutritional Marketing sicher eine ebenso bedeutende Rolle für die Beeinflußbarkeit des Ernährungsverhaltens zukommt wie dem sozialen Marketing. Letzteres bewirkt, wenn es effektiv eingesetzt wird, Einstellungsänderungen, Motivation und eine andere Gewichtung der Eßbedürfnisse. Das Nutritional Marketing reflektiert diese Bedürfnisse im Sinne von Anforderungsprofilen an konkrete Lebensmittel durch paßgenaue Gestaltung von Images.

Die *Light-Produkte* sind ein klassisches Beispiel für das Ineinandergreifen dieser beiden Prozesse. Das sich seit Mitte der 60er Jahre in der Gesellschaft entwickelte Schlankheitsideal hat die „Kalorie" zu einer quasi *„nationalen Bedrohung"* an deutschen Tischen hochstilisiert. Die Ära der gezielten Blitz- und Crashdiäten, die intervallhaft durchgeführt und zumeist von Mißerfolgen beeinträchtigt wurden, löste die Tendenz zu einem *Lebensstil* ab, der permanent, dafür aber weniger drastisch auf eine Kontrolle der Kalorien setzt. Dieser Prozeß, der sicher als eine breit angelegte Maßnahme nach Muster des sozialen Marketings bezeichnet werden kann, veränderte die Motivation und die Einstellung weiter Teile der Bevölkerung, wie in Kap. 3 anhand der empirischen Typologie (Typ des Diätbewußten) gezeigt wurde.

Dadurch kam es zu einer besonderen Hervorhebung des Kriteriums „*Kaloriengehalt*" bei der Lebensmittelentscheidung. Folgerichtig reagierte das Nutritional Marketing, in dem gezielt Lebensmittel, die einen hohen Genußwert bieten, aber wegen des attribuierten hohen Kaloriengehalts in ihrem subjektiven Wert für den kalorienbewußten Konsumenten abgewertet werden, mit einer Umgestaltung des Images. Aus „*schweren*" Lebensmitteln wurden nun „*leichte*" Lebensmittel.

Die hohen Marktanteile der *Light-Produkte* signalisieren, daß hier bedürfnisgerecht eine Imagegestaltung vorgenommen wurde. Aus ernährungsphysiologischer Sicht hingegen ist der Gesundheitswert der *Light-Produkte* nicht in jedem Fall günstiger geworden, zumal in der Regel gerade solche Lebensmittel zu *Light-Varianten* umgestaltet werden, die sich auch in ihrer *Normal-Variante* nicht durch gehobene Nährstoffdichte auszeichnen.

Die triviale Bemerkung, daß Lebensmittel mit gegebener hoher Nährstoffdichte ohne technologische Bearbeitung im eigentlichen Sinne bereits *Light-Produkte* sind (wie Gemüse, Kartoffeln, Obst, etc.), verhilft diesen Produktgruppen nicht zu einer erhöhten Konsumwahrscheinlichkeit, da hier der Aspekt der „*Kalorien*" als Entscheidungskriterium ohnehin nicht dominant ist. Die Akzeptanz dieser Lebensmittelgruppen könnte durch eine Imagegestaltung im Bereich „*Exklusivität*" sicher verbessert werden.

Diese *Innovation* des Nutritional Marketing ist ein gutes Beispiel dafür, wie durch Produkt-, vor allem aber Imagegestaltung das Ernährungsverhalten verändert wird, indem bei bekannten Lebensmitteln andere Kriterien für die Ernährungsentscheidung geboten werden. Kurz gesagt: Nutritional Marketing präsentiert dem Verbraucher die Produktprofile, die seinen Einstellungen entsprechen.

Das bisher ungelöste Problem besteht darin, daß jede Nahrungsaufnahme langfristig zu günstigen und/oder ungünstigen gesundheitlichen Folgen führt. In keinem Fall bleibt sie ohne Folgen, da sie eine Basisfunktion des Lebens erfüllt. Daher darf und kann der Spielraum des Nutritional Marketing nicht unbegrenzt sein. So kann zur Zeit, was die Light-Produkte betrifft, nur die Frage gestellt werden, ob denn tatsächlich mit diesen Produkten eine Gewichtsabnahme oder zumindest seine Stabilisierung erreicht werden kann. Wissenschaftliche Beweise sind spärlich, und tendenziell weisen sie eher in die andere Richtung (z. B. Rogers & Blundell 1989). Es bleibt abzuwarten, welche Auswirkungen in diesem Zusammenhang die neuen Fettersatzstoffe (wie *Olestra* oder *microparticulated protein*, d. h. feinste Zerteilung von Milch- und Hühnereiweiß, so daß der Eindruck entsteht, man esse etwas Fetthaltiges) auf das Sättigungsgefühl und die nachfolgende Nahrungsaufnahme haben (Drewnowski 1990). Es wäre zu fordern, daß zusätzlich zu der notwendigen Prüfung der toxikologischen Unbedenklichkeit bei solchen neuen Produkten auch ein Nachweis ihrer funktionellen Wirkung erbracht wird.

Light-Produkte vermarkten die Kalorie zum höchsten Preis. Doch wenn die biologische Regulation – wie zu Beginn dieses Kapitels beschrieben wurde – funktioniert, werden auch weiterhin pro Kopf und Jahr gut 1 Million Kalorien konsumiert. Auf die Einstellung der Menschen hat das Nutritional Marketing Einfluß; Kunstfette und Süßstoffe können die Zunge überlisten, doch es bleibt abzuwarten, ob der Organismus die Kalorientäuschung bemerkt oder aber, ob er sich von ihr täuschen läßt. Das jedenfalls entzieht sich dem Einfluß des Nutritional Marketings.

10.7 Signal für Gesundheitsbewußte

Das Lebensmittelangebot zwingt den Menschen wiederholt eine Entscheidung für oder gegen Lebensmittel auf. Die Entscheidungskriterien können durch Maßnahmen des sozialen Marketings verändert werden. Das Nutritional Marketing prägt die Images für die Lebensmittel, damit ihre Wahl aufgrund der etablierten Entscheidungskriterien wahrscheinlicher wird.

In diesem Zusammenhang wäre zu überlegen, ob durch ein *Label*, das eine gewisse ernährungsphysiologische Qualität des Lebensmittels signalisiert, der Konsument nicht eine sehr hilfreiche Unterstützung erfahren würde. Die besondere Bedeutung des Nahrungsfettes steht heute außer Zweifel. Dennoch ist es für den Verbraucher nicht einfach, aufgrund der aktuellen Nährwertkennzeichnung den Fettgehalt vieler Lebensmittel abzuschätzen. In den USA erfolgt seit wenigen Jahren eine eindeutige Deklaration mit der Angabe des Fettgehaltes – bezogen auf eine verzehrsübliche Portion (serving) – gleich an zweiter Position der Nährstoffangaben auf jeder Verpackung.

In Zukunft sollte verstärkt überlegt werden, ob die kognitiv-ernährungsphysiologische Aufklärung des Verbrauchs nicht auch durch weitere Maßnahmen des sozialen Marketings ergänzt werden muß. Besprochen wurde bereits, daß eine Veränderung des Image von Lebensmitteln deren Verzehrshäufigkeit nachhaltig verändern kann, wobei nicht einmal auf ernährungsphysiologische Aspekte des Lebensmittels reflektiert werden muß. Andererseits können auch gewohnte Speisen und Lebensmittel durch veränderte Rezepturen und neue Technologien so verändert werden, daß ihr ernährungsphysiologischer Wert steigt, ohne daß der Verbraucher seine Ernährungsgewohnheiten ändern muß. Unter dem Stichwort „Novel Food" und den Chancen, die die Gentechnologie im Lebensmittelsektor in Zukunft eröffnen wird, kommt diesem Aspekt vermehrt Bedeutung bei.

Noch ist das paradoxe Problem nicht gelöst, das darin besteht, unter den Bedingungen des Nahrungsüberflusses die neuen Ernährungsprobleme des Schlaraffenlandes zu vermeiden. Statt Darben und Hungern heißen die modernen Probleme Übergewicht, Nährstoffdefizite oder Bulimie. Eine Zukunftsaufgabe der Ernährungspsychologie, sich diesen Erscheinungen verstärkt zu widmen, die sich unsere Vorfahren niemals auch nur hätten träumen lassen.

11

Literaturverzeichnis

Acheson, K.J., Flatt, J.P. & Jequier, E. (1982). Glycogen synthesis versus lipogenesis after a 500 gram carbohydrat meal in men. *Metabolism, 31*, 1234–1240.

Acheson, K.J., Schutz, Y., Bessard, T., Ravussin, R., Jequier, E. & Flatt, J.P. (1984). Nutritional influences on lipogenesis and thermogenesis after a cabrohydrate meal. *American Journal of Physiology, 246*, E62–E70.

Acheson, K.J., Schutz, Y., Bessard, T., Anantharaman, K., Flatt, J.P. & Jequier, E. (1988). Glycogen storage capacity and de novo lipogenesis during massive carbohydrate overfeeding in man. *American Journal of Clinical Nutrition, 48*, 240–247.

Agras, W.S. (1990). Is restraint the culprit? *Appetite, 14*, 111–112.

Agras, W. S. (1995). The nature and treatment of Binge Eating Disorder. In B. Tuschen & I. Florin (eds.), *Current Research in Eating Disorders* (Schriftenreihe der Christoph-Dornier-Stiftung für Klinische Psychologie, Band 8) (S. 1–15). Münster: Verlag für Psychotherapie.

Agras, W.S., Telch, C.F., Arnow, B., Eldredge, K., Wilfley, D.E., Raeburn, S.D., Henderson, J. & Marnell, M. (1994). Weight loss, cognitive-behavioral, and desipramine treatments in binge eating disorder: An additive design. *Behavior Therapy, 25*, 209–238.

Agrarsoziale Gesellschaft e.V. (1988). *Strukturanalyse der Ernährungsberatung in der Bundesrepublik Deutschland*. ASG-Materialsammlung Nr. 179, Göttingen.

Ajzen, I. & Fishbein, M. (1980). *Unterstanding attitudes and predicting social behavior*. Prentice-Hall: Englewood Cliffs.

American Psychiatric Association (1980). *Diagnostic and statistical manual of mental disorders* (3rd edition). Washington DC: American Psychiatric Association.

American Psychiatric Association (1994). *Diagnostic and Statistical Manual of Mental Disorders. Fourth Edition. DSM-IV*. Washington DC: American Psychiatric Association.

Anders, G., Bausenwein, I., Fleischer, H., Hoffmann, A., Rauterberg, E. & Schwarzenauer, W. (1978). *Frau und Sport. Ergebnisse einer repräsentativen Bevölkerungsumfrage*. Schriftenreihe des Bundesinstituts für Sportwissenschaft, 22. Schorndorf: Hoffmann.

Anderson, G.H. (ed). (1990). *Diet and Behavior: Multidisciplinary Approaches*. Springer: London, Berlin, Heidelberg, New York, Paris, Tokyo, Hong Kong.

Anderson, G.H. (1995) Sugars, sweetness, and food intake. *American Journal of Clinical Nutrition, 62*, 195S–202S

Antons-Brandi, V. (1972). Einstellungen zum Körpergewicht. *Zeitschrift für psychosomatische Medizin, 18*, 81–94.

Astrup, A.. (1994). Macronutrient balance of obesity. *International Monitor on Eating Patterns & Weight Control, 2*, 2–5

Astrup, A., Buemann, B., Western, P., Toubro, S., Raben, A. & Christensen, N.J. (1994). Obesity as an adaption to a high-fat diet: evidence from a cross-sectional study. *American Journal of Clinical Nutrition, 59*, 350–355.

Bachrach, A.J., Erwin, W.J. & Mohr, J.P. (1965). The control of eating behavior in an anorexic by operant conditioning techniques. In L.P. Ullmann & L. Krasner (eds.), *Case studies in behavior modification* (S. 153–163). New York: Holt, Rinehart and Winston.

Bandura, A. (1977). Self-efficacy: Towards a unifying theory of behavioral change. *Psychological Review, 84*, 191–215.

Barnes, L. (1987). Hydrostatic weighing: accuracy challenged. *Physician and Sports Medicine, 15*, 41–42.

Barrett-Conner, E.L. (1985). Obesity, artherosclerosis, and coronary artery disease. *Annals of Internal Medicine, 103*, 1010–1019.

Basiotis, P.P., Welsh, S.O., Cronin, F.J. & Kelsay, J.L. (1987).Number of days of food intake records required to estimate individual and group nutrient intakes with defined confidence. *Journal of Nutrition, 117*, 1638–1641.

Baucom, D.H. & Aiken, P.A. (1981). Effect of depressed mood on eating among nonobese dieting and nondieting persons. *Journal of Personality and Social Psychology, 41*, 577–585.

Baumann, U. (1990). Klassifikation. In U. Baumann & M. Perrez (Hrsg.), *Lehrbuch Klinische Psychologie. Band 1 Grundlagen, Diagnostik, Ätiologie*. Bern: Hans Huber.

Beauchamp, G.K. & Cowart, B.J. (1985). Congenital and experimental factors in the development of human flavor preferences. *Appetite, 6*, 357–372.

Becker, P. (1984). Primäre Prävention. In L.R. Schmidt (Hrsg.), *Lehrbuch der Klinischen Psychologie* (2. Auflage) (S. 355–389). Stuttgart: Enke.

Becker, P. (1990). Prävention. In: R. Schwarzer (Hrsg.), *Gesundheitspsychologie* (S. 429–438). Göttingen: Hogrefe.

Bellisle, F. & Lucas, F., Amrani, R., LeMagnen, J. (1984). Deprivation, palatability and the microstructure of meals in human subjects. *Appetite, 5*, 85–94.

Benn, R.T. (1971). Some mathematical properties of weight-for-height indices used as measures of adiposity. *Brit. J. prev. soc. Med., 25*, 42–50.

Bennett, G.A. (1988). *Eating matters: why we eat what we eat*. London

Bennett, W. I. (1995). Beyond overeating. *New England Journal of Medicine, 332*, 673–674.

Bennett, W. & Gurin, J. (1982). *The dieter's dilemma. Why diets are obsolet – the new setpoint theory of weight control*. New York: Basic Books.

Bennett, W. (1987). Dietary Treatments of obesity. *Annals of the New York Academy of Sciences, 499*, 250–63.

Benton, D. & Roberts, G. (1988). Effect of vitamin and mineral supplementation on intelligence. *Lancet, 335*, 1158–1160.

Beumont, P.J.V, George, G.C.W. & Smart, D.E. (1976). 'Dieters' and 'vomiters and purgers' in anorexia nervosa. *Psychological Medicine, 6*, 617–622.

Beumont, P.J.V., O'Connor, M., Lennerts, W. & Touyz, S.W. (1989). Ernährungsberatung in der Behandlung der Bulimia. In M.M. Fichter (Hrsg.), *Bulimia nervosa* (S. 262–273). Stuttgart: Enke.

Birbaumer, N. & Schmidt, R.F. (1996). *Biologische Psychologie* (3. Auflage). Berlin: Springer.

Birch, L.L. & Deysher, M. (1986). Caloric Compensation and Sensory Specific Satiety: Evidence for Self Regulation of Food Intake by Young Children. *Appetite, 7*, 323–331

Birch, L.L. (1995). Role of mere exposure in children's liking for foods. In: Curzon, M.E., Diehl, J.M., Ghraf, R., Lentze, M.J. (eds.) *Carbohyrates in infant nutrition and dental health* (Pp. 145–154). München: Urban & Vogel

Björntorp, P. (1985). Regional Patterns of fat distribution. *Annals of Internal Medicine, 103*, 994–995.

Björntorp, P. (1987). Classification of obese patients and complications related to the distribution of surplus fat. *American Journal of Clinical Nutrition, 45*, 1120–1125.

Björvell, H., Rössner, S. & Stunkard, A. (1986). Obesity, weight loss, and dietary restraint. *International Journal of Eating Disorders, 5*, 727–734.

Blair, A.J., Booth, D.A., Lewis, V.J. & Wainwright, C.J. (1989). The relative success of official and informal weight reduction techniques: retrospective correlational evidence. *Psychology and Health, 3*, 195–206.

Blundell, J.E. (1990a). Appetite disturbances and the problems of overweight. *Drugs, 39* (Suppl. 3), 1–19.

Blundell, J.E. (1990b). How Culture undermines the biopsychological system of appetite control. *Appetite, 14*, 113–115.

Blundell, J.E & Halford, J.C. (1995). Pharmacological aspects of obesity treatment: towards the 21st century. *International Journal of Obesity and Related Metabolic Disorders, 19* (Suppl. 3), S. 51–53

Blundell, J.E. & Hill, A.J. (1985). Analysis fo hunger: inter-relationship with palatability, nutrient composition and eating. In J. Hirsch, T.B. van Itallie (eds.), *Recent advances in obesity research IV* (pp. 118–129). London: Libbey.

Blundell, J.E., Burley, V.J., Cotton, J.R. & Lawton, C.L. (1993). Dietary fat and the control of energy intake: evaluating the effects of meal size and postmeal satiety. *American Journal of Clinical Nutrition, 57* (Suppl.), 772S–778S.

Bollenbeck, G. (1985). Zur Bedeutung der Ernährung in den Arbeiterlebenserinnerungen. In: G. Hufnagel, A. Lüdtke et al. (Hrsg.), *Hunger, Ernährung und Politik*. Sozialwissenschaftliche Informationen für Unterricht und Studium 14, 2, Siegen.

Bolton-Smith, C. & Woodward, M. (1994). Dietary composition and fat to sugar ratios in relation to obesity. *International Journal of Obesity, 18*, 820–828

Booth, D.A. (1977). Satiety and appetite are conditioned reactions. *Psychosomatic Medicine, 39*, 76–81.

Booth, D.A. (1988). Culturally corralled into food abuse: The eating disorders as physiologically reinforced excessive appetites. In K.M. Pirke, W. Vandereycken & D. Ploog (Eds.), *The Psychobiology of Bulimia nervosa* (pp. 18–32). Berlin: Springer.

Booth, D.A. (1989). Mood- and nutrient-conditioned appetites. Cultural and physiological bases for eating disorders. *Annals of the New York Academy of Science, 575*, 122–135/157–162.

Booth, D.A., Lee, M. & McAleavey, C. (1976). Aquired sensory control of satiation in man. *British Journal of Psychology, 67*, 137–147.

Booth, D.A., Lewis, V.J. & Blair, A.J. (1990). Dietary restraint and binge eating: pseudo-quantitative anthropology for a medicalised problem habit? *Appetite, 14*, 116–119.

Boskind-Lodahl, M. (1976). Cinderella's stepsisters: A feminist perspective on anorexia nervosa and bulimia. *Signs: Journal of Women in Culture and Society, 2*, 342–356.

Boskind-Lohdahl, M. & Sirlin, J. (1977, March). The gorging-purging syndrome. *Psychology Today*, S. 50–52, 82, 85.

Bouchard, C. & Tremblay, A. (1990). Genetic effects in human energy expanditure components. *International Journal of Obesity, 14* (Suppl. 1), 49–55.

Bouchard, C., Tremblay, A., Després, J.-P., Nadeau, A., Lupien, P.J., Thériault, G., Dussault, J., Moorjani, S., Pinault, S. & Fournier, G. (1990). The response to long-term overfeeding in identical twins. *New England Journal of Medicine, 322*, 1477–1482.

Braden, E. & Pittelkow, C. (1996). *Pfundskur '96. Das Kochbuch*. Ostfildern: Fink-Kümmerly + Frey.

Brand-Jacobi, J. (1984a). Bulimia nervosa: Ein Syndrom süchtigen Eßverhaltens. *Psychotherapie, Psychosomatik, Medizinische Psychologie, 34*, 151–186.

Brand-Jacobi, J. (1984b). Die Klassifikation von Anorexia nervosa und Bulimia nervosa als Syndrome gestörten Eßverhaltens. *Aktuelle Ernährungsmedizin, 9*, 20–24.

Bray, G. (1976). *The obese patient*. New York: Saunders.

Bray, G.A. (1978). Definition, measurement, and classification of the syndromes of obesity. *International Journal of Obesity, 2*, 99–112.

Bray, G.A. (1986). Effect of obesity on health and happiness. In K.D. Brownell & J.P. Foreyt (Eds.), *Handbook of Eating Disorders* (pp. 3–44). New York: Basic Books.

Bray, G.A. & Gray, D.S. (1988a). Treatment of obesity: an overview. *Diabetes/Metabolism Rev 4*, 653–679.

Bray, G.A. & Gray, D.S. (1988b). Obesity. Part II – Treatment. *Western Journal of Medicine, 149*, 555–571.

Brillat-Savarin, J.A. (1971). *The Physiology of Taste*. (Transl. from French by Fisher, M.F.). New York: Knopf.

Brobeck, J.R. (1948). Food intake as a mechanism of temperature regulation. *Yale Journal of Biological Medicine, 20* , 545–568.

Brownell, K.D., Heckerman, C.L. & Westlake, R.J. (1978). The effect of couples training and partner cooperativeness in the behavioral treatment of obesity. *Behavior Research and Therapy, 16*, 323–33.

Brownell, K.D. & Wadden, T.A. (1986). Behavior therapy for obesity: Modern approches and better results. In K.D. Brownell & J.P. Foreyt (Eds.), *Handbook of Eating Disorders* (pp. 180–197). New York: Basic Books.

Brownell, K.D. & Foreyt, J.P. (eds.). (1986). *Handbook of eating disorders*. Physiology, psychology, and treatment of obesity, anorexia, and bulimia. New York: Basic Books.

Brownell, K.D. & Kramer, F.M. (1989). Behavioral Management of Obesity. *Medical Clinics of North America 73/1*, 185–201.

Bruce, B. & Agras, W.S. (1992). Binge eating in females: A population-based investigation. *International Journal of Eating Disorders, 12*, 365–373.

Bruch, H. (1973). *Eating Disorders. Obesity, anorexia nervosa, and the person within*. New York: Basic Books.

Bruch, H. (1982). *Der goldene Käfig. Das Rätsel der Magersucht*. Frankfurt: Fischer Verlag.

Bruch, H. (1985). Four decades of eating disorders. In D.M. Garner & P.E. Garfinkel (Eds.), *Handbook of psychotherapy for anorexia nervosa and bulimia* (pp. 7–18). New York: Guilford Press.

Bundesgesundheitsamt (BGA) (1994). Die Gesundheit der Deutschen. Ein Ost-West-Vergleich. Institut für Sozialmedizin und Epidemiologie des Bundesgesundheitsamtes, SozEp Hefte Nr. 4

Campos, A.C., Chen, M. & Meguid, M.M. (1989). Comparison of body composition derived from anthropometric and bioelektrical impedance method. *Journal of the American College of Nutrition, 8*, 484–489.

Cannon, W.B. (1932). *The wisdom of the body*. New York: Norton.

Caplan, G. (1964). *Principles of Preventive Psychiatry*. New York: Basic Books

Caputo, F.A. & Mattes, R.D. (1992). Human dietary responses to covert manipulations of energy, fat and carbohydrate in a midday meal. *American Journal of Clinical Nutrition, 56*, 36–43.

Casper, R.C., Eckert, E.D., Halmi, K.A., Goldberg, S.C. & Davis, J.M. (1980). Bulimia. Its incidence and clinical importance in anorexia nervosa. *Archives of General Psychiatry, 37*, 1030–1035.

Charnock, D.J.K. (1989a). A comment on the role of dietary restraint in the developement of bulimia nervosa. *British Journal of Clinical Psychology, 28*, 329–340.

Charnock, D.J.K. (1989b). Exercising restraint: A response to Polivy & Herman. *British Journal of Clinical Psychology, 28*, 343–346.

Chomé, J. (1984). *Entwicklung und Analyse kognitiver Denk- und Wahrnehmungsstrukturen von sechs- bis zehnjährigen Kindern bezüglich der Ernährung*. Forschungsbericht an ISFE. Göttingen.

Clark, D., Tomas, F., Withers, R., Neville, S., Nolan, S., Brinkman, M., Chandler, C., Clark, C., Ballard, F., Berryy, M. & Nestel, P. (1993) No major differences in energy metabolism between matched and unmachted groups of „large-eating“ and „small-eating“ men. *British Journal of Nutrition, 70*, 393–406.

Clement, C., Vaisse, C., St. J. Manning, B. et al. (1995). Genetic variation in the b3-adrenergic receptor and increasesd capacity to gain weight in patients with morbid obesity. *New England Journal of Medicine, 333*, 352–354.

CMA (1995) Das Image bei Kindern und Jugendlichen zur Ernährung und Essen sowie Fleisch und Wurst. Centrale Marketinggesellschaft der Deutschen Landwirtschaft, *MAFO-Briefe*, Nr. 1, 1–8

Colditz, G.A. (1992) Economic costs of obesity. *American Journal of Clinical Nutrition, 55*, 502— 507

Committee to Develop Criteria for Evaluating the Outcomes of Approaches to Prevent and Treat Obesity, Food an Nutrition Board, Institute of Medicine, Thomas, P. R. (Ed.) (1995). *Weighing the Options. Criteria for Evaluating Weight-Management Programs*. Washington D.C: National Academy Press.

Considine, R. V., Considine, E. L. et al. (1995). Evidence against either a premature stop codon or the absence of Obese gene mRNA in human obesity. *Journal of Clinical Investigation, 95*, 2986–2988

Considine, R.V., Considine, E.L., Williams, C.J., Hyde, T.M. & Caro, J.F. (1996). The hypothalamic leptin receptor in humans: identification of incidental sequence polymorphisms and absence of the db/db mouse and fa/fa rat mutations. *Diabetes, 45*, 992–994

Connors, M.E. & Johnson, C.L. (1987). Epidemiology of bulimia and bulimic behaviors. *Addictive Behaviors, 12*, 165–179.

Cooper, P.J. & Charnock, D. (1990). From restraint to bulimic episodes: a problem of some loose connections. *Appetite, 14*, 120–122.

Cooper, P.J. & C.G. Fairburn (1983). Binge-eating and self-induced vomiting in the community. A preliminary study. *British Journal of Psychiatry, 142*, 139–144.

Council of Scientific Affairs: Treatment of obesity in adults. *Journal of the American Medical Association, 260* (17), 2547–2551.

Cowart, B.J. (1981) Development of taste perception in humans. Sensivity and preference throughout the life span. *Psychological Bulletin, 90*, 43–68.

Crisp, A.H. (1984). The psychopathology of Anorexia nervosa: Getting the „heat“ out of the system. In: A.J. Stunkard & E. Stellar (eds.), *Eating and its disorders* (pp. 209–234). New York: Raven.

Crisp, A.H., Palmer, R.L. & Kalucy, R.s. (1976). How common is anorexia nervosa? A Prevalence Study. *British Journal of Psychiartry, 128*, 549–554.

Davis, C.M. (1928). Self selection of diet by newly weaned infants. *American Journal of Diseases in Childhood, 36*, 651–679.

de Boer, J.O., van Es, A.J.H, Roovers, L.C.A., van Raaij, J.M.A. & Hautvast, J.G.A.J. (1986). Adaption of energy metabolism of overweight women to low-energy intake, studied with whole-body calorimeters. *American Journal of Clinical Nutrition, 44*, 257–269.

de Graaf, C., Hulshof, T., Westrate, J.A. & Jas, P. (1992). Short-term effects of different amounts of protein, fats and carbohydrates on satiety. *American Journal of Clinical Nutrition, 55*, 33–38.

Department of Health and Human Services and U.S. Department of Agriculture (1995). *Dietary Guidelines for Americans 1995*, 4th edition. Washington DC: Author.

Desor, J.A., Maller, O. & Turner, R.E. (1973). Taste acceptance of sugars by human infants. *Journal of Comparative and Physiological Psychology, 84*, 496–501.

Deutsch, J.A. & Tabuena, J.A. (1986). Learning of gastrointestinal satiety signals. *Behavioral and Neural Biology, 45*, 292–299.

Deutsche Adipositas Gesellschaft (1996). Richtlinien zur Therapie der Adipositas. *Deutsches Aerzteblatt, 36*, B1751–B1753.

Deutsche Gesellschaft für Adipositasforschung (1995). Richtlinien zur Therapie der Adipositas. *Adipositas, 9*, 6–10.

Deutsche Gesellschaft für Ernährung (1980a). *Ernährungsbericht 1980*. Frankfurt: Druckerei Henrich.

Deutsche Gesellschaft für Ernährung (1980b). *Material zum Ernährungsbericht 1980*. Frankfurt: Druckerei Henrich.

Deutsche Gesellschaft für Ernährung (1984). *Ernährungsbericht 1984*. Frankfurt: Druckerei Henrich.

Deutsche Gesellschaft für Ernährung (1986). *Empfehlungen für die Nährstoffzufuhr*. (4. erweit. Aufl., 1. korrigierter Nachdruck). Frankfurt: Umschau-Verlag.

Deutsche Gesellschaft für Ernährung (1988). *Ernährungsbericht 1988*. Frankfurt: Druckerei Henrich.

Deutsche Gesellschaft für Ernährung (1990) Aus der Arbeit der DGE: Stellungnahme des Arbeitskreises „Berufe in der Ernährungsberatung" zur Qualifikation von Berufsgruppen zur Ernährungsberatung des Gesunden. *Ernährungsumschau, 37*, 250–252.

Deutsche Gesellschaft für Ernährung (1992a). *Empfehlungen für die Nährstoffzufuhr* (5. Überarbeitung, 1. korrigierter Nachdruck). Frankfurt: Umschau Verlag.

Deutsche Gesellschaft für Ernährung (1992b). *Ernährungsbericht 1992*. Frankfurt: Druckerei Henrich.

Deutsche Gesellschaft für Ernährung (1994). *Lebensmittel- und Nährstoffaufnahme in der Bundesrepublik Deutschland*. (VERA-Schriftenreihe, Band XII. Ergänzungsband zum Ernährungsbericht 1992). Niederkleen: Wissenschaftlicher Fachverlag Dr. Fleck.

Deutsche Gesellschaft für Ernährung (1995). *Empfehlungen für die Nährstoffzufuhr*. (5. Korrigierte Überarbeitung). Frankfurt: Umschau Verlag.

Deutsche Gesellschaft für Ernährung (1996). Ernährungsbericht 1996. Frankfurt: Druckerei Henrich.

de Zwaan, M., Mitchell, J.E., Seim, H.C., Specker, S.M., Pyle, R.L., Raymond, N.C. & Crosby, R.B. (1994). Eating related and general psychopathology in obese females with binge eating disorder. *International Journal of Eating Disorders, 15*, 43–52.

Diaz, E.O., Prentice, A.M., Goldberg, G.R. Murgatroyd, P.R. & Coward, W.A. (1992). Metabolic response to experimental overfeeding in lean and overweight healthy volunteers. *American Journal of Clinical Nutrition, 56*, 641–655.

Diedrichsen, I.: *Ernährungsberatung. Psychologische Basiskonzepte*. Göttingen, Stuttgart: Verlag für angewandte Psychologie (1993)

Diehl, J.M. (1991). Ernährungspsychologie. In: Th. Kutsch (Hrsg.), *Ernährungsforschung*. Wiss. Buchgesellschaft, Darmstadt.

Diehl, J.M.(1996a) Soziokulturelle und psychosoziale Funktion der Nahrung unter besonderer Berücksichtigung des Zuckers. *Quintessenz-Journal, 26*, 283–296

Diehl, J.M. (1996b) Soziokulturelle Einflüsse im Ernährungsverhalten von Kindern und Jugendlichen. In: Ministerium Ländlicher Raum Baden-Württemberg (Hrsg), *Kinderernährung heute* (S. 45–81). Hohengehren: Schneider.

Diehl, J.M. & Paul, T. (1985). Relativgewicht und Persönlichkeit. Analysen mit dem Freiburger Persönlichkeitsinventar. *Aktuelle Ernährungsmedizin, 10*, 14–23.

Diehl, J.M., Paul, T. & Daum, I. (1984). Relativgewicht und Persönlichkeit. Literaturübersicht. *Aktuelle Ernährungsmedizin, 9*, 220–232.

Ditschuneit, H. (1989). Adipositas. In: F. Krück, W. Kaufmann, H. Bünte, E. Gladtke, R. Tölle: *Therapiehandbuch*. Urban & Schwarzenberg: München, Wien, Baltimore.

Dörrscheidt, F. & Latzel, W. (1993). *Grundlagen der Regelungstechnik*. Stuttgart: B.G. Teubner.

Donahue, R.P., Abbott, R.D., Bloom, E., Reed, D.M. & Yano, K. (1987). Central obesity and coronary heart disease in men. *Lancet*, 821–824.
Drenick, E.J., Gurunanjappa, S.B., Seltzer, F.S.A. & Johnson, D.G. (1980). Excessive mortality and causes of death in morbidly obese men. *Journal of the American Medical Association, 243*, 443–445.
Drewnowski, A. (1989). Sensory preferences for fat and sugar in adolescence and adult life. *Annals of New York Academy of Sciences 561*, 243–250.
Drewnowski, A. (1990). The new fat replacements. *Postgraduate Medicine, 87*, 111–114, 117–118.
Ducimetiere, P., Avons, P., Combien, F., Richard, J.L. (1984). Corpulence history and fat distribution in CHD etiology – the Paris Prospective Study. *European Heart Journal, 4*, 8–17.

Edwards, L.E., Hellerstedt, W.L., Alton, I.R., Story, M. & Himes, J.H. (1996). Pregnancy conplications and birth outcomes in obese and normal-weight women: effects of gestational weight change.
Eichenbaum, L. & Orbach, S. (1985). *Feministische Psychotherapie*. München: Kösel Verlag.
Ellrott, T., Pudel, V. & Westenhöfer, J. (1995). Fettreduzierte Lebensmittel ad libitum, eine geeignete Strategie zur Gewichtsabnahme? *Aktuelle Ernaehrungsmedizin, 20*, 293–303
Ellrott, T. & Pudel, V. (1996). Perspektiven der Adipositastherapie. *Aktuelle Ernährungsmedizin, 21*, 73–80
Ernährungsumschau (1991) Kurzberichte. Umsätze 1990, Diätprodukte. *Ernährungs-Umschau, 38*, 204.
Erwin, W.J. (1977): A 16-year follow-up of a case of severe anorexia nervosa. *Journal of behavior modification and experimental psychiatry, 8*, 157–160.

Fahrenberg, J., Selg, H. & Hampel, R. (1978). *Das Freiburger Persönlichkeitsinventar FPI*. 3. Aufl. Göttingen: Hogrefe.
Fahrenkamp, S. (1986). *Die Kunst fit und nicht fett zu sein. Ein Weg durch den Irrgarten der Schlankheitskulte.* München: Goldmann.
Fairburn, C.G. (1984). Bulimia: Its epidemiology and management. In A.J. Stunkard & E. Stellar (Eds.), *Eating and its disorders* (pp. 235–258). New York: Raven Press.
Fairburn, C.G. (1985). Cognitive-behavioral treatment for bulimia. In D.M. Garner & P.E. Garfinkel (Eds.), *Handbook of Psychotherapy for Anorexia Nervosa and Bulimia* (pp. 160–192). New York: Guilford Press.
Fairburn, C.G. & Beglin, S.J. (1990). Studies of the epidemiology of bulimia nervosa. *American Journal of Psychiatry, 147*, 401–408.
Fairburn, C.G. & Cooper, P.J. (1982). Self-induced vomiting and bulimia nervosa: an undetected problem. *British Medical Journal, 284*, 1153–1155.
Fairburn, C.G. & Cooper, P.J. (1984a). Binge-eating, self-induced vomiting and laxative abuse: a community study. *Psychological Medicine, 14*, 401–410.
Fairburn, C.G. & Cooper, P.J. (1984b). The clinical features of bulimia nervosa. *British Journal of Psychiatry, 144*, 238–246.
Fairburn, C.G. & Cooper, Z. (1996) New perspective on diatary and behavioural treatment for obesity. *International Journal of Obesity, 20* (Suppl. 1), S9–S13
Fairburn, C.G., Cooper, Z. & Cooper, P.J. (1986). The clinical features and maintenance of bulimia nervosa. In K.D. Brownell & J.P. Foreyt (eds.), *Handbook of eating disorders* (pp. 389–404). New York: Basic Books.
Fairburn, C.G. & Garner, D.M. (1986). The diagnosis of bulimia nervosa. *International Journal of Eating Disorders, 5*, 403–419.
Fairburn, C.G., Kirk, J., O'Connor, M. & Cooper, P.J. (1986). A comparison of two psychological treatments for bulimia nervosa. *Behavior Research and Therapy, 24*, 629–643.
Faust, I.M. (1980). Nutrition and the fat cell. *International Journal of Obesity, 4*, 314–321.
Faust, I.M. (1984). Role of the fat cell in energy balance physiology. In A.J. Stunkard & E. Stellar (Eds.), *Eating and its disorders* (pp. 97–107). New York: Raven Press.
Faust, I.M., Johnson, P.R., Stern, J.S. & Hirsch, J. (1978). Diet-induced adipocyte number increase in adult rats: A new model of obesity. *American Journal of Physiology, 235*, E279–E286.
Feeling fat in a thin society (1984, February). *Glamour Magazine*, S. 198–201, 251–252.
Feldhege, F.-J. & Krauthan, G. (1979). *Verhaltenstrainingsprogramm zum Aufbau von sozialer Kompetenz.* Berlin: Springer.
Ferster, C.B., Nurnberger, J.I. & Levitt, E.E. (1962). The Control of Eating. *Journal of Mathetics, 1*, 87–109.

Fichter, M.M. (1989). Bulimia nervosa und bulimisches Verhalten. In M.M. Fichter (Hrsg.), *Bulimia nervosa. Grundlagen und Behandlung* (S. 1–9). Stuttgart: Enke Verlag.

Fichter, M.M. & Hoffmann, R. (1989). Bulimia beim Mann. In M.M. Fichter (Hrsg.), *Bulimia nervosa. Grundlagen und Behandlung* (S. 76–86). Stuttgart: Enke Verlag.

Flatt, J.P. (1987). The difference in the storage capacities for carbohydrate and for fat, and ist implications in the regulation of body weight. *Annals of the New York Academy of Sciences, 499*, 104–123.

Flatt, J.P. (1992). The biochemistry of energy expenditure. In P. Björntorp & B.N. Brodoff (Eds.), *Obesity* (Pp. 100–116). Philadelphia: J.B. Lippincott.

Flatt, J.-P. (1995). Use and storage of carbohydrate and fat. *American Journal of Clinical Nutrition, 61*, 952S–959S

Flatt, J.P., Ravussin, E., Acheson, K.J. & Jequier, E. (1985). Effects of dietary fat on postprandial substrate oxidation and on carbohydrate and fat balances. *Journal of Clinical Investigations, 76*, 1019–1024.

Fricker, J., Baelde, D., Igoin-Apfelbaum, L., J.-M. Huet & M. Apfelbaum (1992). Underreporting of food intake in obese „small eaters". *Appetite, 19*, 273–283.

Frost, R.O., Goolkasian, G.A., Ely, R.J. & Blanchard, F.A. (1982). Depression, restraint, and eating behaviour. *Behaviour Research and Therapy, 20*, 113–121.

Foreyt, J.P. (ed). (1977). *Behavioral Treatment of Obesity*. Oxford: Pergamon-Press.

Ganley, R.M. (1988). Emotional eating and how it relates to dietary restraint, disinhibition, and perceived hunger. *International Journal of Eating Disorders, 7*, 635–647.

Garb, J.L. & Stunkard, A.J. (1974). Taste aversion in man. *American Jornal of Psychiatry, 131*, 1204–1207.

Garfinkel, P.E. & Garner, D.M. (1982). *Anorexia nervosa: a multidimensional perspective*. New York: Brunner and Mazel.

Garfinkel, P.E., Moldofsky, H. & Garner, D.M. (1980). The heterogenity of anorexia nervosa: Bulimia as a distinct subgroup. *Archives of General Psychiatry, 37*, 1036–1040.

Garner, D.M. & Bemis, K.M. (1982). A cognitive-behavioral approach to anorexia nervosa. *Cognitive Therapy and Research, 6*, 123–150.

Garner, D.M. & Bemis, K.M. (1985). Cognitive therapy for anorexia nervosa. In D.M. Garner & P.E. Garfinkel (Eds.), *Handbook of Psychotherapy for Anorexia nervosa and Bulimia* (pp. 107–146). New York: Guilford Press.

Garner, D.M. & Garfinkel, P.E. (1980). Socio-cultural factors in the development of anorexia nervosa. *Psychological Medicine, 10*, 647–656.

Garner, D.M. & Garfinkel, P.E. (eds.). (1985). *Handbook of Psychotherapy for Anorexia nervosa and Bulimia*. New York: Guilford.

Garner, D.M., Garfinkel, P.E. & O'Shaughnessy, M. (1985a). The validity of the distinction between bulimia with and without anorexia nervosa. *American Journal of Psychiatry, 142*, 581–587.

Garner, D.M., Garfinkel, P.E., Schwartz, D. & Thompson, M. (1980). Cultural expectations of thinness in women. *Psychological Reports, 47*, 483–491.

Garner, D.M., Rockert, W., Olmsted, M.P., Johnson, C. & Coscina, D.V. (1985b). Psychoeducational principles in the treatment of bulimia and anorexia nervosa. In D.M. Garner & P.E. Garfinkel (Eds.), *Handbook of Psychotherapy for Anorexia Nervosa and Bulimia* (pp. 513–572). New York: Guilford Press.

Garrison, R.J. & Castelli, W.P. (1985). Weight and thirty-year mortality of men in the Framingham study. *Annals of Internal Medicine, 103*, 1006–1009.

Garrison, R.J., Feinleib, M., Castelli, W.P. & McNamara, P.M. (1983). Cigarette smoking as a confounder of the relationship between relative weight and long-term mortality. The Framingham heart study. *Journal of the American Medical Society, 249*, 2199–2203.

Garrow, J.S. (1986). Physiological aspects of obesity. In K.D. Brownell & J.P. Foreyt (Eds.), *Handbook of Eating Disorders. Physiology, psychology and treatment of obesity, anorexia and bulimia* (Pp. 45–62). New York: Basic Books.

Gatenby, S.J., Aaron, J.I., Morton, G.M. & Mela, D.J. (1995). Nutritional implications of reduced-fat use by free living consumers. *Appetite, 25*, 241–252

Gelobt sei, was Fit macht (1986). *Stern, 48*, 186–200.

George, V., Tremlay, A., Despres, J.P., Landry, M., Allard, L., Leblanc, C., Bouchard, C. (1991). Further evidence for the presence of „small eaters“ and „large eaters“ among women. American Journal of Clinical Nutrition 53, 425–429.

Glynn, R.J., Christen, W. G., Manson, J.E., Bernheimer, J. & Hennekens, C.H. (1995). Body Mass Index. An independent predictor of cataract. *Archives of Ophthalmology, 113*, 1131–1137.

Gottschalk, I. (1987). *Gesundheitsinformation für Verbraucher.* Asgard: St. Augustin.

Green, L.J., Desor, J.A. & Maller, O. (1975). *Journal of Comparative and Physiological Psychology, 89*, 279–284.

Gries, F. A. (1994). Das Körpergewicht des Menschen, biologische Variationen, medizinische Implikationen, soziale Normen. Plenarvortrag auf der 10. Jahrestagung der Deutschen Gesellschaft für Adipositasforschung, Göttingen.

Griffiths, M., Payne, P.R., Stunkard, A.J., Rivers, J.P.W & Cox, M. (1990). Metabolic rate and physical development in children at risk of obesity. *Lancet, 336*, 76–77.

Großklaus, R. (1990). Definition, Klassifikation und Prävalenz des Übergewichtes. *Ernährungs-Umschau, 37*, 275–282.

Großklaus, R. (1997). Formula-Diäten: Mittel zum erfolgreichen Abnehmen? *Ernährungs-Umschau, 44*, 84–88.

Grunert, S. (1989). Ein Inventar zur Erfassung von Selbstaussagen zum Ernährungsverhalten. *Diagnostica, 35*, 167–179.

Gull, W.W. (1874). Anorexia nervosa (apepsia hysterica, anorexia hysterica). *Transactions of the Clinical Society of London, 7*, 22–28 (zitiert nach Vandereycken et al. 1992).

Halmi, K.A., Falk, J.R. & Schwartz, E. (1981). Binge-eating and vomiting: A survey of a college population. *Psychological Medicine, 11*, 697–706.

Hauner, H. (1987). Fettgewebsverteilung und Adipositasrisiko. *Deutsche medizinische Wochenschrift, 112*, 731–735.

Hauner, H. (1996) Bleibt die Adipositas in der ambulanten Medizin unbeachtet? *Adipositas. Mitteilungen der Deutschen Adipositas-Gesellschaft, 11*, 19–20.

Hauner, H. & Pfeiffer, E.F. (1989). Arteriosklerose. Bedeutung von Körperfettverteilung und Hyperinsulinämie. *Deutsches Ärzteblatt, 86*, B1484–1486.

Hautzinger, M. (1981). Klassische Verhaltenstherapie und ergänzende Maßnahmen zur Behandlung von Übergewicht. In W. Kappus, V. Pudel, M. Richter, I. Siegel & A. Weddige (Hrsg.), *Möglichkeiten und Grenzen der Veränderung des Ernährungsverhaltens* (S. 158–163). Göttingen: Arbeitsgemeinschaft für Ernährungsverhalten.

Hautzinger, M. (1989). Erklärungsansätze und Therapie der Adipositas. In C. Jacobi, T. Paul & J.C. Brengelmann (Hrsg.), *Verhaltenstherapie bei Eßstörungen. Theorie und Praxis* (S. 95–128). München: Gerhard Röttger Verlag.

Hawkins R.C. & Clement, P.F. (1980). Developement and construct validation of a self-report measure of binge eating tendencies. *Addictive Behaviors, 5*, 219–226.

Heatherton, T.F., Herman, C.P., Polivy, J., King, G.A. & McGree, S.T. (1988). The (mis)measurement of restraint: an analysis of conceptual and psychometric issues. *Journal of Abnormal Psychology, 97*, 19–28.

Hellerstein, M. K., Christiansen, M. et al. (1991). Measurement of de novo hepatic lipogenesis in humans using stable isotopes. *Journal of Clinical Investigation, 87*, 1841–1852

Herman, C.P. & Mack, D. (1975). Restrained and unrestrained eating. *Journal of Personality, 43*, 647–660.

Herman, C.P. & Polivy, J. (1975). Anxiety, restraint, and eating behavior. *Journal of Abnormal Psychology, 84*, 666–672.

Herman, C.P. & Polivy, J. (1980). Restrained eating. In A. Stunkard (ed.), *Obesity* (pp.208–225). Philadelphia: Saunders.

Herman, C.P. & Polivy, J. (1984). A boundary model for the regulation of Eating. In A.J. Stunkard & E. Stellar (eds.), *Eating and Its Disorders* (pp. 141–156). New York: Raven Press.

Herman, C.P. & Polivy, J. (1988). Restraint and excess in dieters and bulimics. In K.M. Pirke, W. Vandereycken & D. Ploog (Eds.), *The Psychobiology of Bulimia Nervosa* (pp. 33–41). Berlin: Springer.

Herman, C.P. & Polivy, J. (1990). From dietary restraint to binge eating: attaching causes to effects. *Appetite, 14*, 123–125.

Herzog, D.B. (1984). Are anorectic and bulimic patients depressed? *American Journal of Psychiatry, 141*, 1594–1597.

Hibscher, J.A. & Herman, C.P. (1977). Obesity, dieting, and the expression of „obese" characteristics. *Journal of Comparative and Physiological Psychology, 91*, 374–380.

Higgins, M., Kannel, W., Garrison, R., Pinsky, J. & Strokes, J. (1988). Hazards of obesity - the Framingham experience. *Acta Medica Scandinavica, 723* (Suppl.), 23–36.

Hill, A.J. (1991). Fear and loathing of obesity: The rise of dieting in childhood. *International Journal of Obesity, 15* (Suppl. 1), 90.

Hill, W. (1978). Effects of Mere Exposure on Preferences in Nonhuman Animals. *Psychological Bulletin, 85*, 1177–1198

Holmes, M.D., Zysow, B. & Delbance, T.L. (1989). An analytic review of current therapies for obesity. *Journal of Family Practice, 28*, 610–616.

Horton, T.J., Drougas, H., Brachey; A., Reed, G.W., Peters, J.C. & Hill, J.O. (1995). Fat and carbohydrate overfeeding in humans: different effects on energy storage. *American Journal of Clinical Nutrition, 62*, 19–29.

Hubert, H.B., Feinleib, M., McNamara, P.M. & Castelli, W.P. (1983). Obesity as an independent risk factor for cardiovascular disease: A 26-year follow-up of participants in Framingham heart study. *Circulation, 67*, 968–977.

Hudson, J.I., Pope, H.G., Jonas, J.M. & Yurgelun-Todd, D. (1983). Phenomenologic relationship of eating disorders to major affective disorder. *Psychiatry Research, 9*, 345–354.

Hufnagel, G., Lüdtke, A. (Hrsg). (1985). *Hunger, Ernährung und Politik*. Sozialwissenschaftliche Informationen für Unterricht und Studium 14, 2, Siegen.

Husemann, B. (1995). Zur chirurgischen Therapie der extremen Adipositas. *Langenbecks Arch. Chir., 380*, 67–69.

Iglo-Forum (1989). *Iglo-Forum-Studie '89 „Die Deutschen und ihre Einstellung zu Ernährungsfragen"*. Hamburg: Autor.

Iglo-Forum (1991). *Iglo-Forum-Studie '91 „Genußvoll essen - bewußt ernähren"*. Hamburg: Autor.

Institut für Sozialmedizin und Epidemiologie des Bundesgesundheitsamtes (1994). *Die Gesundheit der Deutschen. Ein Ost-West-Vergleich*. SozEp Hefte, 4.

Jebb, S.A., Goldberg, G.R., Coward, W.A., Murgatroyd, P.R. & Prentice, A.M. (1991). Effects of intermittent dieting on metabolic rate and body composition in obese women. *International Journal of Obesity, 15*, 367–374.

Jerome, N.W. (1977) Taste Experience and the Development of a Dietary Preference for Sweet in Humans: Ethnic and Cvultural Variations in Early Teste Experience. In: Weiffenbach, J.M. (Ed.), *Taste and Development*. Bethesda/MD: Department of Health, Education, and Welfare.

Johnson, J. & Vickers, Z. (1993). Effects of flavor and macronutrient composition of food servings on liking, hunger and subsequent intake. *Appetite, 21*, 25–39.

Jung, F. & Pudel, V. (1977). Zur Auswirkung psychischer Aktivierung auf die Nahrungsaufnahme von Kindern. *Praxis der Kinderpsychologie und Kinderpsychiatrie, 26*, 85–90.

Kanfer, F.H. & Phillips, J.S. (1975). *Lerntheoretische Grundlagen der Verhaltenstherapie*. Kindler: München.

Kasper, H. (1987). *Ernährungsmedizin und Diätetik*. München: Urban und Schwarzenberg.

Keesey, R.E. & Corbett, S.W. (1984). Metabolic defense of the body-weight set-point. In A.J. Stunkard & E. Stellar (Eds.), *Eating and its disorders* (pp. 87–96). New York: Raven Press.

Keesey, R.E. & Powley, T.L. (1986). The regulation of body weight. *Annual Review of Psychology, 37*, 109–133.

Keil, U. (1990). Prävention der klassischen Risikofaktoren. *Arzneimittel-Forschung/Drug Research, 40*, 388 – 394.

Kendall, A., Levitzky, D. A., Strupp, D. J. & Lissner, L. (1991). Weight loss on low-fat diet: consequences of the imprecision of the control of food intake in humans. *American Journal of Clinical Nutrition, 53*, 1124–1129

Keys, A. (1980a). Overweight, obesity, coronary heart desease and mortality. *Nutrition Reviews, 38*, 297–307.

Keys, A. (1980b). *Seven countries. A multivariate analysis of death and coronary heart disease*. Cambridge, Mass.: Harvard University Press.

Keys, A., Brozek, J., Henschel, A., Mickelsen, O. & Taylor, H.L. (1950). *The Biology of Human Starvation*. Minneapolis: University of Minnesota Press.

Keys, A., Fidanza, F., Karvonen, M.J., Kimura, N. & Taylor, H.L. (1972). Indices of relative weight and obesity. *Journal of Chronic Diseases, 25*, 329–343.

Kinzl, J., Günther, V., Biebl, W. (1989). Adipositas – Prädiktoren für Therapieeffizienz bzw. Therapieresistenz. *Aktuelle Ernährungsmedizin, 14*, 22–26.

Kissebah, A.H., Vydelingum, N., Murray, R., Evans, D.J., Hartz, A.J., Kalkhoff, R.K. & Adams, P.W. (1982). Relation of body fat distribution to metabolic complications of obesity. *Journal of Clinical Endocrinology and Metabolism, 54*, 254–260.

Kleiber, M. (1947). Body size and metabolic rate. *Physiological Reviews, 27*, 511–541.

Kleiber, M. (1975). *The fire of life*. New York: Krieger.

Köhle, K. & Simons, C. (1990). Anorexia nervosa. In T. von Uexküll (Hrsg.), *Psychosomatische Medizin* (S. 582–613). (4. neubearb. Aufl.). München: Urban & Schwarzenberg.

Koehler, K. & Saß, H. (1984). *Diagnostisches und Statistisches Manual psychischer Störungen. DSM III*. Weinheim: Beltz.

Köpp, W. (1989). Zum psychotherapeutischen Verständnis der Adipositas. *Klinikarzt, 18*, 292–300.

Kohlmeier, L., Kroke, A., Pötzsch, J., Kohlmeier, M., Martin, K. (1993). *Ernährungsabhängige Krankheiten und ihre Kosten*. (Schriftenreihe des Bundesministeriums für Gesundheit). Baden-Baden: Nomos Verlagsgesellschaft.

Krotkiewski, M., Sjöström L., Björntorp, P., Carlgren, G., Garellick, G. & Smith, U. (1977). Adipose tissue cellularity in relation to prognosis for weight reduction. *International Journal of Obesity, 1*, 395–416.

Kuczmarski, R. J., Flegel, K. M., Campbell, S. M., Johnson, C. L. (1994). Increasing prevalence of overweight among US adults. The National Health and Nutrition Examination Surveys, 1961 to 1991. *Journal of the American Medical Association, 272*, 205–211.

Kunath, U., Klein, S., Susewind, M. (1996). Erfahrungen mit dem laparaskopischen Gastric-banding zur Behandlung der pathologischen Adipositas. *Aktuelle Ernaehrungsmedizin, 21*, 257

Laessle, R.G. (1989). Affektive Störungen und bulimische Syndrome. In M.M. Fichter (Hrsg.), *Bulimia nervosa. Grundlagen und Behandlung* (S. 87–98). Stuttgart: Enke Verlag.

Laessle, R.G. (1990). Eßstörungen. In H. Reinecker (Hrsg.), *Lehrbuch der Klinischen Psychologie*. Modelle psychischer Störungen (S. 222–250). Göttingen: Hogrefe.

Laessle, R.G., Beumont, P.J.V., Butow, R., Lennerts, W., O'Connor, M., Pirke, K.M., Touyz, S.W. & Waadt, S. (1991). A comparison of nutritional management with stress management in the treatment of bulimia nervosa. *British Journal of Psychiatry, 159*, 250–261.

Laessle, R.G., Kittl, S., Fichter, M.M., Wittchen, H.U. & Pirke, K.M. (1987). Major affective disorder in anorexia nervosa and bulimia. *British Journal of Psychiatry, 151*, 785–789.

Laessle, R.G., Kittl, S., Fichter, M.M. & Pirke, K.M. (1988a). Cognitive correlates of depression in patients with eating disorders. *International Journal of Eating Disorders, 7*, 681–686.

Laessle, R.G., Waadt, S. & Pirke, K.M. (1988b). A structured behaviorally oriented group treatment for bulimia nervosa. *Psychotherapy and Psychosomatics, 48*, 141–145.

Laessle, R.G., Tuschl, R.J., Kotthaus, B.C. & Pirke, K.M. (1989a). Behavioral and biological correlates of dietary restraint in normal life. *Appetite, 12*, 83–94.

Lapidus, L., Bengtsson, C., Larsson, B., Pennert, K., Rybo, E. & Sjöström, L. (1894). Distributions of adipose tissue and risk of cardiovascular disease and death: a 12 year follow up of participants in the population study of women in Gothenburg, Sweden. *British Medical Journal, 289*, 1257–1261.

Larsson, B., Svärdsudd, K., Welin, L., Wilhelmsen, L., Björntorp, P. & Tibblin, G. (1984). Abdominal adipose tissue distribution, obesity, and risk of cardiovascular disease and death: 13 year follow up of participants in the study of men born in 1913. *British Medical Journal, 288*, 1401–1404.

Lasègue, E. Ch. (1873). De l'anorexie hystérique. *Archives générales de médecine, 21*, 385–403 (zitiert nach Vandereycken et al. 1992).

Leibowitz, S.F. & Shor-Posner, G. (1986). Hypothalamic monoamine systems for control of food intake: Analysis of meal patterns and macronutrient selection. In M.O. Carruba & J.E. Blundell (eds.), *Psychopharmacology of eatind disorders: Theoretical and clinical developments* (pp. 29–49). New York: Raven.

Leitzmann, C. (1979). Ernährungsgewohnheiten von Oecotrophologiestudenten. *Ernährungsumschau, 26*, 181–185.

LeMagnen, J. (1960). Effects d'une pluralité de stimuli alimentaires sur le determinime quantitatif de l'ingestion chez le rat blanc. *Archives des Sciences Physiologiques, 14*, 411–419.

LeMagnen, J. (1976). Interactions of glucostatic and lipostatic mechanisms in the regulatory control of feeding. In: D. Novin, W. Wyrwicka & G. Bray (eds.), *Hunger – Basic mechanisms and clinical intervention.* New York: Raven.

Leon, G.R. & Finn, S. (1984). Sex-role stereotypes and the development of eating disorders. In C. Spatz-Widomn (Ed.), *Sex roles and psychopathology* (pp. 317–338). New York: Plenum Press.

Leon, G.R. & Roth, L. (1977). Obesity: psychological causes, correlations, and speculations. *Psychological Bulletin, 84*, 117–139.

Lerman, R.H. & Cave, D.R. (1989). Medical and surgical management of obesity. *Advances of Internal Medicine, 34*, 127–164.

Lew, E.A. & Garfinkel, L. (1979). Variations in mortality by weight among 750,000 men and women. *Journal of Chronic Diseases, 32*, 563–576.

Lichtman, S.W., Pisarska, K., Berman, E.R., Pestone, M., Dowling, H., Offenbacher, E., Weisel, H., Heshka, S., Matthews, D.E. & Heymsfield, S.B. (1992). Discrepancy between self-reported and actual caloric intake and exercise in obese subjects. *New England Journal of Medicine, 327*, 1893–1898.

Lissner, L., Levitzky, D. A., Strupp, B. J., Kalkwarf, H. J. & Roe, D. A. (1987). Dietary fat and the regulation of energy intake in human subjects. *American Journal of Clinical Nutrition, 46*, 886–892

Logue, A. W. (1995) *Die Psychologie des Essens und Trinkens.* Heidelberg: Spektrum.

Lowe, M.R. & Kleifield, E.I. (1988). Cognitive restraint, weight suppression, and the regulation of eating. *Appetite, 10*, 159–168.

Lowe, M.R. & Maycock, B. (1988). Restraint, disinhibition, hunger and negative affect eating. *Addictive Behaviors, 13*, 369–377.

Loro, A.J. & Orleans, C.S. (1981). Binge eating in obesity: preliminary findings and guidelines for behavioral analysis and treatment. *Addictive Behaviors, 6*, 155–166.

Lüdtke, A. (1985). Essens-"Genuß" und Politik, 1919–1940. In: G. Hufnagel, A. Lüdtke et al. (Hrsg.), *Hunger, Ernährung und Politik.* Sozialwissenschaftliche Informationen für Unterricht und Studium 14, 2, Siegen.

Manson, J. E., Willett, W. C., Stampfer, M.J., Colditz, G.A., Hunter, D.J., Hankinson, S.E., Hennekens, C.H. & Speizer, F.E. (1995). Body weight and mortality among women. *New England Journal of Medicine, 333*, 677–685

Marcus, M., Wing, R.R. & Lamparski, D.M. (1985). Binge eating and dietary restraint in obese patients. *Addictive Behaviors, 10*, 163–168.

Marston, A.R. & Criss, J. (1984). Maintainance of successful weight loss: Incidence and prediction. *International Journal of Obesity, 8*, 435–39.

Masuzaki, H., Ogawa, Y., et al. (1995). Human obese gene expression. Adipocyte-specific expression and regional differences in the adipose tissue. *Diabetes, 44*, 855–858

Maus, N. & Pudel, V. (1989). Ernährung und Psyche. *AID-Verbraucherdienst, 24*, 69–75.

Mayer, J. (1953). Glucostatic mechanism of regulation of food intake. *New England Journal of Medicine, 249*, 13–24.

McCluskey, S. (1990). Dietary restraint – a useful concept? *Appetite, 14*, 129–130.

Medico-Actuarial Motality Investigation. Volume 1 (1912). New York: Association of Life Insurance Medical Directors and the Actuarial Society of America [zit. nach Keys, 1980].

Medick, H. (1985). „Hungerkrisen" in der historischen Forschung. Beispiele aus Mitteleuropa vom 17. – 19. Jahrhundert. In: G. Hufnagel, A. Lüdtke et al. (Hrsg.), *Hunger, Ernährung und Politik.* Sozialwissenschaftliche Informationen für Unterricht und Studium 14, 2, Siegen.

Meermann, R. & Vandereycken, W. (1987). *Therapie der Magersucht und Bulimia nervosa.* Berlin: Walter de Gruyter.

Mela, D.J (1995). Understanding fat preference and consumption: applications of behavioural sciences to a nutritional problem. *Proceedings of the Nutrition Society, 54*, 453–464.

Metropolitan Life Insurance Company (1959, Nov.–Dec.). New weight standards for men and women. *Metropolitan Life Insurance Company Statistical Bulletin, 40*, 1–5.

Ministry of Agriculture, Fisheries and Food (1994). *Household Food Consumption and Expenditure.* London: HMSO.

Minuchin, S., Rosman, B. & Baker, L. (1978). *Psychosomatic families: Anorexia nervosa in context*. Cambridge (Mass.): Harvard University Press.

Mitchell, J.E., Hatsukami, D., Pyle, R.L. & Eckert, E.D. (1986). The bulimia syndrome. Course of the illness and associated problems. *Comprehensive Psychiatry, 27*, 165–170.

Mitchell, J.E. & Pomeroy, C. (1989). Medizinische Komplikationen der Bulimia nervosa. In M.M. Fichter (Hrsg.), *Bulimia nervosa. Grundlagen und Behandlung* (S. 51–61). Stuttgart: Enke Verlag.

Morton, R. (1694). *Phthisiologia, or, a treatise of consumptions. Wherein the difference, nature, causes, signs, and cure of all sorts of consumptions are explained*. London: Samuel Smith, Benjamin Walford (zitiert nach Vandereycken et al. 1992).

Naef, M., Baldinger, B., Baer, U., Sabbioni, M., De Marco, D., Bürgl, U., Sterch, A., Büchler, M.W. (1996). Vertical Banded Gastroplasty nach Mason zur chirurgischen Therapie morbider Adipositas. Eine prospektive klinische Studie. *Aktuelle Ernährungsmedizin, 21*, 258

Näslund, I., Hallgren, P. & Sjöström, L. (1988). Fat cell weight and number before and after gastric surgery for morbid obesity in women. *International Journal of Obesity, 12*, 191–197.

National Institutes of Health. Consensus Development Conference Statement. (1985). Health implications of obesity. *Annals of Internal Medicine, 103*, 1073–1077.

National Research Council (1989). *Recommended Dietary Allowances: 10th Edition*. National Adademic Press: Washington, D.C.

Nationale Verzehrsstudie 1991 – Ergebnisse der Basisauswertung. (1991). Schriftenreihe zum Programm der Bundesregierung, Forschung und Entwicklung im Dienste der Gesundheit. Band 18, Bonn.

Nelson, K.M., Weinsier, R.L., Lang, C.L. & Schutz, Y. (1992). Prediction of resting energy expenditure from fat-free mass and fat mass. *American Journal of Clinical Nutrition, 56*, 848–856.

Newmark, S.R. & Williamson, B. (1983a). Survey of very-low-calorie weight reduction diets: I. Novelty diets. *Archives of Internal Medicine, 143*, 1195–98.

Newmark, S.R. & Williamson, B. (1983b). Survey of very-low-calorie weight reduction diets: II. Total fasting, protein-sparing modified fasts, chemically defined diets. *Archives of Internal Medicine, 143*, 1423–1427.

Nicholas, P. & Dwyer, J. (1986). Diets for weight reduction: Nutritional considerations. In K.D. Brownell & J.P. Foreyt (eds.), *Handbook of eating disorders* (Pp. 122–144). New York: Basic Books.

Nisbett, R.E. (1972). Hunger, obesity, and the ventromedial hypothalamus. *Psychological Review, 79*, 433–453.

Nisbett, R.E. & Gurwitz, S.B. (1970). Weight, sex and eating behavior of human newborns. *Journal of Comparative and Physiological Psychology, 73*, 245–253.

Noack, R. & Barth, C.A. (1993). Kohlenhydrate unbegrenzt? *Ernährungsumschau, 40*, 440–444.

Oberbeil, K. (1991). *Der Diät-Test. Ein Wegweiser durch den Dschungel der Schlankmacher*. Münster: Stedtfeld Verlag.

Oberwittler, W., Schulte, H., Papavassiliou, K. (1974). Vergleich verschiedener Indices zur Beurteilung des relativen Körpergewichtes. *Medizinische Welt, 25*, 1269–1271.

Ökotest: *Ratgeber Diät* (1989). Reinbek b. Hamburg: Rowohlt Taschenbuch.

Oetting, M. (1977). *Die Regulation menschlicher Nahrungsaufnahme unter intern-externer Reizdiskrepanz*. Unveröff. Diss., Georg-August-Universität, Göttingen.

Ohlsson, L.-O., Larsson, B., Svärdsudd, K., Welin, L., Eriksson, H., Björntorp, P. & Tibblin, G. (1985). The influence of body fat distribution on the incidence of diabetes mellitus. 13.5 years of follow-up of the participants in the study of men born in 1913. *Diabetes, 34*, 1055–1058.

Olschewski, P., Ellrott, T., Jalkanen, J., Pudel, V., Scholten, T., Heisterkamp, F. & Siebeneick, S. (1997). Langzeiterfolg eines multidisziplinären Gewichtsmanagement-Programms. *Münchener Medizinische Wochenschrift, 139*, 243–250.

Orbach, S. (1978). Fat is a feminist issue. London: Paddington Press.

Otte, H., Basler, H.D. & Schwoon, D.R. (1978). Zur Theorie und Behandlung der Anorexia nervosa aus verhaltenstherapeutischer Sicht. *Therapiewoche, 28*, 8037–8055.

Palmer, R.L. (1987). Bulimia: The nature of the syndrome, its epidemiology and its treatment. In R.A. Boakes, D.A. Poplewell & M.J. Burton (Eds.), *Eating habits* (Pp. 1–24). Chichester: Wiley.

Paul, O., Lepper, M.H., Phelan, W.H. et al. (1963). A longitudinal study of coronary heart disease. *Circulation, 28*, 20–31.

Paul, T., Becker, D., Pudel, V., Kroschel, M. (1984a). Zephalische Insulinsekretion bei Anblick und Geruch von Speisen bei normalgewichtigen Probanden. *Verhandlungen der Deutschen Gesellschaft für Innere Medizin, 90*, 1242–1245.

Paul, T., Brand-Jacobi, J. & Pudel, V. (1984b). Bulimia nervosa. Ergebnisse einer Untersuchung an 500 Patientinnen. *Münchner Medizinische Wochenschrift, 126*, 614–618.

Paul, T. & Jacobi, C. (1986). Ein ambulantes verhaltenstherapeutisches Gruppenprogramm bei Bulimia nervosa. *Psychotherapie und medizinische Psychologie, 36*, 232–239.

Paul, T. & Pudel, V. (1985). Bulimia nervosa: Suchtartiges Eßverhalten als Folge von Diätabusus. *Ernährungs-umschau, 32*, 74–79.

Pelleymounter, M. A., Cullen, M. J., Baker, M.B., Hecht, R., Winters, D., Boone, T. & Collins, F. (1995). Effects of the obese Gene Product on Body Weight Regulation in ob/ob Mice. *Science, 269*, 540–543

Perri, M.G., McAdoo, W.G., McAllister, D.A. (1987). Effects of peer support and therapist contact on long-term weight loss. *Journal of Consulting and Clinical Psychology, 55*, 615–617.

Perri, M.G., Shapiro, R.M., Ludwig, W.W. (1984). Maintainance strategies for the treatment of obesity. *Journal of Consulting and Clinical Psychology, 52*, 404–413.

Pirke, K.M. (1989). Menstruationszyklus und neuroendokrine Störungen der Gonadenachse bei Bulimia. In M.M. Fichter (Hrsg.), *Bulimia nervosa. Grundlagen und Behandlung* (S. 219–228). Stuttgart: Enke Verlag.

Pirke, K.M., Pahl, J., Schweiger, U. & Warnhoff, M. (1985). Metabolic and endocrine indices of starvation in bulimia: a comparison with anorexia nervosa. *Psychiatry Research, 15*, 33–39.

Pirke, K.M. & Ploog, D. (1986). The psychobiology of anorexia nervosa. In R.J. Wurtman & J.J. Wurtman (eds.), *Nutrition and the brain*. New York: Raven.

Pliner, P. (1982). The effects of mere exposure on liking for edible substances. *Appetite, 3*, 282–290.

Pliner, P., Polivy, J. & Herman, C.P. (1980). Short-term intake of overweight individuals and normal weight dieteres and non-dieters with and without choice among a variety of foods. *Appetite, 1*, 203–213.

Polivy, J. (1976). Perceptions of calories and regulation of intake in restrained and unrestrained subjects. *Addictive Behavior, 1*, 237–243.

Polivy, J. & Herman, C.P. (1983). *Breaking the diet habit*. New York: Basic Books.

Polivy, J. & Herman, C.P. (1989). Dietary restraint and binge eating: Response to Charnock. *British Journal of Clinical Psychology, 28*, 341–343.

Pope, H.G., Hudson, J.L., Yurgelun-Todd, D. & Hudson, M.S. (1984). Prevalence of anorexia nervosa and bulimia in the student populations. *International Journal of Eating Disorders, 3*, 45–51.

Prentice, A.M. (1994). Metabolic responses to slimming. *International Monitor of Eating Patterns & Weight Control*, (Third Quarter), 2–8.

Prentice, A.M. (1995). Are all calories equal? In R. Cottrell (Ed.), *Weight Control. The current perspective* (Pp. 8–33). London: Chapman & Hall.

Prentice, A. M., Jebb, S. A. (1995) Obesity in Britain: Gluttony or sloth. *British Medical Journal, 311*, 437–439.

Prentice, A.M., Black, A.E., Margatroyd, P.R., Goldberg, G.R., Coward, W.A. (1989). Metabolism or appetite? Questions of energy balance with particular reference to obesity. *J. Hum. Nutr. Diet, 2*, 95–104.

Prentice, A:M., Goldberg, G.R., Jebb, S.A., Black, A.E. & Murgatroyd, P.R. (1991). Physiological responses to slimming. *Proceedings of the Nutrition Society, 50*, 441–458.

Pudel, V. (1982). *Zur Psychogenese und Therapie der Adipositas. Untersuchungen zum menschlichen Appetitverhalten* (2. Aufl.). Berlin: Springer.

Pudel, V. (1985a). Essen: Wenn das Selbstverständlichste zum Problem wird. In: *Die Körper, die wir sind.* Psychologie heute, Sonderband, 78–85.

Pudel, V. (1985b). Eßverhalten. In H.D. Basler & I. Florin (Hrsg.), *Klinische Psychologie und körperliche Krankheit* (S. 63–79). Stuttgart: Kohlhammer.

Pudel, V. (1986). Psychologie der Ernährung. *Monatsschrift für Kinderheilkunde, 134*, 393–396.

Pudel, V. (1989). Heranwachsende im Problemfeld sich ändernder Ernährungsgewohnheiten. *Sozialpädiatrie in Praxis und Klinik, 11*, 633–643

Pudel, V. (1991). *Praxis der Ernährungsberatung*. Springer: Berlin, Heidelberg, New York

Pudel, V. (1993). Deutsches Ernährungsverhalten: Individuelle Privatentscheidung oder kollektive Normverpflichtung? *Ernährungs-Umschau, 40*, 370–375.

Pudel, V. (1994). Ernährungsberatung als Risikofaktor für Ernährungsverhalten? *Ernährungs-Umschau, 41*, 81–85
Pudel, V. (1995). *Ketchup, BigMac, Gummibärchen. Essen im Schlaraffenland.* Weinheim: Beltz.
Pudel, V. (1996a) Gentechnik: Akzeptanz in der Öffentlichkeit. In: H.F. Erbersdobler, W.P. Hammes, K.-D. Jany (Hrsg.), *Gentechnik und Ernährung.* (Wiss. Schriftenreihe der Ernährungsgesellschaften Deutschland, Österreich, Schweiz) (S. 11–16). Stuttgart: Wiss. Verlagsgesellschaft.
Pudel, V. (1996b). Pfundskur '96. Lust auf Leben. Ostfildern: Fink-Kümmerly + Frey.
Pudel, V. & Ellrott, T. (1995). Ernährungsverhalten in Deutschland,. Internist, 11, 1032–1039.
Pudel, V. & Oetting, M. (1977). Eating in the laboratory: Behavioral aspects of the positive energy balance. *International Journal of Eating Disorders, 1*, 369.
Pudel, V., Schlaf, G. (1991). *Die Vier-Jahreszeiten-Kur, eine Evaluation.* Bericht für den AOK-Bundesverband, Bonn
Pudel, V. & Westenhöfer, J. (1989a). Beeinflussung des Eßverhaltens im Hinblick auf Prävention der Adipositas. *Aktuelle Ernährungsmedizin, 14*, 125–130.
Pudel, V. & Westenhöfer, J. (1989b). *Fragebogen zum Eßverhalten: Handanweisung.* Göttingen: Hogrefe.
Pudel, V. & Westenhöfer, J. (1989c). *Vier-Jahreszeiten-Kur. Eine rechnergestützte Strategie zur Beeinflussung des Ernährungsverhaltens und zur Gewichtsreduktion. Forschungsbericht zur Entwicklung und Evaluation.* Göttingen: Ernährungspsychologische Forschungsstelle der Universität.
Pudel, V. & Westenhöfer, J. (1992). Dietary and behavioural principles in the treatment of obesity. International *Monitor on Eating Patterns & Weight Control, 1*(2), 2–7.
Pudel, V., Metzdorff, M. & Oetting, M. (1975). Zur Persönlichkeit Adipöser in psychologischen Tests unter Berücksichtigung latent Fettsüchtiger. *Zeitschrift für Psychosomatische Medizin und Psychoanalyse, 21*, 345-361.
Pyle, R.L., Mitchell., J.E. & Eckert, E.D. (1981). Bulimia: A report of 34 cases. *Journal of Clinical Psychiatry, 42*, 60–64.
Pyle, R.L., Halvorson, P.A., Neuman, P.A. & Mitchell, J.E. (1986). The increasing prevalence of bulimia in freshman college students. *International Journal of Eating Disorders, 5*, 631–647.

Rabkin, S.W., Mathewson, F.A.L. & Hsu, P.-H. (1977). Relation of body weight to development of ischemic heart disease in a cohort of young north american men after a 26 year observation period: The Manitoba study. *American Journal of Cardiology, 39*, 452–458.
Ravussin, E. & Swinburn, B.A. (1993). Energy metabolism. In A.J. Stunkard & T.A. Wadden (Eds.), *Obesity: Theory and therapy* (Second ed.) (Pp. 97–123). New York: Raven Press.
Ravussin, E., Lillioja, S., Anderson, T.E., Christin, L. & Bogardus, C. (1986). Determinants of 24-hour energy expenditure in man. Methods and results using a respiratory chamber. *Journal of Clinical Investigation, 78*, 1568–1578.
Ravussin, E., Lillioja, S., Knowler, W.C., Christin, L., Freymond, D., Abbott, W.G.H., Boyce, V., Howard, B.V. & Bogardus, C. (1988). Reduced rate of energy expenditure as a risk factor for body-weight gain. *New England Journal of Medicine, 318*, 467–472.
Reinberg, K. & Baumann, U. (1986). Gewichtskontrolle und Gewichtsregulation: Eine empirische Studie über die Häufigkeit einzelner Methoden. *Psychotherapie, Psychosomatik, Medizinische Psychologie, 36*, 392–398.
Reschke, K. (1990). Gestaltung gesundheitsrelevanter Informationen. In: R. Schwarzer (Hrsg.), *Gesundheitspsychologie.* Hogrefe: Göttingen, Toronto, Zürich.
Rhoads, G.G. & Kagan, A. (1983). The relation of coronary disease, stroke, and mortality to weight in youth and in middle age. *Lancet, 1*, 492–495.
Roberts, S.B., Savage, J., Coward, W.A. Chew, B. & Lucas, A. (1988). Energy expenditure and intake in infants born to lean and overweight mothers. *New England Journal of Medicine, 318*, 461–466.
Robertson T.L., Kato, H., Gordon, T., Kagan, A. Rhoads, G.G., Land, C.E., Worth, R.M., Belsky, J.L., Dock, D.S., Miyanishi, M. & Kawamoto, S. (1977). Epidemiologic studies of coronary heart disease and stroke in japanese men living in Japan, Hawai and California. *American Journal of Cardiology, 39*, 244–249.
Rogers, P.R. & Blundell, J.E. (1989). Separating the actions of sweetness and calories: effects of saccharin on hunger and food intake in human subjects. *Physiology and Behavior, 45*, 1093–1099.

Rolls, B.J., Kim, S., McNelis, A.L., Fischman, M.W., Foltin, R.W. & Moran, T.H. (1991). Time course of effects of preloads high in fat or carbohydrate on food intake and hunger ratings in humans. *American Journal of Physiology, 260,* R756–R763.

Rolls, B.J., Rolls, E.T. & Rowe, E.A. (1982) The Influence of Variety on Human Food Selection and Intake. In: Barker, L.M. (ed) *The Psychology of Human Food Selection.* Westport/CT: AVI Publishing

Rosen, J.C. & Leitenberg, H. (1985). Exposure plus response prevention treatment of bulimia. In D.M. Garner & P.E. Garfinkel (Eds.), *Handbook of Psychotherapy for Anorexia nervosa and Bulimia* (Pp. 193–209). New York: Guilford Press.

Rosen, J.C. & Leitenberg, H. (1988). The anxiety model of bulimia nervosa and treatment with exposure plus response prevention. In K.M. Prike, W. Vandereycken & D. Ploog (eds.), *The Psychobiology of Bulimia Nervosa* (Pp. 146–151). Berlin: Springer.

Rossiter, E.M., Wilson, G.T. & Goldstein, L. (1989). Bulimia nervosa and dietary restraint. *Behaviour Research and Therapy,* 27, 465–468.

Rothwell, N.J. & Stock, M.J. (1979). A role for brown adipose tissue in diet-induced thermogenesis. *Nature, 281,* 31–35.

Rozin, P. (1976). The selection of foods by rats, humans und other animals. In: Rosenblatt J, Hinde RA, Beer C, Shaw (eds). *Advances in the study of behavior* (Pp 21–76). New York: Academic Press.

Ruderman, A.J. (1985). Restraint, obesity, and bulimia. *Behavior Research and Therapy, 23,* 151–156.

Ruderman, A.J. (1986). Dietary restraint: A theoretical and empirical review. *Psychological Bulletin, 99,* 247–262.

Ruderman, A.J. & Christensen, H.C. (1983). Restraint theory and its applicability to overweight individuals. *Journal of Abnormal Psychology, 92,* 210–215.

Russell, G. (1979). Bulimia nervosa: an ominous variant of anorexia nervosa. *Psychological Medicine, 9,* 429–448.

Russell, G. (1989). Diagnostik und klinische Meßverfahren bei Bulimia nervosa. In M.M. Fichter (Hrsg.), *Bulimia nervosa. Grundlagen und Behandlung* (S. 12–29). Stuttgart: Enke Verlag.

Sarlio-Lähteenkorva, S.; Stunkard, A.; Rissanen, A. (1995). Psychosocial factors and quality of life in obesity. *International Journal of Obesity, 19,* S1–S5.

Saß, H., Wittchen, H.-U. & Zaudig, M. (1996). *Diagnostisches und Statistisches Manual psychischer Störungen DSM-IV.* Göttingen: Hogrefe.

Schachter, S. (1968). Obesity and Eating. *Science, 161,* 751–756.

Schachter, S. (1971). Some extraordinary facts about obese humans and rats. *American Psychologist, 26,* 129–144.

Schlundt, D., Hill, J., Pope-Cordle, J., Arnold, D., Virts, K. & Kathan, M. (1993). Randomized evaluation of a low fat ad libitum carbohydrate diet for weight reduction. *International Journal of Obesity, 17,* 623–629.

Schmidt, H.J. & Beauchamp, G.K. (1990). Biological determinants of food preferences in humans. In: G.H. Anderson (ed). *Diet and Behavior: Multidisciplinary Approaches.* Springer: London, Berlin, Heidelberg, New York.

Schmidt., L.R. (1984). Klinische Klassifikation: Systeme und Probleme. In L.R. Schmidt (Hrsg.), *Lehrbuch der Klinischen Psychologie* (2. neu bearb. u. erw. Aufl.). Stuttgart: Enke.

Schneider, R. (1996). Relevanz und Kosten der Adipositas in Deutschland. *Ernährungs-Umschau, 43,* 369–374.

Schoeller, D.A. & Fjeld, C.R. (1991) Human energy metabolism: What have we learned from doubly labeled water method? *Ann. Rev. Nutr., 11,* 355–373

Schoeller, D.A., Ravussin, E., Schutz, Y., Acheson, K.J., Baertschi, R. & Jequier, E. (1986). Energy expenditure by doubly labeled water: validation in humans and proposed calculation. *American Journal of Physiology, 250,* R823–830.

Schutz, Y., Flatt, J.P. & Jequier, E. (1989). Failure of dietary fat to promote fat oxidation: a factor favoring the development of obesity. *American Journal of Clinical Nutrition, 50,* 307–314.

Schwarzer, R. (1990). Gesundheitspsychologie: Einführung in das Thema. In: R. Schwarzer (Hrsg.), *Gesundheitspsychologie* (S. 3–23). Hogrefe: Göttingen, Toronto, Zürich.

Selberg, O. (1995). Schätzung und Messung des Energieverbrauchs: Methodische Aspekte. *Aktuelle Ernährungs-Medizin, 20,* 146–156.

Seligman, M.E.P. (1975). *Learned helplessness*. San Francisco: Freeman.

Selvini-Palazzoli, M. (1982). *Magersucht: Von der Behandlung einzelner zur Familientherapie*. Stuttgart: Klett-Cotta.

Seidell, J.C. (1995). Obesity in Europe: Scaling an epidemic. *International Journal of Obesity, 19*, S1–S4

Seidenschwanz, A. & Zeller, D. (1983). *Wissen und Einstellungen zum Thema „Ernährung" bei Kindern im Grundschulalter*. Psychologische Diplom-Arbeit, Göttingen

Shah, M., McGovern, P., French, S., Baxter, J. (1994). Comparison of low fat, ad libitum complex-carbohydrate diet with a low-energy diet in moderately obese women. *American Journal of Clinical Nutrition, 59*, 980–984

Sheehan, H.L. & Summers, V.K. (1949). The syndrom of hypopituitarism. *Quarterly Journal of Medicine, 18*, 319–378.

Shetty, P.S., Prentice, A.M., Goldberg, G.R., Murgatroyd, P.R., MCKenna, A.P., Stubbs, R.J. & Volschenk, P.A. (1994). Alterations in fuel selection and voluntary food intake in response to iso-energetic manipulations of glycogen stores in man. *American Journal of Clinical Nutrition, 60*, 534–543.

Shrager, E.E., Wadden, T.A., Miller, D., Stunkard, A.J. & Stellar, E. (1983). Compensatory intra-meal responses of obese women to reduction in the size of food units. *Society of Neuroscience, Abstracts, 201*, Abstract No. 62.8.

Sichert, W., Oltersdorf, U., Winzen, U. & Leitzmann, C. (1984). *Ernährungs-Erhebungs-Methoden. Methoden zur Charakterisierung der Nahrungsaufnahme des Menschen*. (Schriftenreihe der Arbeitsgemeinschaft Ernährungsverhalten, Band 4. Beiheft der Zeitschrift Ernährungsumschau, Jg. 31). Frankfurt: Umschau Verlag Breidenstein.

Simmonds, M. (1914). Über Hypophysisschwund mit tödlichem Ausgang. Deutsche *medizinische Wochenschrift, 40*, 322f

Silverstone, T. (ed).(1975). *Appetite and Food Intake. Report of the Dahlem Workshop on Appetite and Food Intake*. Berlin: Abakon

Sims, E.A.H. (1976). Experimental obesity, dietary-induced thermogenesis, and their clinical implications. *Clinics in Endocrinology and Metabolism, 5*, 377–395.

Sims, E.A.H., Danforth, E. Jr., Horton, E.S., Bray, G.A., Glennon, J.A. & Salans, L.B. (1973). Endocrine and metabolic effects of experimental obesity in man. *Recent Progress in Hormon Research, 29*, 457–496.

Sims, E.A.H., Goldman, R.F., Gluck, C.M., Horton, E.S., Kelleher, P.C. & Rowe, D.W. (1968). Experimental obesity in man. *Transactions of the Association of American Physicians, 81*, 153–170.

Sjoberg, L. & Persson, L. (1979). A study of attempts by obese persons to regulate eating. *Addictive Behavior, 4*, 349–59.

Sjöström, L. (1980). Can the relapsing patient be identified? In P. Björntorp, M. Cairella & A.N. Howard (eds.), *Recent advances in obesity research* (pp. 85–93). London: John Libbey & Co.

Sjöström, L. (1993) Impacts of Body Weight, Body Composition, and Adipöse Tissue. In: Stunkard, A.J., Wadden, T.A. (Eds.), *Obesity. Theory and Therapy* (Pp. 43–62). New York: Raven Press.

Sjöström, L. & William-Olsson, T. (1981). Prespective studies on adipose tissue development in man. *International Journal of Obesity, 6*, 597–604.

Sjöström, L., Kvist, H., Cederblad, A. & Tylen, U. (1986). Determination of total adipose tissue and body fat in women by computed tomography, 40K, and tritium. *American Journal of Physiology, 250*, E736–E745.

Sjöström, L., Narbro, K. & Sjöström, D. (1995) Costs and benefits when treating obesity. *International Journal of Obesity, 19* (Suppl. 6), S9–S12.

Society of Actuaries. (1960). *Build and blood pressure study, 1959*. Chicago: Society of Actuaries [zit. nach Bray, 1986].

Society of Actuaries and Association of Life Insurance Medical Directors of America. (1979). *Build study, 1979*. Chicago: Society of Actuaries [zit. nach Bray, 1986].

Spencer, J.A. & Fremouw, W.J. (1979). Binge eating as a function of restraint and weight classification. *Journal of Abnormal Psychology, 88*, 262–267.

Spiegel, T.A. (1973). Caloric regulation of food intake in man. *Journal of Comparative and Physiological Psychology, 84*, 24–37.

Spitzer, L. & Rodin, J. (1981). Human eating behavior: a critical review of studies in normal weight and overweight individuals. *Appetite, 2*, 293–329.

Spitzer, R.L., Devlin, M., Walsh, B.T., Hasin, D., Wing, R., Marcus, M., Stunkard, A., Wadden, T., Yanovski, S., Agras, S., Mitchell, J. & Nonas, C. (1992). Binge eating disorder: A multisite field trial of the diagnositic criteria. *International Journal of Eating Disorders, 11*, 191–203.

Spitzer, R.L., Stunkard, A., Yanovski, S., Marcus, M.D., Wadden, T., Wing, R., Mitchell, J. & Hasin, D. (1993a). Binge Eating Disorder should be included in DSM-IV: A reply to Fairburn et al's „The classification of recurrent overeating: The Binge Eating Disorder proposal". *International Journal of Eating Disorders, 13*, 161–169.

Spitzer, R.L., Yanovski, S., Wadden, T., Wing, R., Marcus, M.D., Stunkard, A.J., Devlin, M., Mitchell, J., Hasin, D., Horne, R.L. (1993b) Binge eating disorder: ist further validation in a multisite study. *International Journal of Eating Disorders, 13*, 137–153

Steiner, J.E. (1979). Human facial expressions in response to taste and smell stimulation. *Advances of Child Development and Behavior, 13*, 257–295.

Stokes, J., Garrison, R. & Kannel, W. B. (1985). The independent contribution of various indices of obesity to the 22-year incidence of coronary heart desease: The Framingham Study. In Vague, J. (Ed.), *Metabolic complications of human obesity* (Pp. 49–57). Amsterdam: Elsevier.

Strang, D.J. (1975) When Familiarity Breeds Contempt. *Bulletin of the Psychonomic Society, 6*, 273–275

Striegel-Moore, R. & Rodin, J. (1986). The influence of psychological variables in obesity. In K.D. Brownell & J.P. Foreyt (Eds.), *Handbook of Eating Disorders. Physiology, Psychology, and Treatment of Obesity, Anorexia, and Bulimia* (Pp. 99–121). New York: Basic Books.

Strober, M. (1986). Anorexia nervosa: History and psychological concepts. In K.D. Brownell & J.P. Foreyt (eds.), *Handbook of Eating Disorders. Physiology, Psychology, and Treatment of Obesity, Anorexia, and Bulimia* (S. 231–246). New York: Basic Books.

Stuart, R.B. (1967). Behavioral control of overeating. *Behavior Research and Therapy, 5*, 357–365.

Stubbs, R.J. & Prentice, A.M. (1993). The effect of covertly manipulating the dietary fat:carbohydrate ratio of isoenergetically dense diets on ad lib intake in 'free-living' humans. *Proceedings of the Nutrition Society, 52*, 341A.

Stubbs, R.J., Harbron, C.G., Murgatroyd, P.R. & Prentice, A.M. (1995a). Covert manipulation of dietary fat and energy density: effect on substrate flux and food intake in men feeding ad libitum. *American Journal of Clinical Nutrition, 62*, 316–329.

Stubbs, R.J., Ritz, P., Coward, W.A., Prentice, A.M. (1995b). Covert manipulation of the dietary fat to carbohydrate ratio and energy density: effect on food intake and energy balance in free-living men, feeding ad libitum. *American Journal of Clinical Nutrition, 62*, 330–332.

Stunkard, A.J. (1959). Eating patterns and obesity. *Psychiatric Quarterly, 33*, 284–292.

Stunkard, A.J. (1975a). Presidential adress – 1974: From explanation to action in Psychosomatic Medicine: The case of obesity. *Psychosomatic Medicine, 37*, 195–236.

Stunkard, A.J. (1975b). Satiety is a conditioned reflex. *Psychosomatic Medicine, 37*, 383–387.

Stunkard, A.J. (1982). Obesity. In A.S. Bellack, M. Hersen & A.E. Kazdin (Eds.), *International handbook of behavior modification and therapy* (pp. 535–573). New York: Plenum Press.

Stunkard, A.J. (1986). Regulation of body weight and its implications for the treatment of obesity. In M.O. Carruba & J.E. Blundell (Eds.), *Pharmacology of eating disorders. Theoretical and clinical developments* (pp. 101–116). New York: Raven Press.

Stunkard, A.J. (1988). The Salmon Lecture – Some Perspectives on Human Obesity: Treatment. *Bulletin of the New York Academy of Medicine, 64*(8), 924–40.

Stunkard, A.J. & Messick, S. (1985). The three-factor eating questionnaire to measure dietary restraint, disinhibition and hunger. *Journal of Psychosomatic Research, 29*, 71–83.

Stunkard, A.J. & Pudel, V. (1989). Adipositas. In: Uexküll Th. v. (Hrsg.), *Psychosomatische Medizin*. 4.Auflage, Urban & Schwarzenberg: München.

Stunkard, A:J. & Wadden, T.A. (Eds.) (1993). *Obesity. Theory and Therapy* (2nd Edition). New York: Raven Press.

Stunkard, A.J., Stinnett, J.L. & Smollerm J.W. (1986a). Psychological and social aspects of the surgical treatment of obesity. *American Journal of Psychiatry, 143*, 417–429.

Stunkard, A.J., Sörensen, T.I.A., Hanis, C., Teasdale, T.W., Chakraborty, R., Schull, W.J. & Schulsinger, F. (1986b). An adoption study of human obesity. *New England Journal of Medicine, 314*, 193–198.

Stunkard, A.J., Harris, J.R., Pedersen, N.L. & McClearn, G.E. (1990). The body-mass index of twins who have been reared apart. *New England Journal of Medicine, 322*, 1483–1487.

Swinburn, B. & Ravussin, E. (1993). Energy balance or fat balance? *American Journal of Clinical Nutrition, 57*, 766–771.

Swinburn, B.A. & Ravussin, E. (1994). Energy and macronutrient metabolism. *Ballière's Clinical Endocrinology and Metabolism, 8*, 527–548.

Szmuckler, G.I. & Russell, G.F.M. (1986). Outcome and prognosis of Anorexia nervosa. In K.D. Brownell & J.P. Foreyt (eds.), *Handbook of Eating Disorders. Physiology, Psychology, and Treatment of Obesity, Anorexia, and Bulimia* (S. 283–300). New York: Basic Books.

Tartaglia, L.A., Demski, M., et al. (1995). Identification and Expression Cloning of a Leptin Receptor, OB-R. *Cell, 83*.

Telch, C.F. & Agras, W.S. (1994). Obesity, binge eating and psychopathology: are they related? *International Journal of Eating Disorders, 15*, 53–61.

Telch, C.F., Agras, W.S. & Rossiter, E.M. (1988). Binge eating increases with increasing adiposity. *International Journal of Eating Disorders, 7*, 115–119.

Telch, C.F. Agras, W.S., Rossiter, E.M., Wilfley, D. & Kenardy, J. (1990). Group cognitive-behavioral therapy for the nonpurging bulimic: An initial evaluation. *Journal of Consulting and Clinical Psychology, 58*, 629–635.

Teuteberg, H.J. & Wiegelmann, G. (1972). *Der Wandel der Nahrungsgewohnheiten unter dem Einfluß der Industrialisierung.* Vandenhoeck & Ruprecht: Göttingen

Theander, S. (1970). Anorexia nervosa: A psychiatric investigation of 94 female patients. *Acta Psychiatrica Scandinavica, 214* (Suppl.), 1–194.

Theander, S. (1983). Research on outcome and prognosis of anorexia nervosa and some results from a Swedish long-term study. *International Journal of Eating Disorders, 2*, 237–242.

Toubro, S. & Astrup, A. (1997). Randomized comparison of diets for maintaining obese subjects after major weight loss: ad lib, low fat, high carbohydrate diet versus fixed energy intake. *British Medical Journal, 314*, 29–33.

Tremblay, A., Després, J.-P., Maheux, J. et al. (1991). Normalization of the metabolic profile in obese women by exercise and a low fat diet. *Med Sci Sports Exerc, 23*, 1326–1331.

Troiano, R. P., Flegal, K. M., Kuczmarski, R.J., Campbell, S.M. & Johnson, C.L. (1995). Overweight prevalence and trends for children and adolescents. *Arch. Pediatr. Adolesc. Med., 149*, 1085–1091.

Tucker, L.A. & Kano, M.J. (1992). Dietary fat and body fat: a multivariate study of 205 adult females. *American Journal of Clinical Nutrition, 56*, 616–622.

Tuschl, R.J. (1990a). From dietary restraint to binge eating: Some theoretical considerations. *Appetite, 14*, 105–109.

Tuschl, R.J. (1990b). Response to commentaries. Appetite, 14, 142–143.

Tuschl, R.J., Laessle, R.G., Kotthaus, B. & Pirke, K.M. (1988). Vom Schlankheitsideal zur Bulimie: Ursachen und Folgen willkürlicher Einschränkungen der Nahrungsaufnahme bei jungen Frauen. *Verhaltensmodifikation und Verhaltensmedizin, 9*, 195–216.

Tuschl, R.J., Laessle, R.G., Platte, P. & Pirke, K.M. (1990a). Differences in food-choice frequencies between restrained and unrestrained eaters. *Appetite, 14*, 9–13.

Tuschl, R.J., Platte, P., Laessle, R.G., Stichler, W. & Pirke, K.M. (1990b). Energy expenditure and everyday eating behavior in healthy young women. *American Journal of Clinical Nutrition, 52*, 81–86.

U.S. Department of Health and Human Services (1988). *The Surgeon General's Report on Nutrition and Health.* DHHS (PHS) Publication No. 88-50210. U.S. Government Printing Office: Washinton DC

Vague, J. (1947). La differenciation sexuelle. Facteur déterminant des formes de l'obésité. *Presse med., 55*, 339–340

Vague, J. (1950). The degree of masculine differenciation of obesities. A factor determining predisposition to diabetes, artherosclerosis, gout, and uric calculous disease. *American Journal of Clinical Nutrition, 4*, 20–34

Vandereycken, W. & Meermann, R. (1984). *Anorexia nervosa. A clinicians's guide to treatment.* Berlin, New York: De Gruyter.

Vandereycken, W. & Pierloot, R. (1983). The significance of subclassification in anorexia nervosa: a comparative study of clinical features in 141 patients. *Psychological Medicine, 13*, 543–549.

Vandereycken, W., van Deth, R. & Meermann, R. (1992). *Hungerkünstler, Fastenwunder, Magersucht. Eine Kulturgeschichte der Eßstörungen* (dtv Sachbuch 11524). München: Deutscher Taschenbuch Verlag.
van Itallie, T.B. (1984). The enduring storage capacity for fat: Implications for treatment of obesity. In A.J. Stunkard & E. Stellar (Eds.), *Eating and its disorders* (pp. 109–119). New York: Raven Press.
van Itallie, T.B. & Vanderweele, D.A (1981). The phenomena of satiety. In P. Björntorp et al. (eds.), *Recent advances in obesity research III* (pp. 278–289). London: Libbey.
van Strien, T., Frijters, J.E.R., Bergers, G.P.A. & Defares, P.B. (1986a). The Dutch Eating Behavior Questionnaire (DEBQ) for assessment of restrained, emotional and external eating behavior. *International Journal of Eating Disorders, 5*, 295–315.
van Strien, T., Frijters, J.E.R., van Staveren, W.A., Defares, P.B. & Deurenberg, P. (1986b). The predictive validity of the dutch restrained eating scale. *International Journal of Eating Disorders, 5*, 747–755.
Vorderbrügge, D. & Groth, A. (1981). Anorexia nervosa als frauenspezifische Störung: Diskussion feministischer Erklärungs- und Therapieansätze. In R. Meermann (Hrsg.), *Anorexia Nervosa* (S. 179–190). Stuttgart: Enke Verlag.

Waadt, S., Laessle, R.G. & Pirke, K.M. (1992). *Bulimie. Ursachen und Therapie*. Berlin: Springer.
Wadden, T.A. (1993). The treatment of obesity. An overview. In: A.J. Stunkard & T.A. Wadden (Eds.), *Obesity. Theory and Therapy* (2nd Edition) (Pp. 197–217). New York: Raven Press.
Wadden, T.A. & Stunkard, A.J. (1986). Controlled trial of very low calorie diet, behavior therapy, and their combination in the treatment of obesity. *Journal of Consulting and Clinical Psychology, 54*, 482–88.
Wadden, T.A., Stunkard, A.J. & Brownell, K.D. (1983). Very low calorie diets: Their efficacy, safety, and future. *Annals of Internal Medicine, 99*, 675–84.
Wallis, H. (1975). Psychosomatische Behandlungskonzepte der Adipositas im Kindesalter. *Monatsschrift für Kinderheilkunde, 123*, 264–272.
Walsh, B.T. (1992). Diagnostic criteria for eating disorders in DSM-IV: Work in progress. *International Journal of Eating Disorders, 11*, 301–304.
Walsh, B.T., Roose, S.P., Glassman, A.H., Gladis, M.A. & Sadik, C. (1985). Depression and bulimia. *Psychosomatic Medicine, 47*, 123–131.
Walston, J., Silver, K. et al. (1995). Time of onset of non-insulin-dependent diabetes mellitus and genetic variation in the b3-adrenergic-receptor gene. *New England Journal of Medicine, 333*, 6, 343–347.
Wardle, J. (1980). Dietary restraint and binge eating. *Behavioural Analysis and Modification, 4*, 201–209.
Wardle, J. (1987). Compulsive eating and dietary restraint. *British Journal of Clinical Psychology, 26*, 47–55.
Wardle, J. (1990). Overeating: A regulatory behaviour in restrained eaters. *Appetite, 14*, 133–136.
Wardle, J. (1996), Obesity and behaviour change: matching problems to practice. *International Journal of Obesity, 20* (Suppl. 1), S1–S8.
Wardle, J. & Beales, S. (1986). Restraint, body image and food attitudes in children from 12 to 18 years. *Appetite, 7*, 209–217.
Wardle, J. & Beales, S. (1987). Restraint and food intake: an experimental study of the eating patterns in the laboratory and in normal life. *Behavior Research and Therapy, 25*, 179–185.
Wardle, J. & Beinart, H. (1981). Binge eating: A theoretical review. *British Journal of Clinical Psychology, 20*, 97–109.
Weissenburger, J., Rush, A.J., Giles, D.E. & Stunkard, A.J. (1986). Weight change in depression. *Psychiatry Research, 17*, 275–283.
Weisz, G. & Bucher, B. (1980). Involving husbands in the treatment of obesity: Effects on weight loss, depression, and marital satisfaction. *Behavior Therapy, 11*, 643–50.
Weltgesundheitsorganisation (1993). *Internationale Klassifikation psychischer Störungen. ICD-10 Kapitel V (F); Klinisch-diagnostische Leitlinien* (2. Auflage). Bern: Hans Huber.
Westenhöfer, J. (1990). Frische verkaufen: Was ist Frische? *Lebensmittel-Zeitung-Journal, 33*, 17.08.1990, S. J12
Westenhöfer, J. (1991). Dietary restraint and disinhibition: Is restraint a homogeneous construct? *Appetite, 16*, 45–55.
Westenhöfer, J. (1992). *Gezügeltes Essen und Störbarkeit des Eßverhaltens*. Göttingen: Hogrefe.
Westenhöfer, J. & Pudel, V. (1989). Verhaltensmedizinische Überlegungen zur Entstehung und Behandlung von Eßstörungen. In R. Wahl & M. Hautzinger (Hrgs.), *Verhaltensmedizin. Konzepte, Anwendungsgebiete, Perspektiven*. (S. 149–162). Köln: Deutscher Ärzte-Verlag.

Westenhöfer, J. & Pudel, V. (1990a). Einstellungen der deutschen Bevölkerung zum Essen. *Ernährungs-Umschau, 37*, 311–316.
Westenhöfer, J. & Pudel, V. (1990b). Gesellschaftliche Aspekte von Eßstörungen. *Praxis der klinischen Verhaltensmedizin und Rehabilitation, 3*, 151–159.
Westenhöfer, J., Pudel, V. & Maus, N. (1990). Some restrictions on dietary restraint. *Appetite, 14*, 137–141.
Westenhöfer, J., Pudel, V., Maus, N. & Schlaf, G. (1987). Das kollektive Diätverhalten deutscher Frauen als Risikofaktor für Eßstörungen. *Aktuelle Ernährungsmedizin, 32*, 74–79.
Westenhöfer, J., Westenhöfer, K., Haefs, W., Herrendorf, G., Sandholzer, H., Pudel, V. (1995). Die Veränderung des Ruheumsatzes bei 12wöchigem modifiziertem Fasten. *Aktuelle Ernährungsmedizin, 20*, 276.
Westerterp, K.R. (1993). Food quotient, respiratory quotient, and energy balance. *American Journal of Clinical Nutrition, 57*, 759S–765S.
Westerterp, K.R., Nicolson, N.A., Boots, J.M.J., Mordant, A. & Westerterp, M.S. (1988). Obesity, restrained eating and the cumulative intake curve. *Appetite, 11*, 119–128.
Westerterp, K.R., Verboeket-van de Venne, W.P.H.G., Westerterp-Plantenga, M.S., Velthuis-te Wierik, E.J.M., de Graaf, C., Weststrate, J.A. (1996). Dietary fat and body fat: An intervention study. *International Journal of Obesity, 20*, 1022–1026.
Weststrate, J. A. (1992). *Effect of nutrients on the regulation of food intake*. Unilever Research Laboratorium Vlaardingen. Unilever Information Material, Vlaardingen.
Widen, E., Lehto, M. et al. (1995). Association of a polymorphism in the b3-adrenergic-receptor gene with features of the insulin resistance syndrome in Finns. *New England Journal of Medicine, 333*, 6, 348–351.
Wirth, A. (1997). *Adipositas. Epidemiologie, Ätiologie, Folgekrankheiten, Therapie*. Berlin: Springer
Wolf, A.M. & Colditz, G.A. (1996) Social and economic effects of body weight in the United States. *American Journal of Clinical Nutrition, 63*, 466–469.
Wolfram, G. (1990). Fettsucht: Neubewertung des Risikos. Abhängigkeit vom relativen Körpergewicht, Lebensalter und Fettgewebsverteilung. *Ernährungs-Umschau, 37*, 347–354.
Woody, E.Z., Costanzo, P.R., Liefer, H. & Conger, J. (1981). The effects of task and caloric perceptions on the eating behavior of restrained and unrestrained subjects. *Cognitive Therapy and Research, 5*, 381–390.
Wooley, O.W. (1971). Long-term food regulation in obese and nonobese. *Psychosomatic Medicine, 33*, 436–437.

Yanovski, S.Z. & Sebring, N.G. (1994). Recorded food intake of obese women with Binge Eating Disorder before and after weight loss. *International Journal of Eating Disorders, 15*, 135–150.
Young, T., Palta, M., Dempsey, J., Skatrud, J., Weber, S., Badr, S. (1993). The occurence of sleep disordered breathing among middle aged adults. *New England Journal of Medicine, 328*, 1230–1235.

Ziegler, E.E. (1984). *Die Bedeutung der Saccharose für die Ernährung des Kindes*. Symposium 19.10.1983, München. Nestlé Wissenschaftlicher Dienst, München.
Zhang, Y., Proenca, R., Maffei, M., Barone, M., Leopold, L., Friedman, J. M. (1994). Positional cloning of the mouse obese gene and ist human homolgue. *Nature, 372*, 425–432.

Stichwortverzeichnis

Fett gedruckte Seitenzahlen weisen auf ausführliche Informationen zum Stichwort hin.

Symbole

A

B

H

I

T

Z